触摸生命

——方福德医学科普文集

方福德　著

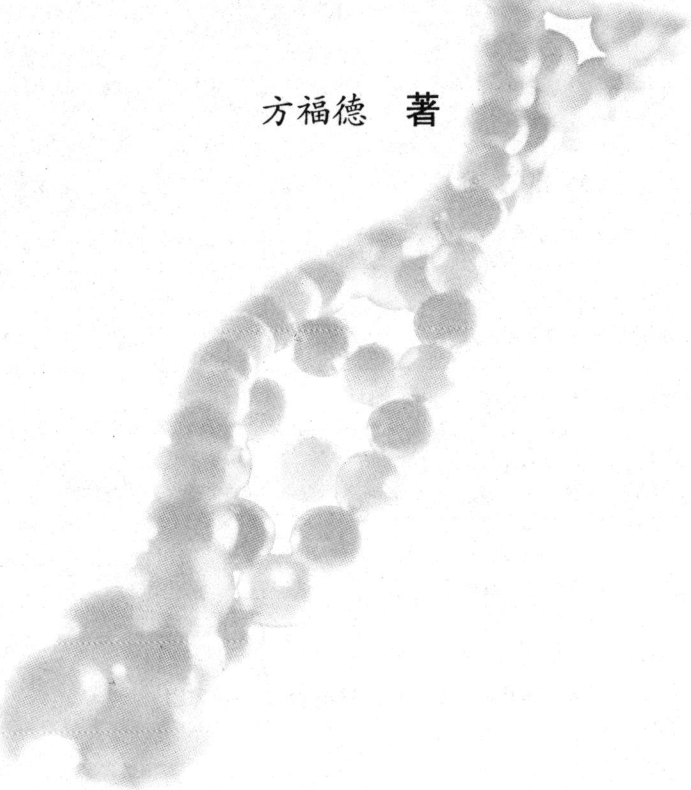

中国协和医科大学出版社

图书在版编目（CIP）数据

触摸生命：方福德医学科普文集/方福德著．—北京：中国协和医科大学出版社，2007.9

ISBN 978-7-81072-892-8

Ⅰ．触…　Ⅱ．方…　Ⅲ．医学-普及读物　Ⅳ．R-49

中国版本图书馆CIP数据核字（2007）第021061号

触摸生命

——方福德医学科普文集

作　　者：方福德
责任编辑：吴　磊　谢　阳

出版发行：中国协和医科大学出版社
（北京东单三条九号　邮编100730　电话65260378）
网　　址：www.pumcp.com
经　　销：新华书店总店北京发行所
印　　刷：北京丽源印刷厂

开　　本：700×1000毫米　1/16开
印　　张：27.5
字　　数：400千字
版　　次：2008年6月第一版　2008年6月第一次印刷
印　　数：1—2 000
定　　价：48.00元

ISBN 978-7-81072-892-8/R·885

序言

吾夫方福德，“三门”学者：由家门进校门，再进单位门。其经历单纯得像一张透明纸，映射出“一生只读圣贤书，科园耕耘无停步”的人生轨迹。他出生在台湾基隆市，6岁时随父母回到老家温州，启蒙于一个百年小学，接着考入一所温州名中学——勤俭中学，中学毕业后考入我国一所重点名牌大学——南开大学，再接着加盟我国医学最高科学殿堂——中国医学科学院中国协和医科大学，一杆子插到底，除去上学时间，迄今已连续在医学科学领域工作41个春秋，坚守在科研教学第一线。

吾夫，一介书生。其最大的爱好有三：勤思考，写文章，看体育比赛。他认为，前二者属工作职责之所需，后者则大有助于前二者，故而三位一体。年轻时，他是一个业余体育爱好者，曾当过校队队员。也许是巧合，他从初中三年级开始就在报刊上发表文章，并且一发而不可收。这从一个侧面验证了他的“三位一体”观点。实际上，写文章不仅仅是他的工作职责之所需，也成为他业余生活的最大乐趣之一。他始终笔耕不辍，只要有时间，总有写不完的题材。他属于“知识杂食动物”，涉猎范围广泛，什么书都看，什么题材都写。作为医学科学工作者，医学科普理所当然成为他业余写作的主旋律。就科普写作而言，他似乎具有一种先天的本领，能把深奥的科学原理变成通俗易懂的文字，他从事高深的基因科学研究，却在受众面前把基因与大家的实际生活拉得很近，变成一个个深入浅出、喜闻乐见和美丽动人的故事。因此不少人称他为“科普作家”。他写文章有一个习惯：一俟下笔，便一气呵成，完成一篇文章不过夜。曾经有过最高纪录：一个晚上写出近万字的文章，而且不受周围环境任何干扰的影响。对于做科普，他的态度很明确，认为科普也是科学家的份内事，读书人把心得与人共享是一种乐趣，把知识藏在心里则是一种浪费。

可喜的是，自“文化大革命”结束，工作进入正常状态后，他的科普写作也随之进入正常状态，从20世纪80年代至今，在报刊上发表的科普文章计有几十万字，积少成多，收获颇丰。

这次承蒙出版社的支持，从中选择不同类型的若干文字，结集出版，得名“触摸生命——方福德医学科普文集”。收入本文集的科普文章都与医学科学有关。相信不论读者原来的医学知识水平如何，对这些文章都会产生兴趣，并从中受益。有鉴于此，我愿意将这本文集推荐给广大对医学感兴趣的读者。

值得指出，由于收入本文集的文章其时间跨度大，而科技发展日新月异，故某些早期发表的文章在内容上也已有发展，读者在读这些文章时若能对照最新科普文章，则会相得益彰。

我们欢迎读者提出批评指正意见。

黄曼影

2007年10月28日于北京

目　录

第一篇　奇妙的生命

第二篇　神奇的基因

第五篇　科学与伦理

第六篇　医学教育、科研面面观

第一篇　奇妙的生命

生命的化学

提起化学，人们也许会立即想到化工厂。其实生物体本身就是一个纷繁庞杂的化学世界，在这个化学世界中进行的化学反应比千万个化学反应塔不知多多少倍呢！

生物体的基本化学成分有核酸、蛋白质、脂肪、碳水化合物、无机盐和水，这些化学成分通过不同的化学反应，如有机化学反应、无机化学反应、物理化学反应、胶体化学反应、光化学反应、电化学反应等等，构成在时间和空间上很协调、有限度和有次序的新陈代谢，并由此体现出生物体的主要特点。生物体的主要特点是：具有繁殖性和遗传性；能表现各种生理功能；具有衰老现象；具有自我调节控制及自我稳定的能力。在生物体内一切体现上述特点的化学反应总称为生物化学反应。因此，生物化学是探索生命奥秘的钥匙，是认识和解释疾病、保护健康、促进长寿的基础学科，更确切地说，它是生命的化学。

一个活细胞在发育的不同时期需进行生长、分裂、增殖和分化，并保持它的遗传特征不变。细胞的增殖性和遗传性主要是通过脱氧核糖核酸复制合成而实现的。细胞分化就是特异性蛋白质的合成过程，如红细胞合成血红蛋白就标志着已达到分化，分化好的细胞即可行使正常的功能，反之亦然。肿瘤细胞是一类分化不良或不分化的细胞，根本原因是它的特异蛋白质合成过程受到抑制，而有些不该合成的蛋白质却被合成。

生物体具有各种生理功能，一般说来不同的生理功能由不同的组织及细胞类型负责实行，体现生理功能的物质基础是不同的生物大分子或活性小分子，它们也由不同类型的生化反应所决定。如脑的思维和记忆涉及多肽反应；视觉过程是一系列光化学反应过程。细胞膜具有选择透性、转换能量和传递信息等性质，这些性质也都是通过各种生化反应体现出来的。胃肠道对食物的消化和吸收，呼吸道对氧气的吸收和二氧化碳的排出等也是如此。男女间性差别主要是产生性激素的生化反应不同所致……。

生物体的一个共同特征是衰老现象。归根结底，衰老是众多生化反应的效率和质量下降的结果，如核酸复制和蛋白质合成的效率降低或发生差错，某些有害的生化反应的发生率增加等等。近年来特别注意到氧化反应与衰老的关系，有些科学家认为衰老是不断氧化的结果，就像一块铁慢慢生锈或一堆柴烧成灰一样。不少人采用抗氧化剂阻断体内氧化反应以延缓衰老进程，取得了一定的成效。

生物体内由此进行的化学反应与反应塔中进行的反应相比，具有反应高效，条件温和，消耗能量低等特点，这是因为体内生化反应是在生物催化剂——酶的催化下完成的。酶与普通化学催化剂相比，催化效率可提高百万倍以上。体内大量的化学反应需要能量，正像一个社会的各个耗能部门需要能源一样。生物体内的“能源库”是三磷酸腺苷（ATP），在 ATP 分子的磷酯键中蕴藏着很高的能量，当需要时，即可释放出来。ATP 分子中的能量又是来自线粒体上的氧化磷酸化反应，该反应可将食物的分解产物所贮存的能量释放出来转化为 ATP，所以线粒体是细胞的“动力站”。

人和其他生物体都生活在一定的环境之中，环境必然对其施加各种影响和作用，这就使生物体本能地形成自我调节控制和自我稳定的能力，否则就不可能生存下去。生物体为了抵御外来不良因素的侵袭，形成两道防线。第一道是免疫反应（对病毒、细菌等微生物）和解毒反应（对毒性物质）。一旦第一道防线被突破并造成细胞内分子损伤或组织损伤，机体内还有第二道防线——修复机制对损伤进行修复。除抵御外来侵袭外，机体本身的整个代谢过程也在一套严密的调控体系控制下保持着动态平衡。不论免疫反应、解毒反应、修复作用或代谢调控，都是由一定的生化反应来体现的。

因此，如果机体内某些生化反应发生故障或异常，就会破坏与之有关的各种化学反应之间的动态平衡，疾病随之发生。

（原载于“健康报”1984年7月19日）

人类最早的母亲只有一个

人体细胞由细胞膜、细胞质和细胞核构成。细胞质中存在很多微小的结构，叫细胞器或细胞亚单位，其中有一个著名的细胞器叫线粒体，它在电子显微镜下显示出来的形状很像一只胶鞋的鞋底，有洼有沟的，洼和沟里还包含许多更微细的结构成分。每个细胞质中含有几个线粒体，多的可达几十个。小小线粒体是人体不可缺少的重要“机构”，具有独特的生理功能，一旦发生故障便可能导致疾病。

一、线粒体——人类的活化石

与细胞的组成成分一样，线粒体主要也是由核酸和蛋白质组成的。在人类细胞中，除了细胞核中的脱氧核糖核酸作为遗传物质外，线粒体中的脱氧核糖核酸也可作为遗传物质进行独立的复制，这在细胞器中是独一无二的。但是线粒体脱氧核糖核酸进行复制和遗传时有两点与细胞核脱氧核糖核酸是明显不同的：一是线粒体携带的遗传密码中有几个与通用密码不同；二是遗传方式遵守母体遗传规律。这两个特点决定了线粒体具有化石的性质。现在已经知道，生物界从最高等的人类到最低等的微生物，遗传密码都是通用的，惟独线粒体少数几个密码例外，这几个例外密码实际是地球上最原始的密码，它们在进化过程中由于种种原因而被保留下来，是地道的“化石密码”，国际上有些科学家利用这一特性正在研究人类起源和进化的机制，这是一个很深奥的问题。此外由于线粒体遵循母体遗传，即只有母亲才能将她的线粒体基因遗传给子女，在其子女中只有女儿才能继续将线粒体基因往下遗传。所以有人据此推论，人类最早的母亲只有一个，地球上的人皆发源于她。

二、线粒体——人体的动力站和能源部

正像开汽车需要汽油一样，人体活动需要能源和动力，这就全靠线粒体了，因此，线粒体被称为细胞的“能源库”和“动力站”。线粒体是通过什么途径和方式提供能源的呢？简单地说，是通过一种叫做三磷酸腺苷（简称为ATP）的分子释放能量实现能源供给的。ATP分子中含有高能磷酸二酯键，当人体需要能量时这些高能键即断裂并释放出能量。ATP的能量又来自何处呢？来自食物。食物营养成分经消化吸收后，再经一系列生化反应转换，特别是一种叫氧化磷酸化反应，即可把食物中贮存的能量转换成ATP的能量。所以营养状况对于人体能量供给关系甚大。靠近北极圈生活的人们吃高蛋白高脂肪高糖分食物，在寒冷气候中也不感到冷。但是人体内ATP含量有一定限度，如果营养过剩，富余的能量就会经生化反应转变为脂肪，使人肥胖。

三、线粒体与疾病

现已清楚，线粒体中负责能量转换和供应系统工作的是一系列酶和蛋白质因子，它们的合成由线粒体基因控制着，如果这些基因中的任何一个因故发生变异，被其控制的酶和蛋白质因子随之变异，失去正常的生理功能，细胞的“动力站”就会发生障碍，疾病就会发生。一般而言，线粒体基因发生变异的数量越多，程度越重，其疾病也越严重。在临床上，现已发现在神经系统和肌肉系统发生线粒体疾病比较多见，这是因为这两个系统中线粒体基因的变异比较容易发生，而一旦发生又不易修复。如上所述，线粒体疾病的遗传方式很特别——母系遗传。属于这种疾病的有：利伯视神经病（引起视力丧失）、肌阵挛性癫痫和碎红纤维病（引起骨骼肌阵挛、全身强直和精神失常）、KSS综合征（Kearns－Sayre syndrome，表现有引起眼外肌麻痹、双上睑下垂、小脑共济失调和色素性视网膜炎）等等。因此，那些与母亲罹患相同的特殊疾病的人，最好查一查线

粒体基因有无问题。

除上述者外，近期的研究还表明，线粒体基因的变异还与心血管疾病、急性共济失调、痴呆、近端肌无力神经综合征、亨廷顿舞蹈病和帕金森病的发病密切相关。不少研究者还认为，线粒体基因突变的积累也是衰老的重要原因之一。

（原载于“健康博览”1995年第7期）

永生化细胞的死亡

据《Science》报道，在美国进行的一次实验可能为人类找到一个治疗癌症的新途径，这项实验表明，在实验室培养皿中生长了几十年的恶性细胞失去了永生性，并在几周内死亡。

这次实验的原理是阻断癌细胞逃脱正常机体的控制途径，而使其老化和死亡，但是，这种实验是否能够应用到对病人的治疗，尚须克服许多困难。

在体内，一生中细胞要进行许多次分裂，当细胞复制染色体，以使其两个子细胞的每一个都具有完整的一套染色体时，DNA双股末端会部分脱落，新复制的染色体较原来的为短。

新生胚胎染色体，在其末端具有长的延伸部分，称为模特DNA（dummy DNA），它们是不编码的序列，含有几千个亚单位片段，在细胞分裂的每个周期，这些模特DNA都会丢掉一个片段。

模特DNA又叫做端粒，它起帽的作用，稳定染色体的末端，更像金属或塑料箍，以防鞋带被磨损。没有端粒，染色体就会失去他们的稳定性，可能互相连接或强行进入正常连结区域的片段。这些变化对细胞是有损害的。主要是导致机体老化。

在机体，正常细胞（性腺细胞除外）每次分裂会失去一些端粒DNA。当最后的保护序列丢失之后，随后的细胞分裂周期不能复制细胞所需的基因，这些子代细胞由于失去了正常的功能，可能死亡。

为避免衰老，机体制造和使用了一种叫做端粒酶的分子机器。当染色体被复制后，这些化合物指导新的端粒序列的制造，补充了那些正好失去的端粒。端粒酶由一种蛋白质和一股RNA组成，是一种类似DNA的分子，起着模板的作用。

为使端粒酶失活，科学家们合成了一种基因，这一基因能引起癌细胞产生具有正好与端粒RNA部分基因序列相反的一段RNA片段，从而使癌细胞衰老和死亡。

（原载于“中国医学科学院院报”1995年12月21日）

死亡不是生命的结束

死亡，在一般人的心目中是“生命的结束”的代名词，“一死了之”，所有的事情都了结。事情果真如此吗？否。无论从哪方面讲，死亡并非“生命的结束”，而只是生命的延续和转换的一种形式而已。

一、生命具有不同层次，个体的死亡并不引起生命的结束

生命是多层次的综合体。按宏观至微观的顺序包含：生物圈、生态系统、群落、种群、个体、系统、器官、组织、细胞、分子等。

生物个体是生命的基础层次，因为其具有完整的生命特征。生物个体的一切生命活动都与细胞的活动紧密相关，细胞是生命的基本单位，是构成生命个体的功能元件。同一类型细胞组合在一起形成组织。几种不同类型的组织组合在一起形成器官（如胃、肠、心、肺等等）。几种器官彼此配合工作形成系统（如循环系统、呼吸系统等等）。在分子层次上，生命现象由生物分子的结构和功能的变化及其相互作用体现出来。因此，个体－系统－器官－组织－细胞－分子等层次的变化和配合表现出多种多样的生命活动和现象。在人类，个人的死亡（为讨论方便，暂且把死亡定义为呼吸停止与脉搏停止跳动或者“脑死亡”）会或多或少影响家庭和社会，死亡者不再能参与具体的人类活动，因此使人们误认为“死亡即生命的结束”。实际上，人的寿命是有限的，但寿命不等于生命，人的个体

为了生命的延续和转换，把生命的信息通过遗传方式留给了后代，前者虽然在肉体上消失了，但它的生命在另一个（些）肉体上出现了。

另一方面，生物个体彼此之间及周围环境之间形成特定的联系，同种生物在一定时间和环境里集合成群，形成种群。种群有许多生命现象是个体所不具备的，如人群的性别比率、出生率、死亡率等等。人个体的死亡并不影响和改变种群这一生命层次。

生命个体只是生命叠套中的一个组成部分，而不是所谓“生命链条”中的一环，断了一环，生命的链条即中断和停止。在科学意义上，生命是非线性的、复杂的，绝不能像“链条”那样简单，同时，生命也是顽强的，不会轻易停止活动。

二、细胞程序性死亡：生命个体之绝对必需

在正常生命个体中，不同的组织细胞都按照天生的程序进行死亡，没有这种死亡，生命个体就受不了。生命个体为什么要有细胞程序性死亡呢？回答是：生命的需要。可见，在这个例子中，死亡附于生命之中，死亡与生命相互补。现在看来，这是一个有普遍意义的生命现象。

细胞程序性死亡的生物学意义非常重大，依我看，它的哲学意义更大，因为它从科学的角度和涵义上开阔了我们的思路和眼界，对人的生死观作出了新的诠释，并为死亡概念增添了崭新的内容。

三、生命的新含义：精神不死

生命除了具有肉体属性外，还具有社会和精神（心理）属性，正像把人类“健康”理解为不仅仅只是肉体上无病痛无虚弱，还是社会上、精神上的完满状态一样。人类如果只有肉体躯壳的生命状态而缺乏健全的精神状态，这种生命是不完全的、有缺陷的。所幸者，人类生命的高质量突出地表现在精神方面（在体力方面恐怕比不上某些动物），并用精神创造了文化、科学、物质和文明。人类精神的精华被代代相传、继承，使人类社会愈来愈进步，人类的生命质量愈来愈高。从这个角度讲，每个人都为人类社会的进步添砖加瓦，这种精神就是不死的生命，尽管个体的肉体消失了，其生命的内涵并未消失。经常听到人们赞颂某些杰出人物“虽死犹生”，从生命的精神含义来分析，一点也不为过。

（原载于“医学与哲学”1993年第8期）

受体与受体病

受体这个词是在20世纪初叶被正式提出的，意指与某一配体（作用物）相配的接受物或接受体。配体与受体的关系犹如钥匙和锁的关系，丝丝相扣，当两者相配结合时，即发挥特定的生理功能。绝大多数的受体实际上是具有一定结构特点的蛋白质分子，分布于细胞膜、细胞质和细胞核，其中多数存在于膜上。受体与配体既可特异地结合，也能分离，具有可逆性之特点。

现已知道，如果受体的数量和质量发生异常，可引起各种疾病，通称受体病。受体病通常分为三类：

1. 先天性异常的遗传性受体病　如先天性男子女性化症是体内缺乏雄性激素受体所致；生长激素不应症（垂体侏儒病）是体内生长激素受体对生长激素没有反应之故等。

2. 受体自身免疫病　如果机体受到外来的与受体结构相似物质或微生物作用，受体构型会发生改变，从而使机体产生相对应的抗体（即自身抗体），导致自身免疫病，如重症肌无力、突眼性甲状腺肿、支气管哮喘和爱迪生病等等。

3. 受体数目和性质改变引起的疾病　如新生儿呼吸窘迫征是糖皮质激素受体减少所致；震颤麻痹症是脑内缺少多巴胺受体和乙酰

胆碱受体（receptor acetycholine）结合增加所致等等。

受体与药物治疗效果的关系也很密切。例如，用激素治疗肿瘤时，只有患者体内存在激素受体才能奏效；甲状腺功能亢进患者的β肾上腺素能受体成倍增加，使用β肾上腺素阻断剂才能改善病情。有的患者机体内受体数目减少至一定限度时则可产生耐药性（即对药物无反应性），所以临床治疗需根据受体改变状况选择单一用药或联合用药，以达到最佳疗效。

根据受体的改变不仅可研究疾病的病因和发病机制，还可作为新药设计的理论依据。

（原载于“健康报”1994年1月18日）

基因治疗

基因治疗是目前医学研究中最受重视的一个前沿领域。它是在基因水平上通过各种办法和途径纠正有缺陷的致病基因，使细胞和机体恢复正常状态，或者把有缺陷的病态细胞（如癌细胞等）消灭掉以达到治愈之目的。目前基因治疗已正式应用于遗传病的治疗。

为什么基因治疗首先在遗传病治疗中开展呢？原因很简单：因为遗传病以单基因病为主（即一种遗传病只由一种基因缺陷致病），因此只要把用基因工程制备的相应的正常基因输入有缺陷的细胞内，就可进行代偿性工作，从而弥补病基因缺陷。例如，β地中海贫血（我国南方发病率较高）系β珠蛋白基因缺陷所致，可以把正常β珠蛋白基因输入造血干细胞中去，使原来缺少的β珠蛋白得到补充。基因治疗在癌症治疗中也大有可为，国外已在黑色素瘤等癌种上试用，收到一定效果。

在理论上，基因治疗是治疗目前尚无法治愈的严重疾病的最理想疗法，其特点是不损伤正常细胞，无毒副作用，手段温和，治标又治本，属理想的根治法。

基因治疗的基本策略有四：（1）抑制癌基因激活；（2）恢复抗癌基因的功能；（3）增强机体免疫功能；（4）补偿缺陷基因失去的功能。基因治疗目前在技术上尚存在一些难题。不过其前景是很诱人的。

衰老能够控制吗？

人，都希望活得长、活得好吧。据科学推测，人类的寿命应享有120岁左右，可是，迄今大自然并没有把长寿的钥匙交给我们，她赐给我们的却是提前衰老和死亡。尽管如此，人类完全有理由推迟衰老的进程，享有应有的年寿。要实现这一宏愿，首先必须搞清什么是衰老和为什么会衰老？

什么叫衰老？大家知道，人的一生都要经过生长、成熟和退化阶段，最终死亡。退化阶段所表现出来的一系列生理变化就是衰老。衰老的主要特征是：从整体、细胞至分子水平的自我稳定性下降，功能受损率增加以及易受疾病侵害。因此衰老不是疾病，而是一种生理现象。诚然，由于衰老的以上特点，往往伴随着许多疾病，故衰老与老年病又是密切相关的。

那么人为什么会衰老呢？这个问题不是用一句话就能概括的。现在普遍认为衰老是众多复杂生理生化过程衰退的综合结果。从遗传学来看，人和不同种属动物的寿命有很大差别，而每种生物都有其相对稳定的寿命。这种差别完全取决于各种生物各自的遗传特性，是生物进化的结果。换句话说，人或动物好像都有一个固定的“衰老钟”，到一定时候就自动鸣响，从而开始了衰老。在人类中，女性比男性衰老慢、寿命长，主要也是由遗传特性决定的，如女性能量代谢比男性低，脂质代谢功能衰退晚，女性激素减退比男性激素的减退慢，等等。从分子生物学角度看，遗传信息携带者——DNA在自我复制时发生差错的几率增加，就会使某一段基因产生变异，若变异的地方得不到及时的切除和修复，复制出来的子代DNA就是错误的DNA，如此一代一代地复制下去，错误DNA越来越多，受其指令合成的蛋白质（包括酶）分子的异常也越来越多，致使正常的生理生化过程衰退和紊乱。因此有人把这一过程叫做错误成灾过程，也有人将之归入衰老的突变理论之中。很多研究确实表明，随着年龄的增长，DNA复制差错率增多，对损伤的修复能力下降。在动物中，变异率高的，或用射线使DNA造成变异的，寿命都明显缩短。结缔组织是由胶原蛋白所组成的胶原纤维和由弹性蛋白所组成的弹性纤维构成的，胶原蛋白和弹性蛋白分子之间有适当的交联，像搭桥一样将二者连在一起，使之具有一定的弹性和韧性。若交联程度太高，胶原纤维就会变硬和失去弹性，老年人皮肤、血管等缺乏弹性即与此有关，这是衰老的一个共同现象。免疫功能下降与衰老具有平行关系，若能保持机体免疫功能不衰退，便可有效地防止衰老。激素是维持正常机体功能的重要物质。随着年龄增长，分泌激素的量和质可能发生问题，特别是激素与受体反应的敏感性下降，会使一些重要的生理效应减弱或消退，继而出现病理改变。如老年期血液中前列腺素 E_2（PGE_2）含量低，可能是自发性动脉粥样硬化症发生的原因，因 PGE_2 有扩张血管、防止血栓形成的功能。又如老年期，下丘脑分泌一种14肽的生长激素抑制激素，能抑制胰岛素的作用，故老年人易得糖尿病。除以上所述者外，衰老与体内过氧化物的积聚（能使核酸蛋白质变性及破坏生物膜）以及各种代谢过程的快慢也有密切关系。当然，社会因素、工作和生活因素及精神因素等也是影响衰老过程的因素，但这些均属外因。

针对以上各种衰老的可能原因，人们就可以探索“对症抗老”的办法。人或动物的寿命可根据细胞分裂次数来确定，如人体细胞一生中共分裂约50次，每次分裂周期为2.4年，所以人的寿命应在120年左右。如果设法使分裂次数增加或分裂周期增长，岂非可以延缓衰老！现在已证明维生素具有这种功能。低体温可使生化反应的速度减慢，从而使细胞分裂周期延长，据动物实验表明，体温降低8℃可使寿命延长一倍。增强机体免疫功能是防老的重要措施。有人主张注射胸腺激素及自体年轻时贮存的T－淋巴细胞能保持年轻状态。也有人认为应用我国祖国医学中的健身法（包括节制饮食等摄生法）及适当服用扶正培本中药（如人参等）是行之有效的长寿之道，因这些方法能增强身体的抵抗力。在抗衰老药物和制剂方面，目前研究较多的是抗氧化剂的应用。抗氧化剂可以消除由自由基参与形成过氧化物的作用。常用的抗氧化剂有维生素E、C，乙氧喹，半胱氨酸等，动物实验证明乙氧喹还有逆转衰老的效果。各种抗氧化酶（如过氧化物酶等）随年龄增长而下降，应用这些酶制剂亦可防止过氧化物形成，达到防衰老的目的。有一些干扰蛋白质分子过份交联的试剂如β－氨基丙腈等也能减缓甚至逆转衰老过程。性激素防衰老的尝试19世纪末就有人做过，据说当时试图用睾丸浸膏使人返老还童。现在欧美国家的更年期者使用性激素已成风气。当然，性激素的适用范围及是否具有防衰老的问题还有待进一步研究。核酸制剂能帮助受损伤细胞修复，实验表明其有增寿作用，已引起人们的注意。衰老状态下中枢神经介质多巴胺和乙酰胆碱含量明显降低，导致神经功能紊乱，记忆衰退和运动障碍，因此防止大脑衰老至关重要。目前已发现这些神经介质的前体（如左旋多巴和胆碱）以及卵磷脂均有延寿和消除以上病症的作用。在这方面很有深入研究的必要。

总之，“衰老”作为生命科学中的一个难题，经过多学科的研究，其奥秘正在逐渐被揭开，人类真正掌握长寿钥匙的日期越来越近了。

（原载于“生命的化学”1983年第3期）

肝脏能解毒也能被毒害

肝脏是人体最重要的解毒器官。如果没有肝脏，人就会因中毒而很快死亡。例如，一个吸烟者每天吸入的尼古丁或一个嗜喝咖啡者每天摄入的咖啡因如不经肝脏解毒的话，几分钟内即可致人死亡。所幸的是，环境中的毒物进入人体内后首先到肝脏，在肝脏中经过两个阶段的生物化学反应，变成可溶解的无毒产物排出体外。

但是，肝脏解毒的能力不是无限的。如果短期内环境毒物过量进入身体或长期少量进入人体，均可引起肝脏损害。那些短期内过量侵入的毒物往往引起急性肝损害，表现为肝坏死、脂肪肝和胆汁淤积。而长期少量侵入的毒物往往引起肝硬变和肝脏肿瘤。有些毒物造成的肝损害是可逆的，有些损害则难以恢复正常状态。

人类生存环境中的肝毒物质包括天然的和人工合成的两大类。前者如某些植物、真菌和细菌的代谢产物，以及一些矿物质；后者如工业毒物、杀虫剂和药物等。天然存在的毒物特别是植物中的毒物，常常被人们所忽视，因而造成误食或作为民间草药服用而中毒。人工合成的毒物则可通过职业性接触、环境污染、水、空气、食物和药物等途径进入人体导致肝损害。现将一些人类经常接触到的肝毒物质罗列如下。天然毒物：植物来源——丹宁酸、苏铁素、洋擦木等；真菌来源——黄曲霉毒素；细胞来源——外毒素（肉毒杆菌、白喉杆菌等），内毒素（乙硫氨酸）；矿物来源——铅、砷、镉、金等。人工合成毒物：非药物类——卤代烷、卤代芳香化合物、硝基烷类、硝基芳香化合物、有机胺类、酚及其衍生物、肼化合物、碘化物等；药物类——某些麻醉药（如氯仿、三氯乙烯、安氟醚和氟烷等）；神经精神药（如氨丙嗪、苯妥英钠等）；止痛药（如扑热息痛、保泰松等）；内分泌药（如雌二醇、甲巯咪唑等）抗微生物药（如四环素、异烟肼、青霉素等）；心血管药（如奎宁、罂粟碱、普鲁卡因酰胺等），肿瘤治疗药（如丝裂霉素、光辉霉素、放线菌素 D 等）。

另外，还要指出两点，一是环境毒物对每个人的毒性作用的强弱与每个人的特异体质有关。二是肝脏解毒过程中也有可能将某些原来无毒或低毒物质转化为有毒或高毒物质，如某些原型致癌物（无直接致癌性）经代谢转化为活性致癌物，从而产生直接的致癌作用。因此，搞清楚毒物与肝脏之间的关系，对于保护肝脏，使机体不受环境毒物的侵害是非常重要的。

（原载于“保健时报”1995 年 5 月 12 日）

癌 基 因

癌基因是七十年代末首先在致癌病毒中发现的，它是病毒致癌的原因所在。如果把这种基因单独分离、制备出来，再用一定方法将其转移到正常的细胞中去，该细胞即会发生转化（即癌变）。后来人们又陆续发现人类和其它生物体内都含有潜在致癌能力的癌基因，这些癌基因通常是不会引起细胞癌变的，需经过某些激活过程才可能使细胞癌变，这些癌基因叫原癌基因。地球上自从有人类就有了原癌基因，后来传给病毒。目前已发现的癌基因达 100 种之多，新的癌基因还在不断发现。

原癌基因在人类漫长进化过程中一直被保留下来，说明它们不只起坏作用，也有正常的生理功能。现在知道，它们在胚胎发育、细胞再生和神经发育中是必不可少的。人在出生后，原癌基因通常处于受抑制状态，所以很安全，只是一旦受到环境因素如化学致癌物、射线或病毒侵袭后，易被激活，从而产生大量癌性蛋白质，使细胞代谢异常、增殖和分化失调，最终癌变。

原癌基因的激活是一个复杂的过程，一般视为开“开关”，即打开开关基因就被激活。至于开关是什么和用什么打开等，正是科学家研究的热点问题。另外，利用癌基因本身和其产物设计抗癌方法也是有希望的研究领域。

营养、烹调与癌症

在人们心目中，膳食是美好的东西，何以与癌症挂上钩呢？这并不是耸人听闻。合理的营养可使人体得到适量的蛋白质、脂肪、热量、维生素、无机盐以及必需成分，保证正常的新陈代谢活动。但是，不合理和不平衡的营养则不利于正常代谢，甚至与癌症的发生有着密切关联。近年来有关营养与癌症的关系的研究已引起医学界和营养学界的高度重视，并取得了令人瞩目的进展。有的科学家估计，大约50%女性癌症患者和30%男性癌症患者的发病与营养因素有关。

一般正常人每日摄入热量超过2000cal、蛋白质0.75g/kg及其他适量必需物即可维持良好的代谢状态，这在目前我国的经济条件下均可达到。问题是，随着经济的发展和生活条件及习惯的改变，可能会使人们摄入营养物过多，造成危害。流行病学研究表明，西方人由于长期食用高脂肪膳食，乳腺癌、前列腺癌和结肠癌的发病率明显高于东方人。有人报告，日本妇女移居美英等西方国家后，由于由低脂肪膳食改变为高脂肪膳食，乳腺癌的发病率明显升高，如果迁回日本居住，发病率又复下降，这一调查报告曾引起国际医学界很大的反响。高脂肪膳食对妇女特别有害，主要原因是会影响雌性激素的水平和平衡。人体摄入过多脂肪还会因脂肪的氧化而产生过氧化脂质。这种物质可以说是万恶之源，它加速人的衰老，破坏细胞膜的结构和功能，影响许多重要代谢过程，引起包括癌症的一系列疾病。长期高蛋白膳食也是有害的。动物实验表明，长期摄入过量蛋白质会使某些部位的癌症如肠癌等发病率升高。因此有高蛋白高脂肪膳食习惯的人，同时增加对食物纤维的摄入是十分有益的。因为食物纤维的摄入一方面可相对减少过量脂肪、蛋白质的摄入，另一方面可促进废物的排泄及削弱食物中污染的致突变和致癌物质的作用。

食品加工和烹调方法不当不仅会破坏某些营养成分，还会人为地引入致癌物质。这方面的例子很多，如鱼、肉为保鲜、色而加入亚硝酸盐类防腐剂，这种盐类进入体内能被代谢转化为致癌性很强的亚硝胺。日本是世界上胃癌发病率最高的国家，据调查表明，主要与日本人喜食含亚硝酸盐高的鱼有关。也有人做过流行病学统计，表明长期生活在船上的香港人鼻咽癌发病率显著高于陆地生活者，并认为原因是前者食腌制鱼（含二甲基亚硝酸）的量远远多于后者。还有人做过动物实验，用咸鱼配制的饲料喂养大鼠12～24个月后，可诱发出鼻咽癌。食物在烹调过程中，会因烹调方法不当而使某些营养成分转变为致癌物，特别是熏、烤、油煎食品。这类烹调方法由于操作温度高，往往使食物表面形成焦痂，其中含有多量致癌物，它们是蛋白质、糖类、淀粉和维生素类物质热分解的产物。因此最好避免食用此类食物。

饮食习惯对癌症的发生也有重要影响。长期大量饮酒加抽烟者，消化道和呼吸道系统肿瘤发生率大大增加；孕妇大量饮咖啡易致畸胎。东南亚有的地区居民嗜咀槟榔，其口腔癌高发。我国林县系食管癌高发区，这与居民长期吃酸菜的习惯有很大关系。世界上惟一无癌症的国家是斐济国，据调查认为这与该国居民大量食杏干的习惯有关。杏干含有多种维生素，特别富含维生素 B_{17} 和 C。蔬菜水果不仅提供了丰富的食物纤维、维生素及其他营养成分，还提供了矿物质，其中以硒最为重要。研究表明血硒水平高则癌症发生的可能性大大下降，因此应当提倡多吃蔬菜水果的习惯。

（原载于“健康报”1985年2月24日）

环境中毒物对人体的侵害

当你从车流如织的大街走过时，汽车尾气排出的毒物使你无形之中受到损害；你当吃着带皮的水果时，同时也把果皮上附着残留的农药吞入体内；当你在香烟缭绕的会议室里开会时，烟雾中的毒物会从你的鼻孔进入体内；当你美餐一顿时，也许酒精或受污染的食物会经过口而毒害你的五脏六腑……。如果说“病从口入”有一定道理的话，那么环境中的毒物对人的侵害则是“无孔不入”。

现代社会由于工业化的迅速推进，使环境问题变成突出的社会问题和科学问题。环境、资源、人口和健康是摆在21世纪人类面前的四大难题。所谓环境问题，主要指日趋严重的环境污染所引起的自然生态对人类健康和生存的威胁。

什么叫毒物？在广义上，凡是在人体内达到一定量就能引起死亡、疾病症状和不良刺激的物质都可叫做毒物。在日常生活中，环境毒物侵害人体的途径主要有三条：经口、经鼻和经皮肤。皮肤虽具有疏水性，可免受大多数毒物的侵入，但有些毒物是脂溶性的，皮肤阻挡不住它们的侵入。

毒物进入人体后，通过血液循环分布到全身，对各种组织器官产生毒性损害。毒性损害突出的特点是靶向毒性，因为每一种毒物对不同组织器官的毒害程度不一样，其中某类毒物对某种组织器官具有特别严重的毒害，这种组织器官即被称为靶器官。根据靶器官的不同，毒物的种类被分为神经毒物、肝脏毒物、呼吸系统毒物、血液毒物、肾脏毒物、遗传毒物等等。如有机磷农药、一氧化碳、铝、锰等，它们会引起神经功能失常。酒精、黄磷、黄曲霉毒素、卤代烷等，它们会损害肝脏这个人体最重要的"化工厂"，破坏许多重要的体内新陈代谢过程。战争毒气（如光气）、烟雾等损害呼吸系统，苯、某些肿瘤化疗药物等，它们抑制骨髓造血功能。金属汞、铅和某些抗生素，破坏肾脏功能，使之丧失排泄毒物的能力。遗传毒物可直接作用于生殖系统或孕体，影响生殖细胞的生成和成熟，或引起激素调节紊乱，从而影响生殖过程，如农药敌敌畏和马拉硫磷等即属此类毒物。另外有的遗传毒物可作用于生殖细胞的遗传物质，使其损伤和突变，从而影响胎儿的健康，如20世纪60年代欧洲发生的"反应停事件"，即是妊娠妇女服用了镇静药"反应停"后使胎儿发生畸形，当时欧洲一共出生了1万多名畸形儿（均为短肢缺指的"海豹肢"）。所以药物必须在其遗传毒性检测合格后才可投放市场。一般来说，人体对任何物质（包括必需物质）的容纳都有一定限度，超过限度就会变成广义上的毒物，这也符合"物极必反"的道理，实际上，人体内无时无刻不在产生毒物（叫内源性毒物），只是在正常情况下通过肝脏的解毒性代谢作用和其他保护性化学反应使机体免于受毒害，这是机体自我保护屏障之所在。但是这种保护屏障是具有一定限度的，如果环境中的毒物种类和浓度超过人体承受能力，上述保护屏障就会顷刻崩溃，后果将不堪设想。上述情况若发生在局部地区，该地区人群受毒害，若发生在一个国家，则这个国家的人民受害。在现实生活中这类例子真是层出不穷，触目惊心，教训惨重。"雾伦敦"曾被认为是英国一景，但1952年12月5~9日连续5天的迷雾（含硫酸和烟尘），使4000多人丧生，丧生者皆因吸入酸尘雾引起支气管炎和肺水肿继发心脏病所致，有些原来患有呼吸系统和心血管系统疾病的人也因吸入酸尘雾加重了病情而死亡。20世纪80年代中期，印度博帕尔美国碳化物工厂毒气（甲基异氰酸盐）泄漏事件造成的毒害，损失更为惨重。据报纸称，毒气释放出来的挥发性氰酸，散布速度很快，人员和牲畜来不及逃跑，闻"气"而毙，几天之内死亡万人，数万人双目失明，20万人健康受到损害。在日本也发生过令世界瞩目的环境毒物的大规模中毒事件，如1955年流行于富士山神通川流域的“痛痛病”，其罪魁祸首是当地一铅锌矿厂排出的含镉废水，这种废水污染了河流，当地农民用污染水灌溉农田，使稻米中镉的含量很高。已知镉能损害肾脏，使钙和磷流失，致使骨质软化和溶化，极易骨折，并引起全身剧痛和其他症状，有的中毒者因疼痛难忍而自杀。此外，在日本九州还发生过一种叫水俣病的中毒事件，持续时间长达6年之久（1953～1958），以当地渔民发病率最高。1959年证实系由一化工厂排出大量含甲基汞的废水所致，这种废水排入河流，富集于鱼体内，人们吃了这种鱼而发病，其病症极其严重：口齿不清、走路不稳、痴呆、耳聋眼瞎、全身麻木、瘫痪、吞咽困难等，死亡率很高。怀孕者则可通过胎盘使胎儿发生中毒。

海湾战争造成的环境污染不仅严重损害了海湾地区人们的健康（据分析，若干年内该地区肿瘤发病率将明显上升），也影响了整个地球的生态环境。

针对环境毒物对人侵害的不同途径，人们可以分别制订出防治对策，以减少毒物的损害程度。但预防环境毒物的根本措施还是治理污染。我国近年来由于乡镇企业的大量增加，环境污染问题也日趋严重，已引起各界的关注。

（原载于“保健时报”1994年11月18日，1995年1月20日）

恶性肿瘤面面观

恶性肿瘤是严重危害人类健康和生命的多发病和常见病，是一类综合征的总称。现在全世界每年患恶性肿瘤病者逾六百万，死亡五百多万，平均每6秒钟死1人。在很多国家（包括我国），恶性肿瘤所致死亡在所有死亡原因中占首位或第2位。恶性肿瘤发病率在世界范围内仍在呈上升趋势。我国每年恶性肿瘤发病率在100万人以上，死亡近百万。这些数字告诉我们，人类认识和对付恶性肿瘤要有紧迫感和危机感，应当尽快进入研究和制服恶性肿瘤的自由王国。为此，有人曾提出这样的疑问：当一个国家或地区因自然灾害而死亡百万人时，肯定会引起人们震惊，而在现实生活中当恶性肿瘤每年从我们这里夺去百万条生命时，人们是否也会感到震惊呢？

这么多人死于恶性肿瘤确实令人触目惊心，但是更加使人感到惊奇和不解的倒是为什么人类与恶性肿瘤进行了一个世纪的不懈斗争，迄今仍知之不多，莫衷一是呢？必须承认，恶性肿瘤作为一种重要的生物学现象，人类对其发生的病因、发病机制、早期诊断、治疗和预防等关键性问题至今没有明确的认识，医学专家们攻克了许多疾病，却把恶性肿瘤（本文有时也称为“癌”或简写为“肿瘤”）这个“堡垒”留在前沿阵地上。

那么，百年来人类对癌症这个医学堡垒的攻坚战的情况又如何？有些什么成就和进展？存在什么问题？其发展趋势和前景又如何？等等。本文对肿瘤研究中的某些重要问题作一介绍和讨论。

一、复杂的病因

早在18世纪下半叶，临床医生就发现扫烟囱工人阴囊癌发病率特别高可能与烟尘有关，这是人类最早认识肿瘤与环境因素关系的开端。随后，染料工人易患膀胱癌、霉变食物易致肝癌等事例不断被揭示，为化学致癌的研究开辟了广阔的天地。20世纪初，有人研究用无细胞滤液诱发鸡白血病和肉瘤获得成功，首开肿瘤病毒病因的先河。现在研究外部环境因素与致癌的关系已成为分工细致的肿瘤病因学的重要组成部分。但是如果考察一下人类发生肿瘤的“时间表”就会发现，人在反复接触外界环境中的一些致癌因子长达数年、数十年之后才能最终形成肿瘤，这说明仅仅环境因素（外因）还不足以诱发人类癌症。还有内因起主导作用，那么，内因是什么？是遗传因素、机体免疫功能、神经－内分泌系统和代谢类型等等。因此，在探讨肿瘤病因时既要重视内、外因中各种因素的独特作用，也要重视内、外因各因素的配合和协同作用，用综合的眼光来对待。但是具体到某种肿瘤，欲明确指出哪些外部因素参与成癌过程，它们又是如何配合、协同的，目前仍然做不到，因为肿瘤的“综合病因”实在很难综合。下面分别谈谈肿瘤病因中的各种因素。

1. 化学致癌　根据流行病学调查，人类肿瘤病因中80%以上与化学致癌有关。在我们生活和工作环境中，化学致癌物多达数千种。证明这些致癌物的致癌活性并不难，只要将它们涂抹在动物皮肤上或喂食动物或注射到动物体内再观察、鉴定是否在一定脏器和部位长出肿瘤即可。

化学致癌物按致癌性质可划分为肯定致癌物、可疑致癌物和潜在致癌物3种类型。按化学物的结构特点划分主要有5类：多环芳香烃类、芳香胺及偶氮染料类、亚硝胺类、霉菌毒素类和金属及无机物类。经过长期的研究和观察，对化学致癌的概况已经有了比较具体的了解，总的来说，化学致癌有如下一些特点：①除了少数直接致癌物和烷化剂外，多数致癌物都属“前致癌物”，它们需经体内或靶细胞内酶系统的作用转化为“终致癌物”才能具有致癌效能，这种酶促转化过程称为致癌物的活化。担任活化角色的酶系统叫混合功能氧化酶系。对该酶系的作用机制曾有过很长时期的争论，现在似乎可以这样来看待：该酶系中含有致癌物活化酶，也含有解毒酶，它们均可在外来化学物质（如致癌物）刺激下被诱导产生和增加产量，如果活化酶活性压倒解毒酶活性，致癌物的致癌性就会表现出来，反之亦然。通常机体在受到外来致癌物侵袭时，活化酶系很快增加，但增加速度及总的酶活性水平因种属和个体差异而有不同，如一种叫芳香烃羟化酶的活化酶，专门负责多环芳香烃类致癌物的活化，它对于环境污染物在人体内的活化起关键作用，目前极受重视，它的活性水平在不同人体中相差很大，有人认为这与不同人对致癌物敏感性相差很大相关。例如，一位吸烟者，若体内含有芳香烃羟化酶的水平很低，则诱导程度也低，那么即便他吸很多烟，烟雾中的强致癌物3，4－苯并芘也不致于使其患病，原因是这些前致癌物不能或极少被活化。相反，另一位吸烟者，若其酶的水平很高，患癌的可能性就会大大增加。现在已有人把这个酶基因分离出来，如果把它做成探针，就可探测各个人的酶水平，对于预防化学致癌具有很大的意义，估计不久的将来这一检测会普及至临床实践。②年龄差异对化学致癌的敏感性不同。在动物实验中发现，新生小鼠对致癌物的敏感性大大超过成年小鼠，用不同方式给予致癌物后，新生小鼠得癌率极高。胚胎期小鼠也会因母体中存在的致癌物通过胎盘传递进入胚胎而使其致癌。这提示化学毒物具有遗传性损伤作用。③与营养状态有关。各种营养物质水平的高低对化学致癌有不同的影响。如维生素A类物质可抑制活化酶系，具有防止化学致癌的作用。营养素过高或过低可增强化学致癌作用。④致癌物具有累积效应。在动物实验中观察到，某种致癌物一次给予大剂量就可生出肿瘤，若分成多次给予若干小剂量，则随着致癌物逐渐在体内累积，病变也逐渐严重并最终生成肿瘤。不少人认为，人的生癌过程很像这种累积过程产生的效应。⑤有的化学物质并不是致癌物，但可以促进致癌物的生癌过程，这种化学物叫促癌剂。促癌剂（如巴豆油等）的发现，曾促使了著名的生癌过程的“二阶段学说”的诞生，该学说至今不衰，人们惊奇地发现，机体那怕只接触到微量的致癌物，如果这时又接触到促癌剂，则生癌的几率大增。由“二阶段学说”引出的对于细胞癌变的“起动”和“促进”的研究及与此相关联的一些问题的研究已成为肿瘤研究中的一个重要领域。

但是，关于化学致癌的机制，可以说知道的不多。过去认识这个问题的模式基本上是：致癌物以一定的结构特点与细胞内遗传物质——脱氧核糖核酸（DNA）一定部位结合，引起损伤，由损伤直接导致细胞遗传特性改变或通过错误的修复导致细胞遗传特性改变，最终形成瘤细胞。因此，很多工作是研究致癌物的结构及其与DNA结合的性质的，试图从物质结构上找出致癌物的规律性。最有名的工作是多环芳香烃的K区理论、湾区理论和双区理论，后者为我国科学家所提出。K区理论和湾区理论认为芳香烃分子中的K区和湾区最活泼，易被活化（见图1）。但有些具有K区和湾区的芳香烃并无致癌性，因而这两个理论与很多事实不符。双区理论认为具有两个亲电子区域是芳香烃致癌性的必要和充分的条件。显然双区理论比K区、湾区理论前进了一步，但是否完全符合实际情况尚需积累更多资料才见分晓。不管提出什么理论，如果不搞清与致癌物作用的DNA部位的生物学含义，化学致癌的机制只能停留在粗的轮廓上，因此近几年来，开始研究化学致癌物对细胞染色体和癌基因的作用。观察到化学致癌过程中染色体发生了丢失、易位、扩增、重组和非整倍体化等变化，显然遗传物质受到了严重损伤。进一步研究则发现细胞癌基因（也称原癌基因）由于受到化学致癌物的刺激或产生点突变而表达出恶性蛋白质或重排、扩增而加强了癌性蛋白的产生。化学致癌物通常激活一系列细胞癌基因，激活作用严格按照每种致癌物特定的“时刻表”进行，形成多步骤偶联的格局，完成了这个格局，细胞癌变也就随之完成，这就是近年来最受科学界青睐的所谓“多阶段、多基因——一种肿瘤”学说，现在确实看到了在不同肿瘤细胞中不同组合的癌基因被激活。但这些癌基因确切的激活机制和激活顺序还不得而知。此外，有人还提出设想，化学致癌物对细胞的作用应当经过最初的“启动”阶段，在这个阶段可能有些癌基因或别的一些基因被激活，这样就可利用癌基因和那些可疑基因做成分子探针，在体外实验系统检测正常细胞的癌基因是否被激活，根据检

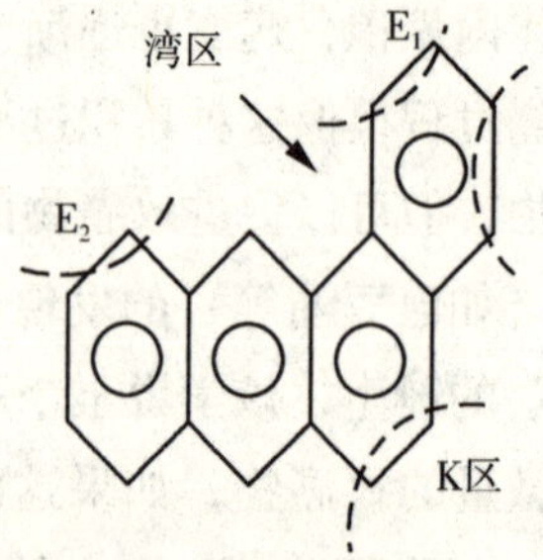

图1　多环芳香烃分子

测结果可判断被试化学物是不是致癌物。若用这些探针去检测人体细胞癌基因是否被激活，也可提醒人们是否体内已“启动”了细胞癌变的最初步骤，以便及早采取防治措施。

对于人类肿瘤的化学病因，不可能由致癌实验加以证实，而主要由流行病学统计和职业癌作为佐证。制镍、制铬和煤焦油、石棉工人患肺癌、皮肤癌等癌症的比例很高，属职业癌，不言而喻职业癌的化学病因不难成立。流行病学调查和统计具有统计学意义，能够站在总体高度上评估化学致癌物对人体的危险程度，从而指导人们自觉地、科学地避免与环境致癌物的接触。由此引出的一些人类肿瘤学分支，如饮食与肿瘤、季节（主要指出生季节）与肿瘤、地球纬度与肿瘤（肿瘤地理学），微量元素与肿瘤等，都是很新奇、很吸引人的领域。

2. 病毒致癌　很早以前人们就已注意到病毒与肿瘤发生的关系。自20世纪初以来，在动物系统陆续发现某些病毒可以致癌，一次又一次地轰动了肿瘤学界。如1908年和1911年证明鸡白血病病毒和肉瘤病毒的存在，1951年证明小鼠白血病病毒的存在，20世纪60~70年代证明了大鼠、猫、牛和猿猴的白血病、肉瘤病毒及小鼠乳腺癌病毒的存在等。由于病毒与肿瘤之间关系密切，70年代初，美国总统尼克松动议政府拨巨款专门支持病毒病因及相关课题的研究，并决定要把人类肿瘤的病毒病因搞个水落石出。尽管未能达到预期目标，对这一问题的解决也确实推动不小。因此，70年代成为肿瘤病毒学最辉煌的时代。

能够引起肿瘤发生的病毒有两大类型：DNA病毒和RNA病毒。前者包括多瘤病毒、腺病毒和疱疹病毒，后者主要为逆转录病毒。欲证明病毒引起肿瘤的发生，至少需要3个基本的证据：①在肿瘤细胞中看到病毒颗粒。②用纯化的病毒或肿瘤细胞匀浆的滤过液接种在纯系动物身上能够诱发出肿瘤来。③在正常细胞的试管培养中加入病毒后可以使这些细胞发生癌变。在动物系统，上述证据比较容易得到，惟一的问题是有时病毒在引发细胞癌变之后就施展了“隐形术”，或把自己化整为零，这样就很难在肿瘤细胞中用电子显微镜看到病毒，有时也许看到的只是“病毒样颗粒”。在这种情况下，人们只好采用生化与分子生物学方法、免疫学方法和生物物理方法去寻找病毒的“足迹”，以此作为病毒病因的一个证据。寻找病毒“足迹”的具体办法有：核酸分子杂交——病毒虽然化整为零，但其部分遗传信息已留给了宿主细胞，这样用一相应的核酸分子探针利用分子杂交的原理就可“钓”出存留的病毒遗传信息，从而证明病毒曾涉足宿主细胞。抗体检测——病毒侵犯机体时，机体会产生免疫反应，从而产生抗体，若在血清中查出对抗某种病毒的抗体的存在，也就找到了病毒的“足迹”。病毒“拯救”——具有“隐形”特性的肿瘤病毒往往在另外一种叫“辅助病毒”（它本身不会致癌）的病毒的“拯救”下恢复原形。

人类肿瘤的病毒病因的研究工作大大落后于动物系统的工作。主要原因是，人类生存期长，在环境因素方面有着与动物完全不同的特点：动物有纯系，人无纯系；不能用病毒在人体进行接种致癌试验；人类细胞体外培养比较困难等等。不过近年来，采用查找病毒“足迹”和流行病学的方法，已积累了不少资料，认为下列病毒与某些肿瘤形成可能具有因果关系：EB病毒——鼻咽癌和Burkitt淋巴瘤；Ⅱ型疱疹病毒——宫颈癌（我国近年来研究证明，引起我国妇女宫颈癌的病毒主要是疱疹病毒16型）；乙型肝炎病毒——肝癌；C型RNA病毒——白血病。当然，病毒作为人类肿瘤的单因素病因已不大为人所接受，因为有不少事实直接否定了肿瘤的病毒病因说，如：到目前为止尚未发现哪种肿瘤有传染性。在国外，曾有一位肿瘤医生将白血病病人的血液注射到自己的血管里以证明是否有传染性，结果安然无恙。用人肿瘤细胞匀浆滤过液接种动物不能使所有动物生出肿瘤，说明病毒 必须与其他因素相配合才能起作用。还有人认为，检查血清中抗病毒抗体的存在也不一定是可靠的办法，因为人体可能产生自体抗原，它同病毒抗原是一样的，这就容易造成“假阳性”。另外也不能排除病毒在瘤细胞中作为“过客”的可能性。

病毒致癌机制的研究是很引人注目的课题。现在一般认为病毒是将其基因组整合到正常细胞基因组中去，利用细胞中现成的方式和工具，制造出病毒和细胞相融合的产物，使细胞恶性变。这对DNA病毒比较好解释，因DNA可直接整合到细胞基因组中，对RNA病毒则解释不了。这就导致20世纪70年代一项划时代意义的科学发现——逆向转录。这项发现表明，RNA肿瘤病毒中存在一种逆转录酶，它使病毒RNA能合成与之互补的DNA，这种DNA再整

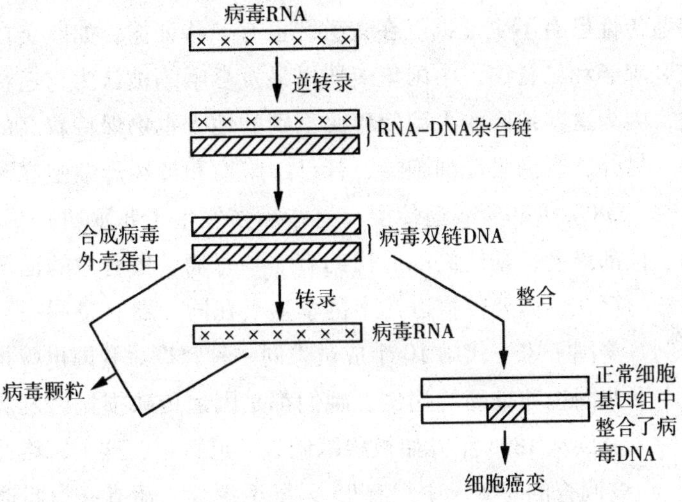

图2 RNA病毒使细胞癌变及自身复制的机制

合到细胞基因组中引起癌变。这项发现因较合理地解释了RNA病毒引起细胞癌变的机制（图2），很快便获得了诺贝尔医学奖。20世纪80年代以来，由于癌基因工作的兴起，病毒致癌的机制也有了新的发展，其中最负盛名者为“启动子嵌入致癌模式”。该模式认为病毒携带一种“启动子”，当其插入（嵌入）到细胞基因组中某个癌基因旁边邻近处时，就使癌基因启动，变得活跃起来，随之产生出大量癌性蛋白质使细胞恶变。这就是说，肿瘤病毒都带有一部发动癌基因运作的“发动机”（即启动子）。不过它并不是乱发动的，只有当它与癌基因邻接时才发动。由于高等生物（如人类）基因组很庞大，癌基因数量相比之下极微，病毒启动子恰好与癌基因邻接的几率是很小的，因此并不是病毒侵入细胞必定引起癌变。这种模式似乎能解释实际生活中碰到的一些事实，但多数人认为该模式过于简单化，实际过程可能远非如此。

3. 遗传因素　人们经常会提出肿瘤会不会遗传的问题，也会提出为什么有的人易患癌症而另一些人不患癌症的问题。这涉及遗传因素在肿瘤发生中的作用。总的来看，遗传因素在肿瘤发生中是起重要作用的，但对其重要程度和作用方式则并不十分了解。正因如此，近年有关这一问题的研究十分活跃，并逐渐形成一门新的分支学科——肿瘤遗传学。

肿瘤有没有遗传性呢？有，但不是普遍性的。在动物系统，肿瘤的遗传性已有不少证据。在人类，也有一些证据，如欧美白种人易患乳腺癌和结肠癌，中国华南居民易发鼻咽癌被认为与遗传性质有关，因为这些地区的人即使移民至别的地方也仍保持着高的癌发病率。另外，视网膜母细胞瘤、肾母细胞瘤和神经母细胞瘤等分别有40%、38%和20%属遗传型（这些瘤多发生于儿童期），如果亲代和子代都患瘤，则他们的后代约有一半患瘤。更有力的证据是家族性癌的存在。国外曾报道几十例孪生子在同一器官患同一种癌瘤的病例。美国一家三代中10个成员患同一种肾癌。我国也曾报道一家8个女儿同患卵巢癌的病例，她们都是因遗传缺损先后发病。国外有一个家族从1895年开始被跟踪调查了近百年，这个家族经历了7代，在被调查的842人中竟有95人罹患癌症。还有一类叫遗传性肿瘤综合征的疾病，如家族性结肠息肉病，它本身并不是恶性肿瘤，但有一半病例会发展为多发性结肠腺癌。以上所举例子中肿瘤的发生是遗传因素在起决定性的作用。换言之，如果一个人获得了生癌的遗传基因，将可遗传给后代使其生癌。不过应当强调，遗传性肿瘤毕竟是少数。通常肿瘤学家更注重的是肿瘤的易感性。所谓肿瘤易感性就是在一定环境因素作用下易发生肿瘤的倾向性。哪些人属于肿瘤易感性者呢？现已知有三种人：①免疫缺损病人。②染色体缺陷病人，如先天愚型患癌率比同龄儿童高几十倍。③高癌家族成员和家族性癌患者的近亲。如何用客观的定量方法确定肿瘤易感性并对以上三类人和其他人群进行患癌危险警报，以提前做好防范，是肿瘤学今后相当长历史时期内的主要目标之一。近年来不少人致力于揭露肿瘤易感性的本质。其中关于染色体脆性部位概念的提出颇引人注目。脆性部位就是在一定外部条件下染色体易于形成染色单体、裂隙、缺失等特异性断裂部位。存在脆性部位的人当受到致癌物和射线等外来因素的作用后，脆性部位很容易受到攻击，造成染色体断裂和重排，这些断裂和重排与癌基因断裂点及重排具有高度的一致性，极易刺激癌基因生产癌性蛋白质及癌基因与其他基因相融合的异常蛋白质，因此脆性部位存在与否及数量多少与肿瘤易感性可能密切相关。有人分析了17000例人白血病和淋巴瘤患者的染色体，发现有20条染色体的臂易发生断裂，其中10条含有多于1个的脆性部位。

在肿瘤细胞中，染色体断裂、重排、缺失、易位等异常情况可以说司空见惯，但我们并不知道这些异常是正常细胞变成肿瘤细胞的原因还是结果？此外，迄今尚未确定任何一种肿瘤的产生与某种遗传基因的缺陷有关，如果能确定这种关系，则我们可以把这样的肿瘤看作一种遗传病，用对付遗传病的方法也许可预防和治疗它，如采用基因治疗的方法可望收到效果。

4. 免疫因素 免疫系统是机体防御疾病的“铜墙铁壁”。免疫系统防御疾病的根本原因是它能够识别“异己”，并把它们消灭掉。在免疫学上，“异己”就是具有非己蛋白质（或多肽）成分的任何外来之物，如病毒、细菌、异体移植物（如器官移植和皮肤移植等）和纯制异种蛋白制剂等。免疫系统消灭“异己”统称免疫排斥。外来的非己蛋白或多肽成分就是抗原。抗原刺激免疫系统的各种细胞并给了它们一个识别信号，这样免疫系统就会总动员，围攻“异己”。肿瘤细胞是由自身正常细胞突变而成，也属“异己”。现已有不少证据表明肿瘤细胞带有自己特有的抗原（目前并未纯制它），这些抗原对机体来说就是“异己”，因此机体对肿瘤细胞也具有免疫排斥作用。在实验动物身上移植同系肿瘤后，绝大多数动物会长出肿瘤块来，少数动物在肿瘤生长一段时间后逐渐退化，不再长瘤。如果将前者的瘤块切除后再移植同样的肿瘤，将后者也移植同样的肿瘤，那么可看到二者均不再长肿瘤，这表明机体内产生了对移植肿瘤这个“异己”的排斥作用。在临床上，据文献记载至今已有上千例肿瘤病人不经治疗而自愈。有的肿瘤病人经治疗后采用扶正固本等中医提高免疫功能的支持疗法，虽然肿瘤并未完全消退，但可带肿瘤生存很长时间。有的肿瘤病人切除原发部位的瘤块后，转移瘤则自行消失，以上事例说明人类对肿瘤细胞也存在免疫排斥作用。这种免疫排斥作用甚至可借助显微镜观察到，在一些肿瘤病理切片中看到了免疫细胞（如淋巴细胞和吞噬细胞等）包围着肿瘤细胞及战斗双方死伤的情景。如果瘤细胞周围没有免疫细胞及“战斗工事”的迹象，则预后凶险，因为机体这时已没有了免疫排斥能力。作为病因学探讨，了解免疫缺损与肿瘤发生的关系是很重要的。这里有两种情况。一是免疫系统有缺陷或受到抑制时肿瘤发生的情况。在人类，急性、慢性或原发性免疫缺陷病中肿瘤发生率增加，特别是后者，恶性肿瘤发生率比同年龄的人群高出100～1000倍。

器官移植后为避免排斥作用而长期使用免疫抑制剂的人肿瘤发生率明显增加，如肾移植者肿瘤发生率高达1.5%。尿毒症可引起严重的细胞免疫缺陷，其肿瘤发生率高达1.4%。放射线和紫外线可损害机体的免疫系统，使肿瘤发生增加，日本广岛原子弹受害者免疫功能受到严重破坏，是白血病发病率高的重要原因之一，由于放射线同时也损害遗传物质，故原子弹受害者的后代白血病发病率仍居高不下。在动物系统，现在已培育出在肿瘤实验中广泛使用的一种无胸腺小鼠。胸腺是制造免疫细胞的器官，无胸腺就意味着失去免疫力，在这种无免疫力动物身上接种任何致癌因子或移植肿瘤细胞都可容易地引出瘤块。另一情况是自身免疫病人肿瘤发病率也明显增加。不过在动物系统也有一些实验结果并不能支持上述的事实，说明免疫与肿瘤的关系并不像想像中那样简单，有待于积累更多的资料。

一个重要的问题是，当第一个肿瘤细胞在体内形成之后，为什么有的人不能利用机体免疫系统将其消灭而任其发展成癌瘤？通常认为瘤细胞最初由于数量太少，其抗原性很微弱，不致于引起免疫反应。最主要是引发最早细胞癌变的因子（如射线和致癌物等）同时也抑制了免疫系统的功能，这种免疫抑制的内环境使最初形成的癌细胞能够逃避机体的监视，得以继续增殖生长。逐渐增多的瘤细胞基本上采取以攻为守的策略，要么破坏免疫系统，要么麻痹免疫系统，扫除了自己繁殖生长道路上的障碍。这时瘤细胞会不断释放“免疫抑制因子”的物质，它们能抑制免疫细胞的功能。有人把瘤细胞这种自我保护的本领叫做“生物盾”作用。“生物盾”作用还表现在瘤细胞对免疫细胞中一类对瘤细胞具有很强杀伤能力的T淋巴细胞的封闭作用。瘤细胞在生长过程中产生“封闭因子”，“封闭因子”分布于血清中，与抗肿瘤抗体和杀伤性T淋巴细胞特异受体结合而“封闭”了它们识别和捕杀瘤细胞的功能。瘤细胞大量生长时还可释放过多的可溶性抗原，这些可溶性抗原由于量多而不断刺激免疫活性细胞，使之发生“免疫麻痹”，从而对瘤细胞麻木不仁，失去效用。实际上，瘤细胞掌握的“生物盾”到底有多少，每种“生物盾”的作用机制仍不很清楚，搞清这些问题对于估价免疫在肿瘤发生中的分量及考虑肿瘤防治措施具有很大的意义。不少人认为，免疫因素在肿瘤发病中起重要作用，它起内因的作用，因此它与外因及其他因素结合起来去描绘肿瘤发生学也许更合理些，最主要的因素是环境因素和遗传因素，图3示它们之间的可能关系。

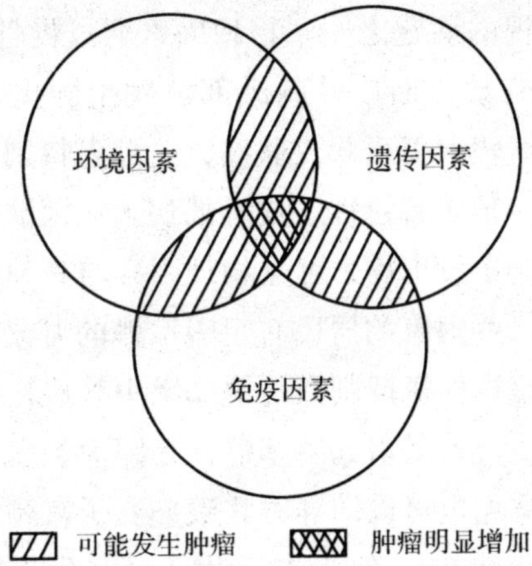

图3 环境、遗传、免疫因素与肿瘤发生的关系

5. 激素平衡失调与肿瘤 激素由内分泌腺分泌后通过血液循环到达靶器官起作用。如果内分泌紊乱，可导致激素平衡失调，有人认为这是肿瘤形成的主要内因之一。特别是子宫癌和乳腺癌，与激素失调关系更加密切。在动物系统，长期给予雌性激素后，雌性动物乳腺癌发病率明显增加，这是因为外源性雌激素长期干扰体内内分泌功能使激素平衡失调之故。若将卵巢切除，发病率则下降，动物细胞接受化学致癌物作用后必须有一个激素的环境才能使癌变细胞大量增殖，最后引起癌症。某些癌症一旦产生也需要激素维持其继续生长。激素致癌的机制并未明确，目前存在两种观点，一种认为激素可代谢为致癌性代谢物而直接致癌。另一种认为激素只是作为辅致癌物促进病毒的致癌作用、促进肿瘤生长、缩短肿瘤的潜伏期和解除机体对肿瘤的抑制作用。流行病学研究显示，在人类，外源性激素的应用与某些肿瘤发生有关，大量应用后雌激素已烯雌酚，后代女孩阴道透明细胞癌明显增加，服用者发生乳腺癌也常见报道。人类内源性激素失调问题比较复杂，与肿瘤发生的关系也较复杂，有些研究结果也不太一致。但有一点是很有意思的，即乳腺癌细胞具有“副内分泌行为”——自己合成雌激素。这是否意味着乳腺癌可以分泌雌激素来维持自身的生长？这种行为是如何产生的？它对

肿瘤发生和发展有多大的影响？在治疗上应否考虑抑制这些自分泌激素？这些都是值得研究的课题。

6. 物理因素和精神因素与肿瘤　物理因素参与肿瘤形成过程是长期以来受到重视的话题之一。物理因素通过慢性刺激（机械性、外伤性或辐射性刺激）而使受刺激部位发生肿瘤。最常见的情况有：日光和紫外线辐射可引起皮肤癌，白种人特别敏感，发病率高于其他人种。有一种叫着色性干皮病的病人，因缺少修复能力，受到日光照射后就会诱发皮癌，可见物理因素与其他因素协同作用危险更大。东南亚一些国家的居民有咀嚼槟榔的习惯，这些人高发口腔癌，这被认为是慢性机械刺激与槟榔果中某些化学物质共同作用的结果。男性包皮过长易引起阴茎癌，是因为包皮垢具有强烈的物理刺激之故，包皮垢也可以同样方式致妇女子宫颈癌。犹太人一出生就施行割礼（即包皮切除），故犹太人从未发现阴茎癌，犹太妇女子宫颈癌的发病率也极低。长期热刺激或灼伤也可生癌。放射线和X射线的致癌性更受到广泛重视，这些射线通过强物理作用而引起细胞内一系列生化生理改变，具有很强的致癌性，但与剂量有关，剂量越大致癌危险性也越大。不过需要指出，物理因素通常只有与其他因素配合起来才能发挥作用。

7. 精神因素　精神状态对癌瘤的发生发展有一定影响。在动物系统，人为给动物造成精神紧张或神经官能症，其肿瘤发生率大大高于对照组动物。人类个性类型与肿瘤发病率有一定关联，精神创伤者、情绪压抑者和过分紧张者机体免疫功能均减弱，致使某些类型肿瘤易于发生或提早发生。精神、情绪不好可能是促使细胞恶变的“活化剂”，因此有人提出一个公式：外因+内因+个性（精神）=可能产生肿瘤。心理状态到底对肿瘤发生发展起多大影响无法用定量方法测定，一般认为肯定是起不小影响的，在这方面曾有“恶性肿瘤的心理生物学”专著论述。因而保持乐观、宽大的心理状态是绝对必要的。

二、探索发病机制的奥秘

肿瘤的发病机制包括两方面内容：一是正常细胞是如何变成肿瘤细胞的，二是肿瘤细胞是怎样变成肿瘤的。我们可以把前者叫细胞癌变原理，把后者叫癌的形成和演进。很显然，这两方面是涉及肿瘤发生发展这个根本性问题的大事，因而是肿瘤研究中最引人瞩目的前沿阵地。几十年来，很多人致力于这两方面的研究，提出了一些学说。但是，由于细胞癌变过程的高度复杂和异质性，迄今所有这些学说和理论都存在一定局限性，不过了解这些学说和理论对于开阔我们的视野和思路是有帮助的。

总的来说，对于细胞癌变原理存在三大流派的观点，这就是：①基因突变理论。②基因表达及调控失常理论。③包含基因突变和调控失常原理的综合机制理论。基因突变理论以体细胞突变学说为主要代表。该学说认为正常体细胞的基因发生突变后造成癌变。20世纪80年代之前，至少有10种类型的实验根据和临床事实支持这一学说，但都是间接证据、反证及旁证。1982年国外有两个实验室在相互保密的情况下不约而同地发现，在人和动物膀胱癌细胞中，负责癌变的一个癌基因（核酸序列已搞清楚）发生了点突变。由于点突变，使该基因活化并产生出癌性蛋白质，引致细胞癌变。这个发现作为基因突变引起细胞癌变的惟一分子学证据，大大轰动了当时肿瘤学界并获得了奖赏。不过后来发现事情远非如此简单，有不少事实与该学说直接相抵触。基因表达和调控失常引致癌变理论主要的学说有去分化、去阻遏和膜改变三种。机体内所有行使正常功能的成熟细胞都是分化好了的细胞，除非受到特殊刺激它们不再分裂增殖，其生长基因处于被阻遏状态。若细胞受到致癌因素的攻击，加上内环境条件，把负责分化的基因灭活，造成分化好了的细胞倒退到不分化状态并向恶性方向转变，这就是去分化，或通常所说的“细胞返祖现象。”正常细胞去分化后常常产生胚胎期的基因产物——胚胎期蛋白，如肝癌患者出现大量甲胎蛋白，肠癌患者出现癌胚抗原等，临床上可利用这些胚胎期蛋白的出现与否及量的多少对癌症作早期诊断。成熟细胞中负责生长的基因处于阻遏态，内外因素可使其去阻遏，造成不受阻抑的自主性生长，这种生长越盛则分化越差。外因可通过改变细胞表面膜而把恶性信息传递到细胞核内遗传载体DNA上，使正常分化和生长基因调控失去常态而引起癌变（下面还会详述）。基因表达与调控失常理论的前提是基因的完整性，没有结构上的突变发生，这与近年的许多事实也不甚符合。因此，包含以上两种理论的所谓“综合机制理论”便产生出来。综合理论中最重要的学说是所谓“开关学说”和DDS学说。“开关学说”认为正常细胞中存在能使其转变成癌细胞的基因，同时也存在一个或几个控制这个基因的表现的“开关”，像电灯开关一样，开启开关灯就亮（基因就表现），关闭开关灯就灭（基因就被抑制），在通常情况下这个（些）“开关”总是紧紧关闭着的，若受到致癌因子的作用，“开关”可能被打开，细胞就开始癌变。这些“开关”是由什么材料构成的呢？是DNA片段，这些片段可以构成“调节基因”，也可构成别的什么形式。怎样开、闭“开关”还不清楚，据报导可能是致癌因子先损伤DNA片段中的某些关键区域，造成特殊的开、闭信号。DDS学说则认为某些遗传基因受损伤后先造成去分化去阻遏，去分化细胞再经环境选择，使恶性程度最高、分化程度最差的细胞生存下来变成癌细胞。20世纪80年代以来，随着癌基因研究的巨大进展，现已能从分子水平上解释某些细胞癌变原理。癌基因是能够引起细胞癌变的DNA片段。在正常人的体细胞和低等生物细胞中都存在癌基因，至今已发现100多个不同类型，数目仍在继续增加。在癌基因研究的十余年历史中，不断给细胞癌变原理增添新的内容。初期的主要发现是细胞癌变过程中都涉及癌基因的激活和过量表达。一个癌基因至少通过6种不同类型的变化（包括基因突变和不突变方式）中的一种变化被激活，随着表达出大量癌性蛋白使细胞癌变。后来进一步发现，正常细胞在癌变过程中必须激活很多癌基因，但被激活的癌基因必须遵循特定的严格顺序、分阶段进行，每种类型的癌其被激活的癌基因谱一般来说是不尽相同的，但不同个体也可能通过不同的激活癌基因谱而生出同一类型的癌。至于哪种激活癌基因谱与哪种癌相对应，现在还未能搞清楚，甚至还未能搞清任何一种激活癌基因谱。不过有一点似乎比较肯定，即被激活癌基因必须包括负责快速增殖生长的癌基因和负责形成恶性特点的癌基因，通常前者由一个叫myc的癌基因担任，后者由一个叫ras的癌基因担任，因此这一对癌基因的激活对于细胞癌变是必需的。下一个问题是：既然癌基因的激活对于细胞癌变是必不可少的，想必癌基因表达产物在其中起关键性作用，那么癌基因产物有哪些？它们起什么作用？这是目前癌基因研究的重点课题。现已知道的癌基因产物有4种类型的物质：①蛋白激酶类。②生长因子。③与GTP结合的酶。④核内蛋白。这些物质在细胞癌变中均起癌性蛋白的作用。现在比较一致的看法是，癌基因通过它们的产物在干扰、破坏外界正常生物信息向细胞内传递过程中起主导作用，使正常信息不起作用，从而在无正确导向的情况下逐渐走向恶性的信息传递之道。癌基因产物可模拟生长因子信息通过第二信使甘油二酯（DG）和三磷酸肌醇（IP_3）直接命令细胞进行无限制自主性生长。生物信息的传递首先须在细胞表面膜的相应受体上进行结合、配合反应（相当于接收信息和处理信息），然后将信息传递到细胞内，进行一系列生化处理后传到核内，最后由遗传信息载体 DNA 及其“司令部”发出生长性质的指令，癌基因一旦被激活，就会大量产生癌性蛋白使细胞发出恶性生长的指令。兹将癌基因及其产物在细胞癌变中的作用原理概括如下（图 4）。

由上可见，由于癌基因的发现及将其引入细胞癌变原理的解释

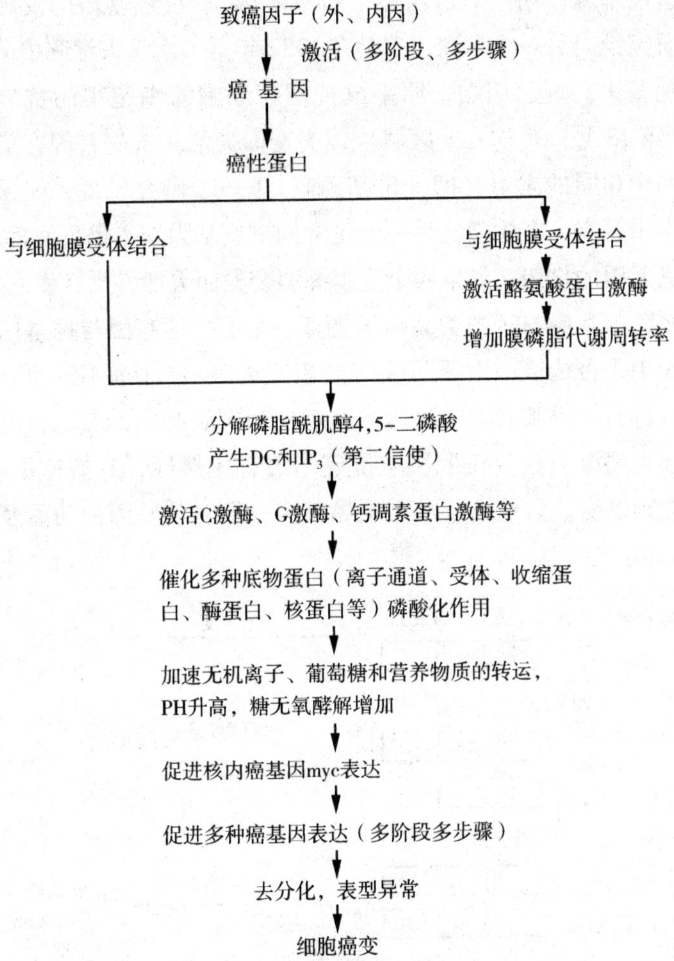

图 4　癌基因及产物在细胞癌变中的作用原理示意图

中，使过去长期争论不休的基因突变理论与基因表达及调控失常理论得到了较好的统一。这被认为是肿瘤学新纪元的开始。但是，正如上已指出的，癌基因领域中尚有很多关键性问题未搞清楚。此外也有一些临床现象单纯用癌基因激活的机制不能解释，如肿瘤自愈现象和遗传性癌家族某些成员幸免于癌现象等等。这些临床现象当事者通常具有患癌的基因易感性和癌基因的激活，为什么能幸免于癌或患癌自愈呢？近几年来有些研究者想到，是否可能在人体细胞内存在一些基因，它们与癌基因起对抗作用，以抵销癌基因的有害作用？1985 年有人发现在成视网膜细胞瘤（一种眼癌）细胞中确实存在这样的基因，可惜瘤细胞中这种基因因变异而失去活力。这种能对抗癌基因作用的基因叫做“抗癌基因”。抗癌基因的发现把癌基因研究推向另一个高潮，于是在 1987 年第一次从人细胞中分离成功抗癌基因。现已明白，原来成视网膜细胞瘤细胞中的抗癌基因（位于第 13 号染色体 q14 区域）因突变而失活。抗癌基因在染色体上有两个相同的副本（即等位基因），进一步研究发现，如果这两个副本中只有一个失活，另一个正常的抗癌基因副本仍可发挥效用，抵销癌基因的作用。如果两个副本都因变异而失活，则必生癌无疑。抗癌基因与生癌与否的关系示于图 5。关于抗癌基因与癌基因在细胞癌变中是否构成一对矛盾或“阴阳平衡”，看法尚不一致，有人认为只有当抗癌基因正常表达才能对抗相应癌基因的激活，有人则认为细胞癌变与否仅仅取决于抗癌基因有无活性，有活性不癌变，无活性则癌变。目前虽已拿到抗癌基因，但对该基因的功能及如何

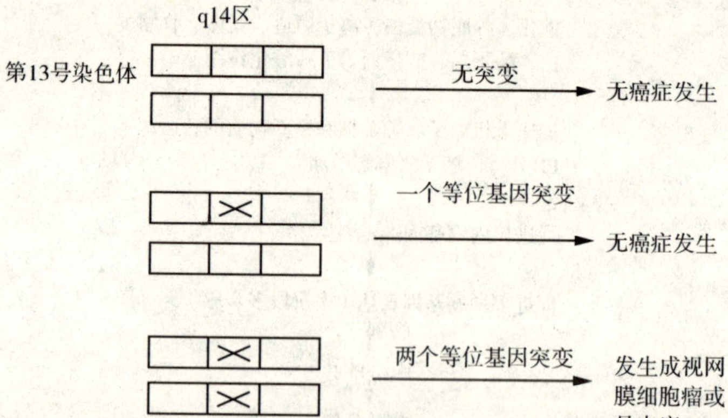

图 5　抗癌基因的失活与细胞癌变

起作用还不清楚，对人类细胞中究竟应有多少对抗癌基因也不知道，搞清楚这些问题也许会为最终防治癌症提供理论依据和实际途径。

细胞癌变是一系列量变到质变的过程。最初形成的癌细胞又是如何变成癌组织呢？这需要癌细胞的自主性增殖和不断演进。近几年对癌细胞自主性增殖性质的研究取得了较大的进展，发现了癌细胞的“自分泌”现象。“自分泌”现象就是癌细胞内的癌基因产物可以起生长因子的作用或癌基因产物促进了其他生长因子基因的表达，这些自产生长因子又与自己细胞膜上受体相结合，把增殖信号传入细胞核，促使细胞增殖，如此循环往复不断增加细胞数量。这就是说癌细胞自己能生产促使自己不受限制增殖的因子。毫无疑问，由癌细胞到癌组织形成绝不仅仅是单纯数量上增殖的结果，而是在癌细胞增殖的同时不断产生某些具有新的生物学特点的干细胞，在此同时某些旧的干细胞受到环境的选择趋于灭亡。随着时间的推移，分化更差、增殖更快、更能适应环境的干细胞不断补充和取代适应性较差的干细胞，使恶性程度逐渐升级，此时若施以不适当的或不彻底的治疗，敏感的癌细胞被杀灭，抗药性、抗放射性的干细胞则大量增殖。以上这些变化即使在癌形成之后仍将继续下去。整个演进过程归纳在图6中。由此可知。癌在形成过程中及形成之后，其生物学性质无时无刻不在变化，构成了复杂的异质性，这给癌症的治疗造成极大的困难，使任何单一治疗手段收效甚微。因此，弄清楚癌的演进乃是肿瘤学今后重要的任务之一。

三、肿瘤的早期诊断

如果我们大致上接受癌的形成包括细胞癌变及癌细胞增殖、演进等多步多阶段历程观点的话，癌的早期诊断严格地说是指对细胞癌变的诊断或癌细胞增殖、演进最初步骤的诊断。事实上到目前为止临床上的所谓早期诊断都还不能达到上述目标。主要原因大约有三：①还不知道确切的发病原因和细胞癌变原理。②癌细胞生物学性质的复杂性和多变性。③缺少更灵敏的检测方法。

早期诊断的关键是一个“早”字。要做到“早”，就要寻找癌细胞或其雏型（也可叫做癌前细胞）所特有的标志物。癌细胞有无正常细胞所不具备的标志物呢？从理论上说应当有（如肿瘤特异性抗原即是），但至今未能制得。现在发现的标志物都是存在于癌细胞和指标正常细胞中的，但两者存在量有很大差别，故可作为早期

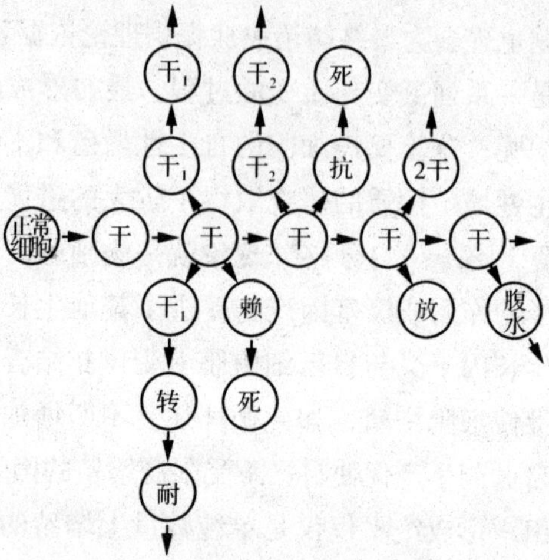

图6　癌的演进

干：癌干细胞；2 干：多倍体干细胞；转：转移癌细胞；死：致死突变细胞；耐：耐药性细胞；放：抗放射线细胞；赖：药物依赖性细胞；腹水：腹水细胞

诊断。这样的肿瘤标志物总结于表1。由表可见，除甲胎蛋白外，其他标志物的诊断率都不十分理想，各种测定方法本身还有不少问题。早期诊断是人类征服肿瘤的关键环节之一。目前由于还不能做到我们期望的那种早期诊断，大大地增加了治疗肿瘤的难度。癌症的早

表1　用于人类肿瘤早期诊断的肿瘤标志物

标志物	概　　述
甲胎蛋白	血清中正常含量少于10ng/ml，肝癌患者为200～400ng/ml。肝癌细胞产生的甲胎蛋白能与小扁豆血凝素结合，良性瘤者则不能，利用此性质可鉴别恶性与良性瘤。
癌胚抗原	结肠癌、胃癌、胰腺癌、胆管癌者癌胚抗原增加，但早期血清阳性率低，与非特异性交叉抗原可产生反应而增加假阳性率。
同工酶	肝癌中rGTP同工酶和碱性磷脂酶同工酶改变，阳性率60%左右。
单克隆抗体结合物	用单克隆抗体NC19-9、CA-50诊断胰腺癌和胆管癌其阳性率为60%～86%。目前尚缺乏人型单克隆抗体。
RIVKA－Ⅱ激素	异常凝血酶原r-脱羟凝血酶原可作为肝癌标志物，内分泌腺肿瘤激素生成过多，利用此性质可作早期诊断。
免疫反应	某些免疫功能伴随癌的出现而减弱或消失。

期诊断虽经多年攻关仍未有根本性的突破，继续成为肿瘤学中的老大难问题。今后势必会有更多的人、更多的学科投入这一研究。

四、恶性肿瘤的治疗

如果把病因与发病机制和早期诊断看作人类对恶性肿瘤进行战斗的两个主战场的话，那么恶性肿瘤的治疗就是第三个主战场。在这个战场上，我们的目标是干净、彻底地消灭瘤细胞。为达此目的，肿瘤治疗学的主导思想大致经历过三个阶段：第一阶段，突出一个"杀"字，即以"杀细胞型"的治疗战略和战术为出发点，以手术治疗、放射治疗和化学治疗为主要手段和方法；第二阶段，保持以"杀"为主导地位，但在"杀"之后辅以扶正固本、增强免疫抵抗力的策略；第三阶段，以不损伤机体正常功能和抵抗力为特征的强力型、专一性的"杀细胞型"战略，生物治疗的崛起是其标志。由上可见，恶性肿瘤治疗学中最突出的特点就是"杀、杀、杀"。这种思路是否合理呢？从实际出发，在总体上看应当说是合理的。但问题确实也不少。一般来说，人或动物体内一旦长成恶性肿瘤，单靠机体本身的力量去战胜它的希望是非常渺茫的（尽管有个别不治而愈者，但毕竟为例外），再说肿瘤形成之后若不及时控制其发展，即可很快侵袭左邻右舍的组织器官，在远处落成转移病灶，置患者于死地。在这样严峻的形势之下，当然首先应当大量杀灭瘤细胞，以缓解病情，甚至达到治愈。"杀"的结果如何呢？临床实践已经证明：有效，但仍不满意。为了判断"杀"的结果如何，必须确定科学的指标。主要的指标有3个：第一，瘤细胞被杀得干净不干净？彻底不彻底？现在看来是不彻底的。原因是多方面的，既有肿瘤细胞本身性质的顽固性，也有机体方面的软弱性，更有瘤细胞与宿主机体相互作用所产生的特性上的"杂交优势"，等等。后面将会具体介绍这些情况。第二，毒性大不大？对正常机体免疫力和对肉体的损伤大不大？总的来看，虽然所有有效的治疗方案对瘤细胞的杀灭作用比对正常细胞的杀伤作用为强，但不可否认，迄今的治疗方法中"杀"的选择性和专一性不是很强，程度不同地存在着良莠不分——瘤细胞和正常细胞不分而一起杀灭的局面，特别是放射治疗和化学治疗。在临床上，有时可见到一些癌症患者因受到过分的"杀细胞型"治疗，致使正常机体免疫抵抗力丧失殆尽，这些患者往往不是死于癌症本身，而是死于致命的感染症。毒性问题是肿瘤治疗学中最重要的问题之一，目前很大部分的工作都围绕着这个问题展开。第三，治疗后能否延长生命？延长多久？这也是大家最关心的事。如果患者经治疗后能照常工作生活到自然寿命（即相当于不患肿瘤情况下应有的寿命），那当然是最理想不过。通常人们喜欢强调“根治”或“治愈”，严格来讲，强调“能否长时期延长生命”更为重要。如果一个“临床治愈”患者不能长期生存，倒不如能长期生存和工作的“带瘤生存者”。因此“带瘤生存”曾经是一种诱人的思想，它追求的就是“长期生存。”可惜，目前恶性肿瘤的治疗水平虽然不断提高，但大多数瘤种还只能在争取5年存活期的水准上下徘徊，这说明恶性肿瘤的治疗水平仍不如人意，在肿瘤治疗学的重重难题包围之中，我们似乎还没有找到一条彻底制服肿瘤的出路，尽管前景是乐观的。

恶性肿瘤的治疗的难点何在？出路何在？下面仅就肿瘤四大疗法（术疗、放疗、化疗和生物疗法）中的一些主要问题作一概述。

手术治疗是“杀”的一种重要方法。它直接将瘤体从病变部位上切除。如果肿瘤尚处于较早期，瘤体不大，局限于局部或某些腺性器官（如乳腺）和脏器（如脾），手术切除可以做到彻底或比较彻底。但手术治疗的局限性也不小，如对于全身性肿瘤（如白血病，即血癌），瘤细胞全身播散，无法手术；有的肿瘤初期虽限于局部，但极易扩散到全身（如恶性淋巴瘤），有的肿瘤已发展至后期，形成了浸润和转移，这些情况下均无法手术；有的肿瘤瘤体大，病人抵抗力极度低下，无法耐受手术，等等。手术能切除瘤细胞，也使正常机体创伤，不当的手术往往给病人造成不可挽回的后果。因此，当手术治疗后仍残存少量瘤细胞（通常这是不可避免的），或者不适于手术治疗者，均需采用放疗（放射治疗）、化疗（化学治疗）或生物治疗。

放射性射线因为能对人体组织细胞产生电离作用，破坏细胞内各种生物分子，特别是遗传物质和细胞膜等，并局部释放出大量能量，从而使细胞和组织在结构和功能上遭到破坏和死亡。一般而言，生长越旺盛的细胞对放射线越敏感，越容易被杀灭。肿瘤细胞通常都是生长旺盛的细胞（也有生长不旺盛的），故可优先被射线所杀。这就是放疗的理论依据。实际上，问题并非这么简单。抛开肿瘤部位和病人的机体状况对放疗效果的直接影响不谈，单就射线敏感性的问题也已构成放疗最为棘手的难题。在人类癌症中，可以发现三种类型，分别对放射线治疗敏感、中度敏感和不敏感。过去人们只知道对射线不敏感的瘤细胞都是低生长率的细胞，现在则进一步弄清了，原来肿瘤瘤体内所在的乏氧细胞是对抗放射线杀伤作用的顽敌。顾名思义，乏氧细胞就是缺乏氧效应的细胞。正常组织细胞中一般不含乏氧细胞。肿瘤形成后，其中某些细胞在特定条件下形成了在缺氧情形下仍可顽强地生长的乏氧细胞，如淋巴瘤含有1%的乏氧细胞，纤维肉瘤含50%乏氧细胞。尽管乏氧细胞抗放射线辐射作用的机制有待深入阐明，它们的抗放疗作用却是实实在在摆在放疗面前的难题。在临床上，纤维肉瘤属于射线不敏感类型，从它的乏氧细胞的高含量不难找出原因，这种类型的瘤一般不采用放疗。淋巴瘤属于射线敏感型瘤，但因其含有1%这样低的乏氧细胞，经放疗后仍可残留相当数量的瘤细胞，这些细胞若不采用其他方法予以杀灭，完全可以很快卷土重来，使病情复发恶化。因此，放疗中一个重要的课题就是如何对付乏氧细胞，以增加对射线的敏感性，提高放疗的效果。目前主要有两类办法：一是化学方法，包括筛选辐射增敏剂、增加氧效应和寻找生物还原烷化剂等；二是物理方法，包括使用高LET射线和高温疗法（或叫加热疗法）。这些方法都经过很多研究者和临床医生尝试及反复改进，看来各有利弊。实践证明，高LET射线的应用虽能提高放疗效果，但仍不能完全消除乏氧细胞的抗射线作用。高温热疗利用高温下可使乏氧细胞内修复酶系统变性失活的原理，人为地对瘤体造成高温，使射线对乏氧细胞所产生的损伤和破坏不能被它们拥有的一套完备的修复系统修复和抢救，这样就加强了射线对瘤细胞的杀灭威力。事实证明这种配合是有效的，但并不是百分之百的效果。况且由此而引起的一些弊端也不能不加以重视，最主要的是：①热疗可引致瘤细胞（包括其中的乏氧细胞）对加热的耐受性，而加热又不可能无限度地升温。因此长期应用热疗必然有失效的可能性。②许多人担心，热疗虽在一定时间内能够增强放疗效果，但也可能促进肿瘤转移，对此人们正拭目以待，待积累足够材料后当可定论。在化学方法中，为了增加乏氧细胞的氧效应，常用的办法是使用高压氧舱。但高压氧舱不易使氧扩散至乏氧细胞区域。另一种思路是基于“基因差异”之上提出来的所谓“生物还原烷化剂”的应用。这种思路认为乏氧细胞与非乏氧细胞瘤细胞之间在基因上可能有所差异，若设法使前者在“基因差异”方面“还原”成非乏氧细胞，则对放疗和化学疗法的敏感性必将得到提高。改变“基因差异”的合适执行者就是“生物还原烷化剂”，因为烷化剂的作用靶子已知是在细胞的遗传物质——脱氧核糖核酸（简写为DNA）分子和其他分子之上。现已筛选到这种生物还原烷化剂——丝裂霉素C。其实丝裂霉素C作为抗癌药早已应用，与其说它能使乏氧瘤细胞“还原”，倒不如说它直接攻击乏氧细胞的能力强而起直接杀伤作用更恰当些。无疑，丝裂霉素C由于使乏氧瘤细胞“还原”，也从另一方面帮助了放疗杀伤乏氧瘤细胞的作用。但目前尚未见到有关生物还原烷化剂与放疗相配合的报道。

辐射增敏剂的研究在放疗中具有重要意义，这方面的研究很活跃。增敏剂的作用就是为了增加乏氧瘤细胞对射线的敏感性，而对正常细胞不要增敏。目前寻找这类增敏剂的思路主要是从亲电子化合物里去筛选。亲电子化合物能与细胞里的亲核基团相结合（亲核基团位于核酸、蛋白质和其他许多生物分子中），阻碍细胞的一些行为或改变其某些性质，包括对射线的敏感性。筛选符合上述要求的辐射增敏剂不大容易，因为亲电子化合物很多，而增敏剂的增敏机制又不是很清楚，如何入手？所以筛选工作至少在开始阶段带有一定的盲目性。不过现在已从亲电子化合物中筛选到一些增敏剂，主要结构类型包括共轭双酯、双酮芳香酮、硝基芳香化合物和硝基杂环化合物。这些增敏剂是否解决问题，还有待临床来检验，现在评估为时过早。此外，目前寻找增敏剂的思路还比较窄，对增敏的机制的研究还不够深入，如果能在这两方面加以改善，想必今后的发展会更有潜力。

化疗作为肿瘤治疗的主要方法，意义很大，问题也最多。化疗“杀”瘤细胞的途径很多，可以说五花八门。最早的化疗药物基本上都是根据肿瘤细胞新陈代谢上的一些特点设计的，如肿瘤细胞生长速度快，就筛选抑制生长的药物；如肿瘤细胞膜上很多受体和生物泵等构造发生了变化，就用一些药物（破坏这种变化或采用“配钥匙”的办法，给受体等构造（相当于锁）插入“钥匙”，铆住它，使之报废；如肿瘤细胞呼吸快，就用药物使之减慢；如肿瘤细胞核容量增大，就用药物破坏它。针对肿瘤细胞分子水平的代谢特点，更可以设计出成千上万个结构、功能不同的药物来。细胞内最重要的物质是核酸（包括脱氧核糖核酸 DNA 和核糖核酸 RNA）、蛋白质、脂质、糖类和无机物。这些物质都具有自己一整套合成、分解、转移、消长的规律，彼此间又都协调进行。把这些代谢过程用图表形式表示出来的话，比任何一个大城市的交通地图不知复杂多少倍！原则上，阻断这些代谢过程中任一步骤都可能影响总的代谢结果，从而改变肿瘤的行为——要么死亡，要么改恶从善。就是根据上述的基本原理（图 7），现在世界上每年被设计、合成和实验研究的化疗药物达数万种，其中有苗头的就被过渡到临床试用。20 世纪 30～40 年代，肿瘤化疗尚处于开创阶段，这个时候化疗药物的设计思想比较简单，基本上考虑单一作用点。此阶段中发生的最著名的事件是 5FU 的发现。5FU 的全名叫 5'－氟尿嘧啶，是尿嘧啶的类似物。尿嘧啶是人体内的一个正常成分，专门供 RNA 合成之用，并可通过前体转换作为 DNA 生物合成的原料（图 8）；DNA 和 RNA 的合成对于维持肿瘤细胞的生长是必不可少的前提。5FU 由于结构与尿嘧啶类似，可以“以假乱真”冒充尿嘧啶参加上列合成。由于 5FU 是假原料，可直接造成两种后果：要么在前体转换过程中被识别出来而使以后的合成步骤中断，这就破坏了整个 DNA 或 RNA 的合成；要么 5FU 通过

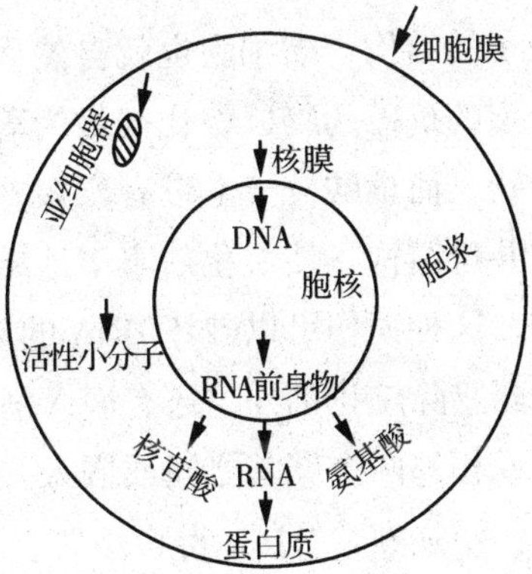

图 7　肿瘤化疗药物的作用靶

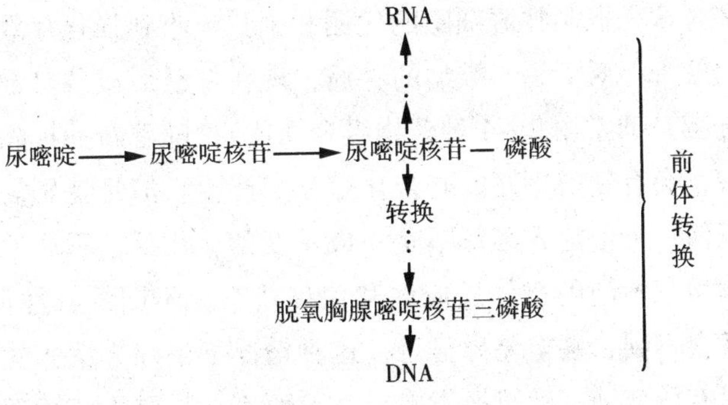

图 8　尿嘧啶通过前体转换示意图

了所有合成步骤，进入了DNA或RNA分子中而影响和破坏这两种生物大分子的结构和功能。这两种后果都致使肿瘤细胞必死无疑。5FU自发明以来一直是临床上使用的主要抗癌药之一。在5FU的启发下，后来药物学家合成了很多“以假乱真”的类似物用于抗癌实验研究，有的有效，有的效果不理想，临床效果较好的有阿糖胞苷、氨甲喋呤、6-巯基嘌呤等等。另一种设计思想是“攻击型药物”思想。鉴于细胞膜、细胞质和细胞核中生物大分子（特别是核酸和蛋白质）对细胞性质具有主宰作用，如果直接破坏肿瘤细胞中生物大分子的结构，瘤细胞也就自然而然地失去生存的条件。这种直接攻击型的抗癌药物以烷化剂最为著名。烷化剂含有烷基，系亲电子化合物，而核酸分子上带有亲核基团，亲电子烷基酸与亲核基团能形成共价结构，使烷化剂牢牢地结合在核酸分子上，引起核酸分子损伤，这种损伤可以破坏DNA的复制，最终使瘤细胞死亡。攻击型抗癌药物除烷化剂外，还有嵌入剂，即药物分子嵌入DNA双螺旋链之间或相邻两个碱基之间或嵌入蛋白质分子中。这些攻击型抗癌药通常作用强烈，“杀”得很厉害。还要提一下抗癌药物设计中的“饥饿战术”。肿瘤细胞代谢快，蛋白质合成快，分解也多。与正常细胞作比较，总的来说，一个普遍性的规律是肿瘤细胞具有很强的合成代谢，而分解代谢较弱。据此，若切断蛋白质合成所需原料——氨基酸的供给，瘤细胞必将因“饥饿”而死。用“饥饿战术”获得抗癌效果的事例已不在少数。但上述所有情况考虑均比较单一，通常用一种策略、战术和药物难以根本解决问题，治疗效果很差。因此，联合化疗和其他改进疗法应运而生。联合化疗就是把作用环节不同的抗癌药物组合在一起，按一定顺序给予，这样能够从多个角度、多种途径扼制肿瘤细胞的代谢和生长，收到强化疗效，增强杀伤力的效果。对于每一类型的肿瘤，现在都已形成各自最佳的联合化疗方案（通常由2～4种药物组合而成），随着新的抗癌药物的不断出现，会有新的更好的联合化疗方案产生。但是特别需要指出的是，任何一个治疗方案都不是一成不变的，相反，不同的病人，不同的病情，不同的机体反应性和免疫状态及不同的毒性反应等等，情形就会不同，甚至差异显著，这种情况下治疗方案当然需要视实际情况有所变动，甚至换方案。一般而言，只要临床药理学监测与有经验的临床医生的诊治密切结合，化疗方案的及时变动与变换不难做到。

到目前为止，抗癌药物中大多数作用机制都涉及肿瘤细胞的核酸代谢，上面已提到一些，不过自20世纪70年代末以来，从中曾冒出一种令人耳目一新的奇特的治疗方案，叫做“超大剂量——拯救”方案。这个治疗方案对于治疗难治性白血病和其他肿瘤取得了较好的效果，因而轰动一时。这个治疗方案所依据的原理如下：已知叶酸是DNA合成的原始原料，在细胞内叶酸经过叶酸还原酶的催化作用形成双氢叶酸和四氢叶酸，进而合成嘌呤环，嘌呤在核苷酸水平上经酶促转换变成胸腺嘧啶核苷酸参与DNA的最后阶段合成：

$$\text{叶酸}\xrightarrow{\text{还原酶}}\text{双氢叶酸}\xrightarrow{\text{还原酶}}\text{四氢叶酶}\longrightarrow\text{嘌呤}\xrightarrow{\text{转换}}\text{嘧啶}\rightarrow\cdots\rightarrow\text{DNA}$$

人们发现，氨甲蝶呤（MTX）是叶酸的类似物，它与叶酸还原酸能够形成复合物而使该酶失去活性，从而阻止双氢叶酸和四氢叶酸的生成，进而阻断DNA生物合成。由于MTX与叶酸还原酶的亲和力比天然辅酶大10^5倍，所形成的牢固结合有延期效应，在给予远远超过机体耐受量的“超大剂量”的MTX的情况下，即使用“超大剂量”的叶酸也不能通过竞争的方式消除MTX与酶的结合，由于肿瘤细胞DNA合成比正常细胞更加需要，故在超大剂量MTX的治疗下，瘤细胞由于受到更大的代谢障碍和更严重的“饥饿”，使平时代谢比较活跃的瘤细胞更快地死亡，同时也使平时对药物没有什么反应性的瘤细胞受到刺激，进入有反应性瘤细胞行列，一起被MTX所杀灭。这与战争中以十倍或百倍于敌人的兵力去消灭敌人的战术有点相似。但是，在超大剂量MTX的攻击下，不仅瘤细胞大部被杀，正常细胞也会被杀伤或杀死，在这种情况下必须采取拯救措施，否则后果不堪设想。人们发现只有甲酰四氢叶酸能取消MTX对酶的抑制作用，因此若在超大剂量MTX作用下消灭大部瘤细胞后立即给予甲酰四氢叶酸，就能使MTX解毒，把患者从危急之中拯救出来。

但是，上述所有的化疗药物和治疗方案都是根据肿瘤细胞和正常细胞在组织水平、细胞水平和分子水平上的某些不同设计出来的，偏重于形态和代谢环节的考虑。这些设计思想有很多偏颇之处，易造成“以点概全”的误差，因此在化疗方案设计、剂量和用药途径等方面的选择上比较缺乏科学性，在许多情况下只能依赖于经验。

化疗的毒性问题始终未能解决，迄今真正特异性杀灭瘤细胞而对正常细胞无损害的化疗药物尚未发现，化疗伴随着毒性似乎成了一条定律，能否改变这种情况呢？现在还很难说，至少可以说不容易。化疗以“杀”为特点，“杀”的效果如何？现在看来，化疗治愈率毕竟是有限的，这是人们期待解决的另一个大问题。还有一个大问题是化疗毫无例外地面临着减效、失效和彻底失败的威胁，原因何在？因为肿瘤细胞的抗药性（也叫耐药性）问题未能解决。为了解决这些难题，生物医学工作者在很多方面从不同角度作了研究，取得了可喜的进展。其中关于细胞动力学研究，肿瘤细胞抗药性产生机制的研究和“生物导弹”的研制值得一提。

肿瘤细胞动力学的研究是在化疗深入发展的基础上脱颖而出的，并在20世纪70年代达到鼎盛时期，细胞动力学是研究细胞增殖周期动态变化的一门学科，通常指细胞的增殖动力学，而不涉及形态和功能的变化，细胞增殖遵循细胞周期进行，一个细胞增殖周期包括DNA合成前期（G_1）、DNA合成期（S）、DNA合成后期（G_2）和有丝分裂期（M）（图9）。在M期细胞一分为二。分裂产生的细胞有4个去向：继续进入下个细胞周期，进入暂不增殖的静止态（G_0期），进入分化途径最终形成分化细胞和死亡。不同细胞类型细胞周期（小时）长短不同，细胞周期中各期的时间也不一，有关数据在许多手册或专著中均可找到。肿瘤组织由三类细胞组成：一是增殖细胞（处于细胞周期之中），其中以肿瘤干细胞最值得注意。干细胞具有无限的增殖能力，人类肿瘤的恶性程度取决于肿瘤干细胞的含量，自然治疗效果也取决于肿瘤干细胞被杀灭的程度。目前尚无好的方法分离这些干细胞。二是G_0期细胞。这类细胞因处于静止状态，对外界的刺激（如化疗药物的作用）没有反应，在治疗上欲对这类瘤细胞产生作用可以采取两种办法：①寻找非细胞周期性药物。②同步化化疗。

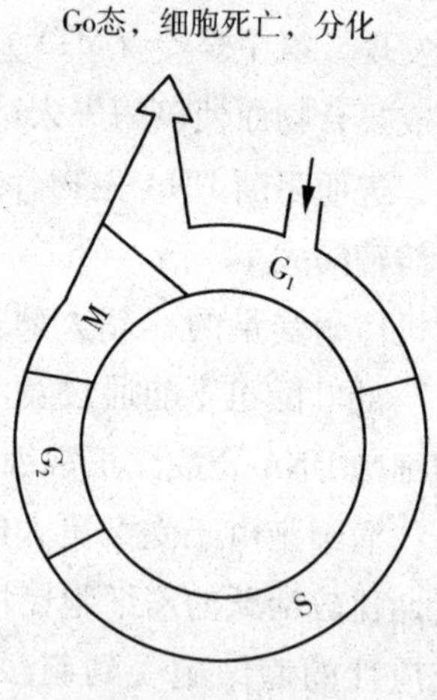

图9 细胞周期

即使用某种特殊的药物先把 G_0 期瘤细胞“赶”到 G_1 期，达成同步化，然后使用细胞周期特异性药物一举消灭大量瘤细胞。三是无增殖能力的瘤细胞。这类细胞到一定时候会“老死”。细胞动力学是如何改进和指导化疗的呢？这首先需搞清两个问题：①肿瘤细胞是如何进行增殖和生长的？②化疗药物是以什么形式杀灭瘤细胞的？现已清楚，肿瘤细胞是以指数生长的方式进行增殖和生长的。这就是说，假定体内最初只存在一个瘤细胞，其直径为 10μm，重 0.001μg，按指数生长方式增殖达到临床可发现的 1cm 瘤结需经过 30 次倍增，这个阶段基本上属于所谓“潜伏期”。从临床发现到患者死亡（瘤体增大 1000 倍）瘤细胞只需倍增 10 次。可见“潜伏期”比临床期的时间长得多。通常肿瘤细胞的倍增时间平均为约两个月。所以平均来讲肿瘤潜伏期是 5 年，患者若不经任何治疗，生存期不到两年。如果用先进的方法在“潜伏期”就能早期诊断出来，则可及早采取治疗措施，中止或延缓瘤细胞的倍增，有可能阻止癌的形成或大大延缓形成癌的进程。只要瘤细胞的倍增次数达不到致死的次数，患者就不会死亡，延长生存期则有望。实践证明，指数生长的肿瘤经化疗药物作用后，也按指数方式被杀灭，这就是著名的“对数杀灭”规律。用通俗的话讲，对数杀灭就是用一定剂量或一定疗程的化疗药物可杀灭瘤细胞群体中一定比例的瘤细胞，如杀灭了 90% 瘤细胞，所剩部分则为 1×10^{-1}，对数杀灭为 1（或叫 1 个对数杀灭）；若杀灭了 99%，所剩为 1×10^{-2}，达 2 个对数杀灭，余类推。换言之，1 个对数杀灭使瘤细胞数下降 1 个数量级（从 10^9 下降到 10^8），余类推。从理论上讲，欲彻底治愈恶性肿瘤，必须全部杀灭瘤细胞，因为即使残留一个瘤细胞，它仍可通过对数生长方式重新形成瘤体致死。实际上机体具有一定的免疫抵抗力，故一般认为瘤细胞数少于 10^5 时有可能被机体免疫力杀灭。人体肿瘤在临床发现时一般达 10～100g，含瘤细胞数达 $10^{10}\sim10^{11}$，即便一次用药杀灭 99.99% 瘤细胞，达到 4 个对数杀灭，也只能使瘤细胞减少到 $10^6\sim10^7$，再减少困难就比较大了，因为这时情况已发生了很大变化，牵制的因素增多。从对数杀灭规律可以提供肿瘤化疗如下几个原则：①早期治疗效果较好，因瘤细胞数少，处于增殖周期的瘤细胞比例较高，对药物敏感性较高，此外在早期机体免疫力较强，对治疗的耐受力较强。②在患者可耐受的限度内，增加药物剂量以提高对数杀灭级数。③选择合适的给药时间间隔。药物剂量一定时，给药时间合适，可不断杀灭瘤细胞；时间不合适，肿瘤继续生长（图10）。给药时间间隔的选择原则是瘤细胞倍增时间长的给药间隔也长，反之亦然。临床上采用的间歇大剂量化疗方案就是根据以上原则制订出来的。不过，如果仔细考察一下肿瘤生长的全过程，便会发现当瘤体很小或很大时，其生长并不符合对数生长方式，而是明显地缓慢。总的来说小瘤和大瘤生长速度缓慢，对化疗药物的敏感性差；中等大小的肿瘤符合对数生长，对化疗敏感性强。怎样大小才叫中等大小的肿瘤呢？测定结果是，若以致死时的瘤体为极大值，则极大值的37%为“中等大小”，以上的规律称为Gompertz模式。该模式给化疗方案的设计提供了新的启发：由于化疗使瘤体减小，化疗的敏感性越来越差，而目前临床上在获得缓解后一般采用低剂量的维持治疗，不能继续杀灭残留瘤细胞，导致肿瘤复发。为此，有人提出在治疗后期进行冲击式强化治疗，以便尽可能多地杀灭残留瘤细胞。也有人主张在化疗大规模杀灭瘤细胞后，应当采用增强机体免疫力的治疗，以培养免疫系统消灭瘤细胞的能力，在中医药中已发现不少具有增强免疫功能的药物，在这方面还有许多有意义的工作值得开展。

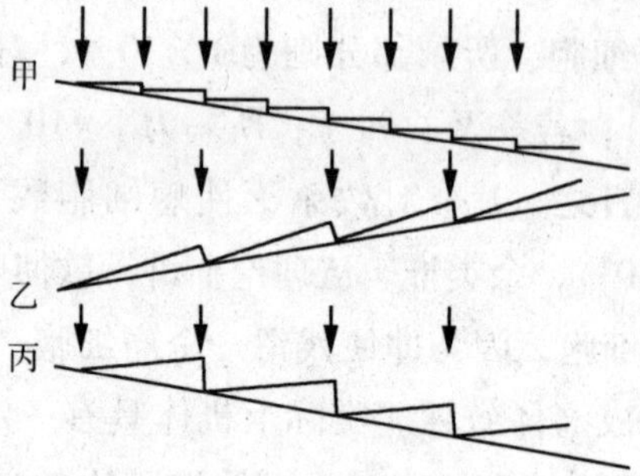

图10　给药时间间隔和剂量对杀灭瘤细胞的影响

比较甲与乙，每次剂量相同，间隔时间不同，经甲处理瘤体缩小，乙处理者则瘤体继续增大。比较乙与丙，给药时间间隔相同，丙给药剂量大，瘤体缩小。

细胞动力学的应用使肿瘤化疗水平得到了提高，但也存在着相当大的缺点和不足：①现在的细胞动力学模式是从肿瘤总体上进行描述的，并未考虑到不同细胞群体（如肿瘤干细胞，Go细胞、不增殖细胞及间质细胞等）之间的相互作用。若能运用数量生态学方法研究瘤细胞生长规律，也许可提出新的理论模式和新的治疗方案。②细胞动力学只为化疗提供如何对瘤细胞杀得更好的依据，不能解决新的癌细胞形成的问题，因而是治标不治本的。③利用细胞动力学原则设计的各种化疗方案，不可避免地给机体带来严重损伤，以使抵抗力丧失，需在无菌环境中渡过难关，而无菌环境通常难以实现。④细胞动力学着眼于肿瘤细胞增殖和生长，没有注意机体对肿瘤的反应和作用。

为了解决化疗药物严重的毒性反应及杀灭瘤细胞的不彻底性，近年来所谓“生物导弹”的研制大有异军突起之势。符合“生物导弹”的标准是高效无毒。通常“生物导弹”包含两部分：弹头和弹体。弹体主要是特定的化疗药物，弹头则比较多样，原则上凡是能够定向、专一地识别和结合肿瘤细胞的物质都可作为弹头，其中最主要的一类是抗体（或单克隆抗体）。在理论上，由于“生物导弹”能专一地射向瘤细胞，并将化疗药物全部射入瘤细胞内，这就使所有瘤细胞都受到攻击并因药物的高度集中而大大提高了杀伤力。另外也由于药物集中在瘤细胞内而使正常细胞避免了毒性作用。目前在动物实验及体外实验中已发现一些可喜的苗头，已报道有效的“生物导弹”为数不少，但真正能在人类肿瘤治疗中应用推广者并不多。主要原因大概是：①尚未找到专一性很高的弹头。试验过的弹头虽然能提高专一性，但效果并不是十分好。动物实验和体外实验的结果与人体内的情况又并不一定吻合。②用单克隆抗体作弹头，遇到的问题一是肿瘤抗原的抗原性弱，使弹头的攻击力减弱，二是人单克隆抗体不易制备，特别是大量制备。到现在为止，产生单克隆抗体的人-人杂交瘤并未培育成功，把人-鼠杂交瘤产生的单克隆抗体用作弹头问题也不少。不过可以预言，随着人类单克隆抗体技术的日趋成熟和发展，以它作为“生物导弹”运载体或弹头而从根本上改观化疗现状的前景是非常乐观的。

困扰化疗的主要问题除毒性和杀灭的不彻底性外，还有抗药性。在临床上，有的癌瘤从一开始就对任何化疗药物都不起反应，这种瘤细胞原来都具有先天性抗药性。在大鼠诱发的肝癌细胞中，发现其中部分细胞从癌变开始就赋予了先天性抗药性。这类肿瘤预后多凶恶。除此之外，几乎所有类型的肿瘤在化疗过程中都形成程度不同的抗药性，称为获得性抗药性，抗药性使化疗失效，使新药研制增加了难度和经济消耗，是化疗的一只拦路虎。很早以前，不少临床专家和生物化学家就开始对肿瘤细胞的抗药性机制进行研究，发现了许多线索，归纳起来大致有：①增加了药物的分解代谢，发现了一些分解代谢酶活性的增强。②增强了某些能对药物解毒的酶的活性。③增强了瘤细胞的修复能力，从而对药物造成的损伤加快了修复速度。④改变了细胞膜的通透性和药物转运性质，使瘤细胞内药物浓度降低。但是这些线索并没有给抗药性机制的阐明及实际应用提供实质性的依据，主要原因是上述的线索都属于现象观察的结果，研究系统和方法比较粗放，因而不能回答因果关系。在科学上，最重要的认识论和方法论问题之一就是要搞清现象和本质，原因和结果的关系。只有找到产生抗药性的原因和机制，才能更有效地防止与消除抗药性，提高化疗的效果。20 世纪 80 年代以来，分子生物学和遗传工程技术的突飞猛进，使我们有可能在基因和分子的水平认识抗药性的机制。十几年前有一个实验室的研究人员在人和动物肿瘤细胞上发现了一种新出现的蛋白质成分，其分子量为 170kD，故叫该蛋白质为 P170。P170 位于瘤细胞膜上，是一种带糖基的糖蛋白。大量观察结果表明，只有那些多向抗药性（即对各种类型抗癌药物都具有抗药性）的瘤细胞才出现 P170，说明 P170 与多向抗药性关系密切。为了证实 P170 是引起瘤细胞多向抗药性的原因还是抗药性瘤细胞产生的标志（即结果），必须把 P170 的基因（负责合成 P170 的一段 DNA）分离出来，并通过基因重组和无性繁殖的技术把 P170 的基因（简写为 mdr）放入一种没有抗药性的细胞内，观察这种细胞是否产生抗药性，如果产生了抗药性，说明是被放入的 mdr 起的作用，反之亦然。加拿大一个研究小组首先在动物细胞中证实多向抗药性的确是由于 mdr 表达 P170 所致。他们发现，P170 原来是一个泵蛋白，其作用相当于一个泵，它一旦形成并工作，就把进入瘤细胞内的化疗药物泵到细胞外面，使瘤细胞安然无恙。一般认为，位于细胞膜的 P170 本身不会直接进入细胞内部将药物分子带走，设想细胞内有某些特殊分子先通过不同途径将药物带到细胞膜内侧，然后一起由 P170 泵出去。那么，这些特殊分子是何物？现在还不很清楚。这些特殊分子与 P170 通过什么信息传递过程和交接手续达成密切配合也不得而知。搞清这些细节对于有效地阻断和消除瘤细胞的抗药性无疑更加有利。如进一步考察，就会发现抗药性瘤细胞上 P170 含量大量增加都是因 mdr 被激活和大量表达的结果，促进这种表达的因素就是化疗药物，通常化疗药物促使瘤细胞的 mdr 扩增，使本来 1 个拷贝 mdr 增至数百数千甚至数万数十万个拷贝，每个拷贝都表达 P170，总的表达产物 P170 就相当可观。上述关于 P170 的工作结果是很受肿瘤学界瞩目的进展。因为若 P170 的功能真的如上所述，则有可能以此为靶子设计阻止抗药性的药物或方法。一个鼓舞人心的体外实验由此而生——钙通道阻滞剂维拉帕米因具有阻止药物从细胞内外流的功能而十分有效地消除了瘤细胞的多向抗药性。维拉帕米也能增加对 P170 的磷酸化作用，阻碍 P170 与药物结合，从而使其失去泵的功能。可惜的是，当维拉帕米用于临床时效果很差，有一组抗药性卵巢癌患者接受了化疗和异博定联合治疗，无一例奏效。这提示寻找在人体内能抑制 P170 功能且无明显毒副作用的物质是今后需要作极大努力的事情。

鉴于以上各种治疗方法所存在的弊端，近年来在肿瘤治疗的总体思想上越来越倾向于重视生物治疗。生物治疗的主体思想是试图通过各种生物学效应对瘤细胞造成有选择性的杀灭而不对正常机体造成损伤。目前主要包括两类生物治疗剂，一类是通过特异性免疫和非特异性免疫对瘤细胞造成杀灭，另一类是直接对瘤细胞造成杀伤，它们也可是特异或非特异的。表 2 总结了迄今比较有效和有发展前途的生物治疗途径。

表 2　肿瘤生物治疗所用的方法

非特异性方法	特异性方法
接种细菌（卡介苗、短棒杆菌）	免疫核糖核酸
干扰素	自体瘤苗
植物血凝素	抗自身肿瘤特异性单克隆抗体
植物多糖	多肽疫苗和基因工程疫苗
转移因子	抗独特型抗体
肿瘤坏死因子	
白细胞介素-2	
集落形成因子	

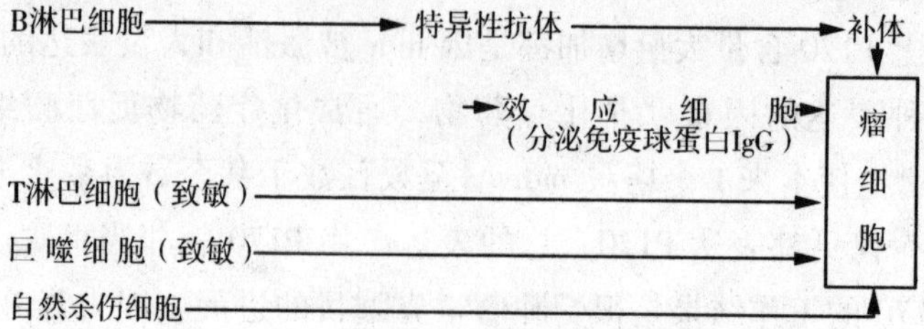

图11　免疫治疗的作用途径

在目前，免疫治疗是生物治疗的主体。通过免疫机制杀伤肿瘤细胞有5条途径（见图11），其中通过B淋巴细胞途径者以细胞毒性方式杀伤肿瘤细胞，其余途径均为直接杀伤。在20世纪六七十年代，发现了一些免疫刺激物（如卡介苗、干扰素、短棒杆菌和植物多糖等）能激活自然杀伤细胞（存在于正常淋巴样组织中），转移因子和植物血凝素等能激活B和T淋巴细胞，淋巴因子（一组蛋白质因子的总称）能激活巨噬细胞等。80年代以来，又发现了细胞集落刺激因子、白细胞介素-2、白细胞介素-3等新的蛋白质因子能明显增强上述各免疫途径的作用，这些因子现已用遗传工程的方法制造并应用于临床，据报道，对于癌症、白血病前期和艾滋病等病例有较好的疗效，特别是它们还有保护骨髓的作用。但是这些药物在使用方法、效果及毒副作用方面仍有很多待解决的问题。

肿瘤免疫治疗效果的好坏取决于两个因素：①肿瘤抗原是否存在？②如果存在肿瘤抗原，免疫反应的强度如何？一般认为，人类肿瘤的特异性抗原（即只有肿瘤细胞具有的抗原）是存在的，但比较弱。不过至今仍未能制得和纯化这种抗原。因此这种抗原的存在可认为仍未确证。但是在十多种人肿瘤中发现了具有相对特异性（某些正常组织中也含有少量）抗原的存在，其中不少是胚胎期曾出现过的胚胎性抗原，如肝癌细胞出现甲胎球蛋白，结肠癌细胞出现癌胚抗原等。这些具有相对特异性的肿瘤抗原叫肿瘤相关抗原。现在的主要问题是，在人类肿瘤患者中，肿瘤抗原的存在不能有效地刺激以上5种免疫作用途径（作用强度太弱）。因此大量的研究目标集中在如何人为地增强肿瘤抗原（特异性的和相关抗原）的刺激强度上。在这方面，有4个途径正在被研究或将作为有希望的目标被研究，它们是：①自体瘤苗作为特异性自动免疫途径已被应用于人类癌症（结、直肠癌）。方法比较简单：原发瘤被手术切除后做成细胞悬液，并经X射线照射以消除其增殖特性，与免疫佐剂一起皮内注射。这类方法过去已有不少人尝试过，但都以失败告终，后来发现原因在于瘤苗的选择、佐剂的使用和免疫方案的确定等方面不是“优化方案”，这样就使瘤苗的免疫原性处于免疫系统天然刺激阈之下，从而不能调动机体免疫反应的潜在能力。找到原因之后，现已优化了治疗方法，效果比以前大有提高。但是，不论采用自体瘤苗或同种异体瘤苗，因使用的是完整的瘤细胞，其肿瘤抗原的含量和免疫原性大多不能引起机体有效的免疫反应，而且还有可能引起肿瘤病毒和癌基因污染的危险。因此寻找安全有效的肿瘤疫苗实属紧迫。②抗自身肿瘤的特异性单克隆抗体的研制。经上述特异性自动免疫治疗后的患者多少发生了抗自身肿瘤的免疫反应，体内存在较多活化的肿瘤特异的B淋巴母细胞克隆，故可从患者外周血细胞制备单克隆抗体。这种单克隆抗体应当具有特异性导向攻击瘤细胞的能力，因此这是一条很有发展前途的途径。③多肽疫苗和基因工程疫苗的研制。理想的肿瘤抗原应是纯化的抗原蛋白分子或其抗原决定簇多肽，因它们的免疫原性比完整瘤细胞强得多，但肿瘤抗原的纯化极为困难，不过用单克隆抗体可以纯化瘤细胞特异多肽抗体。若以此种抗体作为抗原，可制得特异性单克隆抗体，它将产生放大（增强）了的免疫反应，以此种抗体作为强化的肿瘤抗原，可以介导对瘤细胞的特异杀伤作用。据报道，目前已拿到黑色素瘤特异多肽抗体，并正在对它的序列进行分析。若这一分析完成，就可合成多肽基因，最后用基因工程的方法大量生产这种多肽。因此肿瘤基因工程疫苗的应用也不再是遥远的事情。④抗独特型抗体的研制。按血清学分类，抗原可分为同种型、同种异型和独特型三种类型。独特型是存在于抗体或淋巴细胞受体上的独特型抗原决定簇，独特型抗原的抗体的高变区具有与肿瘤抗原相似的结构，从而能模拟肿瘤疫苗诱导机体肿瘤免疫反应。曾有人在恶性淋巴瘤尝试用抗独特型抗体治疗，证明应用前景是好的。但是，对于以上所有特异性免疫治疗，存在两个很难逾越的障碍：一是在体内存在大量瘤细胞的情形之下，仅仅依靠免疫机制去消灭瘤细胞是不可能的，因为机体免疫功能（力）与瘤细胞之间的力量对比太悬殊，何况瘤细胞还存在一套逃避机体免疫监视的机制，可以逃避免疫系统对它们的追杀。因此，免疫治疗通常应与其他治疗方法结合起来才可获得最佳的效果。二是肿瘤细胞抗原的变异性（即异质性）。现已知道，肿瘤在生长和浸润过程中，各种细胞亚群经常发生变异，因而表现出不同的抗原性，复发瘤与原发瘤，转移瘤与原发瘤之间的抗原性均改变，有的恶性淋巴瘤细胞甚至可退回到不表达抗原的前B淋巴细胞期，等等。这一切抗原性的改变均会使特异性免疫治疗失去作用。另外，从临床应用的实际情况来看，不论特异性或非特异性免疫治疗，其效果还是比较有限的，各种免疫治疗剂的作用机制、使用方案和毒副作用等方面也还有不少问题需要改进和阐明。

肿瘤生物治疗也可针对肿瘤的某些生物学特征而组织实施。例如，局部炎症反应可导致肿瘤坏死，因而可以有意识地诱导肿瘤的炎症反应；肿瘤瘤体内毛细血管的生成对于为瘤细胞提供营养物质和与外界进行物质交换是至关重要的，瘤细胞含有血管生成因子，故血管生成随瘤体增大而增加，若阻断肿瘤血管生成因子的合成或抑制其作用（如应用它的抗体抵消其作用或利用它的类似物占领血管内皮细胞上血管生成因子受体等），有可能使瘤体不能继续生长而限制在直径1mm以下的静止状态；也可寻找对肿瘤细胞具有直接毒性的生物因子，等等。世界上有不少实验室在这些方面正在做试探性的工作。其中最引人注目的是肿瘤坏死因子的发现和应用。早在1975年，有人发现一种蛋白因子可以使带瘤动物的肿瘤发生坏死，对体外培养的肿瘤细胞具有细胞毒作用而对正常细胞无毒性。该因子被命名为肿瘤坏死因子（TNF）。随后TNF基因被分离出来，并于1985年开始生产基因工程TNF供临床试用。经美、日等国试用，证明TNF治疗是有效的，但有效率较低，全身应用有效率不足5%，若在肿瘤局部注射，有效率可达40%，若与干扰素或白细胞介素-2联合应用，效果可能会更好些。由此看来。TNF的实际疗效并不像当初人们所期望的那样好，其副作用也不像人们想像的那样小。目前有些研究者正在分离TNF的各种活性因子以改进上述缺点。

在肿瘤生物治疗中，基因治疗可能也是一个值得注意的方向。基因治疗是一种崭新的思想，目前国际上研究十分活跃，虽然刚刚在临床试用，但其前景非常广阔。原则上，凡在基因结构与功能、基因表达与调控等环节上出问题的疾病均可采用基因治疗作为根治性疗法。目前基因治疗的对象主要是某些由基因缺陷所致的遗传病。不过国内有学者提出，鉴于肿瘤在目前还没有一个十分有效的治疗方法，加上现在对肿瘤形成的基因事件已有越来越多的认识，采用各种方法在基因水平上干预和调整肿瘤细胞的生物学性质，不是不可能的。因此基因治疗应当首先在肿瘤治疗中尝试。

近年来，由于肿瘤细胞生物学、肿瘤分子生物学和细胞工程学的研究不断深入，人们对于癌细胞的逆转越来越感兴趣。癌细胞是正常细胞在特定条件下演变而成的，那么癌细胞能不能在特定条件下向正常方向变回去呢？癌细胞向正常细胞方向逆转的过程称为癌细胞逆转或去恶化、脱癌等。事实表明，癌细胞的逆转是有可能的。因而有人提出癌的逆转可以成为癌症治疗的第五疗法。

癌的形成包括两个大阶段：细胞癌变和癌的演化。在很多情况下细胞癌变包括起动和促进阶段，每个阶段又都包含许多步骤。伴随这种量变到质变的恶性转化过程，细胞逐渐在表型、基因型及代谢型上表现出恶性特征，如体外接触抑制的消失，移动能力增强，细胞形态的返祖现象，细胞膜结构和功能的改变（如增殖性受体增加而分化性受体减少等），细胞内代谢方式改变及遗传物质变异（如染色体畸变等）等等。近三十多年来，曾有很多人试图应用一些分化诱导物去调节基因表达、细胞膜的功能、核-质的相互作用等，以获得癌细胞的逆转。在动物系统和体外系统，这种逆转的报道很多，在人肿瘤系统也有一些成功的报道。但是癌细胞的逆转是一个非常复杂的重大理论问题和应用问题。多数人认为，在细胞癌变的早期，逆转可能比较容易，因为这时表型和代谢型的改变尚处于初步阶段，而且这些改变尚未固定下来，因此可逆性较大。一旦细胞完成了整个癌变过程或形成了癌，这时欲使它从原路变回到正常细胞是不可能的，因为这时细胞的许多重要的性质改变都已固定下来并进一步恶化，逆转的力量不可能这么大。但是有可能改变癌细胞演化的方向，将其引向分化、成熟阶段，脱离癌细胞轨道。目前关于癌细胞逆转的工作基本上处于基础研究阶段，离临床广泛应用还有一段很长的路要走。这是一个很有意义的领域，也是肿瘤研究中的一个热门领域。在这一领域中，目前正从基因表达的调控与逆转、细胞膜与逆转及用细胞工程方法（如细胞杂交、细胞拆合和重组等）研究细胞质－核关系与逆转等主要课题入手，企图了解逆转的机制和寻找癌细胞逆转的方法。

纵观恶性肿瘤治疗手段、方法和思想的演变过程，我们可以清楚地看到，对付肿瘤这类由复杂病因和发病过程所形成的疾病，任何单一的治疗手段、方法和思想都不能从根本上解决问题。肿瘤治疗学的确面临重重难题，出路何在呢？总的来说，综合性优化治则应当成为肿瘤治疗学的法宝，而解决肿瘤治疗问题的根本出路在于搞清细胞癌变机制和癌的演化过程。由此可见，肿瘤治疗学中仍耸立着无数个有待攀登的科学高峰。

五、肿瘤能够预防吗?

尽管肿瘤发病原因和机制复杂多变，近年来人们还是在预防上做了不少努力，收到了一定成效。事实证明，虽然人类目前还不能完全预防癌瘤的发生，但据已有的知识，通过多途径控制措施，有可能降低发病率，这是近年肿瘤预防研究蓬勃开展的原因所在。一般来讲，肿瘤预防是针对一切可能诱发肿瘤的因素和途径而采取的抵销和不让起作用的方法。如针对环境化学致癌因素，采取避免接触致突变物、致癌物及可疑毒物，若为工作所需不得不接触这些物质时，要确保保护措施；对工业“三废”要切实妥善管理和处理，不可污染环境，贻害居民；改变生活和饮食习惯，烟雾中、油炸焦物中和霉变食物中均含强致癌物，应戒烟，不吃烟熏食物，炸焦食物和霉变食物；有些药物（如抗癌药和激素等）可以治病也可能致癌，故要慎用。放射线可致癌，应尽可能不接触射线照射。针对内因，应着重于锻炼身体，增强体质和免疫功能，保持良好的心理状态，以提高对抗肿瘤发生的能力。对于癌易感性家族成员，应跟踪检查，早期发现早期治疗。对于地区性具有明确病因的，应采取消除病因的措施。肿瘤预防中最具特色的方面是化学预防。化学预防就是用某些化学物质通过某些生物学途径阻断环境致癌因素的致癌作用或逆转正在癌变的细胞，以达到预防癌症发生的目的。据现在所知，化学预防主要有3条途径：①抑制化学致癌物代谢活化过程，从而阻断肿瘤的引发过程，这类化学预防剂有某些微量金属离子和二硫化物类物质。②提高解毒酶系活性，加速把致癌物代谢为无毒形式排出体外，这类化学预防剂有酚类和黄酮类化合物。③抑制促癌作用。上已述及，促癌作用是癌瘤形成的重要阶段，阻断此阶段癌就不能形成。这类化学预防剂有维生素甲类化合物。这类预防剂据说还有逆转经化学致癌物、病毒诱导和电离辐射后的癌变细胞的性能。化学预防研究方兴未艾，估计今后会有较大进展。不过，毋庸置疑，综合预防措施的实施将会成为必经之路。

（原载于“人体探秘与医学前沿”1992年，“中国医学科学院院报”1990年2月11日）

分 子 病

人类有些疾病是发生在细胞内各种生物分子如基因、酶素特别是生物大分子的异常上。对于生物大分子最重要的有作为遗传物质的DNA或基因与蛋白质。蛋白质由基因所决定，基因的异常必然引起蛋白质的异常。例如，我国南方常见的镰状细胞贫血和β型地中海贫血都是由于珠蛋白基因发生了突变，使它所指令合成的珠蛋白结构和其生理功能也随之改变。珠蛋白是构成血红蛋白的主要成分，结构改变产生的总结果是血红蛋白不能正常生成，这就导致贫血症。分子病最早就是由这类因基因突变引致疾病而提出的。

越来越多的证据表明，分子病的发生除上述原因外，还有如基因不表现应该表现的遗传特性或者表现了不应表现的遗传特性，以及代谢紊乱等等。有一种叫粘多糖积蓄症的疾病是由于缺乏一种分解代谢硫酸皮肤素（或硫酸肝素）的酶，致使这类物质在细胞溶解酶体内积蓄而产生毒害。还有一种叫着色性干皮病的是由于皮肤细胞内缺乏修复酶功能所致。

分子病与生存环境关系密切。由于环境污染日趋严重，环境中化学的、物理的和生物因素对人体大分子的损伤几率增加，分子病（如遗传病、肿瘤、心脑血管病等）的发生率逐渐增高。因此，防治分子病是一个包含医学、社会和经济内容的系统工程。

生化反应与医疗实践

若把机体内各种生化反应途径画在纸上，真像一幅幅电子线路图。如果说当人们看到电子线路图就会联想到收录机、电视机等的话，那么，让我们把生化反应的“线路图”与生命活动联系起来，把生物化学理解为“生命的化学”是最恰当不过了。因此，对于生命的卫士——医生来说，生化学具有特殊的地位，没有足够的生化知识，医疗实践就会失去基础。

医疗实践的主要内容是诊断、治疗和预防疾病。疾病的发生包含外因（如病毒、细菌、化学物质和物理因素等）和内因（生化反应异常）。从诊断角度讲，只要找出外源性因素即可作出诊断，如乙型肝炎患者血清中常存在乙肝病毒抗原，铅中毒患者体内有铅的积蓄等等。但也有很多场合找不出明确的外因，这就必须从生化反应过程中寻找异常处。另一方面，归根到底来说外因还得通过内因起作用。很多外部因素是干扰破坏了正常的生化反应过程才引起疾病的，如射线可引致体内游离基反应而干扰一系列别的生化反应，并可直接损伤DNA和蛋白质，从而引起射线病。由于体内生化反应千千万万，有时也难免出错，若不及时得到纠正，也会生病。从上述可见，由于外因和内因交织在一起，导致生化反应异常的种类多种多样，使得疾病类型纷纭复杂，各种疾病的鉴别诊断也复杂化。然而有一点可以肯定，从生化反应上至少可以回答大部分疾病的病因并作出诊断。现在让我们参加这样一个病例报告会吧。

A 医院介绍说："患者是一个小孩，主要症状为严重的关节炎症和肌肉刺痛，但无红肿和畸形改变，不发热，心脏和白细胞计数检查指标正常。基层医院不能确诊而转本院。根据以上指征，该病例已可排除风湿样或风湿性关节炎，但其他关节炎症和肌肉刺痛的病因目前还不十分清楚，当然痛风病不能排除。不论如何，该病例可能存在某些生化代谢的异常或缺陷，所以请生化研究室的同志一起会诊。"

"这是一个绝好的生化代谢的例子"，一位中年研究人员接着介绍，"根据 A 医生的分析，我们推测该病例很可能与嘌呤分解代谢异常有关，因为像痛风病和 Lesch-Nyhan 综合征等病由于嘌呤分解代谢加速而使终产物尿酸增加并积存在肌肉中和关节处，引起炎症和疾病。故首先须测定患者血清和尿液中尿酸的含量。化验结果表明，此两项指标均比正常值低 80% 左右，这证明该病例不属于嘌呤分解代谢过盛症（如痛风病和 Lesch-Nyhan 症等），而属于嘌呤分解代谢阻碍症。从反应'线路图'可知（图 1），阻断嘌呤分解代谢过程中的任一环节都可能引起尿酸产生减少，如腺苷脱氨酶缺乏会使 AR 向 IR 的转换减低，进而减低尿酸形成。核苷磷酸化酶缺乏会使核苷的分解受阻和尿酸形成受阻。黄嘌呤氧化酶缺乏也会造成尿酸产生减少。为了确定该病例的代谢缺陷部位，可注射果糖以观察嘌呤分解代谢终产物和中间产物生成情况。大家知道，ATP（三磷酸腺苷）是嘌呤分解代谢的调节物，当 ATP 消耗得多时会使 AMP（腺苷一磷酸）水平升高，促进分解代谢。果糖输入后其磷酸化需动用 ATP，同时促使嘌呤分解代谢加速，对于该病例一定会出现某一中间产物的积累而血清及尿液排泄尿酸的量不受影响的结果。经本实验室检查验证，结果完全如所预料：病人输入果糖后血及尿中尿酸含量维持不变，而次黄嘌呤和黄嘌呤含量却增加了近十倍，特别

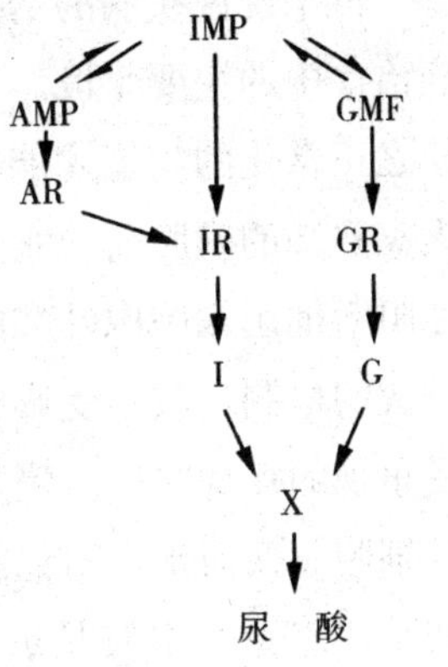

图 1　嘌呤核苷酸的分解代谢

I：次黄嘌呤　X：黄嘌呤

G：鸟嘌呤　A：腺嘌呤

以前者增加更甚。此结果说明，由嘌呤核苷酸至I及经GMP→GR（谷胱甘肽还原酶）→G→X的途径是正常的，但由I→X和X→尿酸的环节受阻，而这两个环节均由黄嘌呤氧化酶所催化。至此，我们完全可以确诊该病例系黄嘌呤氧化酶缺乏症。这是一种罕见的疾病，据文献报道属常染色体隐性遗传病，由此可知患者父母带有缺陷的酶基因。”

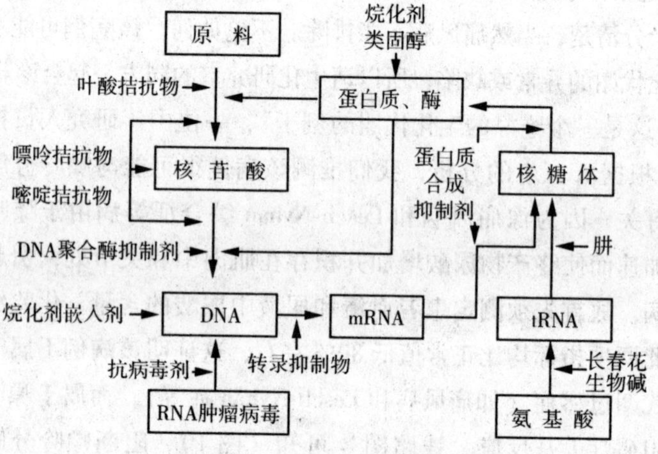

图2 各种类型抗癌药物的作用环节示意图

以上仅仅是一个例子，类似的例子还有很多，此处不能一一列举。

再来说说疾病的治疗与生化反应的关系吧。化学药物治疗是疾病治疗中的主要手段。从根本上说，药物具有消除外因和调节内因使之正常化的功能才能发挥疗效，而这又是离不开生化反应的，如大家熟知的磺胺药，它对某些细菌感染性疾病具有良好疗效是因为能阻断细菌细胞内叶酸的合成使之死亡，人体细胞由于不存在叶酸合成的机制，故不受影响。癌症的发病率和死亡率高，成为目前最受重视的疾病之一。癌症化疗的治愈率在逐渐提高。癌细胞是由正常细胞癌变而来，所以在生化反应上有许多相似、相同之处，也存在某些差异（主要是量的差异）。大体上说来，癌细胞的合成代谢比较活跃，而分解代谢比较低下，因此设计抗癌药物时多半着眼于阻断其合成代谢，它们的作用部位如图2所示。由于癌细胞细胞周期不完全相同，而一个抗癌药物往往只对某一时相起作用，所以使用同步化药物将癌细胞赶到同一个时相再用周期特异性药物杀灭之，或采用不同作用时相和方式的药物进行联合化疗，将会提高疗效。治疗效果与药物在癌细胞中的浓度成正比，故有不少人在研究如何使药物专一、有效地进入癌细胞，如给抗癌药装上“导弹头”（载体)，专门寻找癌细胞。一个抗癌药使用一定时间后，往往会诱导体内某些生化反应的增强或减弱，从而使药物失活或不能被激活，进而产生耐药性，因此要考虑防止耐药性的问题。近些年来，有些难治性癌症用常规治疗已不能奏效，但根据生化原理已设计出一个“超大剂量氮甲蝶呤（MTX） - 甲酰四基叶酸解救”方案，使化疗别开生面。从以上叙述可以看出，一个好的治疗方法的产生必须巧妙地运用生化反应的特点。

让我们更多地、更自觉地把生化知识运用到医疗实践中去吧！

（原载于“生命的化学”1984 年第 2 期）

科技让我们更健康

一、生命在延长——人人享有健康

20世纪初，全球人类的平均寿命只有30多岁，到世纪末已经达到60岁，而发达国家更达到70多岁。全球产妇和婴儿的死亡率已经降低了九成以上。这都充分说明，是医学的进步让人类有效地控制了疾病和衰弱，提高了健康水平，文明程度和生活质量。

二、心病也要医——人类需要真正、全面的健康

20世纪五六十年代之前，人们关注的主要是他们的肉体。因为那时瘟疫（各种流行性传染病的总称）流行，医学的首要任务是控制瘟疫，保护生命。所以那时的医学模式为“生物医学”。不过，随着社会的发展，人们对健康的概念有了新的认识。1948年，世界卫生组织在其宣言中提出：健康不仅仅是肉体上无病痛无衰弱，还是心理上和社会上的完满状态。这意味着医学不仅要医治肉体上的疾病和衰弱，还要医治因心理和社会原因产生的疾患，从而使医学模式由“生物医学”变为“生物－心理－社会医学”。

三、器官移植——坏了还可以换新的

多少世纪以来，人们一直梦想：人体器官坏了能否用正常器官来替？这个梦想在20世纪实现了。

1954年，美国医生默里首次成功地为一对双胞胎姐妹进行了肾脏的移植。默里医生因此而获得了1990年的诺贝尔医学奖。继这次成功的肾脏移植之后，器官移植在六七十年代进入了大发展阶段，心脏、肺、肝、胸腺等人体的各个部位都可以施行器官移植。迄今为止，全球已有近百万器官移植患者达到5年以上的生存率。我国也很早就开始施行器官移植，而且成绩卓著，特别在肝、肾移植方面更是技高一筹。

四、血液净化——让新鲜的血液在身体中流淌

20世纪初，人们普遍相信采用放血疗法可以减少废物在血中的含量，但事实证明这种方法收效不大。肾脏是担任排泄人体新陈代谢所产生废物的最重要器官。如果肾小球滤过功能降低或丧失，就会使废物在体内潴留，引起水电解质和酸碱平衡紊乱，导致中毒和全身各系统损害，危及生命。于是有人开始研制“人工肾”，希望这种新的技术能够替代自然肾工作。1924年德国人哈斯首先在人体上试验成功了“人工肾”，50年代后作为人工肾的血液透析技术日趋成熟和完善。如今，血液净化技术已成为临床上肾病治疗的一个重要手段。

五、显微外科——于细微处下功夫，显微镜里见乾坤

把已经断裂开的微血管和神经再缝合起来，并且让它们恢复功能，这是现代医学创造的奇迹。而她的诞生完全得益于显微外科的发展。

20世纪20年代，瑞典医生首次采用显微镜为一位耳硬化症患者进行外科手术，从而奠定了显微外科发展的基础。以前在身体的一些微细部位（如微血管、神经等）发现了病变，很难施行手术，现在则可以借助于放大镜、显微镜和一些精细器械来操作，安全治愈疾病了。

今天，显微外科已经应用在脑、口腔、腭面、骨、眼、手、足等各个部位及妇科。

六、医学影像技术——医院的诊断武器

今天，如果医生怀疑患者的脑部长了肿瘤，或是肺部出现了炎症，不必开颅，也不必把胸打开，只要去做一个CT检查，或照上一张X线片，就有可能知道他们到底得了什么病。这都要归功于先进的医学影像技术。

医学影像技术能发展到今天，其实是缘于人们对于疼痛的厌恶。人们都希望在诊病的过程中少受、甚至是不受皮肉之苦。这一愿望促使医学家与物理学家及工程师们聚在一起，开始了合作。他们利用各种物理现象与人体组织相互作用所产生的特征，发展了包括计算机断层摄影（CT），磁共振成像和X射线摄影等在内的各种成像技术和医学影像技术。现在，使用这些技术已经可以对身体的各个部位进行无创伤性的成像检查，并且具有很高的分辨率。影像技术已成为医生手中强有力的诊断武器。

七、烧伤治疗——能否再现一个完整的我

1958年，正在工作的上海钢厂工人邱财康被飞溅出的铁水严重烧伤。送到上海华山医院的时候，全身深度烧伤面积达80%的邱财康已经奄奄一息。为了挽救这名普通工人的生命，医生们运用了当时先进的防感染和植皮技术，精心护理，终于将邱财康从死亡手中抢救了回来。这一重大新闻轰动了世界。

烧伤是外伤的“大户”。据统计，我国每年烧伤病人都有500万~1000万人，美国每年有200万人。烧伤会使皮肤的屏障功能丧失，进而使各脏器功能失调，致使致命的微生物侵入。

20世纪中期，各种烧伤的治疗方法相继涌现，烧伤的治愈率超过90%，烧伤的康复水平也不断提高。

八、胃肠外营养——输入营养，拯救生命

胃肠外营养就是通过非胃肠途径，比如通过静脉输液，给身体补充氨基酸、维生素、矿物质、微量元素和水分等营养物质。危重病人常常会因胃肠功能的严重低下或衰竭而导致营养不足甚至是全身代谢紊乱。在这种情况下，尝试用人工胃肠即胃肠外营养的方法，才能挽救患者。

胃肠外营养是一门高深的科学，只有了解病情，合理补给，严格掌握比例，才可收到良效。

20世纪60年代初美国医生首先在临床上开始应用这种方法，并获得成功。我国应用胃肠外营养方法始于70年代，现已在外科疾病、感染性疾病、胃肠疾病和儿科疾病中得到广泛使用。

九、试管婴儿——缔造新的生命可以从试管开始

1978年7月25日，英国奥尔德市医院的产科，一个呱呱啼哭的女婴来到了人间。她的父母为她取名为路易斯·布朗。这就是世

界上诞生的第一个试管婴儿。她的母亲因患有不孕症，而把生育的希望寄托在了当时还没有成功先例的试管受孕方法上。英国医生帮助她完成了这个愿望。

把精子和卵子取出来在体外受精后再植入子宫孕育胎儿，由这种人工方法生产的婴儿就叫试管婴儿，这是20世纪在生殖医学上所获得的重大成就，美国目前拥有世界上最多的试管婴儿，总数约有10万。我国北京、上海、长沙等地也已具备该技术并应用于临床。

1996年一只名为“多莉”的小羊出世了。它的出现把人工生殖技术推向了一个更新的高度。英国生物学家威尔穆特所采用的这种通过体细胞核移植而达到无性繁殖的技术，引起了巨大的争论。一时间，“克隆”一词世界皆知。

十、药物研制——一粒苦口的救命丸

1928年，英国的弗莱明发现了一种可以抗菌的物质。他将这种物质命名为青霉素。不过，弗莱明的这个发现在当时并没有引起人们的重视。直到十几年后，两位生化学家蔡恩和弗洛理才认识到了青霉素的种种妙用，并对其进行了更深入的研究。1945年，由于这种发现，弗莱明、蔡恩和弗洛理分享了当年的诺贝尔医学奖。也是在20世纪的40年代，青霉素开始投入大规模的生产。

20世纪上半叶，青霉素的发明作为最伟大的医学成就翻开了自然科学史上辉煌的一页。世人也由此认识到了药物在治疗疾病中的重要性和不可替代性。20世纪的药物研制依次经过了磺胺药、抗生素、甾体激素和安定药、阻滞剂、免疫调节和酶抑制剂以及基因工程药物和根据各种生物学原理设计的新型药物时代。药物导向治疗与基因疗法、顺势疗法及中医药疗法相结合，使药物治疗趋于多样化，让人们有了更多的余地选择合适的药物，更好地治疗疾病。

十一、全科医学——有病请找社区里的全能医生

在20世纪六七十年代的英国等发达国家里，社区建设已经开始成为人们关注的话题。全科医生的概念也就随着社区服务的兴起，应运而生。全科医学就是不分科的医学，其最终目的是看病不分科，不用到大医院，只需到社区医疗中心即可解决问题。所以全科医学的重心在社区，全科医学的主力军是全科医生，全科医生也就是全能医生。

现在，随着我国社区建设的发展，全科医学、全科医生也开始

进入到我们的生活中来了。

十二、远程医疗——距离不是问题，全民可以共享健康

远程医疗的发展时间非常短暂，但是她的施行却为更多的人带去了健康的福音。

由于社会发展的差异，许多边远地区的医疗条件和水平都达不到人们的需要。为解决这一难题，从20世纪80年代开始，远程医疗逐渐发展起来。远程医生是借助于计算机、现代通讯和信息高技术等现代手段来进行远程诊疗或指导手术操作。患者可以就地通过影视通讯系统，面对面地与远在千里之外的医生进行交流。医生会根据实际情况，指导当地的医疗机构进行检查、诊断和治疗。

远程医疗使医疗资源向全民共享方向迈进了一大步，大大提高了全民的医疗水平。

（原载于“北京晨报”1999年12月30日）

分子钟

每种生物种类都有自己的进化史，进化程度的不同则表现出不同的生物特征。现已知道，地球上所有生物种类的上述进化过程都记录在生物钟之中，生物钟中最主要的是分子钟，分子钟包括蛋白质钟和DNA钟。

所有生物体中的蛋白质均由20种基本的氨基酸组成，氨基酸按特定顺序串联而成特定蛋白质。如果把不同生物来源的同一种蛋白质（其功能基本相同）的氨基酸顺序进行分析比较，即可发现，进化年代越接近的生物种类，其氨基酸顺序越相似，如细菌与人类只有35%相同，鱼、鸟与人类相同的百分比大于35%，猪等哺乳类动物与人类相同顺序达90%。因此，通过比较蛋白质中氨基酸顺序的变化可以计算出生物的进化时间，绘制进化系统树，此即蛋白钟。

蛋白质的氨基酸顺序是由基因决定的。从基因到蛋白质合成需经过很多步骤，并且需要一些加工修饰，故蛋白钟有时很难准确反映生物的系统发育和进化过程，而DNA钟（即基因钟）则更原始、更直接，更能准确反映生物进化历史。

（原载于“健康报”1993年4月20日）

第二篇　神奇的基因

有人说，19 世纪是物理学世纪，20 世纪是生命科学世纪。这是不错的。从 20 世纪 40～50 年代开始，生命科学进入了蓬勃发展期。

人们对于生命奥秘的认识有了一个质的飞跃。

现在,就让我们来回顾一下20 世纪生命探索历程和重大发现吧。

□1952 年，美国华裔科学家徐道觉发现了人体的染色体，在每个有核细胞中染色体总数为 23 对、46 条，除 1 对性染色体外，其余 22 对为常染色体。

□1953 年，英国的沃特森和克里克提出包含于染色体之中的脱氧核糖核酸（DNA）是一个双螺旋的结构，而且具有遗传信息传递的指令作用。从此开始了基因科学和基因医学的时代，成为 20 世纪最伟大的科学发现。

□1957 年，DNA 复制的机制被阐明，它从本质上解释了细胞分裂和增殖的原理以及生物体遗传稳定性的机制。

□1961 年，DNA 分子上的遗传密码被发现。三个核苷酸连在一起形成一个密码，编码一个特定氨基酸。DNA 含有众多基因，每个基因含有一条由多个密码组成的密码链，编码一条多肽链（蛋白质）最终影响人体的形态和功能。

□1972 年，DNA 重组技术获得成功，开辟了人类可以任意对 DNA（基因）进行裁剪和拼接而产生所需的生物学性质或产品的新纪元，诞生了基因工程技术，基因工程产品开始出现，并造福于人类健康等多个方面。

□1976 年，成功分离出第一个癌基因，开辟了基因克隆的新时代。基因克隆技术大大促进了生命科学和医学研究向分子水平深入。

□1980 年，揭示了细胞外信息向细胞内传导的几条途径，发现了重要的信号传导的受体 G 蛋白。打开了了解基因传递遗传信息的一扇窗户。

□1985 年，基因扩增技术（PCR）诞生，由此人们可在试管中制造基因并用于研究。

□1996 年，体细胞克隆成功，诞生了“多莉羊”。因此使“克隆人”的问题凸显出来。

□2003 年，人类基因组计划基本完成，人类 23 对染色体上的基因图基本绘制完成，它勾画了生老病死的遗传蓝图，但留下了更多的遗传信息有待破译。

基因

地球上生物种类繁多，形态各异，习性差别悬殊。就人类而言，也有黑头发、金头发，白皮肤、黑皮肤、黄皮肤，高鼻梁、矮鼻梁等等不同。在生物界，“种豆得豆，种瓜得瓜”是一个普遍规律。小麦长出来还是小麦，细菌繁殖的后代还是细菌，牛羊猪生出来的还是牛羊猪。凡此种种，究竟是什么原因呢？很早以前，遗传学家把这些现象归因于遗传，并把表现某一遗传性状（如肤色、发色等等）的物质基础（单元）称为基因，但长期不知道基因的化学本质。一直到20世纪40年代德国一位外科医生从化脓伤口的脓液中首次分离出遗传物质——脱氧核糖核酸（简写为DNA）后，才逐渐知道原来基因是DNA分子中的一个片段，它由一定数目核苷酸按一定顺序串联而成。核苷酸由嘌呤碱、嘧啶碱、核糖和磷酸组成。基因大小不同，平均来说一个基因约含1000个核苷酸对。

一、基本概念

基因（gene）的概念最初来自遗传学，表示体现一定遗传特征的功能单元。现在已经知道它的化学本质是DNA（脱氧核糖核酸）分子上一段能够表达多肽链、核糖体RNA（核糖核酸）或转移RNA的核苷酸序列，这便是基因的分子生物学概念。按照这个概念，基因主要有三大类，即蛋白质基因、rRNA 基因和 tRNA 基因。由于蛋白质基因的结构和功能最为重要和复杂，是基因研究的焦点，故在文献中除非特别说明，均指这类基因，这已成为约定俗成的习惯。

基因－环境－疾病作为机体与内外环境因素相互作用的系统，可用以解释许多疾病的发生机制，成为分子病理学这一医学关键性学科的基础。

研究基因的前提是必须拿到基因。只有拿到基因才有可能研究其结构与功能。拿到基因首先需要构建基因组文库（genomic library）或 cDNA 文库（cDNA library），因为这些文库中包含着各种基因或其片段。经过特异性筛选和扩增等步骤，最终可获得预期的基因。上述一系列过程也叫分子克隆（molecular cloning），是基因工程技术的核心内容之一。但是，对基因结构与功能的认识切忌静态的和孤立的，而必须是动态的和综合的，因为基因作用的最后结果是由细胞应答和行为体现出来，其中涉及细胞膜、受体、生长因子、细胞外信号和调节蛋白等因素。

基因研究的理论意义和实际价值很大。从 1990 年开始实施的人类基因组计划用了 10 年时间作出了全部基因图（gene map）和基因组 DNA 的全序列，使人类不仅对自身的基因结构及其与疾病的关系有了更深入的了解，而且还将促进对基因组遗传语言的破译，由此而引发的信息科学、认知科学、神经科学和其他科学的革命性变革给人类带来的好处将是无量的。

二、基因的结构和功能

基因排列在 DNA 分子上。全长 DNA 也叫基因组 DNA。人基因组 DNA 含有 3×10^9 个碱基对（bp）和约 3 万个表达多肽链的基因。基因的大小不一，平均来说约为 1000bp（即 lkb），所以这类基因加起来的长度只占基因组 DNA 长度的 5% ～10%，而且这类基因中只有少数处于表达状态，此种表达具有严格的时空性。当然有一些基因的表达是细胞保持基本生存和生理功能所不可缺少的，它们在所有细胞类型中均有一定程度的表达，这些基因叫管家基因（housekeeping gene）。另有一些基因只能在特定的细胞类型中受控制地表达。基因组（genome）中基因之外的序列约占 DNA 序列的 90%，其功能还不十分清楚，可能与基因表达的调控及分子进化有关，在那些部位存在很多特殊的序列，其中 30% ～40% 含有重复序列，分散于整个基因组 DNA 中。有一种叫卫星 DNA 序列，由重复序列串联而成，每个重复序列中有一个短的核心序列，有意思的是，每个人 DNA 中这种串联重复序列的长度都不相同，从而使所在区域成为高度可变区，若用合适的限制性内切酶将这些区域切下来，在凝胶电泳的自显影图谱上可显示出具有个体特征的谱型，这种谱型叫 DNA 指纹（DNA fingerprinter），在医学中用途很多。此外，CpG 岛的甲基化与基因表达关系密切。人类和其他真核生物的基因在结构上的特点是不连续性，编码氨基酸序列的结构基因被非编码序列所隔开，所以一个基因在基因组 DNA 中的分布范围可以比较大或很大，例如抗肌营养不良蛋白基因有 14kb 长的结构基因，中间被至少 59 个非编码序列隔开，在基因组中分布范围为 2 000kb。严格地讲，一个基因应包括 5 个区域：①5′非翻译区。②外显子（即编码区，exon）。③内含子（即外显子之间的非编码区，intron）。④3′非翻译区。⑤存在于 5′或 3′旁侧序列中的调控序列［启动子（promoter）、增强子（enhancer）、负调控序列（negative regulatory sequence）等］。

基因的功能主要有两方面：遗传与变异。为了保证基因遗传的稳定性，细胞除了具有一整套精确的 DNA 复制机制外，还具有严密无误的表达（转录 transcription、翻译 translation）机制和修复机制。基因表达包含两层意思：一是哪些“硬件”对基因表达为必需？二是哪些“软件”对基因表达为必需？现已知道，“硬件”主要有调控序列（顺式元件，cis-acting element），和蛋白质调节因子（反式因子，trans-acting factor）。“软件”则是基因表达的“程序”，主要指调控程序，包括转录、转录后、翻译和翻译后等环节的调控，是极为复杂的作用网络，其本质是核酸 - 核酸相互作用、核酸 - 蛋白质相互作用和蛋白质 - 蛋白质相互作用。这是基因研究的热点课题。基因变异（gene mutation）有好的一面，如生物进化需要这种变异。淋巴细胞中免疫球蛋白基因的重排也可认为是变异，它对于产生多样性抗体是绝对必要的。但是在更多情况下，基因变异却是有害的。基因变异的形式主要包括点突变、缺失、插入、重排、重复（扩增）等，其影响范围很广，如点突变可引起遗传密码改变、破坏启动子和改变原初表达产物剪接位点等，缺失、插入和重排可改变基因的阅读框架（reading frame），重复可引起基因扩增或阅读框架的改变。上述改变要么不能产生正常的基因产物，要么产生有害产物，如癌基因产物等。

三、研究基因的方法和技术

研究基因除理论意义外，在医学上的实际目的有三：①找出致病基因。如果是多基因病，则需确定候选基因（candidate gene）和易感性基因（susceptibility gene）。在此基础上阐明发病机制。②基因诊断（gene diagnosis）。③基因治疗（gene therapy）与预防。

为了达到上述目标，需对下述5个主要方面进行研究：①基因分离的策略和方法。②基因的结构和组织（organization）。③基因的表达及其调控。④基因诊断的途径、方法和应用范围。⑤基因治疗的途径和方法。兹总结于表1并分述如下。

寻找和分离致病基因的方法有两种。一种是根据表型上有特征性改变的蛋白质，按照遗传密码字典，用化学合成法合成相对应的cDNA或其部分序列（寡核苷酸）作为基因探针，从基因文库中筛选出基因。如果目的基因是被重组在表达性文库中，则可用免疫筛选法筛出目的基因。如果知道蛋白质C端和N端序列，也可用PCR（聚合酶链反应）法扩增出大量完整的基因序列。以上的技术路线叫功能性克隆技术（functional cloning）。另一种分离致病基因的技术路线是1986年之后发展起来的所谓定位克隆技术（positional cloning），其方法步骤大致是这样的：先采用大量已知的随意DNA探针即遗传标志（genetic marker）进行限制酶片段长度多态性（RFLP）的遗传连锁分析，根据最大优势对数值的计算推测致病基因是否与已知探针所在位点连锁，一旦确定了连锁关系，即可进一步采用染色体跳跃（chromosome jumping）或步移（chromosome walking）技术逐步缩小寻找范围，最终找出致病基因，经基因序列测定及限制酶图谱分析后可详细了解基因的核苷酸排列顺序及其在基因组中所存在的组织形式。这种方法对于那些没有任何表型特征性改变可找的单基因病的致病基因的寻找和分离是非常合适的，是基因分离策略上的一个重大突破。

基因文库的构建既是分离基因的前提条件，又是对基因结构（序列）进行测定的前提条件。按照不同的目的可将不同的目的基因片段重组于质粒载体（plasmid vector）、噬菌体载体、粘粒载体（cosmid vector）或人工酵母染色体（YAC）载体中，构建成基因文库。基因结构测定除经典的化学法和Sanger法外，近年还发展了自

表1　基因研究的方法和技术

研究领域	研究内容	研究方法和技术
基因克隆和分离	基因文库的构建 基因分离策略	分子克隆（采用质粒、噬菌体、粘粒或 YAC 载体）
	功能性克隆	根据蛋白质氨基酸序列合成探针筛选法、免疫筛选法、PCR 筛选法
	定位克隆	RFLP、遗传连锁分析法、染色体跳跃或步移法
基因结构测定	基因序列测定	化学法、Sanger 法、自动测序仪、物理学方法
	基因组织测定	限制酶酶谱法，测序法
基因表达及其调控	染色质结构和功能	活性染色质的分离；体外转录体系 DNase Ⅰ超敏感位点的检测：DNA 甲基化作用检测
	转录水平调控	mRNA 分离、纯化和鉴定；mRNA 量测定：Northern 印迹杂交；
		DNA 结合蛋白的检测：电泳迁移率滞后法；DNase Ⅰ足印法；Sorthwestern 印迹法：DNA－蛋白质复合物紫外交联法：滤膜结合法；
		基因转录活性的检测：转录起始位点的测定；体外转录；报告基因活性检测；mRNA 量测定
		反式作用因子相互作用的检测：双杂合体转录体系；共转染体系
	翻译水平的调控	细胞特异性基因表达研究方法：递减杂交文库；mRNA 差别显示法
		体外翻译体系；翻译后修饰(磷酸化,乙酰化等等)；产物检测;Western blot;免疫荧光法、放免法等
	基因水平	RFLP 分析；Southern 印迹杂交；PCR 法；斑点杂交：原位杂交；顺式调控元件鉴定
	转基因技术与基因敲除	转基因技术：显微注射法；反转录病毒法；肧胎干细胞法
		基因敲除：基因打靶技术；反义核酸技术；核酶技术等
基因诊断	策略、途径和应用	基因突变的检测：基因探针技术（印迹杂交、点杂交、原位杂交、寡核苷酸探针技术）；PCR 技术；变性梯度胶法；DNA 链置换法；连接酶介导法等
		基因探查：RFLP 分析；连锁分析
		mRNA 检测：印迹杂交；斑点杂交；RT-PCR 法
基因治疗	策略、途径和应用	基因替代；基因打靶；增强免疫功能；新型载体的使用；新的基因转移技术的应用；外源基因表达及其调控

动测序（包括机器人操作）和以物理学为原理的方法，这对于解决人基因组测序这一限速步骤具有重要意义。

基因表达（gene expression）及其调控的研究是基因研究的中心环节。表达的检测实际上就是检测转录产物或翻译产物，Northern 印迹杂交、PCR 和 Western blot 是最常用的方法。基因表达的调控可以在染色质水平、转录（包括转录后）水平、翻译（包括翻译后）和基因水平上进行，在这些水平上都有不少相应的研究方法和技术（参见表1）。

一旦找到了致病基因的突变或与疾病相关的 RFLP 片段，就可以进行基因诊断。与临床诊断、血清学诊断及生化学诊断不同，基因诊断是以基因型为检测对象，不受表型改变出现与否及症状出现与否的影响，检测的灵敏度和精确度都很高，在临床上具有广阔的应用前景（表2）。基因诊断的途径有3条：①基因突变的检测。用基因探针杂交技术、PCR 法和变性梯度胶等技术可检测大片段缺失和插入、小片段缺失和插入、重排和重复以及各种点突变的存在与否。②基因探查（gene tracking）。主要采用 RFLP 结合家系分析，判断连锁的致病基因的遗传状况（故也叫连锁分析 linkage analysis），

表2　基因诊断在临床上的应用

应用范围	内容简述
遗传病	产前诊断，检测遗传重排，建立遗传连锁图
感染性疾病	病毒感染的快速诊断，不同类型或类似微生物遗传相关性测定，病毒特异性转化区域的检测，细菌抗生素抗性测定，细菌毒性型的鉴定，寄生虫及真菌病的诊断
肿瘤	诊断、分类、预后、检测遗传重排有核型异常的人肿瘤中基因重排的检测，无明显核型异常的人肿瘤中基因表达异常和分子重排的检测，癌基因的结构和表达、基因放大和抗药性检测，残留癌细胞检测
临床实验和内分泌学	异位激素产生的检测
多基因病	糖尿病、高血压、冠心病、风湿病、精神疾病易感性检测
组织配型	器官移植手术前基因型测定
性别检定	性别决定基因序列的检测，用于对性连锁遗传病产前诊断及异体骨髓移植后免疫排斥反应的检测
法医学	DNA 指纹鉴定，亲子关系鉴定

以区分亲代染色体中哪条携带致病基因。③基因转录产物（mRNA）检测。由于转录过程相当于模板扩增过程，又由于转录后加工切去了内含子，所以此种检测比直接检测基因本身更灵敏，而且可用于长度很大基因的检测。

一旦确定了致病基因或疾病相关基因，考虑基因治疗就有了依据。第一代基因治疗的主要方法是将外源基因导入患者体细胞中，或对缺损基因进行修补，以达到治疗的目的。用于单基因遗传病治疗的外源基因是与致病基因相对应的正常基因，用于肿瘤治疗的外源基因多是相关性基因。被导入的外源基因在受体细胞基因组上随机整合或游离于染色体之外，二者均应有一定的表达，这种表达是基因治疗的基本前提。外源基因的整合如果发生在基因组的关键性位点，有可能产生严重后果，如影响细胞功能，会导致细胞恶性变或死亡，故发展使外源基因在非关键性位点整合的方法或使其与缺损基因进行同源重组（homologous recombination）的技术非常必要。基因治疗需要解决的共同问题有两个：一是基因转移和表达的高效性，二是基因转移和作用的靶向性。在有的情况下还需解决外源基因定量表达问题。第二代基因治疗主要是基于相关基因表达调控的原理。

肿瘤基因治疗的基本策略和方法大致有 4 种：①用正常基因补偿致病基因造成的正常功能的丢失。②增强机体免疫功能。③抑制癌基因激活。④恢复抑癌基因的功能。国际上于 1990 年正式将基因治疗应用于临床，现已在遗传病、肿瘤及其他一些疾病中逐步开展起来。

四、内科疾病的基因缺陷和分子病理学

采用上述基因研究方法及其他一些方法业已确定不少内科疾病的基因缺陷，也推动了分子病理学的发展。最早开展基因诊断的镰刀状细胞贫血症，是因为搞清了其病因为 β 珠蛋白基因第 6 密码子点突变（GAG→GTG）。肺气肿与 α_1 抗胰蛋白酶（α_1-AT）基因的点突变有关。肺中性白细胞在吞噬和膜损伤过程中释放出弹性蛋白酶（NE）以消化肺泡壁内的弹性蛋白等结缔组织，使其失去弹性，导致肺气肿。正常情况下，肺内 NE 活性与 α_1-AT 对其抑制活性处于平衡状态，如果 α_1-AT 基因发生点突变则破坏这种平衡，使 α_1-AT 产生量和活性大大降低，α_1-AT 基因由 3 个非编码外显子和 4 个编码外显子及 6 个内含子构成，位于第 14 号染色体长臂，人群中已发现 10 多种正常的等位基因，当两个等位基因都发生缺陷时就会发

病。这些缺陷基因叫危险基因，其中以 Z 基因为害最甚。Z 纯合子引起严重的肺气肿和肝硬化。其机制是：位于 α_1-AT 基因第 5 个外显子的第 342 位密码子发生 GAG→AAG 点突变，这一突变并不影响肺巨噬细胞内 α_1-AT 的产生，却使产生的 α_1-AT 不能分泌出来起作用。

有的疾病所发生的基因变异类型不止一种，而是多种，这表明不同类型的基因变异可产生同一种疾病。最典型的例子是 α 地中海贫血（以下简称 α 地贫）。该病可因 α 珠蛋白基因缺失和点突变而引致 α 珠蛋白合成缺如或减少。现已知，在 α 地贫 2 中有两种基因缺陷类型，在 α 地贫 1 中有 4 种基因缺陷类型。在亚洲人群中还存在较多非缺失型 α 地贫，它们的基因变异主要有 4 种情况：其一，α_2 基因第一内含子 5’ 切接位点处有 5 个核苷酸缺失，这使得 mRNA 前体不能正常切接，从而不能产生正常 α 珠蛋白；其二，α 珠蛋白基因终止密码点突变；其三，α 珠蛋白基因编码区点突变，如第 125 密码子发生 CTG→CCG 点突变，从而使原来编码的亮氨酸变成脯氨酸，由于这一氨基酸位置正好处于 α_1 与 β_1 珠蛋白接触时邻界的 H 螺旋区，妨碍了 $\alpha_1\beta_1$ 二聚体的形成，进而影响四聚体形成；其四，poly A 信号突变，使 mRNA 不能成熟。甲型血友病是因Ⅷ因子缺陷所致，其基因变异也有多种类型（缺失和点突变）。Ⅷ因子基因含有 26 个外显子，在第 7、14、18、22、23、24 和 26 外显子中各存在一个 Taq l 位点（其识别序列为 TCGA），CG 中的 C 可因甲基化而使 Taq l 位点消失，并均可引致本病。

有些疾病虽然基因变异的类型很多，但在同一种族中只有一种或少数几种主要类型，如 β 地中海贫血。国外已发现的 β 地贫在 β 珠蛋白基因上的突变类型达 40 多种，我国发现的有 10 多种，但在撒丁人中主要的突变类型是第 39 密码子发生点突变（CAG→TAG），中国人中的主要突变类型则为第 17 密码子点突变（AAG→TAG），这些均属无意义突变，使肽链合成提前中断。

有些文献报道表明，在某些基因编码序列内或非编码序列中发生特殊序列的重复可导致疾病产生。如表现为智力低下的脆性 X 综合征，现已从胎儿脑 cDNA 文库分离出致病基因 FMR-1，在该基因 5’ 侧和靠近 5’ 端的编码序列中分别存在 28 个和 30 个 CGG 重复序列。患者的 CG 中 C 的甲基化作用发生频率高，造成脆性位点区域长度变异区，正常人则无此现象。在一种成人型运动神经元病——

脊肌萎缩症患者中，在靠近雄激素受体基因（X 连锁）5’端的地方，CAG 重复序列比正常人增加了一倍，并与疾病表型紧密连锁，被认为是病因性突变。

线粒体是细胞内重要的细胞器，是向机体提供能源的部门。线粒体 DNA 也是除人体基因组 DNA 之外所存在的惟一的 DNA，在其上分布着数目不多的基因（主要与能量代谢有关）。这些基因的突变会引起很多疾病。现在已知道的是与某些神经、肌肉系统疾病的发生具有因果关系。由于线粒体 DNA 分子比较小，研究起来较方便，故线粒体 DNA 与疾病关系的研究是一个很好的模型，现已受到瞩目，很可能会成为一个新的研究热点。

很多常见病，如冠心病、糖尿病、癫痫、高血压、甲状腺疾病、牛皮癣和精神分裂症等，其发病过程涉及多种环境因素和多种基因，属多基因病。对于这些疾病，首先应搞清楚相关的基因。一般来说，做到这一点困难很大，但不是不可能。主要的工作路线有三条：

其一，选择候选基因。根据表型或代谢异常的线索，确定与这些异常相关的基因是否与各该疾病相关。如狂燥－抑郁型精神病患者通常都有异常的多巴胺代谢，而酪氨酸羟化酶是多巴胺生物合成的关键酶，故可推测该酶基因的变异可能与该病的发病有关。有了这一线索，再经过家系中变异等位基因与疾病共分离（cosegregation）分析即可确定该基因是否与本病有关。

其二，利用动物模型找出一些相关基因，再以此为线索验证这些基因与人的同种疾病是否相关。如在小鼠模型中已证明 HLA DR3 和 DR4 基因复合体、MHC 复合体（H-2）和 THY-1 基因复合体与胰岛素依赖性糖尿病的发病有关。还找到一个与调节血浆高密度脂蛋白浓度相关的基因，它可能与动脉粥样硬化相关。

其三，由分子流行病学调查提供线索。如 apo E 和 apo B 基因与血浆胆固醇浓度有关联。血纤维蛋白原基因与血浆血纤维蛋白原浓度改变有关，而后者是冠心病的另一个危险因素。

相关基因的确定有可能找到遗传多态性和特别的等位基因，以便确定致病的易感性。如只在 15% 人群中存在的 apo E4 等位基因能增加血浆胆固醇浓度，与心肌梗死发生有关。α^2 球蛋白基因（维生素 D 结合因子位点）的多态性存在与易感艾滋病有关。胱硫醚合成酶基因的缺陷纯合子易感胶原畸形和血栓，其杂合子易感外因血管病和脑血管病。对疾病的易感性实际上是遗传变异对环境致病因素的敏感程度。肿瘤的形成涉及很多基因改变。一般认为，癌基因的激活和抑癌基因失活是重要的事件。目前最引人注目的抑癌基因 p53，其失活易罹患肺癌、骨肉瘤、结直肠癌、乳癌、神经纤维肉瘤及横纹肌肉瘤等。多数肿瘤中 p53 因缺失和点突变共存而使其失活，通常是一个等位基因缺失，另一个等位基因发生点突变，点突变集中在 p53 基因的 4 个高度保守区域，即密码 132 ~ 143、174 ~ 179、236 ~ 248 和 272 ~ 281。另一个抑癌基因 RB 失活引起视网膜母细胞瘤也是大家熟知的事实。此外，在癌基因 H - ras3’端存在一可变串联重复序列，用 Msp Ⅰ/Hpa Ⅱ 进行 RFLP 分析时若出现一罕见片段，则肺癌发病几率增高，所以这是肺癌易感性片段。在肿瘤化疗过程中癌细胞或早或迟会产生耐药性，这是因为多药抗药性基因（mdr 1）表达增强的结果，mdr 1 基因产物通过不同途径将药物泵出细胞，使其不能有效地到达靶分子。

（原载于“科技导报”1993 年第 3 期，“生理科学进展”1995 年第 1 期）

克隆技术面面观

一、引　言

（一）从“侏罗纪公园”谈起

几年前，由美国哈佛大学医学院毕业的一位博士撰写的科幻小说《侏罗纪公园》被改编成电影搬上银幕，轰动了影坛，震动了世界。该影片描绘了一些不负责任的科学家和唯利是图的商人，从一只被包裹在琥珀里面的蚊子嘴里找到了恐龙的遗传物质——脱氧核糖核酸（DNA），并用复制的DNA制造出许多活的恐龙，结果把一场灾难带给了人类。

1997年春节之际，我国中央电视台播放的美国影片《科学狂人》描绘的则是一位生命科学家尝试“复制自我”获得成功，结果“复制人”到处捣乱，给社会带来很多麻烦，造成很大的混乱与不安。

（二）克隆绵羊“多莉”引起风波

1997年春节过后，当年2月27日出版的《自然》（*Nature*）杂志报道，人类历史上第一只体细胞克隆绵羊“多莉”诞生，负责克隆“多莉”的科学家威尔穆特（I. Wilmut）也因此而名扬全球，人人皆知。

问题是，人们因此担心，“多莉”的到来在技术上已经给克隆人做好了准备，而一旦“克隆人”真的来到人间，我们该如何面对为好？世界是否会因此而遭受破坏甚至面临灭顶之灾？

生物高技术确实神通广大，无所不能，有的科学家甚至把克隆技术与制造原子弹相提并论，他们惊呼：人类正在向“生物学的广岛”靠近！

（三）政府部门干预

对克隆技术的种种担忧、预测和提防，归根结底是希望人类远离“生物学的广岛”。因此，人们对此变得特别敏感，有下面事实为证：事实上，在1997年2月27日《自然》杂志发表“多莉”克隆成功消息之前，即1997年2月23日，新闻媒体就已提前报道了该消息，在2月24日，美国总统克林顿亲自出面，要求国家生物伦理咨询小组在90天内提交相关的报告，这表明西方发达国家在政策制定者与科学界之间存在着一条“绿色通道”并保持畅通。3月4日，克林顿发布克隆人的禁令，宣布禁止政府资金用于克隆人的实验。随后一些西方国家的首脑和政界人物纷纷发表讲话和评论，表明反对克隆人实验的立场。3月19日，我国当时的卫生部部长陈敏章召开专家座谈会，并宣布针对克隆人的“四不”政策，即不赞成、不支持、不允许、不接受。这是我国政府部门惟一的一次表态。

（四）科学工作者的使命

公众对克隆技术的担忧是可以理解的，因为科学技术本身就是一把双刃剑。作为生命科学工作者，我们对科技本身及其延伸的问题，理应有更多的思考，因为我们承担着责任和道义，我们有责任让公众社会对克隆技术有更多的了解。

二、什么叫克隆

（一）“克隆”的定义

“克隆”一词的英文是“Clone”或“Cloning”。Clone是名词，泛指遗传背景完全相同的分子、细胞或个体。例如，若有成千上万个相同的基因片段，这些基因片段就是一个“基因克隆”或“DNA克隆”。同理，细胞克隆和个体克隆亦以此类推。Cloning是动名词，意指获得克隆分子、细胞或个体的手段和过程。克隆属于无性繁殖的技术范畴，无性繁殖与有性繁殖相对。有性繁殖是指通过雌雄两性的生殖细胞的结合产生后代的繁殖方式，所以有性繁殖后代的遗传物质既包含了两性生殖细胞中的遗传物质，又彼此不完全相同。所谓无性繁殖，是指不经过雌雄两性生殖细胞的结合，而由一个生物体的分割部分（分子、细胞或个体的一部分）直接产生后代的繁殖方式。一个基因（DNA 分子）经无性繁殖后得到数目众多的完全相同的基因（DNA 分子），这就叫基因（分子）克隆。一个肿瘤细胞可以在体内外分裂生成千千万万个遗传背景完全相同的瘤细胞，一个细菌也可分裂生成千千万万个具有相同遗传性质的细菌，这些都属细胞克隆现象。把蚂蝗切成几段，每段都可长成完整的蚂蝗个体，其遗传特性与原蚂蝗相同。在提及哺乳类动物和人类生殖时，有人对有性繁殖和无性繁殖还有一种强调“性行为”的通常理解，即如果通过性交使精子与卵子结合产生个体，被视为是“有性生殖”（或“有性繁殖”）；如果对早期胚胎进行人工处理和操作，获得从桑椹胚分离的单个全能干细胞，或使精子与卵子在体外结合（即人工授精）获得受精卵，然后将这样的全能干细胞或受精卵植入子宫，使之发育成个体（“试管婴儿”），则是“无性生殖”（或“无性繁殖”）。但是，从分子遗传学角度讲，“克隆”只是指遗传基因完全相同的个体的产生，所以克隆与前一无性繁殖概念相同，但又不完全等同于后面所说的“无性生殖”。最典型的例子就是“试管婴儿”，他（她）是“无性生殖”产物，却非克隆产物，因为“试管婴儿”的遗传物质是精子和卵子遗传物质的整合，既不完全相同于父亲，也不完全相同于母亲。

克隆也不同于复制。一般来说，复制是指拷贝一份与原版完全一样的东西。而这些至少在个体水平是做不到的，你不可能复制出一个与你在遗传基因、生理生化特征、外貌、行为、记忆、学习、思维、情感、自我意识等方面完全一样的你来，因为行为、记忆、学习、思维、自我意识、情感等与后天因素、环境因素密切相关，而任何两个人其后天因素和环境因素不可能完全一样。这就是为什么科学家今天有能力克隆出在遗传性质上完全相同的“克隆动物”，但不可能复制出两头在遗传性质和行为、智力、能力方面都完全相同的动物的原因。同样假定在将来的某一天，在特定情况下允许克隆人，也不可能复制出在遗传性质和行为、记忆、学习、思维、自我意识、情感、能力等方面都完全相同的人。

在理论上和技术上，克隆人可以做到，复制人却永远不可能做到。所以，人们既不必担心克隆出来的希特勒会是二战时期希特勒的“复制品”，也无须为克隆一个完全相同的自己枉费心机。

（二）克隆的途径和方法

如上所述，按不同的目的可以进行分子克隆、细胞克隆和个体克隆。目前，人们最感兴趣的当然是个体克隆，首当其冲为动物个体的克隆。

1. 分子克隆　分子克隆是20世纪70年代发展起来的一项生物高技术，主要用于基因的克隆。由于基因决定遗传性质，基因产物——多肽和蛋白质参与重要的生理过程，有的产物还可用作治疗药物，克隆基因主要用于研究正常生理机制，疾病发生发展机制，以及诊断、治疗和预防。所以，分子克隆也可称为基因克隆、遗传工程或基因工程。在目前，要克隆一个基因，已有常规的成熟的技术方法可供采用。简单地说，其步骤是：先用基因修剪刀（专业上叫核酸限制性内切酶）将待克隆的基因与具有复制能力的基因载体（在专业上，根据这些载体对基因的装载量大小分别称为“质粒”、“粘粒”、“酵母人工染色体”、“细菌人工染色体”等等）进行修饰和剪辑，使基因与载体相匹配，然后利用基因黏合剂（专业上叫DNA连接酶）将匹配的基因与载体粘连在一起成为一个新的分子（专业上叫构建基因重组体）。将构建好的基因重组体通过各种有效方法（如物理的电脉冲法、化学的介质转化法等）转移到快速繁殖的大肠杆菌内，即可在菌体内随着细菌的分裂增殖而大量复制增殖，最后把细菌收集起来，破除菌壁，使经过复制增殖的大量重组体释放出来。经纯化、回收，即可得到大量完全相同的基因。在分子克隆中，克隆所得的基因实际上就是复制所得的基因（除非复制发生错误）。

如果把基因与可表达载体构建成重组体，并转移至原核（细菌）细胞或真核（酵母或动物）细胞，该基因就可表达出产物，以满足我们的各种需要。

2. 细胞克隆　细胞克隆是通过细胞分裂增殖的方式而达到的。对于细菌，如果把稀释菌液涂抹在培养基上，使细菌之间留有一定的间隔空间，培养一定时间后，每个细菌都会各自分裂生长出一个菌落，每个菌落里面的细菌，其遗传基因是完全相同的。挑选某一菌落作为材料再做研究，因其遗传背景完全相同，分析结果时可排除遗传因素的干扰，使结论具有可靠性。这是生物学家常用的方法。

对于动物细胞（包括人细胞），能否获得细胞克隆，需视细胞的分化状态而定。分化程度越高，形成细胞克隆的能力越低。比如肿瘤细胞，因其分化程度低，可以形成细胞克隆的能力则高。具有形成细胞克隆能力的细胞，若将其置于半固态琼脂糖培养基中培养，能形成细胞集落。

人体中有一类叫淋巴干细胞的未分化细胞，当受到外源性抗原刺激时（比如细菌或病毒等病原体的侵袭）就会致敏，分裂增殖出大量相同的免疫活性细胞，针对该抗原产生特异性抗体，以抵御外源性抗原的作用。这种针对某种特异性抗原的免疫细胞就是一个细胞克隆。体内有很多淋巴干细胞，每一株淋巴干细胞针对各自的特异性抗原分裂增殖出一群免疫活性细胞，据估计人体能产生 10^{18} 种抗体，故在理论上机体内存在 10^{18} 种淋巴干细胞克隆，它们足能对付任何入侵的病原体的抗原。

细胞克隆对于提供具有相同遗传背景的实验材料具有重要的意义。

3．动物个体克隆

（1）研究历史的回顾　动物个体克隆的概念（即“克隆动物”与“原版动物”的细胞核遗传物质完全相同）是在对发育过程中两个重要概念的认识逐步加深和完善的过程中产生的，即“受精”和“分化”。

早在19世纪中后叶，科学家就已观察到，在自然界中有一些动物存在孤雌生殖现象，即雌性动物所产的卵子即使未受精，也可发育成胚胎和个体，这在黄蜂、扁虫、蜥蜴和某些节肢动物中经常可见到。有人还做过这样的实验：用物理的和化学的方法刺激海胆的未受精卵，未受精卵就能发育成幼虫或更高成熟度的海胆。用同样的方法刺激青蛙的未受精卵，也能使其发育成青蛙。我国老一辈著名生物学家朱冼也用蟾蜍的未受精卵培育成雌性成体蟾蜍，这些蟾蜍不仅发育正常，而且照常可以进行有性繁殖，生出后代，即大家所知的“没有外祖父的癞蛤蟆”。上述事实说明，受精虽然是发育的一个重要途径，但却不是一个必要条件。这种认识为克隆动物技术提供了一个重要的理论基础。

人们在研究胚胎发育过程中发现，从早期胚胎到晚期胚胎，会出现在形态学上和生理特性上称之为“分化”的改变：细胞大小变得不均等，细胞分裂变得不对称，胚胎晚期细胞出现定向分化迹象，如有的分化成皮肤细胞，有的分化成肌肉细胞，有的分化成神经细胞，等等。为什么会发生分化现象呢？在20世纪上半叶，科学家从这些现象中注意到一个重要事实，那就是伴随着分化现象的发生，细胞质发生了不均等的分配。这意味着，在胚胎发育过程中，细胞质掌握着细胞核中的DNA遗传信息的程序化表达的开关，这种程序化表达从胚胎发育一开始就是预设好了的，只是由细胞质来掌握而已。毫无疑问，细胞质掌握胚胎程序化发育的过程正常与否也受环境因素的影响。

现在的问题已经比较清楚了，从发育的观点来看，任何细胞从发生开始，必定要进入分化的程序。不进入分化程序或分化太快、太慢，都是不正常的。细胞分化的程序化决定了其分化程度的高低。这引发了人们的好奇心和无穷的想象：能否把另一个分化程度不一的细胞的核移植到尚未开始分化的真核未受精卵中，让细胞核DNA遗传信息的程序化表达重新在未受精卵的细胞质的控制下开始，并按照分化的程序发育成胚胎和个体。如果通过这样的细胞核移植能成功地培育出个体，意味着克隆动物个体就成功了。由于技术上的限制，最初人们只想到把中后期胚胎的细胞核移植到未受精卵中，中后期胚胎细胞分化程度较低，重新启动程序化发育过程可能比较容易。这大约是20世纪30年代的事。随后有人用两栖类动物做实验，没有成功。一直到70年代，古尔顿等改进了方法，将青蛙晚期胚胎细胞核移植到去核青蛙未受精卵中，被移植的核重新开始了发育程序，变成了蝌蚪。这一研究成果可以说是核移植的开创性工作，古尔顿也成为克隆技术的奠基者。进入80年代以后，科学家开始在哺乳类动物中通过细胞核移植技术培育克隆动物，其主要的技术路线是将中后期胚胎细胞核移植到同种未受精卵中，用这样的技术路线先后培育成功克隆鼠、克隆牛、克隆猪、克隆兔和克隆猴等。

至此，用分化程度较低的胚胎细胞核移植的方法，克隆动物的技术关键已基本上被突破。接着就有人大胆地探讨：是否一个已分化的细胞核移植于去核卵中后，其遗传信息能重新进入程序化发育过程？采用分化程度高或已经完全分化的体细胞是否也可克隆动物呢？

1997年2月，英国罗斯林研究所以威尔穆特为首的研究小组宣布用羊体细胞核移植方法克隆羊获得成功。该小组将一只6岁成年羊乳腺上皮细胞的核移植于羊的去核卵中，所组成的重构卵在另一只母羊子宫中发育成胚胎，生出一只克隆羊，即“多莉”。“多莉”的诞生标志着克隆技术翻开了新的一页，进入了一个更高的阶段，其科学意义、社会意义和经济意义不可低估。

“多莉”克隆成功以来，各国科学家又在以下4个方面做了创新性探讨，取得了很好的进展：①英国科学家将克隆技术与转基因技术结合起来，使转有人类蛋白（第8因子）基因的绵羊得以克隆，这只克隆羊叫“波利”。“波利”的诞生使克隆动物技术向实用目标前进了一步。②美国科学家把不同哺乳类动物细胞核移植于牛的去核卵中，并使其发育成早期胚胎。这一研究进一步拓宽了克隆动物技术的广度和深度，同时更加具有广阔的应用前景，如果成功，将可在人体器官的制造、繁殖牲畜家禽和挽救濒危物种等用途中发挥重要的作用。③日本科学家用成年牛体细胞克隆成功两头克隆牛。④美、英、日、意等国联合小组用成年鼠体细胞培育出3代共50多只克隆鼠，这是首次用克隆动物克隆出克隆动物的成功尝试。以上工作的进展都表明：克隆动物技术具有可操作性和可重复性，尽管在目前其成功率还比较低。这里顺便提到一个事例，由于克隆动物技术的快速发展，使个别热衷于克隆人的科学家提出了克隆人的设想。1998年初，美国芝加哥一位科学家宣布开始克隆人的工作，据说愿意克隆自己的人还不少。克隆人的问题涉及到许多伦理、社会和法律问题，人类应该如何处理这一新问题，已经摆在议事日程上来了。

（2）用体细胞克隆动物的方法和步骤　以克隆“多莉”为例，可用示意图1表示克隆的全过程。

对于供核细胞，罗斯林研究人员强调应当使其保持在静止期（即G_0期），因为静止期细胞的染色体结构发生变化，有利于核移植后重新进行发育程序化过程。

卵细胞的去核是用去核针借助显微镜帮助把核连同一小部分胞质吸出。将静止态供核细胞与去核卵放在一起，用电脉冲使二者融合成一个细胞，该细胞叫重构卵。去核卵既可为未受精卵，也可用受精卵。但实验表明用去核受精卵作为核移植受体细胞，其发育率

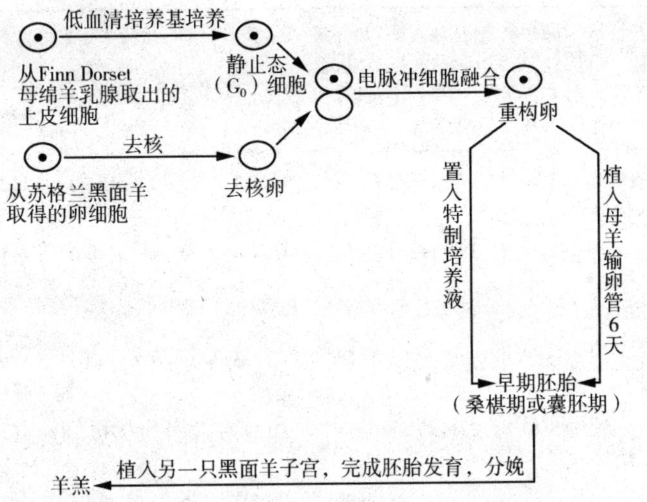

图1　体细胞克隆动物过程示意图

比用去核未受精卵明显降低，据报道其原因是受精后受精卵细胞核开始动用细胞质中调控其程序化发育的因子，故去核受精卵胞质中已有部分调控因子被消耗掉（去核未受精卵则保存较丰富），影响了重构卵的继续发育。所以一般以去核未受精卵作为核移植受体细胞。

重构卵的早期胚胎发育采用两条途径：一是将重构卵植入母羊的输卵管（事前结扎），大约6天后发育成桑椹期或囊胚期，取出并植入另一只苏格兰黑面羊（代孕羊）子宫；二是将重构卵在特制培养液中培养至桑椹期或囊胚期，再植入代孕羊子宫。在子宫中完成后期胚胎发育及分娩。

在用体细胞核移植的同时，罗斯林研究所的科学家还用了另两种分化程度不同的供核细胞，一种为珀尔·多尔塞特（Poll Dorset）绵羊发育9天的胚胎细胞，其分化程度较低，另一种为黑威尔士山（Black Welsh Mountain）绵羊发育26天的胚胎，其细胞已发生明显分化。用于体细胞克隆的乳腺上皮细胞来自一只怀孕3个月的6岁梵·多尔塞特（Finn Dorset）母绵羊的乳腺，分化程度较高。以上3种细胞核移植后胚胎发育及羊羔出生情况列于表1中。

表1　3种类型细胞核移植重构卵的胚胎发育及羊羔出生情况

供核细胞类型	融合成功数（成功率%）	从输卵管回收的胚胎数(回收率%)	培养液中发育的重构卵数	早期发育成功的胚胎数(成功率%)	移植胚胎数	怀孕母羊数/代孕母羊数(怀孕成功率%)	出生羊羔数（成功率%）
乳腺上皮细胞 (Finn Dorset)	277(63.8)	247(89.2)	-	29(11.1)	29	1/13(7.7)	1(3.4)
26天胚胎细胞 (Black Welsh Mountain)	172(84.7)	124(86.7)	-	34(27.4)	34	4/10(40.0)	2(5.9)
			24	13(52.3)	6	1/6(16.6)	1只出生后很快死亡
6天胚胎细胞 (Poll Dorset)	385(82.8)	231(85.3)	-	90(39)	72	14/27(51.8)	4(5.6)
			92	36(39)	15	1/5(20.0)	0

从表1中可见，用细胞核移植所得重构卵早期胚胎发育（桑椹期或囊胚期）的成功率比较低，能发育成个体羊出生的比率也很低，而用体细胞核移植这两项成功率则更低，这表明技术上有待继续改进。在整个实验过程中，对代孕母羊定期进行超声波扫描检查，发现存在严重的胚胎流失和产前死亡（远大于正常死亡率），这是目前克隆动物技术中普遍存在的问题。

如何对多莉羊验明正身呢？一是表型：供核细胞来自梵·多尔塞特羊（白脸），去核卵和代孕母羊均来自苏格兰黑面羊，多莉为白脸，说明其遗传基因来源于梵·多尔塞特羊，而非苏格兰黑面羊。二是基因型：对4个多态性基因位点检测表明，其基因型图谱与供核细胞的梵·多尔塞特羊一致，而有别于苏格兰黑面羊。由以上指标可以认为，多莉确系体细胞克隆产物。

用于体细胞克隆的供体细胞除乳腺上皮细胞外，原则上适用于一切体细胞。但是，正如上述，克隆动物技术在多个环节上成功率还不高。所以，不少研究所探讨了改进的方法。美国夏威夷大学的科学家在克隆鼠的实验中对电脉冲融合进行了改进，建立了所谓的“火奴鲁鲁技术”。该技术有两项重大改进：一是用特制的微量移核管将供体核取出直接注射到去核卵中，形成重构卵，而不用电脉冲法；二是重构卵形成后经过1~6小时的延时过程，再用氯化锶溶液进行化学刺激处理。由于这两项改进能够使供核体和去核卵细胞受到的损伤最小，有利于重构卵的发育，同时也避免了电脉冲融合后供核体细胞的胞质对重构卵发育的可能不利的影响，因此，该技术明显地提高了胚胎发育的成功率和克隆动物的成功率。

还有的科学家认为，该移植成功的关键不在于供核细胞的细胞周期是否处于静止期（G_0 期），而在于核质双方的细胞周期是否协调同步。从哺乳动物正常受精过程来看，胚胎的早期发育是在卵母细胞质的调控下实现重新程序化的发育。因此，提供胞质的卵细胞的成熟质量和去核操作是否得当，是核移植是否成功的关键。

（三）克隆动物存在的问题

尽管克隆动物已经获得成功，但就目前而言，无论在理论上或技术上，仍然存在很多有待解决的问题。在理论上，胞质对细胞核遗传信息程序化表达的调控机制尚不清楚，因此，重构卵中胞质的总量和移植带进来的供核细胞胞质的量的多少对程序化表达有何影响？约占细胞核 DNA 总量的 3% 的胞质线粒体 DNA 对程序化表达有何影响？此外，环境因素对程序化表达有何影响？细胞突变对程序化表达有何影响？这些都还是谜。但是，有一点似乎可以说，上述问题中都存在着可变因素，因此，尽管科学家可以克隆出动物，但克隆动物个体之间仍会存在某些差异，如对外界环境的反应性不同，行为不同，甚至体貌特征也有差异。

在胚胎发育环节易发生胚胎流失和死胎，成体动物易患病，一般死亡率较高，寿命较短，确切原因不详。但有人发现多莉羊染色体端粒的长度比同年龄的普通绵羊缩短了 20% 左右。端粒随细胞分裂而逐渐缩短，是细胞衰老的决定因素之一。据推算，多莉羊出生时就相当于 6 岁年龄的羊。这些有可能是技术操作不当引起的。有报道称，用改进的技术克隆出的 10 头牛犊，与普通牛犊相比，端粒相当，并未缩短，而对连续 6 代克隆鼠的端粒检测表明，其长度属于正常范围。因此，只要在技术上加以改进，上述问题有可能逐步得到解决。

三、克隆技术的科学意义和应用前景

克隆技术包括分子克隆、细胞克隆和动物个体克隆，也包括组织克隆、器官克隆。可以说，生命体的多个层次都可克隆。克隆技术虽然看起来只是一种高技术，但就其内涵来说，包含着很深奥的科学意义和理论意义。分子克隆技术的诞生使科学家能拿到基因，看到基因，研究基因的结构和功能，把过去经典的遗传学提升到基因学高度，同时促使科学家在观念上向整体综合分析模式靠拢，正因如此，基因学才会向基因组学的新高峰挺进，人类基因组计划才会得以实施和取得重大进展。基因和基因组研究使我们对生命现象，对癌变发生机制的认识水平大大提高。现在人们已达成共识，所有的疾病都是基因病，它们可以分成3大类：单基因病、多基因病和获得性基因病。人们之所以能认识到这一点，都是得益于分子克隆技术。分子克隆技术作为生物高技术，在医学、药学、农学、林学、畜牧业、渔业、工业、环保、能源、材料等领域已经并将继续发挥重要作用。

（一）环境保护

环境保护是人类面临的重大课题，用分子克隆技术制备的基因探针可以充当环境监视的尖兵。例如，它可监测饮用水中病毒和细菌的含量，灵敏度和精确度极高。它还可实行基因跟踪，在鉴定带菌者和预告流行病发生方面发挥作用，为疾病预防提供科学依据。分子克隆技术也可用于环境污染的清除，如把不同假单孢杆菌的两种不同质粒（小环状 DNA）重组成一个超级质粒，导入一种细菌，使该种菌成为超级菌，这种超级菌能在原油中迅速繁殖，并在浮游过程中快速降解烃类物质，除去污染水面和地面的石油。

（二）农作物育种

分子克隆技术对农业发展具有举足轻重的作用。众所周知，农作物育种有两个难题长期未能解决，一是要培育一个新品种需要很长时间（用有性杂交法通常需4～8年），二是无法逾越物种之间的屏障。分子克隆技术能够打破物种间的屏障，使不同作物品种实现杂交，并可在短期内培育出新品种。已发现一种叫苏云金杆菌所分泌的毒素蛋白能杀死植物毛虫，这种毒素蛋白基因已得到，并且通过基因工程技术将该基因导入植物，由于该转基因植物叶片表达毒蛋白，使害虫咬食叶子后中毒而死。我国亦通过类似方法培育成功含毒蛋白基因的转基因棉花，能有效地毒杀棉蛉虫，大田试验效果极佳。有一种叫 *aroA* 的基因，其突变产物能对抗除草剂。若将突变的 *aroA* 基因导入作物中使其成为转基因作物，则可成为抗除草剂作物，这时如喷洒除草剂只能杀死杂草而不损伤作物。农作物的丰产与肥料关系很大。氮、磷、钾是主要的肥料，其中以氮肥的需求为最大。豆科植物根部有共生的根瘤菌，而根瘤菌含有固氮基因 *nif*，可将空气中的氮固定在菌体内，转换为氮肥，这类植物无需施氮肥即可生长。但是大多数植物没有根瘤菌，需人工施氮肥。基因工程师们据此正在寻找类似的共生系统，以使小麦、水稻和其他农作物也长根瘤菌。其方法有：①将 *nif* 基因转移至合适的菌株、酵母或藻类中，它们与作物共生期间可因固氮基因 *nif* 的作用而源源不断供给氮肥，这一设想已有成功先例。②直接将固氮基因导入作物植株中，希望在无需上述共生系统的条件下作物本身就能共生固氮。粮食作物果实的营养价值的主要指标之一是蛋白质的氨基酸组成。许多作物不含有人体必需氨基酸，要改变这种情况，应从改造种子贮藏蛋白质基因入手，使这些蛋白质基因产生的蛋白质具有合理的氨基酸组成。另外，更为简捷的办法是针对某种作物缺乏某些必需氨基酸成分，人工设计和合成能表达含这些氨基酸的蛋白质的基因，将其转移至作物种子中。根据以上的思路，科学家们已经在玉米、土豆、菜豆及其他一些作物上进行了探索，取得了初步的结果。

世界上沙漠、干旱、低温和盐碱地区占很大面积，在这类地区作物生长很困难。事实上，基因专家发现在这些恶劣环境下尚可生长的植物中存在抗逆基因，如抗旱基因、抗盐碱基因、抗冷基因等等，并对其中某些基因进行了克隆、分析和抗逆试验。如果这一问题得到解决，则高寒、干旱和盐碱地区的人们照样可长年种植粮食、蔬菜和水果。

（三）发展工业

分子克隆技术在工业上也展示了美好的应用前景。通过分子操纵可以得到不同类型的基因工程菌，其中有些工程菌可把低品位矿石或废矿石、废矿渣中的金属富集起来，有的还可对富集的金属进行化学转化。科学家已经采用这种技术从贫矿和废矿石中提取了铀、铜、金属硫化物和镍等。乙醇是一种极重要的工业原料，工业上是通过葡萄糖发酵来制造的，但通常转化率很低（10%左右），基因工程师正在研究和制备这样的工程菌：它既可成倍地提高由葡萄糖转化为乙醇的效率，同时又可将纤维素转化为葡萄糖，为高效、高产量的乙醇生产提供一条切实可行的途径。

（四）分子克隆技术的发展趋势

在我们衣食住行医等日常生活中，已经和将要接触到越来越多的基因工程产品，如众多的转基因粮食、水果、蔬菜、禽畜和水产品已不知不觉地上了人们的餐桌。因此，说分子克隆技术是对世界的变革并不过分。该技术除了继续在上述各方面发挥作用外，在今后将会呈现何种发展趋势呢？概括起来说，主要有4种走向：①分子克隆技术的发展必然产生第二代基因工程——蛋白质工程。基因工程几乎可以随心所欲地改造DNA，这意味着它可改造生命、创造生命。但是表现生命现象的具体体现者是蛋白质（DNA或基因是操纵者）。蛋白质的构造与其功能活性关系甚大，蛋白质工程就是通过工程手段来研究、改造和确定构造与功能的关系。知道了这种关系，才可有目的地用基因工程技术制备特定蛋白质用于特定目的。有了第一、第二代基因工程技术，人们有可能根据不同的需要设计和创造出世界上原来不存在的新基因、新蛋白质和各式各样用途不同的产品。②分子克隆与其他生物技术的相互渗透和配合是生物高技术发展的基本要求。分子克隆作为一项高技术，在创造和生产产品过程中单靠本身一种技术是不够的，必须与酶工程、细胞工程、发酵工程、微生物工程、化学工程以及计算机技术等配合协作才有大作为。③分子克隆技术将参与现代生命科学重大前沿课题的攻坚战，这些重大课题是：人脑工作原理、发育机制和后基因组计划，特别是“遗传语言”的破译等。这些重大课题的任何突破必将引起信息科学、生命科学等自然科学的革命，也将给社会带来新的观念和变革。④分子克隆技术与其他生物技术的结合和应用必定超越陆地，走向海洋，超越地球，走向宇宙空间。海洋是一个广阔的水世界，生活着千千万万脊椎动物、无脊椎动物和微生物。海洋蕴含着人类所需要的一切物质，只是目前尚未充分利用。分子克隆技术针对海洋生物可开发出巨大的海洋产业。宇宙空间特殊物理环境条件可使生物反应有异于在地球发生的反应，并且具有某些优良的性能。利用此性质可以在太空生产基因工程产品，这种生产具有周期短、产品纯度高和成本低等特点。相信不久的将来，由“太空工厂”生产的药品、食品和其他工业品将会造福于人类。

分子克隆技术的创立是人类智慧的骄傲，它像一个“魔盒”，人类想要什么从中就能得到什么，在相当程度上圆了人类“心想事成”的梦。但是必须看到，分子克隆技术带给人类的除了财富和利益外，也带来了一系列科学的、伦理道德的、社会的和法律的问题。

对于后者，科学家和社会各界人士应予足够重视。

（五）制药工业

分子克隆技术已经取得的成果是多方面的。迄今，它的最大的应用领域在医药方面，包括活性多肽、蛋白质和疫苗的生产，疾病发生机制的研究，诊断和治疗用新基因的分离等。许多活性多肽和蛋白质具有治疗和预防疾病的作用，它们都是由相应的基因所产生，但在组织细胞内产量极微，使得采用常规方法很难获得足够量供临床应用。分子克隆技术则突破了这一局限性，大量生产这类多肽和蛋白质。迄今已成功地生产出胰岛素（治疗糖尿病和精神分裂症）、干扰素（抗病毒剂，对血癌和某些实体瘤有疗效）、人生长激素（治疗侏儒症）、生长激素释放抑制因子（治疗肢端肥大症和急性胰腺炎）等百余种产品，其中许多已成为临床治疗的有力武器，并创造了显著的经济效益。疫苗是预防和治疗流行性疾病和其他严重疾病的“杀手锏”。分子克隆技术可以根据病原体的抗原分子群，将它们的基因重组在一起导入大肠杆菌（工程菌），使该菌成为制造混合抗原的工厂。分子克隆还可将有关抗原的DNA导入活的微生物，这种微生物在受免疫应激后的宿主体内生长可产生弱毒活疫苗。该法具有抗原刺激剂量大且持续时间长等优点。正在研制的基因工程疫苗有数十种之多，在细菌方面有针对麻风杆菌、百日咳杆菌、淋球菌、脑膜炎双球菌、传染性腹泻菌、链球菌、绿脓杆菌、梅毒的疫苗，在病毒方面有针对乙型肝炎、甲型肝炎、带状疱疹、巨细胞病毒、单纯疱疹、流感、轮状病毒、人免疫缺陷病毒、乳头状瘤病毒的疫苗，在寄生虫方面有针对疟原虫、利什曼原虫、血吸虫、锥虫的疫苗，在真菌方面有针对曲霉菌、念珠菌和组织胞浆菌的疫苗。美国早在20世纪80年代就批准乙型肝炎疫苗上市，我国乙肝病毒携带者和乙肝患者多达一、二亿，这一情况促使我国自行研制成功了乙肝疫苗，并取得了巨大的社会效益和经济效益。对肿瘤疫苗的研制一直是肿瘤防治中的关注热点：一般认为，肿瘤细胞由于抗原性太弱而逃避了机体免疫系统对它们的追杀，因此，用分子克隆技术将某些具有抗原性的蛋白用基因导入肿瘤细胞，可增加其抗原性，从而被免疫系统所识别。目前这类肿瘤基因工程疫苗已在临床试用，主要用于黑色素瘤、肺癌、宫颈癌和白血病的防治。抗体是人体免疫系统防病抗病的主要武器之一，20世纪70年代创立的单克隆抗体技术对此虽然发挥了重要作用，但由于人源性单抗很难获得，使得单抗在临床上的应用受到限制。为解决此问题，近年来采用分子克隆技术已获得了人源性抗体，这种抗体既可保证其与抗原结合的专一性和亲和力，又能保证其正常功能发挥。目前已有多种这样的抗体在临床试用。将毒素或改造的毒素基因与抗体可变区或细胞因子基因融合后制备的重组免疫毒素，克服了用抗体和常规化学连接方法制备免疫毒素的缺点，目前已获得多种重组免疫毒素，用于自身免疫性疾病（如类风湿关节炎等）、恶性肿瘤和骨髓移植排斥反应的防治。抗生素在治疗疾病上起到了重要作用，随着抗生素数量的增加，用传统方法发现新抗生素的几率越来越低。为了获取更多新型抗生素，采用分子克隆技术研制新抗生素已成为重要手段之一，目前已获得数十种基因工程“杂合”抗生素，为临床应用开辟了新的药物途径。值得指出的是，以上所述基因工程多肽、蛋白质、疫苗、抗生素等作为防治药物不仅能有效控制疾病，而且在避免毒副作用方面往往优于传统方法生产的同类药品，因而更受人青睐。

（六）基因诊断与基因治疗

上已述及，人类疾病都直接或间接与基因相关，故近年来产生了疾病新概念，即认为所有疾病都是“基因病”。“基因病”的含义有三：一是某一特定基因的结构或表达异常引起某一特定疾病，称为单基因病；二是某一疾病与多个基因的结构或表达异常相关，称为多基因病；三是病原微生物侵入机体引起疾病，叫获得性基因病。既然疾病与基因相关，在基因水平上对疾病进行诊断和治疗，就可使诊断和治疗特异性强、灵敏度高、简便快速。在基因水平进行诊断和治疗在专业上叫基因诊断和基因治疗，实施基因诊断和基因治疗的主要技术手段就是分子克隆技术。由该技术制备各种基因探针，可对各种致病基因和疾病相关基因进行探测，确定其是否会患病或患病的几率，也可对胎儿进行产前基因诊断，以确定是否终止妊娠，这对于提高人口质量大有好处。目前基因诊断作为临床第四代诊断技术已被广泛应用于遗传病、肿瘤、心脑血管病、病毒、细菌、寄生虫病和职业病等的诊断，成为临床的生物高技术。目标基因与基因载体通过重组和分子克隆技术可以形成具有特定功能的重组体，以补偿失去功能的基因的作用或增加某种功能对异常细胞进行矫正或消灭，此即为基因治疗。在理论上，基因治疗是治本而无任何毒副作用的疗法。目前国际上有数百个基因治疗方案正处于临床试验阶段，其中少数方案自1990年以后被批准正式用于临床，取得了一定成效。但是，总的来看，基因治疗在理论和技术上还有一些难题尚待解决，离大规模应用还有一段不小的距离。不论是基因诊断还是基因治疗，最关键的前提条件是要拿到特定的疾病相关基因。目前常用的分离基因的策略有功能克隆、定位克隆、候选定位克隆和表型克隆等，这些策略中的基本技术方法都离不开分子克隆技术。

细胞克隆可用作单克隆抗体的生产，组织克隆和器官克隆则可用作组织移植和器官移植。

（七）克隆动物

克隆动物技术的成功在理论上的最大贡献有3点：第一，高度分化细胞经一定处理后可回复受精卵时期的合子的功能；第二，细胞发育具有可塑性和可逆性；第三，在细胞发育过程中，细胞质对异源细胞核的发育具有调控作用。这些理论突破，带来了广阔的应用前景。主要的应用领域有以下一些：

1. 繁殖优良家畜品种，使其不断繁殖，生生不息，为人类服务　过去曾有一些优良家畜家禽品种消失，如果采用克隆技术就可以保留下来，创造经济价值。

2. 保护珍稀濒危动物，使其不绝种　自然界的环境变迁或污染，严重妨碍了有些动物的繁殖、发育、生长，使其濒临灭绝，如我国长江特产白鳍豚。有些动物的生殖力特别低，很难大量产仔，如大熊猫。现在我国科学家正在用克隆技术对这类珍稀濒危动物进行抢救和保护，美、法科学家甚至考虑将早已绝迹的猛犸用克隆技术使之“复活”。

3. 在医药方面，可以制造对人类有益的药物蛋白、多肽　例如将分泌治疗血友病的Ⅷ因子的乳汁的转基因羊进行克隆，所有克隆羊的乳腺都能分泌Ⅷ因子，每只克隆羊相当于一个小小的制药厂和产奶厂，患者只要喝这种奶，既可增加营养，又可及时得到治疗。类似的例子还有一些，而且已经进入商业操作阶段。由于疾病谱的改变，现在需要器官移植和组织移植的患者越来越多，组织和器官供体来源越来越紧张，而且在组织和器官移植中产生的排斥反应一直是医学上的一个难点。过去医生在做移植手术之前都要做组织相容性的基因配型监测，配型合适再将一个人的组织或器官移植给患者。现在则增加了三条途径：一是先用转基因技术将人的组织相容性基因转移给转基因动物（如猪），这种转基因动物的器官或皮肤就可以用于人体的器官移植。但因培养转基因动物颇费时间、人力和物力，最好的办法是将这些有特殊用途的转基因动物用克隆技术大量克隆出来，器官和组织供体来源就充足了。二是直接用人体细胞克隆组织和器官，通过这条途径获得的组织或器官可保证100%无排斥反应，这在神经损伤、糖尿病、帕金森病的治疗中具有重要应用前景。三是进行不同种属间的核移植，如把人的体细胞核移植到动物去核卵中，培养出胚胎干细胞，然后将其移植到患者体内，可继续定向分化为特定的组织或器官。据报道，1999年底美国科学家已将羊、猪、鼠、猕猴等4种动物的体细胞分别植入牛的去核卵中，结果羊胚胎发育达到30天。所以，异种核移植克隆若获成功，在医学方面将会有广阔的应用前景。

4. 提供完全纯系的实验动物，建立人类疾病的动物模型　实验动物在研究疾病发生机制和个体化防治方案中起到重要的作用，在使用实验动物时，除了考虑一般的实验动物质量标准外，还要特别注重两点：一是所使用实验动物的遗传背景尽可能一致，最好完全一致。这样，分析实验结果就可清除遗传背景不一致所带来的差异造成对分析的干扰。要做到这一点，最好采用纯系动物。所谓纯系动物就是经若干代直系成员之间（兄弟姐妹）交配后产生的遗传背景基本一致的动物群。使用纯系动物进行实验可显著地清除个体遗传差异所造成的误差。成功地培养一个纯系动物实属不易，而用克隆动物技术所获得的克隆动物，是最理想的纯系动物，其遗传背景完全相同。二是根据实验目的，有时希望所使用的实验动物具有某种特定的疾病特征和疾病的基因型。这涉及人类疾病的动物模型的建立。疾病的动物模型可通过自发筛选、诱变筛选和遗传工程手段获得，但扩种相当难，采用克隆动物技术则可很好地克服这一难题。

（分别原载于“北京晚报”1997年4月23日，“健康顾问”1997年第4期，“生命的岁月与梦幻”2001年）

跨世纪的科学工程
——人类基因组计划

近年来，“基因”作为一个深奥的生命科学概念，不仅受到科学家的重视，也引起广大民众的关注，“基因大战”、“基因病”、“克隆”等专业词汇屡见报端，凡此种种，实在得益于人类基因组计划（human genome project，HGP）的实施。HGP与曼哈顿原子弹计划和阿波罗登月计划一起被称为20世纪三大科学工程。而HGP因其涉及面更广、影响力更大，又适逢世纪之交，成为承前启后、将贯穿于整个21世纪的最伟大的科学工程。因此回顾HGP所走过的道路和所取得的成绩，展望未来前景，无疑是很有意义的。

任何一个大科学工程或科学事件的产生都有其历史背景和必然规律。HGP的产生首先是生命科学发展到一定阶段的需要。众所周知，早在19世纪，遗传学家就提出了“基因”概念，即基因是决定生物性状的遗传物质基础，但其化学本质的阐明是20世纪上半叶的事。特别是50年代DNA双螺旋结构模型创立后，对基因的认识有了突飞猛进的进步，进一步从本质上证实基因是决定人类生、长、老、病、死和一切生命现象的物质基础。同时，在探求基因结构和功能的过程中，研究基因的技术体系也日臻完善，时至20世纪70

年代，DNA 重组技术（也称基因工程或遗传工程技术）终获成功并付之应用，分离、克隆基因变为现实。特别在人们关心的肿瘤研究领域显得非常活跃，相继克隆和鉴定出众多与肿瘤发生发展密切相关的癌基因和抑癌基因。与此同时，不少遗传病的致病基因及其他一些疾病的相关基因和病毒致病基因陆续被确定。所有这一切都使人们的精神为之一振，似乎看到了攻克顽症的曙光，研究基因的热情空前高涨，成绩斐然，以基因研究为主要内容的分子生物学遂成为生命科学中的带头学科和 20 世纪后半叶自然科学中一道亮丽的风景线。但是，有眼光的科学家发现，在这一基因研究热潮中，把一种疾病状态与一种或几种基因相对应起来研究的线性思维模式，并不能真实地阐明疾病发生发展的基因机制，主要原因有二：一是人类基因组所蕴含的约 10 万个基因迄今只有大约 1/10 被克隆和确定，对于复杂疾病相关的基因可能只知道一部分，按照线性思维模式去研究基因，永远是小作坊式和零敲碎打式的状态，不可能从“整体”上搞清疾病的基因机制；二是疾病相关基因是通过其相互作用（即时空网络作用）参与疾病发生发展过程的，零敲碎打式研究不可能全面了解基因的网络作用。因此，诺贝尔奖获得者杜伯克首先提出应当从观念上改变零敲碎打模式，提倡“整体式”研究模式，即基因组研究模式。他指出，只有先把人类基因组搞清楚，一切问题才有可能迎刃而解。杜氏的这一真知灼见成为 HGP 的“标书”和发端。然而科学需要讨论和争辩，围绕要不要 HGP，美国科学界不同学派展开了长达数年的争论，最终由国会批准于 1990 年 10 月 1 日正式启动 HGP，为期 15 年，政府投资 30 亿美元。

HGP 最初预定的主要目标是测定含有 30 亿对碱基对的人类基因组全序列（即一级结构）。为了有效分析序列，需建立必要的“保障系统”，如构建遗传连锁图和物理图；模式生物基因组比较研究；新的技术方法建立；信息系统的建立；相关的社会、法律和伦理问题的研究；技术培训、转让和研究计划的外延等。1993 年，根据 HGP 的实际进展，HGP 作了第一次调整，增加了一项新内容——基因鉴定（即构建转录图）。这一及时调整促进了 HGP 的长期目标与短期效果的结合以及基础理论研究与实际应用的结合，让社会大众看到了科研成果转化为社会效益和经济效益的美好前景。1998 年，HGP 在某些指标提前完成的形势下再次调整战略目标，强化了基因组功能的研究，从而把原本属于“结构基因组学”的研究与“功能基因组学”的研究衔接起来，使20世纪基因组研究与21世纪基因组研究实现自然过渡。这表明，HGP本身也是处于不断充实、提高和发展过程之中。

HGP取得了卓著业绩，概括起来主要有以下几个方面：

1. 在生命科学中，基因已成为共同的语言和基础，HGP作为一种推动力，促使人们把目光投向整个基因组的所有基因，从整体水平研究基因的存在、结构、功能及其相互作用，从而在研究策略上把遗传学升华至基因学和基因组学，这在理论上具有深远的指导意义。

2. HGP在自然科学史上第一次将物质结构、功能及其相互作用（关系）转换为信息，建立了遍布全球的不断扩充的数据库和信息网络，不仅引起生命科学信息化革命，产生了极具生命力的“生物信息学”，大大提高了生命科学研究的效率和HGP实施的全球化，促进了遗传图和物理图的提前完成，加速了转录图和测序工作的进程，而且也大大刺激了其他相关学科的发展，如计算机科学、材料科学等新兴学科和数理化等经典学科。

3. 在人类历史上，HGP第一次成为世界各国科学家共同培育的科学共同体。在HGP实施过程中，各国科学家精诚合作，并肩攻关，共同分享材料和数据，让科学造福于人类，这在自然科学中是史无前例的，它反映了人类的谐同和进步，以及求真、求善和对社会的高度责任感。

4. HGP给人类带来了好处，已经并正在继续发挥巨大的经济效益和社会效益。现在可以说，对HGP感兴趣的不仅是科学家和政府，还有各种制药厂和分司。据统计，目前每年由药厂、公司投入HGP研究的经费已达数十亿美元，远远超过政府的投资。药厂、公司之所以愿意不惜投巨资支持HGP研究，其原因是HGP具有不可估量的商业价值和社会效益，投入终将获得更加巨大的回报。HGP的商业价值、经济效益和社会效益主要表现在以下诸方面：

（1）医疗保健　由于特定基因或基因组序列与疾病或健康状态密切相关，故可以其为靶标或以其为依据设计和创造新的生物分子及新的诊断、治疗、预防和保健的方法。如由新发现的基因所编码的蛋白质可作为药物矫正遗传缺陷和代谢失调。从小分子的合成文库筛选其生物学性质可以开发治疗性药物。编码细胞受体或其他特异蛋白质的基因可作为治疗的目标。DNA 序列或其编码的蛋白质可用于开发疾病诊断和监控疾病的新方法。特定的基因序列导入适宜的靶细胞可用于矫正遗传缺陷、破坏异常细胞或调节细胞功能，达到基因治疗的目的。通过基因工程手段和转基因动植物技术，可以培育具有某种特殊功能的粮食、蔬菜、水果和动物，食用后既保证营养又具有治疗、预防特定疾病的功效，或具有保健功能。目前在这些方面的研究成果不断涌现，创造了大量商机，其应用正向纵深拓展。HGP 实施以来还对几十种病原微生物的基因组进行了序列测定，如与胃病发生密切相关的幽门螺杆菌，引起肺病的结核杆菌和引起梅毒的螺旋体等等基因组测序都已完成，为阐明这些疾病发生的分子机制，设计诊断、治疗和预防的新方法提供了可能性，拥有良好的商业机会。

（2）新技术开发　HGP 需要发展高产率、自动化的 DNA 测序新技术和数据分析新技术，基因组数据库和分析软件，基因芯片技术等等，所有这些都提供了很大的开发机会。

（3）农业　HGP 所积累的知识和技术可用于对农作物进行遗传修饰，使之具有某些特殊的性能，如抗病、抗旱、抗盐碱、抗寒、抗虫害、抗杀虫剂等等，并且高产高质。在这个领域创造的经济效益将是难以估量的。

（4）能源和环境　应用 HGP 技术可利用特殊途径从植物产生甲烷和乙醇，从而有可能改变单纯由矿藏资源提供能源的结构，生产可被生物降解的塑料，提供有特殊性能的纤维和其他化工原料，提供生物学清除重金属和放射性废弃物的新方法。所有这一切，不仅为创造新能源、新产品提供了现实可能性，还为环境产业的创立和发展展示了广阔前景。

正因为 HGP 的现实的和潜在的经济效益和社会效益，有人提出，现在已经出现继工业革命和信息革命之后的第三次技术革命——基因组学革命。

当然，机遇与挑战是并存的。HGP 在促进社会和经济进步和发展的同时，也面临着一系列挑战，如伴随经济利益和商业价值取向而来的知识产权和“基因专利”之争，有可能使 HGP 曾经引以为自豪的成果共享原则发生动摇。此外，由基因组隐私权、遗传资源的使用、基因诊断和基因治疗的应用等等所引发的伦理、法律和社会的问题也不容忽视，所有这些若处理不当有可能导致严重的后果。

（原载于“光明日报”1999年3月23日）

基因工程

过去曾有人幻想过，让土豆苗上结西红柿下结土豆，让动物体内长出人体器官等等，在现在这些幻想都可成为活生生的现实，所依靠的神奇之力就是基因工程（或叫DNA重组技术和遗传工程）。一言以蔽之，基因工程就是将任何来源的遗传物质DNA进行任意切割和拼接，重组成新的能够表现一定遗传特性的重组体。换言之，你想得到什么就重组一个什么样的重组体，全部过程都控制在你手中，所以基因工程师简直可以随心所欲。

基因工程给人类带来的好处真是说不完，在医药上，可生产出高效低毒的药物、疫苗、抗生素，提供基因诊断和治疗方法，阐明疾病发生原理和过程；在农业上可培育优良品种（优质抗逆），培育免施氮肥作物，提高粮食蔬菜水果的抗逆性和营养价值等；基因工程还可清除环境污染，对饮用水和食品进行基因跟踪，保障人们健康，此外，基因工程还是分子克隆、细胞克隆和个体克隆不可或缺的技术手段。

基因工程是如何工作的呢？首先需确定基因（叫目的基因），它必须是一个很重要的基因。然后用“基因手术刀”把该基因切下来，装到基因运载体（也是一个遗传物质分子）上，再由运载体携带着穿过宿主细胞（可以是细菌、酵母、动物或人的细胞）的膜，进入细胞内。被带进去的目的基因在合适环境中即开始合成特定的蛋白质或多肽。这些新合成的蛋白质和多肽产物就叫做基因工程产品，可作为药物使用（如基因工程胰岛素、生长激素、干扰素等等），也可作为疫苗（如基因工程乙型肝炎疫苗等）。

基因手术刀实质上是一些酶，人们可随意将任何基因裁剪成不同片段，然后在另一些酶的协助下按设计人的意志拼接成各式各样的新的基因（自然界不存在的）。

这样就可研究这些新基因的各种功能和用途。为改造和创造新物种提供依据。基因工程对于人类更好地改善自身、适应环境有重大意义。

（原载于“健康报”1993年2月4日）

基因图将揭开人体奥秘

——洞悉生老病死　窥探喜怒哀乐

目前人类基因组全序列乃是一部“天书”，将来这部“天书”会变成人类遗传信息的“活字典”

2000 年 6 月 26 日，美国总统克林顿、英国首相布莱尔及世界各地的科学家以不同的形式宣布，人类有史以来第一个基因组全序列（工作草图）已经完成，这是人类历史上“值得载入史册的一天”。这一消息引起了全世界的广泛关注，尤其在科技界、教育界、企业界、医疗卫生界引起了强烈反响。为什么人类基因组全序列测定工作会如此牵动社会各界呢？人类基因组全序列测定工作的完成意味着什么呢？

一、要搞清任何一种疾病发生的原因，必须从基因组层面上搞清涉及疾病的所有基因的变化规律，而不只是研究某个基因。由此孕育出人类基因组计划这一伟大的科学工程

我们首先要搞清什么是人类基因组。简单地说，人类基因组是人类的遗传物质（其化学本质是脱氧核糖核酸，简称 DNA），包含所有的基因序列及非基因序列。人类基因位于染色体上，有三类，它们分别编码为蛋白质、转运核糖核酸和核糖体核糖核酸，其中编码为蛋白质的基因大约有10万个，它们在表现各种生理作用和生命现象中起决定性作用，是重要的一类基因。

现在已经知道，人类的生老病死、喜怒哀乐，甚至生态环境和生物进化等都与基因密切相关。所以，著名的诺贝尔生理学与医学奖获得者杜伯克曾说："人类的DNA序列是人类的真谛，这个世界上发生的一切事情都与这一序列息息相关，包括癌症在内的人类疾病的发生都与基因直接或间接有关……"

现在的基因概念更加具体了，它是DNA分子中一段能表现生理功能的序列。由于基因与人类生活和生存关系最为密切，出于人类对自身的关心，对人类基因的研究和应用始终成为基因研究的中心，特别在医学领域。临床医生经常会遇到这样的情况：在某些家族中徘徊着某种疾病的"幽灵"，使这些家族内部一代一代发生着某种相同的疾病。现已清楚，这个"幽灵"就是致病的基因。致病基因是由正常基因经变异而形成的。由于此类疾病具有明显的遗传性，故称为遗传病。现已发现由致病基因引起的遗传病有6000余种，它们也称单基因病，因为主要的致病"幽灵"——致病基因只有一个。阐明单基因遗传病的基因原理是基因研究的重大突破。随后，人们很快明白，实际上人类所有的疾病都是基因病，除上述单基因病外，还有多基因病，如恶性肿瘤、心脑血管病、精神神经性疾病、糖尿病、风湿病、免疫性疾病等等，另外还有获得性疾病，由病原微生物侵入人体所致，如艾滋病、乙型肝炎、结核病等等。更重要的是，科学家发现，不论单基因病还是多基因病，在发病过程中实际上都涉及很多基因的作用，只是被涉及基因的作用有主有次，有前有后。这一发现使科学家在基因研究的观念上发生了根本性变化，认为欲搞清任何一种疾病发生发展的机制或某种健康状态的机制，必须从基因组层面上搞清涉及疾病或健康状态的所有基因的变化规律，而不只是研究某个基因。由此孕育出人类基因组计划这一伟大的科学工程。科学家认为，人类基因组计划是与曼哈顿原子计划、阿波罗登月计划并称的人类科学史上的重大工程。该计划于1990年首先在美国启动，后有德、日、英、法、中等国的科学家先后正式加入。

二、人类基因组计划要作5张图，最终目的是为了获得序列图。这5张图构成人类第二代解剖图，它在基因组水平上揭示人体的构

造。现在呈现在我们面前的人类基因组全序列乃是一部遗传结构的“天书”，科学家还只能看懂其中一点点内容

人类基因组计划的主要目标是测定人类基因组全序列。人类基因组 DNA 由 4 种核苷酸按一定的顺序排列而成，DNA 所含核苷酸总数为 30 亿对。为了把如此庞杂的序列顺序有效地排列出来，科学家想出一整套办法，简单地说是按不同尺度把人类基因组分成若干区域，每个较大的区域再分成小区域，然后把每个小片段的序列拼接成小区域，由小区域序列拼接成大区域，再把大区域序列拼接成全序列。在专业上，上述过程叫“作图”。大尺度的作图称为遗传连锁图，这张图可告诉我们哪些遗传基因位点在基因组的什么位置，相邻的基因位点之间的距离有多大（遗传连锁距离由“厘摩”度量）。中等尺度作图称为物理作图，它把遗传标记定位在基因组中，使我们能在比较精细的水平上认识基因组序列的相对位置。小尺度作图称为单核苷酸多态性（single nucleotide polymorphisin，SNP）作图，这种作图所采用的遗传标记 SNP 数量更多，彼此间的距离更小，所以确定序列之间的相对位置更准确。除此之外，还需作一个“转录图”，转录图即是把所有基因定位在基因组的不同位置上。所以，总起来说，人类基因组计划要作 5 张图：遗传连锁图、物理图、SNP 图、转录图和序列图，最终目的是为了获得序列图。5 张图构成人类第二代解剖图，它在基因组水平上揭示人体的构造。美国获得的序列图即为人类基因组全序列图。这一序列图的获得，标志人类基因组计划取得决定性胜利，表明人类对基因组的认识进入了新阶段。

但是，必须指出，现在呈现在我们面前的人类基因组全序列乃是一部遗传结构的“天书”，科学家还只能看懂其中一点点内容。完成基因组序列测定成为破解人类遗传奥秘的历史性开端，而不是结束，接下来的任务更加艰巨，主要是要完成以下目标：一是破解贮存于基因组之中的遗传语言，这种语言不同于现在人类已知的所有语言；二是识别、分离、鉴定和克隆所有基因（现在只克隆出 1 万多个）；三是搞清每个基因的功能及基因之间的相互作用和相互关系。如果把基因组序列测定工作称为“结构基因组学”的话，以完成上述目标为主要内容的工作则可称为“功能基因组学”。前者侧重结构研究，后者侧重功能及结构 - 功能关系的研究，二者是人类基因组研究不可分割的内容，构成两个不同发展阶段。

三、由于遗传结构语言的破译和基因功能的阐明可直接指导基因产业和医疗卫生工作，其社会效益和经济效益将不可估量

随着人类基因组研究的不断深入发展，其显示出的科学、社会和经济价值也越来越大。在科学上，基因组结构和功能的阐明已经和正在给信息科学、材料科学等新兴学科的发展带来无限机遇，同时也给自然科学与社会科学的交叉融合提供了新的机会，为解释生命现象和疾病发生机制提供了新的可能性。所以许多人预言，21世纪是生命科学世纪，而生命科学将进入后基因组学（功能基因组学）时代。无疑，基因组科学将成为领头科学。在实际应用上，基因组科学是基础理论研究与应用相结合的典范。由于遗传结构语言的破译和基因功能的阐明可直接指导基因产业和医疗卫生工作，其社会效益和经济效益将不可估量。例如，根据已知功能的基因设计药物制造的“药物基因组学”，根据环境因素对人体健康的影响而建立起来的“环境基因组学”，根据生殖健康而发展起来的“生殖基因组学”等，从不同方面为基因组科学的应用提供坚实的理论基础和技术手段。基因组研究在基因诊断、基因治疗、器官移植、法医鉴定、流行病防治、食品制造等方面都正在发挥着越来越大的作用。大家熟知的一个事例是肥胖基因发现后，其经济利益已超过1亿美元。基因组产业将成为21世纪朝阳产业，它的巨额经济效益吸引着投资商和企业向这一领域汇聚。目前美国的一些著名公司正进行着一场重组和改造，把主要目标放在与基因相关的产业开发上。如今，如果有哪家公司宣布克隆出具有某种功能的基因，其股票马上大幅升值。人类基因组研究的任何进展都会给无所不能的“基因工程”增添强大的驱动力，创造出人间奇迹。

全人类只有一个共同的基因组，但是，由于各种内外因素的影响，每个人基因组中所含有的某些基因会出现些微差别，所以世界上每个人都有差别。这些差异赋予生物医学家以崭新的思想，从而从这些差异中发现了人类之中各种生物学现象的奥秘，如健康状况、对疾病的易感性、寿命的长短、人类的起源等等。这些对于人类认识自己的遗传背景和据此采取保护措施具有十分重要的意义。

四、毫无疑问，人类基因组研究越深入，所获得成果越丰硕，人类从中获益也越多，但若处理不好也会给人类带来灾难，正像原

子能既可和平利用又可制成原子弹杀人那样

我们暂且不论基因武器的潜在危险，仅人类基因组研究所面临的社会、伦理和法律问题也足以引起我们的高度重视。难怪美国在实施人类基因组计划过程中专门拿出一定比例的研究经费用于社会、伦理和法律问题的研究。

那么，人类基因组研究到底面临什么社会、伦理和法律问题呢？归纳起来有3个方面：

一是基因组所蕴含的遗传信息的隐私权问题。我们每个人的基因组所含遗传信息是否具有隐私权呢？伦理学界的回答是肯定的，原因有两方面：一方面人类基因组具有多样性，每个人的基因组因某些基因的些微差异而各具特色；另一方面每个人的基因组中或多或少含有脆弱的基因或不正常的基因，它们有给人带来不良后果的潜在可能性。基于这些原因，个人的基因组信息是不能轻易暴露的，否则有可能直接危害其切身利益和生存空间。

二是人类基因图谱的使用与人的社会权利的问题。人类基因组研究将提供更多致病基础基因和疾病易感基因的情况，同时也将提供更多的基因探针，对很多疑难顽症进行准确诊断。这样一来，除了隐私权的问题外，还会产生工作权利、生育权利、获得医疗权利等受到歧视的问题。在西方国家，人们估计随着基因组研究的逐步深入，一些企事业单位和政府机构在招聘、雇用人员时不再局限于常规的身体检查，而要求做基因组遗传信息的检查。如果检查出有问题，有可能会被当作借口将求职者拒之门外，使其失去就业和生存的机会。

三是基因组信息的医学解释与心理压力及名誉损害的问题。就目前而言，人类基因组序列乃是一部“天书”，但就将来而言，这部“天书”终究会变成一部人类遗传信息的“活字典”。届时，从这部“活字典”里查到某种基因或其变异体与某种疾病有关联，就可能给携带此种基因或其变异体的人们带来灾难性后果。即使此人并不生病，也有可能使其一生都在无形的精神压力下度过。有的时候政府机构、社会团体和医务人员出于人道主义考虑，对那些携带可致病的基因的人们或家族采取预防性保护措施，这样做反而使被监护者感到自卑，蒙受社会和心理压力。此外，当人们还处于不能完全准确解释基因组信息的生物学含义时，往往容易片面理解或误解遗传信息与遗传质量、个人生命质量、生活质量及健康水平的关系，这样易造成社会偏见，给某些人的名誉带来不良影响，还进而影响到他们的子女。

总之，尽管问题多多，但我们有理由相信，人类基因组研究终将在良知导引下，沿着符合伦理规范和科学规范的方向前进，更多地给人类带来利益。

（原载于“环球时报”2000年6月30日）

基因调控

现代医学认识到，很多重大疾病的发生与发展都与基因的结构、功能异常有关。在更多情况下，基因结构并无异常而其表现发生异常。不论何种情形，均涉及基因调控问题。所谓基因调控，是指对基因表达过程（包括转录和翻译）的调节控制，以使表达的量和质都合适正常。

基因调控是极其复杂的过程，目前所知不多。不过从已经知道的情况来看，基因调控至少包含调控元件和调控方式两部分内容。调控元件是基因进行工作（即“表达”）必需的工具，大致相当于计算机的硬件。调控元件包括启动子、增强子、沉默子等等，实质上是特殊的核酸序列。回答“如何调控”这一问题，目前最受研究者重视，提出了许多调控模式，其中比较有代表性的模式叫“开关模式”，其意思是：对于某种特定基因，存在一些特定的调控蛋白（专业上叫反式因子），它们在特定的生物信号刺激下合成和活动，找到调控元件，与之结合，形成多聚体，然后产生构型变化，从而打开基因的“开关”，使基因活动起来进行表达。调控蛋白数量很多，现在对它们的基因已陆续进行分离和研究。由此发生一个既有趣又重要的问题：调控蛋白调控特定的基因，它自己的基因又受别的调控蛋白调控，如此下去，基因调控是否有尽头？所以基因调控是很难研究的一个理论问题。但是，一旦解决了这个问题，对许多现在还制服不了的疾病的发生机理、诊断、治疗和预防也就找到了“开关”。

（原载于“健康报”1993年10月14日）

人类基因怎么是断裂的

1993 年诺贝尔生理学与医学奖授予了美国和英国的生物学家 P·夏普和 R·罗伯茨，以表彰他们在发现断裂基因过程中所做出的杰出贡献。人类对自身基因的认识，自从夏、罗二氏揭示了断裂基因的存在后，才惊奇地发现原来我们每一个人的基因都是“断裂”的、不连续的，这无疑使人们对基因的结构与功能的认识产生了一次质的飞跃。现已知道，除人类基因外，其他高等生物（真核生物）及部分原核生物（如病毒、细菌等）的基因也是“断裂”的。那么，断裂基因是怎么回事？如何发现的？有什么理论意义和实际应用价值？

基因的功能除了保证遗传外，还负责承担各种生理职能。但是，基因功能的表现主要由两个系统作为保障，即基因结构和基因表达系统。不同基因是其组成成分经不同排列组合的结果，组成成分串联成线状，在细胞核内盘缠成立体状态。线状结构中含有三联体遗传密码，每个三联体密码编码一个氨基酸，一个基因含数目不等的密码，编码出一条多肽链或蛋白质。由基因到编码出蛋白质的过程称为基因表达或遗传信息传递。基因表达是一个极其复杂的过程，涉及基因结构和各种调控因子，这是目前生命科学研究的前沿热点领域，意义重大。

20 世纪 70 年代之前，人类对基因结构的认识是很片面的。那时对基因结构的认识主要来源于对大肠杆菌DNA的研究成果，并且给生命科学家的思想打上了一个很深的烙印：基因是连续的、不断裂的结构。然而有一个问题使生物学家感到困惑：如果说细菌DNA分子小与其所包含的基因数目小和遗传信息量小相适应，其基因贯彻“物尽其用”原则，因而其结构中无需“无用”之材是可以理解的话，那么人基因组DNA（比细菌DNA大近千倍）所贮存的信息量大大超过其表达之所需，因而基因中肯定夹杂着大量“无用”之材便是一个生物之谜了。这些“无用”之材是镶嵌在基因与基因之间还是基因内部？如果后者的情况存在，基因岂非成为断裂状态！而这与基因不断裂的概念恰恰相反。

基因与基因之间由DNA“无用”序列隔开很容易而且很快就被证实。而欲证明断裂基因的存在，最好先找到其基因表达系统与高等生物相似而基因组DNA又小的生物材料，于是美英两国有两个实验室想到了腺病毒2。P·夏普和R·罗伯茨主持的两个实验室不约而同地采用了腺病毒2的晚期蛋白基因作为研究靶子。他们分别把这种基因的中间产物——信使核糖核酸（简称mRNA）提取出来，再与含该基因的DNA片段进行分子杂交。两者经分子杂交后，在对应“无用”序列的区域就将形成空环状形态。果然，夏普等人用电子显微镜观察上述的杂交分子时看到了这些空环状形态。

当P·夏普和R·罗伯茨研究小组的上述发现在1977年6月召开的最负盛名的国际学术会议——冷泉港学术讨论会上公布后，立即引起了国际生命科学界的很大震动，科学家们预感到，由于断裂基因的发现，人类对基因结构与功能的研究将翻开新的一页。

在这里，我们特别想指出，在断裂基因的发现过程中，中国人做出了不可磨灭的重大贡献。R·罗伯茨的获奖工作，主要是中国人周芷（Louise T. Chow）完成的。

由于断裂基因的发现,引出了一系列重大生命科学论题的探讨。

人类DNA中大部分序列属于“无用”的非基因序列，将来如何确定一个基因的范围及如何确定DNA编排基因的“遗传语言”和逻辑，可以说是生命科学中的哥德巴赫猜想。

遗传信息的传递构成基因表达，影响基因表达的因素和过程，迄今仍不十分清楚。断裂基因的发现为搞清遗传信息传递的最重要步聚——信息的转录过程，提供了可能性，经过十余年的研究，现已对其中的主要过程了解了一些；并从中发现了作为信息剪接催化酶的RNA，此前在生物界发现的所有具有催化功能的酶的化学本质都是蛋白质，因此这个新发现丰富了人们对酶的认识1989年诺贝尔医学奖，并为治疗艾滋病提供了一条新途径。目前已有人尝试于癌症治疗。

断裂基因在遗传信息传递过程中需要把镶嵌在其中的“无用”序列剪去，再把有用部分接起来，此过程叫剪接。剪和接都有严格的分子部位，正常状态下有一整套机制保证正确剪接，一旦剪接发生错误，则会引起疾病发生，目前已知的5000种遗传病中约有1/4是因基因在信息传递中发生剪接错误所致，我国南方多发的β-地中海贫血即为一例。知道了基因结构及表达上的缺陷，可指导设计基因治疗的途径和方法。

上面多次提及的“无用”序列，实际上并非无用，只是人们还未认识它们的功能而已。现已知道，“无用”序列中有的对调节控制基因表达起重要或关键性作用，有的则与生物进化有关，它们可对基因起稳定作用，对外环境的不良因素起缓冲作用，以避免基因受损。

当然，就断裂基因本身而言，也有一些问题并未搞清，目前的研究热点主要有三方面，一是剪接机制，二是断裂基因在进化中的意义，三是基因内“无用”序列（称为内含子）的起源。随着时间的推移，相信一定会取得更大的成果并造福于人类。

（原载于“中国工商时报”1994年3月18日）

小鼠基因组的研究

在生物医学研究中，实验动物由于其生理状况与人类相接近，其基因组与人类基因组同源性很高，长期以来被用作不可缺少的实验对象，成为一个重要的支撑条件。尤其是小鼠，因具有繁殖力强、生殖周期较短、个体小、便于操作，许多疾病类型与人类疾病相似等特点，被广泛采用，其发展速度超过其他类型实验动物。

实验动物种系的建立、纯化、监测、保种和繁育历来是实验动物学的中心内容。在传统的实验动物学中，通过近交、回交以及近交-回交交替进行等技术手段，可获得近交纯品系、同类纯品系、重组近交纯品系和重组同类纯品系等纯品系，这些纯品系小鼠遗传背景清楚，对于研究染色体特定位点的功能、表型特征和感兴趣的突变，特别是研究疾病相关位点和基因，具有重要的应用价值。但是，采用上述技术手段获得纯品系需要花费很长时间，各品系遗传定位图的分辨率也比较有限，使其应用受到局限。为了克服这些缺点，必须从基因组水平进行作图、改造和控制。这是因为不论哪些纯品系，欲保持其性状稳定，关键因素是决定遗传的基因组的稳定。小鼠基因组作图、改造和控制对疾病相关基因的识别、克隆、功能分析以及人类疾病模型的建立及研究具有重要意义，已成为当今实验动物学的前沿领域（图1）。

一、小鼠基因组作图

小鼠基因组作图对于基因的识别、定位和模型的开发必不可少。所谓“作图”，就是要绘制出遗传连锁图、物理图、序列图和转录

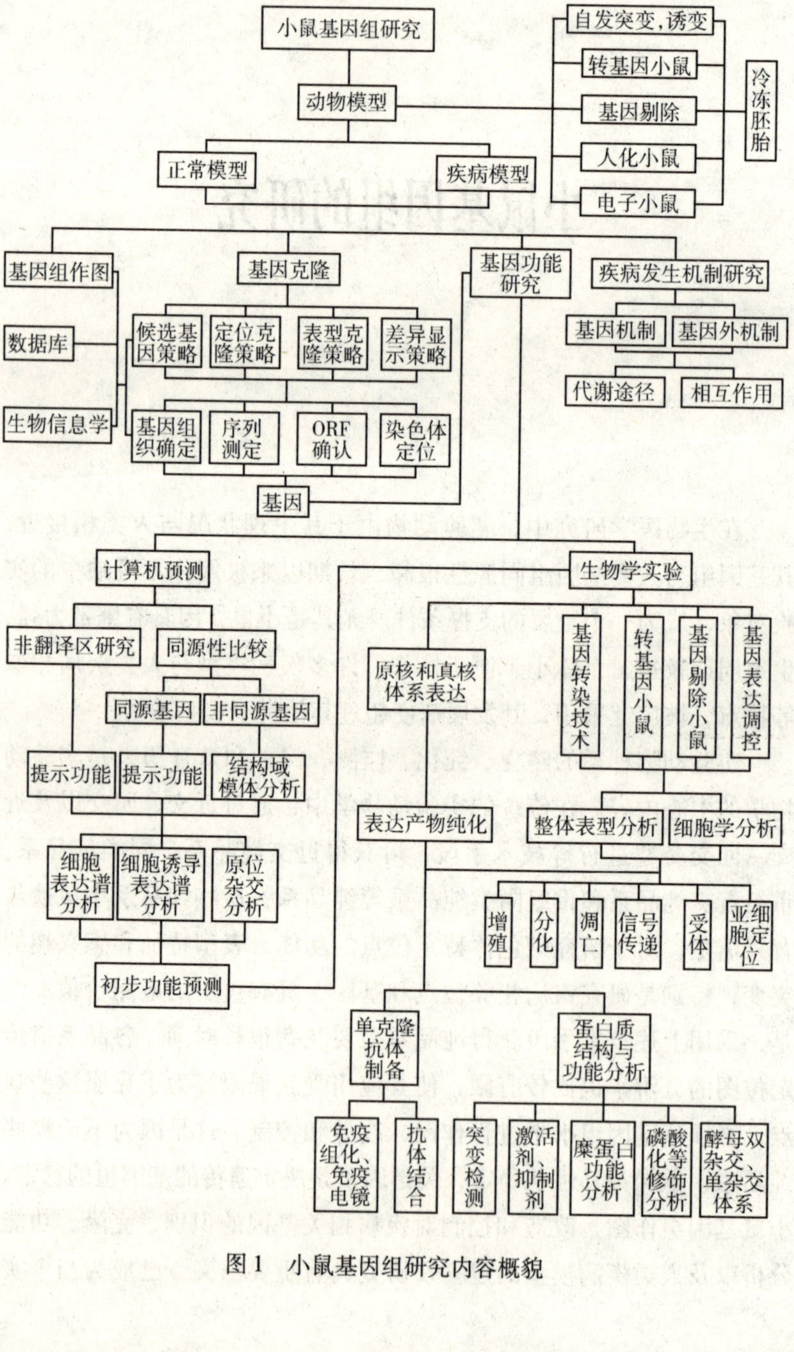

图1　小鼠基因组研究内容概貌

图等主要图谱。这些图谱都反映一定的遗传涵义，但所使用尺度不同。作为大尺度的遗传连锁的绘制，过去主要采用重组近交纯品系与实验室近交纯品系的杂交方法来进行，但由于它们的多样性程度较低，绘图很受限制，分辨率不高。20 世纪 80 年代之后，在该领域出现了显著的进展，主要有：

1. 种间回交绘图平台的建立　建立种间绘图平台的技术要点是：实验室小鼠与鼠属（Mus）中相距较远的其他鼠种进行种间杂交。由于杂交亲本之间遗传多态性程度很高，基本上任何一个基因都可在单次杂交中被定位。最常用的亲本是 C57BL/6J 和 Mus Spretus。现已开发了几个大规模基因定位绘图的种间回交平台。其中 2 个可供公众使用，它们是：Jackson Laboratory Interspecific Backcross（JLIB）和 European Collaborative Interspecific Backcorss（EUCIB）。

2. SSLP 的应用　基因组作图的分辨率取决于具有多态性的遗传标记的数量和分布密度。20 世纪 90 年代以来鉴定了数量众多的简单序列长度多态性标记，即 SSLP（Simple Sequenuce length polymorphism），它们多为 2 ~ 4 个核苷酸序列重复（也叫微卫星标记），在不同小鼠品系中其重复次数不同，故可用 PCR 法来检测各多态性序列的长度，从而快速测定出多种回交后代中标记物的分离方式。通过对 1 个实验室品系与 Mus musculus castaneus（Mus 属的 1 个亚种）亚种间杂交所产生的 92 个减数分裂的分析，确定了 6331 个 SSLP 标记并绘制了它们各自的位置。后来又确定了另外的 224 个 SSLP 标记，故目前总数为 6555 个 SSLP 标记已被定位。这些标记在染色体上分布比较均匀（惟在 X 染色体上分布较少），在近交纯品系之间，SSLP 中有一半具有多态性，但在野生小鼠品系（M. Spretus 和 M. Musculus castaneus）与近交纯品系之间其多态性频率增至 95%，这样就能将 1 个新突变或疾病特征在染色体上予以定位，鉴别出附近的已知基因。

3. 小鼠突变基因位点的定位和克隆　迄今已有 1000 多个自发的或诱发的小鼠突变基因位点被定位，这些突变的表型很多与人类疾病表型相一致。故利用小鼠突变基因也可鉴定人类的同源基因。定位和克隆小鼠突变基因的策略主要有 3 种：候选基因法、定位克隆法和分子示踪法。目前约 3/4 突变基因的定位和克隆均由候选基因法获得。该法是利用已知基因作为候选者进行突变筛选。定位克隆法的第一步是找到与某一遗传标记紧密连锁的位点，然后用含鼠染色体 DNA 的酵母人工染色体（YAC）或细菌人工染色体（BAC）或噬菌体人工染色体（PI）进行步移或跳跃以接近突变基因，也可用外显子捕获，cDAN 筛选或测序进行基因识别。如果用转基因技术或反转录病毒作为分子示踪标记，插入基因制造突变表型，则该突变基因可采其两侧的探针克隆之。

4. 物理图谱　基因组物理图谱的绘制属于中等尺度的作图，其作图单位为 kb（千碱基对），它比遗传连锁图的作图单位 cM（厘摩）要小 2～3 个数量级。现已构建了小鼠 YAC 文库并已标出 9787 个标记位点，平均相邻 2 个标记位点之间的距离为 300kb，每个 YAC 克隆平均含有 820kb 小鼠染色体 DNA，所有 YAC 共覆盖了小鼠基因组的 92%

5. 转录图　转录图是代表基因所在的图谱。绘制转录图主要通过以下技术路线：先将基因转录产物 mRNA 进行反转录，构建 cDNA 文库，这种文库中的 cDNA 绝大部分不是全长，而只是片段，故可称之为表达序列标签（expressed sequence tag，EST），利用全套 EST 和 YAC 文库杂交，就可知每个 EST 在染色体上的位置。现已得到 40 万条 EST 及其定位的信息，8000 个基因已被定位于染色体的相应位置。

6. 小鼠基因组测序　基因组测序属小尺度作图，也是最精细的作图。由于小鼠基因总长度接近于人类，其测序难度也接近于人类基因组测序。作为模式生物，小鼠基因组测序是人类基因组计划的内容之一，其全序列图的完成，可在比较基因组学（将小鼠与人类进行比较）和动物模型的建立中发挥重要作用。

二、小鼠基因组的改造和操纵

通过对小鼠基因组的改造和操纵，能够制备多种疾病的小鼠模型，利用这些模型研究疾病的发生发展机制和各种防治方案及机制，是生物医学研究不可缺少的重要组成部分，也能够制备多种适于检测和“孵化器”用途的小鼠模型，使特殊的检测和生产特殊产品成为可能，这对于开发生产具有重要意义。此外，小鼠基因组的改造和操纵对于研究基因功能及基因组信息学也具有不可替代的作用，已经成为基因组研究（包括人类基因组研究）中最重要的技术平台之一。小鼠基因组的改造和操纵目前取得显著进展。主要包括以下方面：

1. 转基因小鼠技术 20世纪80年代初，采用显微注射法将外源性基因注入受精卵雄原核，然后移植至输卵管，孕育和生出转基因小鼠获得成功。现在，转基因小鼠技术已经比较成熟了，作为一种常规技术，被广泛利用。在技术上，除显微注射法外，还有其他多种方法，如反转录病毒载体法和胚胎干细胞法等。所建立的转基因小鼠主要被用作以下几种目的：①作为动物模型研究疾病的发生机制和治疗试验。②将转基因引入不同的近交纯品系，以在不同遗传背景中发现新的疾病增强因子或抑制因子。③将转基因小鼠与携带其他疾病基因小鼠交配，以确定基因产物之间的协同作用。④确定转基因的生物学功能。但是，经典的转基因小鼠技术本身存在着一些固有的缺陷，主要有：①外源基因在宿主基因组上的整合是随机的，不易控制，若插入功能基因内部，则容易造成对该基因的破坏。②过去通常采用cDNA（较少情况下用基因组DNA片段）作转基因，这使得那些调控序列位于内含子或上、下游远端的基因，在转基因小鼠中难以达到正常表达。③由于随机整合，整合位点旁侧序列中可能含有增加抑制转基因表达的元件，产生位置效应。为了克服上述问题，有人采用大片段DNA来制备转基因小鼠，如转YAC小鼠，转BAC小鼠和转PI小鼠，转染色体小鼠等。采用这些技术，已经用携带染色体$21q^{22-2}$区的YAC及PI克隆制备出具有唐氏综合征特征的转基因小鼠，这种小鼠可用于筛选（定位克隆）唐氏综合征的相关基因。

2. 基因剔除小鼠技术 20世纪90年代以来，科技发达国家已经将基因剔除小鼠技术作为一个重要技术平台建立起来，并使之成为基因组研究和疾病研究的配套服务支撑体系中的组成部分。所谓基因剔除，是指通过同源重组原理，向胚胎干细胞（ES）内源基因引入特定的突变（点突变、缺失、转位、倒位、全突变），使靶基因功能丧失或部分丧失，这种特定的突变可通过小鼠生殖系传递下去。一旦某种人类疾病基因被克隆到，便可制备相应的基因剔除小鼠，来研究该基因的功能和作用途径。许多基因剔除小鼠在表型上与人疾病表型很相似，故可用作人类疾病模型。

通常所用的ES细胞株来自129/SvJ的同类纯品系小鼠，但该品系由于固有的缺陷，用于表型分析时有较大的限制。因此，一般可选用近交纯品系如 C57BL/6J 或 BALB/c 等来建立 ES 细胞株。

在一些情况下，基因剔除可造成早期胚胎死亡，无法研究基因功能。为克服这一问题，创立了一种称之为 CreloxP 的 P1 噬菌体定点重组系统来进行成体基因剔除。其步骤大致是：先将 Cre 重组酶的识别序列（即 LoxP 位点）插入小鼠基因组中待剔除基因的两侧，然后与表达 Cre 重组酶的转基因小鼠杂交，由于 Cre 重组酶的表达受组织特异性元件调控，其表达后 loxP 位点即发生重组，剔除了两个 LoxP 位点之间的序列。

3.“人化小鼠”技术　采用转大片段的 DNA 小鼠技术，现在能够做到用人的染色体片段取代小鼠相应的染色体区域。这种含有人源染色体片段的小鼠即为人化了的小鼠，也可称为“人化小鼠”。通常先建立一个人-鼠单染色体杂种细胞库（每条人染色体都用 neo 标记），选择特定的杂种细胞作为供体制备微细胞（microcell，由质膜包起来的染色体片段）。“人化小鼠”用途很广，可用作基因功能分析，可模拟人类染色体疾病。如将小鼠免疫系统“人化”，可研究人的免疫系统，此外，还可制造特定的基因产品。

4. 大规模诱变技术　研究基因的策略常用的有两大类，一类是先克隆基因，再研究其功能，即为反向遗传学原理。另一类是从表型入手，克隆和研究基因，这是比较经典的遗传学方法。若对小鼠生殖细胞进行大规模诱变，可产生大量表型改变，它们都有相应的突变基因存在。最有效的小鼠生殖细胞诱变剂是 x 射线和 N-乙基-N-亚硝基脲（ENU）[12]，前者诱发大的基因变异，后者一般只诱发小的变异（如点突变）。但其诱变率不高，为 $13\times10^{-5}\sim150\times10^{-5}$（自发突变为 $0.5\times10^{-5}\sim1.0\times10^{-5}$），筛选工作量很大，一般实验室无力承担。突变基因的筛选常用的是特定位点测试法（specific locustest，SLT），测试者小鼠是含有 7 个隐性突变位点的纯合子，其与诱变小鼠交配产生的 F1 代小鼠若含有诱变位点，即可表现某种疾病表型，所以从表型即可判断哪个位点发生了诱变产生的新的隐性突变。测试者小鼠的 7 个隐性位点中有 5 个与人类疾病基因有同源性故可用于研究人类疾病基因。用 ENU 法还可筛选某些特殊表型（如白内障、苯丙酮尿症等）的突变小鼠。

如果选用特定染色体区域缺失（使该区域变成单倍体）的测试者小鼠，则可对该区域诱发的隐性突变进行筛选。

ENU 法也可用于显性突变的筛选，在英国和德国，已从数万只小鼠中筛选到数以百计的突变小鼠。

目前有的公司也正在进行商业性的诱变计划。如 Lexicon Genetics 公司已建立了 2 万个含有病毒插入特定基因从而破坏基因功能的 ES 细胞株，用这些 ES 细胞株可培育成小鼠，并从表型分析来确定突变基因。

5. 复杂性状疾病易感基因的研究　复杂性状疾病即多基因病，涉及众多基因和环境因素，通过它们的相互作用而致病，这些基因位点称为数量性状位点（quantiative trait loci，QTL)，如何确定 QTL 是一个非常复杂的难题。理想条件下，通过对无遗传噪音的家系的全基因组扫描，可定位 QTL。这在人群分析中很难做到。而在近交纯品系小鼠中，则可比较容易做到，这是实验动物学研究复杂性状疾病的优势所在。在实验小鼠中，一旦定位了 QTL，即可用该位点的 DNA 克隆制备转基因小鼠，用于表型分析，直至逐步缩小 DNA 范围找到易感基因。目前已有一些 QTL 在小鼠中被鉴定出来，如动脉粥样硬化、癫痫和肥胖症等，这对人类疾病 QTL 研究具有重要参考价值。

6.“电子小鼠”技术　与小鼠疾病模型相关的一系列生物信息数据库已经建立，它们作为重要的资源，可被用作相关的研究。可以说，现在有很多工作只要在互联网上就可进行，这类研究的对象就叫做“电子小鼠”。进行“电子小鼠”研究的数据库不少，美国的 Jackson 实验室的“小鼠基因组数据库”、“基因表达数据库”、“小鼠基因组百科全书”、“小鼠位点及遗传标记目录”、“小鼠位点目录”、“人类孟得尔遗传在线”、“诱发突变体资源库”、“小鼠突变体资源库”、“小鼠 DNA 资源库”、“定位突变数据库”等。英国有“啮齿类基因组数据库”、“小鼠细胞遗传图谱”、“畸型人鼠同源性数据库”等。

（原载于“中国医学科学院院报”2001 年 2 月 21 日）

世纪之战：基因抢夺战

世纪之交，战火此起彼伏：波黑大战，阿富汗内战，非洲部族屠杀，阿以纠纷……这是使用枪炮武器的战争，世人有目共睹。

世纪之交，在另一条隐蔽的战线上，正在进行着一场特殊的、静悄悄而又激烈的世纪之战。这就是基因抢夺战，一场地地道道的资源抢夺战争，不用枪炮而胜似枪炮的战争。基因大战，国家、民族利益之所系，非同小可，不能忽视。

基因，这个肉眼看不见的小东西，正惹得世界不太平起来。

“多国部队”登陆中国基因新大陆

要说基因资源，中国当属首富。道理显而易见：我国人口最多，民族最多，病种最多，由于历史久远和长期社会封闭所形成的家族“隔离群”最多最“纯”，疾病谱最广泛、复杂，疾病研究现场最多，等等。这么多的“最”，足以令今天的科学大国、科学巨人们羡慕万分，垂涎三尺。因此，中国历史地成为“基因大国”和“基因新大陆”，同时也成为20/21世纪一道“基因掏金潮”新风景线。

这意味着，中国在基因资源方面，正面临着历史性的挑战和机遇，同时也潜伏着深重的危机！这完全不是杞人忧天，更不是危言耸听，有事实为据。

1996 年 7 月 19 日出版的世界级最权威的科学杂志《科学》(science，美国出版）上，刊登了一条消息，称美国哈佛大学已与中国大陆的 6 个医学中心签订合作协议，计划在中国大陆抽取 2 亿个人的血标本和 DNA，用于探查疾病基因。这项协议虽然是以“合作”和“资助”的名义出现，实际上主动权掌握在美方。该消息报道说，上述内容是包含在美国的一项名为“群体遗传学项目”（program for population gentics，PPG）之中，其主要的项目负责人由哈佛大学的科学家担任，主要目标是分离和鉴定“文明病”和“复杂遗传病”相关的基因。该项目由美国数个制药和药品公司资助，预计在 1997 年投入一千万美元。很明显，想做赔本生意的公司是不存在的，这些药品公司之所以肯投资搞疾病相关基因的分离，是因为他们看到了美好的前景，看到了巨大的、潜在的经济效益和社会效益。他们要“放长线钓大鱼”，日后赚大钱。PPG 的负责人一手拿着尚未兑现的支票，另一手便敲开了中国的“基因大门”。他们掩饰不住兴奋之情，描绘了中国这块“基因新大陆”给予他们和将要给予他们的丰厚回报，主要有 3 个方面：①中国提供了廉价的研究和分离新基因的场所。②中国可提供数以亿计的基因组 DNA 标本，从而保证了分离新基因的工作，保证了各种生物信息的来源和质量。③中国存在显著的都市和乡村的差异，从而提供了研究健康谱、疾病谱以及都市－乡村迁移谱的天然基因谱模型。

的确，美国人实现了登陆中国基因新大陆的美梦，他们开始成功了，并且来势汹猛。

就在美国人登陆中国基因新大陆的前后，德国人也曾来过，深入中国腹地，寻求“合作”和“资助”对象，结果如何，未见报道，故尚不得而知。但是有一点须明白，德国人的钱并不比美国人少，德国人想干的事，成功率还是不低的，绝非等闲之辈。

同样，法国人也挤进来了。他们以开办基因公司的名义，与中国有关部门合股，利用中国的 DNA 资源和病种资源，利用中国的科技人员，利用中国的场所，以及利用一切在中国可利用的条件，分离新的与疾病相关的基因。根据目前所知，法国人至少在北京、上海两地初步站住了脚，很快就会有新的动作。

其他科技列强意欲何为，且让我们拭目以待。

哮喘病基因成为首猎对象

在中国这个基因大国中，美国人和法国人似乎对所有的基因都有浓厚兴趣。当然，从科学意义和社会需要计，他们对与现代文明病相关基因更感兴趣，因为文明病严重影响着现代人的健康、寿命和生活质量，特别在西方发达国家。

“文明病”并非正宗的医学名词，却包含正宗的医学概念，特别是分子医学概念，因为这类疾病都涉及多个基因的遗传因素，在一定的环境条件下促成疾病的发生和表现，如糖尿病、高血压、冠心病、肥胖症、关节炎、精神分裂症、某些感染性疾病（如艾滋病）、哮喘病，等等。在美国，受哮喘病所累的人数约占总人口的5%，即1300万人之众。也许是发病率高的原因，加之地球上“幸存”一块哮喘病“圣地”，因而在基因大战中，“哮喘病基因”（严格讲应为“哮喘病的相关基因”或“哮喘病易感基因”）成为美国人的首猎对象。

美国人首先猎获了上述那块“圣地”里的“哮喘病基因位点”。

那块哮喘病“圣地”位于巴西和南非之间的南大西洋之中，系3个火山岛，名叫 Tristan da Cunha，岛上共有居民300人，其中30%的居民患有哮喘病，20%的居民属于哮喘病易感者，很有可能发病。由于该岛长期处于封闭状态，岛上均系近亲婚配（堂兄妹、表兄妹结婚），因此，可以认为该岛的全体居民就是一个患病人数多、隔离度高的大家系。这样的家系材料千载难逢。据报道披露，美国人通过一位美国医生在该岛“蹲点”和布施慈善，终于取得岛民的合作，取走了所有岛民的血样和基因组 DNA 样品。

据《今日生物世界》（Bioworld Today）杂志报道（1995年10月26日出版），美国西夸纳治疗公司（Sequana Therapeutics Inc.）已从上述岛民 DNA 中找到与哮喘病连锁基因位点，这个位点的范围约占人基因组的0.1%（即3cM 的遗传距离）。以纯科学而言，这无疑是一个重要的进展。

但是，在这一科学进展的背后，充满着风险投资，金钱的堆砌和生意场上的交易。为了猎获哮喘病基因位点，西夸纳公司和德国

Boehringer Ingelheim 公司联手，投入数千万美元。为了进一步对该位点区域作图，德国公司又投入200万美元。

在生意场上，美国药物公司于1995年6月以支付给西夸纳公司1300万美元作为交换条件，获得了日后根据这一被发现的基因制造药品的权利，西夸纳公司则保留根据这一基因发展诊断产品的权利。

基因，在这里既是科学的，又是人文的；既是理论的，又是经济的。在一定意义上说，基因就是金钱，基因就是商人的摇钱树。

美国人在南大西洋火山岛尝到了猎获新基因的甜头，积累了经验。现在，他们的目标转到了中国。

据《science》杂志披露，哈佛大学拟从600万个中国基因组DNA标本中搜寻“哮喘基因”。另据《Boiworld Today》披露，西夸纳公司已从中国东南沿海某地满意地获取哮喘病家系标本，数目数以百计。这清楚地表明，我国的基因组资源已经开始外流。我们作一假设：如若这次哮喘病家系材料的外流是一种示范，则难免引发“连锁反应”，其后果堪忧。

顺便提一下，据消息灵通人士透露，上面提到的“中国东南沿海某地”就是浙江象山县。被取走的是哮喘病大家系，是相当难得，极为宝贵的材料。

还想顺便提一点，美国人在登陆中国基因新大陆的过程中，并不再通过美国医生或别国人士从中斡旋，而是巧妙地利用了中国人自己，特别是在外国老板手下攻读学位和工作的中国人，他们熟谙中外情况，穿梭于双方有如轻车熟路，事半功倍，多快好省，深得美方赏识。对于介入此道的同胞中的那些做得过头者，国内有的科学家戏称其为“买办”或“掮客”，也有说的难听一点的玩笑话，称其为“汉奸”，不论“买办”、“掮客”也好，“汉奸”也罢，总之，反映出来的大概是一种复杂的心情，充满了苦涩和无奈。

“哮喘病基因位点”成为西方科技列强的囊中之物已是事实。问题是，接下来中国人的“糖尿病基因位点”、“高血压基因位点”、“冠心病基因位点”、“风湿病基因位点”、“精神分裂症基因位点”……是否会步此后尘，在他们布下的“鱼网”中，一一被捕获。

中国科学家说：“不”

世纪之交的基因抢夺战的严峻形势在中国科学家，特别在中国的生命科学家的心里是清清楚楚，明明白白的。正如上面所提：基因大战，国家、民族利益之所系。有这么严重吗？回答是肯定的。

首先，人类基因组只有一套，它所包含的基因是有限的，大约只有5~10万个。因此，人类基因组是一种有限的资源，不可再生的资源。如果把人类基因组比喻为养鱼池，那么，谁从中拿（钓）走一条鱼，鱼池中就少一条。如果我们不去拿（钓），人家就会迟早拿光。这无疑等于把我们自己的不可再生的基因组资源拱手让给人家。须知，资源的丧失是一种根本性的丧失，资源的拱让是一种不可饶恕的割让。

其次，根据目前所知，人类基因组所含的全部基因中，大约只有1%是“有用”的。所谓“有用”，主要是指具有以下三种用途：①能用于生产基因工程产品的。②能用于基因治疗的。③能用于解释或阐明疾病发生机制和生命现象的。基因抢夺战的实质就是抢夺“有用”基因，因为一旦抢到“有用”基因，就获得了知识产权，就具有了不可估量的开发潜力，就意味着巨大的经济效益和社会效益。事实确实如此，在西方，一个新的“有用”基因被发现后，无需做进一步开发工作，单凭这个基因的转让费就高达数千万至数亿美元。所以，我们可以说，抢基因就是抢救国家财产，抢基因就是为国家创造财富。如果我们在这方面无所作为，那么我们国家将失去历史性机遇，失去对生物工程（基因工程）产品的生产权利，失去对生物技术（如基因治疗）自由应用的权利。

因此，我们的结论是：分离新基因是影响全局的关键，是现阶段生命科学中的重中之重。你不拿到新基因，研究和应用基因及一切与此相关的事情无从谈起！不抢基因，我们将全盘皆输，慢半拍去抢，我们将落伍十年，二十年，甚至更多。

再次，就科学研究而言，尽管全世界的科学组织都赞成人类基因组研究成果共享，但事实上，由于各种利益使然，是绕不开基因知识产权这道城墙的。你没有自己的新基因，只有借用人家的基因，其结果必然是：你做得越出色，就越突出基因发现者的功绩，到头来空忙乎一场。没有自己基因的基因研究，是替人家做嫁衣的研究，是成不了气候的研究。

因此，面对人类基因组研究的激烈竞争形势，面对基因抢夺战，中国的科学家开始思考现实，思考对策，思考任务，思考将来。

因此，1996 年 11 月 26 日 ~28 日，我国 20 多位基因研究方面的顶尖科学家，汇聚在“香山科学会义”的圆桌旁，认真地研讨我国人类基因组研究的种种相关问题。会上，有科学家指出，第三世界科学家曾针对基因被掠夺的现状，发出愤怒的吼声：“你们曾经抢走了我们的宝石和黄金，现在还要抢走我们的基因!”这无疑是正义的吼声。

会上，中国科学家一致指出，作为基因大国，如果有谁企图染指中国人基因组资源的话，我们将坚决反对，在这个原则问题上，中国科学家敢说“不”。

中国基因研究科学家至少在下列问题上达成了共识：

(1) 中国人基因组资源不容外流和被抢夺。

(2) 中国科学家必须立即参与“抢基因”行列，机不可失，时不再来，历史机遇必须把握。

(3) 努力提高中华民族的科学知识水平，做好基因知识的普及工作，使华夏大地上凡我同胞都能了解人类基因组和疾病相关基因研究的意义、目的、现状和前景，了解基因抢夺战的内幕，为保护中华民族基因组资源做出努力。

(4) 欢迎世界上任何国家、地区和机构与我国进行真诚的、平等互利的合作，欢迎投资支持我国科技工作者进行新基因分离和基因研究。欢迎进行技术帮助。

(5) 对于某些可能不利于我国进行基因组研究的言行，中国科学家将通过科学的、道德的和伦理的途径，向世界发表自己的看法和意见。

可以相信，这次香山科学会议给我们带来了好信息，它标志我国的新基因分离工作翻开了新的篇章。

历史背景与回顾

说到基因抢夺战，不能不说人类基因组计划。原因何在？回答很简单：人类基因组计划的实施为新基因特别是与疾病相关基因的鉴定、分离和克隆提供了基础。没有人类基因组计划的实施，基因抢夺大战会推迟若干年（代）发生。

人类基因组计划发端于 1986 年的美国。那一年，由美国科学家动议，继而经过科学界的几年大辩论，于1988年由美国国家科学研究委员会（NRC）和美国国会能源和商业委员会下属的技术评估办公室（OTA）分别总结辩论双方的意见，写出专题报告提供给国会作为决策的参考。1990年国会做出了积极的反应，批准人类基因组计划从1990年10月1日开始实施。从此，这项被誉为人类生命科学史上最伟大的工程——人类基因组计划（HGP）正式启动，它可与人类登月计划和原子能计划相媲美，组成科学史上的“三计划”，树立了三个里程碑。

毫无疑问，紧随HGP而来的将是无穷的经济效益和社会效益，以及一大堆的社会、道德伦理和法律问题。

由于HGP过于诱惑人的科学意义、经济效益和社会效益，除美国外，意大利、英国、法国、丹麦、欧共体、日本、加拿大、以色列、瑞典、芬兰、荷兰、挪威、澳大利亚、新加坡、德国、俄罗斯和中国等国家纷纷参加了HGP的国际合作或开展了本国的HGP。

中国的HGP在“八五”期间才动，但是，这并不意味着我们失去机遇。机遇与挑战共存。机遇是什么？回答也是明白无误的：分离和鉴定新基因，重点当然是与疾病相关的新基因。因为我们拿到的4张图（遗传图、物理图和序列图），特别是序列图，基本上是一部“天书”，需要人去解阅和破译，否则人基因组所蕴含的生物信息不可能被识别，也不知如何开发利用。这部“天书”中也包含着与所有人类疾病相关的基因，如能直接致病的基因或疾病敏感基因，即使目前我们尚不掌握破译“天书”的本领，也可通过遗传连锁分析方法和基因定位克隆的技术去分离疾病相关基因，并在结构上和功能检测上对分离到的基因进行鉴定。因此，可以说，分离和鉴定与疾病相关的新基因是在HGP实施基础上进行的新一轮工作。这一轮工作对大家来说基本上都处于同一起跑线上，因而其竞争应当说是平等的。这就是中国科学家的机遇所在。我们要重复的一句话是“机不可失，时不再来。

机遇与挑战

机遇来自HGP，挑战也来自HGP。机遇中包括挑战，挑战中存在机遇，二者不可分。而且这场基因大战从一开始就来势汹涌，迫使你产生紧迫感和责任感。历史一再证明，在关系到国家、民族利益的关头，科学家惟有把个人兴趣变为国家行为，以科学献身精神投入国际竞争，才有可能迎接挑战，有所作为。我国“两弹”研制成功就是最好的例子。

目前我们必须迎接的挑战至少有三方面：①保护中国人基因组资源，打“DNA 专利”战役。②加强基因分离、鉴定和基因组研究的新技术、新策略的研究。③改变观念，加强组织协调和攻关。

保护中国人基因组资源，避免西方私人基因公司的掠夺性猎取，遇到的一个大问题就是基因专利（或称 DNA 专利）。自 HGP 动议开始，人类基因组的商业价值就已被提到议事日程上来，商业界和企业界表现出极大的勇气，在看不到眼前利益的情况下纷纷进行风险投资，一般为定位和分离一个有用的基因投入一亿美元左右，试图一旦成功可获得一本万利。赚钱就是企业主和商人的逻辑，这本无可厚非，但在基因专利上他们似乎走得太快太远了。按照惯例，对于那些功能已知的基因或其产品可申报专利，迄今此类专利已有一千多项。问题是，自 20 世纪 90 年代初以来，美国人对所谓的可表达序列标签（EST）也提出专利申请，EST 只是 cDNA（结构基因序列）的一部分，而且不知其功能，显然申请专利是不合适的。由于 EST 可用于分离新基因和别的用途，如果允许 EST 申报专利，那么无需进行新的技术发展，仅凭程式性的生产即可将全世界所有基因都归于已有，这是极不合理的垄断和霸占行为，有人称这种现象为“基因海盗”。美国专利局曾以缺乏实用性、新颖性和公开不充分为由拒绝 EST 专利申请，但专利的持久战仍在继续。美国一些公司近几年来陆续向专利局申请了几十万条 EST 专利，这些公司不仅不停止申请活动，相反还加大了投资力度进一步扩大 EST 数据库，伺机卷土重来。从发展趋势来预测，基因（包括基因序列片段）专利小势所趋，必成大势，最终成功的可能性较大，看来只是时间问题罢了。这种结局对于西方科技强国是有利的，对于发展中国家显然大大的不利。据报道，设在加拿大的国际农村发展基金会（RAFI）准备把基因专利提交海牙国际法院进行裁决。该基金会认为，“基因海盗”侵犯了 DNA 样品采集对象的基本人身权利，因为基因公司采集到人体基因组 DNA 后申请专利，并很快转变为商品，或转让，或倒卖，被采集者却不知道在自身的遗传物质被取走后，从此就失去了对这些物质的控制权。因此，“基因海盗”的行为是不道德的，违反了伦理准则。

笔者认为，欲抗衡西方的基因专利攻势，消除由此造成的对我国的可能的不利影响，应切实加快我国“抢基因”的速度。为此，需在以下 4 个方面下大力气：①创新分离、鉴定新基因技术方法，特别要重视生物信息学（Bioinformatics）的研究。人类基因组蕴含极为丰富的生物信息，它就是一部活的包罗各种各样复杂计算机程序的“生物机器”，应用计算机技术可把这些生物信息收集、贮存起来，建立各种数据库，供编辑、分析之用，如进行新基因的发现、鉴定，基因家族的确定，基因序列测定，基因功能比较和预测，结构与功能关系的推断，信息处理和解释等等。②要做到全国一盘棋，统一规则，统一领导，协调攻关，切忌力量分散，零敲碎打和低水平重复。③要彻底改变小作坊式个体劳动模式，肃清小农经济思想，建立“工业化”、“车间化”、“自动化”式的大规模科研攻关运作模式。④切实提供支撑条件的保证。惟有如此，中国才有可能在这一新领域中见到曙光。

所幸者，我国有关领导部门和科学领导者对此已给予高度重视，并开始大力抓这件事。在“863”高技术领域的“九五”攻关项目中，充实了分离新基因的力量，确定了明确的目标，在组织管理上，提出了 16 字方针：“跨越发展，系统集成，突出创新，示范带动”。相信苦战几年，坚持下去，必有收获。

（原载于“中国科学报”1997 年 1 月 17 日，“中国青年报”1997 年 5 月 7 日）

让 DNA 来检测吧

DNA 检测就是在 DNA 分子水平上检查其结构或基因功能表现程度上的改变，以用于诊断疾病或健康状况，以及法医学上对罪犯的鉴别、亲子鉴定、性别鉴定或考古学研究等等。

用于诊断疾病和健康状况的 DNA 检测也叫基因诊断。基因诊断被称为第四代诊断技术。前三代诊断技术都是以疾病的表现为依据，但疾病的表现在时间上往往比较晚，产生的因素也较多，经常造成不能及时明确诊断和延误病情的缺憾，基因诊断则避开了上述缺憾。以基因型为依据，直接从基因本质上对疾病做出诊断，准确、灵敏、快捷。由于基因在受精卵中就已存在，因此可以在早期胚胎期或产前对胎儿进行诊断，以免有遗传病或重大疾病的胎儿出生。现在许多大中型医院里都开展了基因诊断。有趣的是，基因诊断还可对已故多年或古代人亡故的原因进行重新诊断。例如，新闻媒体报道，我国科学家尝试运用 DNA 技术，分析“丝绸之路”出土的 10 具距今 3200 多年的“古哈密人”遗骸，希望能够借此了解古“丝绸之路”上各民族间的关系，以及人群的迁移和混杂过程。

DNA 检测在法律司法部门的应用已显示出巨大的潜力。近年来国际上一些著名案件，如美国橄榄球明星辛普森杀妻案和克林顿绯闻案，都用到了 DNA 检测。其科学原理就是 DNA 指纹的配型。什么叫 DNA 指纹呢？在 DNA 分子中存在着很多重复序列，它们组成卫星 DNA，其重复序列单位称为小卫星 DNA。小卫星 DNA 具有高度的可变性，不同个体彼此迥异（有人估计，50 亿人中只有 2 人相同），从而形成不同的 DNA 指纹。与手指指纹一样，每个人的 DNA 指纹是不同的，这为破案提供了准确的依据。例如在强奸案和暴力案中，可从现场残留的血迹、精液、唾液、痰液、毛发、骨骼或其他肉体成分上提取 DNA 指纹，然后与犯罪嫌疑人的 DNA 指纹相对比（此即配型），若二者相同，即可认定罪犯，反之亦然。DNA 指纹破案比手指指纹破案具有更大的优越性，因为犯罪分子作案时可采取戴手套等方法避免留下指纹，但却难免留下各种人体残留物，特别是强奸案和暴力案。正因如此，不少国家已经或正在建立 DNA 检测数据库，我国上海也正在着手建立这样的数据库。

DNA 检测用于性别鉴定（比如运动员的性别鉴定等）比其他方法更科学、更准确。众所周知，男女性别差异的实质是决定性别的基因有别。男性具有独特的 Y 染色体。Y 染色体上具有决定男性性别的基因（女性无此基因），所以只要用简易的 DNA 检测技术即可确定该种基因存在与否，从而对性别做出鉴定。此法对于性翻转（如表面看起来像女性，实际上是男性或反之）的诊断也很有用。

DNA 检测还可用于器官或组织移植的配型。器官或组织移植中的难点是排异反应，而排异的根本原因是基因不相配。若事先检查供体和受体的组织相容性基因是否相匹配，就可知道是否会发生排异反应，从而决定是否施行移植手术。

（原载于“北京晨报”1999 年 3 月 22 日）

基因诊断技术及应用

基因诊断属于全新内容、全新技术和全新概念的临床诊断方法，是分子生物学和分子遗传学技术发展的成果。传统的疾病诊断方法有三种：临床学诊断、血清学诊断和生化学诊断。这些诊断方法都是以疾病的表型改变为依据的。现已知道，表型的改变在很多情况下不是特异的，出现的时间往往较晚，因此易造成延误诊断。有鉴于此，加之晚近关于基因知识的迅速增加，人们明白基因作为生命的物质基础，其结构与功能的改变会导致表型改变，因而直接探查基因的存在状态有可能对疾病作出诊断。在基因水平上对疾病进行诊断就叫基因诊断，不少学者也叫 DNA 诊断或基因探针技术。兹将各种诊断方法的范畴示于图 1。

1978 年，美国科学家首次采用羊水细胞对胎儿进行血红蛋白病的产前基因诊断，获得了成功，从此翻开了基因诊断的新篇章，且发展极其迅速。基因诊断之所以获得迅速发展，主要是由于它具备了高亲和性、精确性、灵敏性和可行性等优点。由于这些优点，使基因诊断能以明确而简洁的结论来回答医学基础和临床问题，如用“有”或“无”来回答是否受到感染性致病原的侵犯，若为“有”，可进一步回答致病原的型和亚型。又如遗传病，在很多情况下基因诊断可告诉你是“正常”、“携带者”或“纯合子”，等等。

基因诊断不仅可对某些疾病作出确切诊断，也能确定与疾病相关的状态，如对疾病的易感性，发病类型和阶段以及是否具有抗药性等等。以下拟对基因诊断的有关问题作一介绍。

一、基因诊断的途径

如图1所示，基因诊断的探测目的物是DNA和mRNA。由此考虑基因诊断的途径主要有三种，即基因突变的检测、连锁分析和mRNA探测（参见表1）

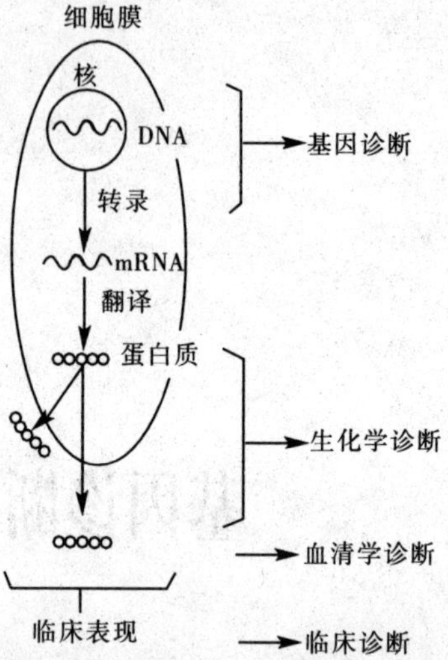

图1　不同诊断方法示意图

表1　基因诊断的途径

途径	基因突变检测	连锁分析	基因转录产物检测
内容	大片段缺失	RFLP分析	mRNA检测
	大片段插入	连锁不平衡分析	
	小片段缺失和插入		
	点突变：		
	只有一种类型的点突变		
	点突变类型多但只有一、二种占优势		
	限制酶识别位点上的点突变		
	隐蔽位点上的点突变，产生新的限制酶位点		

1. 基因突变的检测　如果致病基因的某种突变类型与发病具有直接的因果关系，检测这种突变以作诊断是最理想的途径。对致病基因已经完全了解或部分了解，分子机制完全清楚或部分清楚但已有规律可循的，也可采用本途径。

2. 基因连锁分析　在临床实际中，适用于上述途径进行基因诊断的病例比较有限，主要原因是①致病基因产生突变的类型多样化，给诊断带来困难。②多数致病基因未克隆出来，故不知其结构。③

有不少致病基因尚未确定。由于这些原因，往往需要采用基因连锁分析。连锁是指同一条染色体上相邻近的基因一起被遗传的现象。这些连锁的基因或 DNA 片段可以作为遗传标记，这样，只要检测这些遗传标志的存在与否，就可知道受检者是否存在致病基因。连锁分析主要是应用限制酶片段长度多态性（RFLP）作为遗传标志进行家系分析。通过家系分析有可能区分双亲的两条染色体，确定其中哪条具有正常基因，哪条带有致病基因。如果双亲的染色体能够完全区分，基因诊断率可达 100%。如果双亲中只有一方的染色体能区分，则只能作出 50% 的排除诊断。所以，连锁分析具有一定的局限性，换言之，进行基因连锁分析必须具备下列先决条件：①家系中关键成员（父母）为杂合子。X 连锁的遗传病只要母亲为 RFLP 杂合子即可。②子代中存在患病纯合子。③需使用若干种 RFLP 和相应的探针。④亲代必须为生物学意义上的亲代（即有血缘关系）。

连锁分析的一种特例是连锁不平衡分析。所谓连锁不平衡，是指某一个多态性位点在正常基因和等位突变基因中的分布频率有显著差异，因此可利用与特异等位基因连锁这一多态性直接进行基因诊断而无需家系分析。但是连锁不平衡的病例比较少。

3. mRNA 的检测　是基因诊断的重要方面，具有下面的优点：①基因转录生成 mRNA 相当于基因模板的扩增过程，这样，检测 mRNA 的灵敏度比检测基因本身更高。②由于 mRNA 不含内含子序列，对于一些很大的基因，检测 mRNA 比检测基因本身容易。尤其是采用聚合酶链反应（PCR）法，可直接从总 RNA 反转录成 cDNA 进行扩增，检测更为容易。

二、基因诊断的技术和仪器

基因诊断的技术按原理大致可分三大类：基因探针技术、PCR 技术及前二者结合的技术。这些技术的要点和所需仪器简述如下。

1. 基因探针技术　该技术的实质是以已知基因片段作为探针与待测 DNA 样品进行分子杂交以判断二者同源性程度。这一技术在基因诊断中占有重要地位，它包括 Southern 和 Northern 印迹杂交、点杂交、液相杂交、三明治式杂交、原位杂交和寡核苷酸探针技术等。印迹杂交是应用最广泛的杂交方法，它不仅可用于 RFLP 连锁分析，也可采用“小卫星”DNA 探针进行遗传指纹或 DNA 指纹分析（在法医学上有广泛用途）。印迹杂交的技术要点和所需仪器示于表2。

值得一提的是，已有国外厂商推出一种叫“分子显像”的仪器，可大大简化上述技术，省去自显影步骤，甚至直接在凝胶上进行杂交和检测。这一仪器不仅缩短了工作周期，还提高了检测灵敏度，惟价格比较昂贵。还需指出的是，在上列仪器中，国产的仪占极小部分，这是值得国内厂商和仪器科研工作者反思的。实际上，上列仪器中绝大多数属中小型仪器，在实验室中使用频率很高（属通用型仪器），适用面很广，从国外购买价格都比较贵，只要国内有关方面重视，研制和生产与国外同类产品水平相当甚至超过不是不可能的。

表2　印迹杂交的技术要点和所需仪器

基因组 DNA 或 RNA ↓ 限制性内切酶酶解（RNA 不需酶解） ↓ 琼脂糖凝胶电泳分离 ↓	低温高速离心机、超速离心机，Eppendorf 离心机、真空干燥离心机、冰箱、温箱、细胞分离器、组织匀浆器、超声波破碎仪、分光光度计水浴、高精度自动加样器、pH 计 电泳仪、微波炉、手拿式紫外灯和紫外照相设备
经碱变性、中和等处理后将 DNA 片段或 RNA 转移至硝酸纤维素膜上（印迹） ↓	印迹仪、电转移仪、电子振荡器
将膜置于含有标记的基因探针的杂交液中进行分子杂交 ↓	分子杂交仪、β 射线探测仪、液体间烁计数仪
洗涤膜去除未杂交的探针 ↓	电子振荡仪、β 射线探测仪
（1）在 X 光底片上进行放射自显影（对放射性同位素标记探针） （2）在膜上进行生物素检测（对生物素标记探针）	β 射线探测仪、光密度仪或灰度检测仪

点杂交是将 DNA 或细胞裂解物变性后直接点在硝酸纤维素膜上与探针进行杂交。该技术快速简单，特别适合于多拷贝基因检测和大批量样品的筛查，如流行病学调查和感染性疾病的病因检查。三明治式杂交在技术上作了改进，采用至少两种非重叠标记探针，把

待测同源基因夹在当中，这样就大大增加了检测灵敏度。寡核苷酸探针技术是检测基因点突变的有效技术，不过必须事先知道某种基因某种点突变与某种疾病的发生具有因果关系。只要知道点突变的确切位置，即可人工合成对应于该位置在内的正常和突变的一对寡核苷酸（20个脱氧核苷酸左右），经末端标记后作为探针。该技术的原理是：在一定杂交条件下，一对碱基错配即可使寡核苷酸探针与基因片段的杂交稳定性降低，从而比较容易被洗去，而完全配对者稳定性较强，不会被洗去。这样，在自显影图谱上可见到有点突变者不能与正常寡核苷酸探针杂交而与突变探针杂交，反之亦然。目前这一技术已广泛应用于疾病的基因诊断。原位杂交是直接在组织切片或细胞涂片上进行杂交反应。在合适的杂交条件下用高比活标记探针（^{35}S、^{125}I或^{3}H，不能用^{32}P）可获理想结果。该技术结合光镜和电镜进行正确定位，很好地将分子水平检测与细胞形态及组织形态结合起来，从而成为病理诊断的新方法。目前该技术可检出细胞中单拷贝 mRNA，估算病毒在宿主细胞中复制和转录的程度，对于病毒感染（特别是具有长潜伏期的病毒感染）和其他退行性疾病的诊断很有用。

2. PCR技术　基因探针技术的灵敏度通常涉及两个因素：标记探针放射性比活性和待测基因的拷贝数。以往为了提高基因探测的灵敏度，多从提高探针比活性考虑，PCR 技术则从提高待测基因拷贝数入手达到比前者更为理想的检测效果。PCR 的基本原理就是在试管中模拟天然 DNA 的复制，人为地将靶基因扩增百万倍。在有的情况下，基因扩增产物可用溴化乙锭染色，并依据染色带的有无或长度的改变进行基因诊断，该技术自 1985 年问世以来，发展很快，特别是 PCR 仪器及其配套的检测试剂盒和仪器的不断改进和简化，使其自动化程度不断增加，目前 PCR 技术在基因诊断中已成为最主要的技术。

3. 其他技术　主要包括 PCR 技术与基因探针技术结合的技术、基因探针技术与别的技术相结合的技术。如 PCR 与寡核苷酸探针技术相结合技术，PCR 放大阻滞突变体系、等位基因特异 PCR、连接酶链反应（LCR）、Qβ 复制酸法、NASBA 法、化学断裂法、变性梯度凝胶电泳法、DNA 链置换法和连接酶介导法等等。这些技术方法原理各异，操作步骤也不相同，限于篇幅，不拟赘述。

三、基因诊断的特点

由于基因诊断以基因为探查对象，因而具有其他诊断方法所不具备的特点，归纳起来主要有：

1. 属病因诊断，针对性强　由于所应用的技术方法具有很高的特异性，使诊断准确率极高。

2. 由于探针带有“标记”，能被敏感地测出，故诊断灵敏度很高，待测样品仅需微量，待测基因只需 pg 水平。

3. 由于基因探针可为任何来源，任何种类，其序列可为已知也可为未知，其检测目标可为一个特定基因也可为一组特定的基因组合，可为内源基因也可为外源基因，所以适用性强，诊断范围广。

4. 被检测的基因是否处于活化状态对基因诊断来说并不重要，因此可对那些具有组织和分化阶段表达特异性的基因及其异常进行检测和诊断。

5. 在感染性疾病的基因诊断中，不仅可检出正在生长的病原体，也能检出潜伏的病原体，既能诊断既往感染，也能诊断现行感染。对那些不容易体外培养（如产毒性大肠杆菌）和不能在实验室安全培养（如立克次体）的病原体，基因诊断的检出具有独特的意义。

四、基因诊断的临床意义

现时，基因诊断已经应用到临床的各个方面，兹概括于表 3。由于基因诊断的直接目标是基因，而基因又是决定表型的根本所在，所以不仅有助于搞清病因，也可更准确地了解发病过程、机制及临床状态，并有可能从本质上对一些疑难疾病进行分类、分型，更好地指导和改进治疗，特别是为近些年来正在兴起的新一代治疗方法——基因治疗提供科学依据。

人口质量是国力的根本性因素。据有关统计资料表明，我国现有残疾人 5000 万，其中有相当数量属先天畸形（包括先天愚型）和遗传性疾病。由于农村及边远地区近亲结婚率高，先天畸形和遗传病的发病率仍呈上升趋势，因此开展基因诊断对杜绝患儿出生，降低发病率具有重大的社会效益和经济效益。

随着工业化水平的提高，环境污染和文明病日趋严重，并使人类疾病谱发生了显著改变，重大疾病（如心脑血管病、癌症和免疫性疾病等）成为人类健康的主要敌人。基因诊断在判断这些疾病的易感性和预告病情方面可以发挥良好作用，从而为制订预防对策作出贡献。

表3　基因诊断在临床上的应用

应用范围	内容简述
遗传病	产前诊断、检测遗传重排、建立遗传连锁图
感染性疾病	病毒感染的快速诊断、不同类型或类似微生物遗传相关性测定 病毒特异性转化区域的检测、细菌抗生素抗性测定、细菌毒性型的鉴定、寄生虫及真菌病的诊断
肿瘤	诊断、分类、预后，检测遗传重排 有核型异常的人肿瘤中基因重排的检测，无明显核型异常的人肿瘤中基因表达异常和分子重排的检测，癌基因的结构和表达基因放大和抗药性检测
临床实验和内分泌学	异位激素产生的检测
多基因病	糖尿病、高血压、冠心病、风湿病、精神疾病易感性检测
组织配型	器官移植手术前基因型测定
性别检定	性别决定基因序列的检测，用于对性连锁遗传病产前诊断及异体骨髓移植后免疫排斥反应的检测
法医学	DNA 指纹鉴定罪犯和亲子关系

采用 DNA 探针技术检测感染性流行病病原体能够得到直接可靠的结论，因此在预防医学中可以大有作为。

目前器官移植（包括骨髓移植）的主要难题是机体对移植物的排斥反应。基因诊断能很好地显示基因型，并在手术前进行组织配型，从而提高器官移植的成功率。

五、发展趋势

由上述可见，基因诊断技术在短时期内已经取得了巨大成就，目前仍然在继续发展之中，今后的发展趋势和特点将是什么呢？总起来说，它将日益突出地体现出“自动化”、“程序化”、“非标记技术”和“多病种”等特色。自动化就是使基因探测的一系列操作步骤由自动化仪器代替人工完成，以达到快速高效。在这里，科学仪器的创制不仅必要，而且紧迫，因为目前在进行基因诊断时虽然也使用不少仪器，但均为人工操作，彼此不连贯，因此很难在现场推广应用。程序化就是将基因探测技术的各种优点变成最优化工作程序，进行针对性很强的工作，故计算机技术的介入势在必行。非标记技术主要指逐步淘汰放射性同位素标记化合物的使用，代之以非放射性同位素标记探针技术或非探针技术。多病种就是除了对单基因病进行基因诊断外，还要对多基因病进行基因诊断。除直接诊断疾病外，还要配合治疗，预防、分类分型和预后等环节进行“诊断”。可以预期，经过不断的改进，基因诊断技术必定会有一个大的发展，为防病治病作出更大贡献。

（原载于“现代科学仪器”1994年第2期）

中心法则

中心法则是指生物遗传信息传递的方向和途径的规律。

当生物体某些器官或组织需要表现某种生理功能时，必须由特定的蛋白质来完成。那么蛋白质又如何合成呢？现已清楚，遗传信息贮存在脱氧核糖核酸（DNA）分子中，当需要合成蛋白质时，DNA分子中负责该蛋白质合成的基因就进行转录，把基因中贮存的密码录成另一种遗传信息载体——信使核糖核酸（mRNA），mRNA分子中也贮存遗传密码。遗传密码是由3个核苷酸组合而成（叫三联体密码），一个密码对应一个氨基酸，合成蛋白质时，密码逐个被翻译成氨基酸，如同邮电局里把密电码翻译成文字一样。众多氨基酸串在一起就变成一条多肽键和蛋白质分子。生物医学中把遗传信息由DNA→mRNA→蛋白质的传递规律称为中心法则。由于中心法则的阐明，使人们对生命现象的本质和产生机制有了突飞猛进的认识。

1970年有两位科学家发现了逆向转录现象，即遗传信息由mRNA向DNA传递，进一步丰富了中心法则的内容。

中心法则是当前分子遗传学理论研究和高技术研究的基础，极其重要。

（原载于“健康报”1993年9月7日）

基因治疗

ADA（腺苷脱氨酶）缺乏症是由单基因缺陷引起的遗传病。患者体内缺乏 ADA，导致免疫力几乎完全丧失，周围环境中任何一种对正常人无妨的“有害因素”，都可使之毙命。1990 年 9 月，一个 4 岁的小女孩幸运地成为此类患者中的首个治愈者。医生对她实施了基因治疗。他们将正常的腺苷脱氨酶基因输入其体内，出乎意料地修复了她的免疫系统，使她能在溜冰场上翩翩起舞。这是世界上第一个基因治疗的成功病例。

时至今日，凭借飞速发展的基因技术，基因治疗已被成功地运用于 ADA 缺乏症、B 型血友病等疾病的临床治疗。

一、“基因病”与基因治疗

生物医学研究的深入，已使科学家们认识到，人类的疾病都直接或间接地与基因相关。因此，理论上，人类所有疾病均可采用基因治疗。

广义地说，基因治疗是指一切通过基因水平的操作而达到治疗疾病目的的疗法。它的具体方法有基因补偿和反义技术等。前者是用正常基因代替或修正缺陷基因。后者则是针对致病基因或疾病易感基因，阻断或调控它们遗传信息表达的多个环节，从而避免疾病表型的出现，或使疾病表型向正常表型逆转。如果治疗对象是癌细胞，可通过输入“自杀”基因（产生剧毒物质）或协同刺激信号基因（提高免疫杀伤细胞的活性），对癌细胞进行专一性的杀灭。如果治疗对象是病毒（如艾滋病病毒、乙肝病毒等），则可运用反义技术阻止病毒复制。总之，基因治疗的目的就是纠正自身基因结构和功能的缺陷，以及由病原微生物基因的侵袭造成的基因缺陷（图1）。

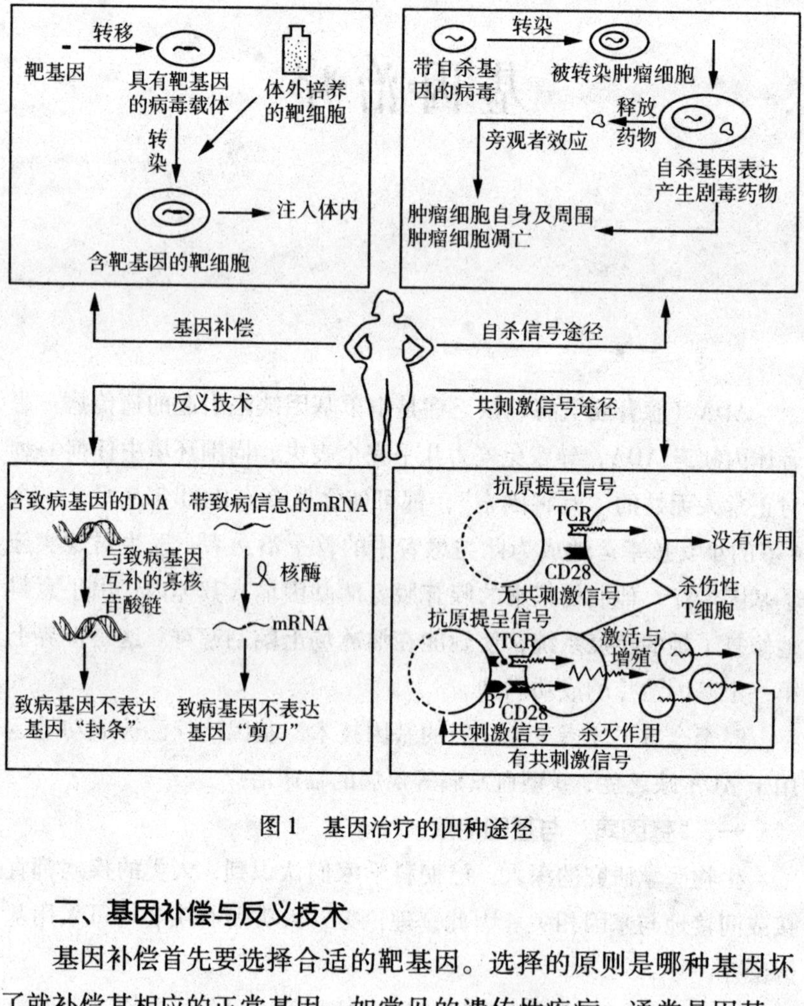

图1　基因治疗的四种途径

二、基因补偿与反义技术

基因补偿首先要选择合适的靶基因。选择的原则是哪种基因坏了就补偿其相应的正常基因。如常见的遗传性疾病，通常是因某一基因缺陷所致，只要给予相应的正常基因即可奏效。有的神经性疾病是由于神经细胞缺乏营养因子所致，原则上给予能表达该营养因子的基因，也可达到治疗效果。此外，如由胰岛素缺乏引起的Ⅰ型糖尿病，抑癌基因突变失活导致的肿瘤等，亦可通过同样的原则进行基因补偿。

基因补偿还需要合适的接受和表达靶基因的靶细胞。靶细胞可以是与疾病有关的细胞，如肿瘤细胞（与癌症有关）、红细胞（与贫血有关）、淋巴细胞（与免疫疾病有关）、神经细胞（与神经性疾病有关）、β细胞（与糖尿病有关）等等，也可以是与疾病无关的中介细胞，如成纤维细胞、成肌细胞等等。靶细胞必须具备两个基本条件：一是能比较容易地让靶基因转移进来，二是能使靶基因表达。基因补偿治疗单基因病往往很有效。

基因遗传信息的表达是一个复杂的连续过程，主要包括“复制”、“转录”和“翻译”等阶段。“复制”使基因数量倍增，遗传信息得以延续。“转录”是将基因的遗传信息以密码的形式转录到载体上。这载体就是信使RNA（mRNA）。“翻译”则是解读mRNA分子上的密码，使之变为“看得见摸得着”的功能多肽或蛋白质的过程。反义技术的着眼点在于阻断和破坏“复制”、“转录”和“翻译”，使表现疾病的基因不能表达。

反义技术包括反义寡核苷酸技术、反义RNA技术和核酶（ribozyme）技术。前两者俗称“基因封条”。其作用原理是按“碱基互补”原则，将“基因封条”“贴”在mRNA或基因的关键部位上，封阻其表达。这种“封条”若“贴”在基因上，也叫做反基因技术。核酶俗称“基因剪刀”。它本质上是具有催化切割RNA活性分子功能的酶，但与通常由蛋白质构成的酶不同。它是RNA，换言之，它是具有酶活性的RNA。核酸按其空间结构分为锤头形、发夹形和斧头形。它们可分别识别mRNA分子特异结构部位，将mRNA链剪断，从而阻断基因致病信息的表达。

三、关键因素

基因治疗一般是将基因治疗剂（包括补偿基因、反义核酸、核酶或其他调节物）直接注射至体内，或者先体外转移到靶细胞内，然后再移植到体内。后者称为离体法（ex vivo法）。这一看似简单的步骤，实际包含着许多决定成败的关键因素。最重要的有三点：是否有一个合适的靶细胞；靶基因是否能被专一、高效地转移至靶细胞内；靶基因在靶细胞内能否适度表达。

目前，已有一些通用的细胞类型可供用做基因治疗的靶细胞。

但对于特定疾病的基因治疗，除了选择通用类型的靶细胞外，还可根据细胞接受和表达靶基因的效率，在广泛的范围内筛选更加合适的目标。

靶基因专一、高效地转移到靶细胞内，是为了提高疗效，减低或消除副作用。一般来说，欲转移一个靶基因，必须由一个合适的载体来协助完成，正如利用运载火箭将卫星送入特定的空间轨道那样。所以，基因转移载体的构建和选择至关重要。目前，基因载体大致有病毒载体和非病毒载体两大类。病毒载体是去掉致病基因的病毒，如逆转录病毒、腺病毒、腺病毒辅助病毒、痘苗病毒和单纯疱疹病毒等等。非病毒载体则是具有多种电荷特点和结构特点的脂质体、各种受体和裸露 DNA 载体等等。裸露 DNA 载体可以作肌肉注射用，也可以吸附在缝线上用于手术缝合，十分简便易行。

治疗基因在靶细胞内的适度表达，是基因治疗的另一重要问题。为什么需要适度表达？举几个例子即可明了。当用胰岛素基因对Ⅰ型糖尿病进行治疗时，若该基因在靶细胞内不加控制地持续表达，则很容易造成血糖持续降低，进而休克，甚至死亡。反之，若表达量不够，则达不到应有的疗效。而用生长激素基因治疗侏儒症时，若该基因表达持续过度，治好了侏儒症却又会引起其他疾病，如巨人症等。因此，进行基因治疗的一个前提是需要设计一套调控基因表达的方法。利用这种调控方法，被转移的胰岛素基因就只在餐后血糖升高时才表达，一旦血糖降至正常水平即停止表达。极受重视的所谓生理性反应的基因治疗（PRGT）探索，即是指这种自动调节。

四、优后原则与发展前景

基因治疗是一种治本又治标的治疗方法，且无副作用。但在具体运用中碰到了许多难题，治疗效果还很不理想。目前，基因治疗处于实验室研究和临床应用齐头并进的态势。全世界有 600 多个方案在研究实施之中，主要涉及恶性肿瘤、心脑血管疾病、遗传病和某些传染病。为什么选择这些疾病作为研究和治疗的对象呢？这里涉及基因治疗的一个原则——“优后原则”。与“优先原则”不同，只有当一种疾病在采用现有的一切办法治疗后仍然无效或微效的情况下，才被考虑采用基因治疗，故被称为“优后原则”。

遵循“优后原则”主要出于伦理方面的考虑。基因治疗主要有三个伦理问题。一是风险评估，属技术性问题。其中，最受瞩目的是外源性靶基因插入宿主细胞基因组后，是否引起癌基因激活，从而诱发癌症，以及是否引起正常功能基因失活，从而导致免疫力低下和疾病易感的问题。只有在细胞水平和动物模型上证明多种技术参数安全可靠的情况下，基因治疗方案才可被采纳和应用。二是程序问题，属非技术问题。主要是指对进行基因治疗的适合条件、治疗时机、质量控制的申请及审批程序进行严格规范，避免滥用。中国卫生部亦已颁布细则，从事这方面工作的人必须遵守。三是相关的社会和法律问题。

基因治疗包括体细胞基因治疗和性细胞基因治疗。目前实施的都属前者。顾名思义，两者最大的区别在于，一个在体细胞上操作，另一个在性细胞上操作。性细胞（精子和卵子）不仅关系到个体本身，还关系到后代。性细胞基因治疗一旦成功，将从根本上解决"后患"，意义深远。但长期以来，由于性细胞基因治疗难度太大，加上伦理的威慑，故一直是一个禁区，尚无人涉足。随着体细胞基因治疗经验的积累和进展的取得，此禁迟早会开，并必将取得令人瞩目的成果。

（原载于"科学"2000年第4期，"百科知识"2000年第4期）

人体细胞含有致癌基因吗？

在细胞癌变原理的研究中，致癌基因假说曾经是很吸引人的理论之一。该假说认为人或动物细胞中存在着致癌基因，当被某些化学的或物理的因子刺激后，即被激活，从而使致癌信息逐渐表现出来直至细胞癌变。20 世纪 70 年代中期之前，由于技术上和方法学上的限制，至少在下列几个关键性问题上，该假说未能提供直接的证据，这就是：①人和动物细胞基因组中是否存在着真正的致癌基因？②如果存在致癌基因，它们的组织和核苷酸序列如何？③如果存在致癌基因，它们与细胞癌变之间有何关系？近些年来，由于 DNA 重组技术的迅速发展和日趋完善，使科学家们直接研究上述问题成为可能。到目前为止，不仅已经分离、鉴定出多种致癌病毒的致癌基因（oncogene，简写为 onc*），而且已经证明脊椎动物细胞都存在着这些 onc。更引人注目的是，人体细胞也含 onc。

一、人体细胞中存在致癌基因的直接证据

现已知道，许多逆转录病毒（retrovirus）含有使细胞转化（癌

* 文献一般将细胞中与肿瘤病毒 onc 相对应的序列写为 c-onc，病毒 onc 则写为 v-ouc，本文在指明叙述对象的情况下均写 onc。

化）的序列，称为 onc。1978 年 Spector 等首先纯化了与禽类肉瘤病毒（ASV）转化基因（Src）相互补的^{32}P-cDNAsarc，该标记探针与经变性的正常人、鸡、小牛、小鼠及鲑鱼细胞 DNA 进行液相杂交，用羟基磷灰石柱层析法分离出杂交双键^{32}P-cDNAsarc-DNA，表明人体细胞和脊椎动物细胞含有 Src。通过上述杂交双键 DNA 的形成动力学研究，还证明了 cDNAsarc 只能与单拷贝或至多几个拷贝的核苷酸序列杂交。

Goff 等将 Ablson 小鼠白血病病毒（AMuLV）DNA 先后在噬菌体 Charon 21A（Ch21A）和质粒 pBR322 中进行无性繁殖（以下称克隆）和次级克隆，得到了 A-MuLV 的 onc 片段 abl，经缺口翻译制备了^{32}P-abl 探针（其长度为 2. 3kb）。人细胞（HeLa 细胞）经 EcoR Ⅰ、HindⅢ和 BamⅠ等限制性内切酶酶切后的片段经琼脂糖凝胶电泳分离后用 Southern 法与探针进行杂交，结果发现这些酶切产物中都有 2 ~4 条杂交带出现，表明人体细胞中含有 ab1。这些杂交带的核苷酸长度比 ab1 大得多，因此研究者认为 ab1 很可能被若干插入序列所隔断。

毛猴肉瘤病毒（SSV）、Snyder-Theil-en 株猫肉瘤病毒（$FeSV_{ST}$）和 Harvey 小鼠肉瘤病毒（HaMSV）是三种逆转录病毒，它们的寄主分别是灵长类、猫和鼠，其基因组的排列顺序分别为 5′-gag-env-onc-c-3′、5′-gag-onc-env-c-3′和 5′-onc-gag-env-c-3′（gag：编码病毒核心蛋白质的基因；env：编码病毒外壳蛋白质的基因；c：非编码区）。onc 的蛋白质产物：$FeSV_{ST}$是一个使酪氨酶残基磷酸化的激酶；HaMSV 者是一个分子量 21000D、具有结合 GDP 活性的蛋白质；SSV 者则是分子量为 20000D 的蛋白质，它有什么特性尚未鉴定出来。从 onc 编码的蛋白质来看，三者是完全不同的。Wang-Steal 等[11]分别采用^{32}P 标记的 SSV 的完整基因组、$FeSV_{ST}$的 onc（约 1. 2kb）和含 HaMSV 的 onc（6. 6kb）的片段为探针，检查了灵长类细胞、鸡细胞、狗细胞和猫细胞 DNA 的限制性内切酶酶切片段，都发现有 1 ~3 条杂交带，表明在不同种属的脊椎动物中，这些 onc 都被保留着。人的正常组织、肿瘤组织及培养的细胞株 DNA 的 EcoRI 酶切产物中与 SSV 基因组探针只形成一条杂交带（23kb），BamHI 酶切产物中至少有 2 条杂交带，XbaI 酶切产物中则可检出 3 条杂交带。但是所有这些酶切产物都不与 SSAV（SSV 的辅助病毒，不含

onc）的重组 DNA 片段杂交，说明杂交是有特异性的。已知 SSV 的 onc 长度为 1.2kb，而上述各杂交带的长度都大于此长度，故人体细胞中 SSV 的 onc 也可能是被插入序列所隔开。人体细胞 DNA 的不同酶切产物中，也分别有 1～3 条与 $FeSV_{ST}$及 HaMSV 的 onc 探针的杂交带。在此基础上，Dalla Favera 等进一步研究了人体细胞中的 SSV 的 onc。他们先将 SSV 和 SSAV 的基因与 λ 噬菌体 DNA 组成重组噬菌体（分别称为 λ-C60 和 λ-B11）。λ-C60 和 λ-B11 的 EcoRI 酶切片段在 pBR322 质粒中进行次级克隆，用菌落杂交法（colony hybridization）选出含 SSV 的 onc 和 SSAV 基因组的重组质粒（以^{32}P-SSV/SSAV 的 cDNA 为探针），分别称为 pC60 和 pB11，它们经缺口翻译制备具有高比活性的探针。用此探针检查了 12 份正常人组织和细胞株、白血病人白细胞和实体瘤组织 DNA。结果显示，所有被检测的样品中，都有与 ^{32}P-pC60 的杂交带，表明人 DNA 含有与 SSV 的 onc 同源的片段（csis）。为了排除非特异性杂交带形成的可能性，作者用以下三种方法给予证明：①用含 onc 的 ^{32}P-pC60 作探针时，人 DNA 酶切片段中出现杂交带，而用不含 onc 的 ^{32}P-pB11 作探针则无杂交现象。②由 λ-C60 进行次级克隆时，可得到许多种重组质粒，其中有的含 onc，有的则无，杂交结果表明，只有含 onc 的 ^{32}P-pC60 才和人 DNA 的酶切片段发生杂交。③对若干种脊椎动物 DNA 的检查都发现有 c-sis，说明该 onc 在进化过程中一直被保留下来。

二、人体细胞中的致癌基因是单拷贝基因还是多拷贝基因?

从目前的证据来看，人体细胞中的 onc 还没有发现是多拷贝的。上已提及，12 份正常人细胞和肿瘤细胞 DNA 的酶谱分析结果都一致，不表现为多样性，因此 c-sis 是单拷贝基因。

三、人体细胞致癌基因的克隆化

为了进一步研究人体细胞 onc 的组成及其序列，必须得到足够量的 onc。因此从人 DNA 中分离完整的 onc 片段进行克隆化，是必不可少的技术。Dalla Favera 等用 ^{32}P-pC60 作探针，采用斑点杂交法（plague hybridization）从人基因库中筛选出含 c-sis 的克隆（λ-L33）。λ-L33 大量繁殖后抽提其 DNA，酶切后行 Southern 杂交。结果显示，EcoRI 酶切片段呈一条 14.8kb 的杂交带，但非啶溴红染色带有 3 条，分别为 14.8kb、20kb 和 10.5kb。因 EcoRI 能将 Ch4A（重组噬菌体载体）的双臂切掉，故可知在 λ-L33 中，14.8kb 片段是含 onc 的片段。如何证明 14.8kb 片段含有完整的 c-sis 呢？主要有 3 种方法：①14.8kb 片段用 BamHI 和 Bgl Ⅱ酶切，所产生的杂交片段与人 DNA 用同样方法产生的杂交片段大小相同，说明 onc 无任何部分丢失。②用 ^{32}P-λ-L33 作探针能与所有含有病毒 onc 的 pC60 的酶切产物杂交；③异源双链分析（heteroduplex analysis）表明，λ-L33 和 λ-C60 的同源区域长度为 1.2～1.3kb。

四、人体细胞致癌基因的组成

含 SSV 的 onc 的片段（c-sis）克隆化后，人们对其组织进行了分析研究。用限制性内切酶将 14.8kb 片段进行酶切、杂交，酶谱分析，在 c-sis 中，onc 被 4 个插入序列分成了 5 个部分。作者又进一步分别将 c-sis 和 SSV 的其因组（6.3kb）在 Ch4A 和 Ch21A 中克隆（λ-L33 和 Cλ-60），然后抽提其 DNA 并作杂交实验。由于 c-sis 中与 SSV 的 onc 相亲的序列能与 SSV 基因组中 onc 杂交成双链，而插入序列无互补序列，故在电镜下可见 4 个回环形成。在电镜图谱中杂交链的 5′→3′的方向比较容易辨认，因为 λ-C60DNA 在复性过程中形成了发针环结构，SSV 的 onc 在发针环的 5′侧。根据以上分析，c-sis 的长度确定为 12kb，其 onc 的长度为 1.3kb，它被 4 个插入序列所分隔，与酶切图谱分析的结果相一致。

五、致癌基因插入序列中的重复序列

已知人 DNA 中含有重复序列，常见的是 Alu 族重复序列（含 300bp），它在人的整个基因组中的重复频率约为 30 万次，一般出现在侧边区域或基因族的间隔区。在 c-sis 中，也发现在 2 个插入序列中存在 3 个 Alu 重复序列。与猫肉瘤病毒和禽类骨髓细胞瘤病毒相关的人 DNA 中的 onc 也含有这类重复序列，它们的生物学意义尚不清楚。

六、致癌基因与细胞癌变的关系

正常细胞中存在致癌基因与细胞癌变之间有何关系？这是一个很引人关注的问题。细胞含有 onc 是否必然癌变？从 onc 到癌变需经哪些分子生物学过程？有人认为，onc 表达水平的增加是不同类型肿瘤的共同发病机制。人们观察到，在转化细胞中，逆转录病毒的转化基因的表达水平较高或很高，而在正常细胞中这些转化基因的表达活性则很低，甚至不能检测出来。那么，onc 如何会出现高水平的表达呢？

一种假设认为可能与调节基因的变异有关，当射线、化学致癌物或其他的某些因素诱导调节基因变异后，就激活了 onc，使其表达增加。另外，美国洛克菲勒大学的科学家在研究慢性 RNA 肿瘤病毒的致癌原理时发现，当 ALV（禽类造白细胞组织增生病毒）前病毒被整合到细胞 onc 附近时，就会诱发出肿瘤，在肿瘤细胞中合成病毒序列和细胞序列以共价相联的新的 Poly(A)-RNAs，这些 RNA 均处于高水平的表达状态。据此，他们提出了“起动子嵌入引癌（oncogenesis by promoter insertion）模型，RNA 肿瘤病毒以其生物学性质可分为急性和慢性两类，它们的主要区别之一是后者无转化基因，所以慢性 RNA 肿瘤病毒使细胞转化的机制显然与急性 RNA 肿瘤病毒不同。当慢性的前病毒整合到正常细胞 DNA 中时，不仅将其病毒基因整合进去，而且在病毒基因的两侧有 300 个核苷酶长的末端重复序列（long terminal repeat 简写为 LTR，位于 5′端的叫左 LTR，位于 3′端的叫右 LTR），也一起整合进去。LTR 含有起动子。如果右 LTR 与细胞 onc 相连接，则该 onc 即被病毒的起动子所激活。缺陷型前病毒可以由左 LTR 起动子激活细胞 onc。这一模型得到了一些实验的支持。如正常小鼠细胞的 mos 基因（Moloney 肉瘤病毒的转化基因）无表达能力，亦无转化活性。若在该基因上接上小鼠白血病病毒基因组的 LTR，就具有了体外转化活性。又如，分析 ALV 诱发的淋巴瘤的 DNA 和 RNA 证明，ALV 前病毒所携带的起动子一旦被整合在正常鸡细胞 myc 基因（骨髓细胞瘤病毒 29〔MC-29〕的转化基因）毗邻处，就会激活 myc，启动转录，增强其表达，结果导致鸡 B-细胞淋巴瘤的产生。当然，应该指出，病毒携带的起动子在正常细胞中的整合位置是无规则的，恰好与细胞 onc 相接的几率毕竟是小的，故 onc 被激活的机会也是少的。不仅如此，有人还认为这些 onc 在细胞生长和分化中可能起着某些重要作用。以上只是对脊椎动物细胞的研究情况，至于人体细胞 onc 与细胞癌变的关系，迄今未见详细的报道资料。一些科学家认为，由于致癌基因在整个遗传进化过程中一直保留着，人体细胞中的 onc 在表达方面亦应与脊椎动物细胞者有相似之处。这方面的工作已经开始，预料不久将会得到一些有意义的结果。

第二种是基因突变激活说。突变学说很早以前就已提出，但一直缺少分子证据。最近在这方面有了突破性进展，取得了直接的证据，引起了肿瘤学界和分子生物学界的轰动。1982 年 11 月份出版的《Nature》杂志第 300 卷 5888 期上发表了两个实验室在互相不通情报的情况下关于人膀胱癌细胞和正常膀胱细胞的 Onc 的比较研究结果，一致证明了 Onc 突变激活机制的存在，下面拟将这一研究的概况作一介绍。

Tabin，CJ 等先从人膀胱癌细胞系 EJ 的 DNA 中分离出 onc，它能使 NIH3T3 细胞转化。将此 onc 制成标记探针，也可探知正常细胞 DNA 中含有膀胱癌 onc 的相应序列，但无转化活性，故称为原 onc（Proto-oncogene）。实验表明，膀胱癌 onc 和原 onc 均与 Harvey 小鼠肉瘤病毒（V-Ha-ras）的 onc 同源。根据以上转化实验的结果，有理由推测膀胱癌 onc 可能是原 onc 经突变而形成的。因此研究者克隆了 EJ 的 onc 和原 onc，并鉴定 EJ 的 onc 含于一个 6.6kb 的酶切片断中。该克隆化片断经缺口翻译制备探针，与 EJ 及正常膀胱细胞的总 RNA 作杂交试验，确定转录产物为 1.2kb 的 RNA，二者转录水平差不多。该片断所表达的蛋白质，其分子量约为 21000，称为 P_{21}。制备 V-Ha-ras 的 P_{21} 的单克隆抗体作免疫检测，可知 EJ 与正常细胞 P_{21} 量的差异小于 3 倍。又检查了 EJ 的 onc 和原 onc 在同一类型细胞（3T3）中的转录和翻译水平，结果亦与上相同。这些结果说明 EJ 的 onc 与原 onc 的表达水平并无显著差别。然而，经仔细观察，发现在电泳图谱中 EJ 的两条 P_{21} 带的泳动速度比正常细胞 P_{21} 者相对为慢，估计这可能与其氨基酸数目的改变或蛋白质构型的改变有关。据此，作者对编码 P_{21} 的序列进行了测定。分别用不同的限制性内切酶对 EJ 的 onc 和原 onc 作相同的酶切，再彼此重组，然后观察各种重组体对 3T3 细胞的转化活性及产生的 P_{21} 的分子大小。结果表明，6.6kb 片断中的一个 350bp 的小片断是活性部分，其中 55% 的序列为第 1 个外显子，10% 的序列为 5′-编码序列，其余为第 1 个内含子。

其产物 P_{21} 的分子量较小。由于已知第 1 个外显子是 P_{21} 的编码序列，因而测定了此段序列的核苷酸排列，发现离 XmaI 切点 60bp 处编码甘氨酸的三联体 GGC 在 EJ 中突变为编码缬氨酸的 GTC，序列测定的可靠性可由 NaeI 酶切位点数的改变证明之，因为该酶识别原 onc 中 GCCGGC 序列，而不识别 EJ 的 onc 中的 GCCGTC 序列。

Reddy，Ep 等人以 T_{24} 人膀胱癌细胞及正常膀胱细胞为材料进行类似的工作，也得到了与上述完全一致的结果。因此，人膀胱癌 onc 的点突变激活机制的存在是比较确实的。

在致癌基因的研究中，下一步将会发生什么事情呢？有人预计研究的重点将转向对 P_{21} 特性包括它的构型改变与功能的关系以及对癌变相关的代谢过程的影响等的研究，结果如何，人们正拭目以待。当然，在细胞癌变的研究中，多数人认为癌变是多因素作用的综合结果，任何单一作用的学说似难以全面解释癌变原理。致癌基因的激活在癌变作用中可能是一个主要的机制，但是否是关键的或惟一的因素，还有待于更多的研究资料来说明，现在下结论尚为时过早。但不论如何，在这方面作深入的研究对于癌变理论的探讨甚至为癌变的预防和治疗措施的制订都有重要意义。

（原载于“国外医学分子生物学分册”1982 年第 5 期）

抑癌基因

在癌形成机制研究中，原癌基因的激活是一个重要发现。但是在很多情况下，仅有原癌基因的激活并不能使细胞癌变，还需要抑癌基因发生突变，失活才能形成癌变。

顾名思义，抑癌基因就是一类能阻止和抑制细胞癌变的基因。不少人认为，癌基因与抑癌基因犹如一对矛盾的统一体，在正常条件下保持着平衡，使细胞安然无恙。若因种种不良外界条件影响，使癌基因激活和抑癌基因失活，平衡被打破，则使细胞癌变成为可能。目前已发现的抑癌基因只有 10 余种，按上述“矛与盾”的观点，大部分抑癌基因还未被鉴定出来。

最早提出抑癌基因概念的是一个美国儿科大夫。他在儿童眼癌（视网膜母细胞瘤）患者的染色体检查中发现，有一个固定区域总是丢失。原来，丢失的这段染色体含有两个抑癌基因，当这两个基因全部丢失后，眼癌必定发生。如果只丢失一个抑癌基因，由于所剩另一个抑癌基因仍发挥正常作用，故眼癌不会发生。儿童眼癌通常是遗传性的，即在胎儿期父母就已给了孩子一个抑癌基因有缺陷的染色体，出生后受环境因素影响使另一个正常抑癌基因也发生丢失或变异失活，从而在儿童期就会发病。如果在胎儿期两个抑癌基因均失活，则出生后很快就发病。现在这种抑癌基因已分离成功，并已知道了它的结构特点。该抑癌基因被命名为 RB 基因。有人曾把 RB 基因转移到肿瘤细胞中，发现瘤细胞慢慢向正常化方向演变，如果把 RB 基因去掉，又会癌变。所以目前对抑癌基因的研究是肿瘤学中最受瞩目的前沿领域之一。

（原载于“健康报”1993 年 8 月 1 日）

癌基因的临床应用

癌基因的发现揭开了肿瘤理论研究的新篇章，也为肿瘤及其他疾病的临床开辟了实际应用的前景。概括起来，癌基因在临床上的可能应用范围主要有：①诊断。②疾病的分类、分期和预后。③肿瘤定位、大小、扩散的检测和“癌前”鉴定。④肿瘤易感性和遗传倾向的监测。⑤发现特异的基因产物并用于制订特殊治疗方法。⑥确定某些疾病的致病基因在染色体和基因组中的位置，以助于阐明病因。迄今已在上述诸方面进行过不少探讨和研究，取得了一些进展，特别在①、②、⑥等方面。本文着重介绍现已公认的具有临床应用意义的某些资料。

一、在癌症临床上的应用

不论出于何种应用目的，就其原理来说，不外乎利用癌基因的三种变化作依据，这些变化形式是：①基因间重排，但癌基因本身结构并无改变。②基因突变，包括癌基因结构上的各种改变。③癌基因表达图谱和水平的改变。上述各种改变可用不同方法检测出来，其中最重要的方法是分子杂交和免疫学方法。这些方法可以判断基因结构或其表达水平的变化情况。近年来在方法学上不断有新的发展，如分子杂交技术中除经典的限制酶片段长度多态性（restriction fragment length polymorphism, RFLP）分析外，还有寡核苷酸探针法、RNaseA 酶解法和聚合酶链反应法（polymerase chain reaction, PCR）等，这使检测灵敏度大为提高。

1. 基因间重排　癌基因之间或癌基因与非癌基因之间的重排的最成功应用例子是慢性粒细胞白血病（CML）的诊断、鉴别诊断、预测复发和急性变、判断治疗效果及预后。长期以来人们已经知道 CML 90% ~95% 病例具有 ph′染色体。ph′的本质实际上是染色体易位，即 t（9；22）（$q^{34.1}$；$q^{11.21}$）。细胞癌基因 c-abl 和 c-sis 分别位于第 9 和 22 号染色体长臂上，易位涉及这两个癌基因的互换（基因间重排），但通常不涉及它们的内部重排，故互换后各自基因结构并不改变。CML DNA 分子中最具结构特点并可用于临床目的的序列区域是所谓断裂点簇区 bcr（breakpoint cluster region）。研究发现，第 9 号染色体断裂点的位置变化很大，多半出现在 cabl5′端 100kb 长度区间内，而第 22 号染色体的断裂点比较集中，基本上位于一个 5.8kb 的区域内，这个区域即为 bcr。CML 发生染色体易位时，先在各自断裂点断开，然后进行重排，使 c-abl 与 bcr 形成嵌合基因 c-abl/bcr，此嵌合基因可转录和翻译自己特异的 mRNA 和蛋白质。如果利用 bcr 序列中适当片段作为探针，即可探测出是否发生了上述的基因重排。为了准确测定 bcr 重排，应注意两个问题：①选择适当片段作为探针。②选择两个以上限制酶酶解产物进行杂交分析。bcr 探针通常有 3 种选择，即全长 bcr、bcr5′端片段和 3′端片段，用得最多的是 1.2HBg 探针，因为实践证明此探针能检出 80% 以上病列 bcr 重排。目前在国际上该探针已作为商品出售。但是在少数病例中 bcr 的 3′端可有缺失，此时采用 1.2HBg 探针会造成漏检，应改用 bcr5′端片段探针。此外，有人报告 bcr 中某些限制酶位点具有多态性，因此分析结果时应考虑到这一点，最好的解决办法是多做几个酶谱分析。

迄今已用上述方法在临床上研究了一千多例 CML，对于 ph′阳性病例，99% 以上均检出 bcr 重排，其余不及 1% 的病例中有的断裂点在 bcr 上游区，但仍可检测到异常片段，有的则未检出重排。

对数百例 ph′阴性 CML 检测结果表明，其中大约 40% 病例检出了 bcr 重排，这些病例可认为与 ph′阳性病例属于同一类型，只是细胞遗传学技术没能查出 ph′染色体罢了。另部分未查出 bcr 重排的

ph′阴性病例，情况比较复杂，尚难定论。根据以上结果，在分子水平上，CML 可分为两种类型，一种是具有 bcr 重排者，占绝大多数；另一种是不具 bcr 重排者，占少数。

不少作者观察了 bcr 重排与预后的关系。发现处于缓解期的病例，若其外周血细胞或脾细胞具有 bcr 重排者，复发均快，不论此时其核型正常与否。相反，无 bcr 重排者则缓解期可延长，病情较稳定。众所周知，白血病复发与否及早晚实际上也是判断治疗效果的指标。

急性变是 CML 的一个致命问题。有些人指出，断裂点位置与 CML 急性变关系甚大，通常情况下 bcr 断裂点位于靠近 5′端，若在靠近 3′端出现断裂点则发生急性变的可能性大得多。

基因间重排在很多淋巴样肿瘤中也有不同程度的表现。表 1 归纳了一些资料。由表可以注意到两个重要事实：一是囊性淋巴瘤具有很高的染色体易位 t（14；18）频率；二是所有易位过程皆涉及细胞癌基因的重排。二者对于诊断、分型和预后具有重要意义。特别是囊性淋巴瘤更引起研究者注目。现已清楚，第 14 号染色体的断裂点总是位于免疫球蛋白重链基因的连结区，而第 18 号染色体的断裂点位于两个簇区，每个簇区至少有 20kb 长，它们彼此在结构上无相似性。大约 60% 囊性淋巴瘤只在其中一个簇区内含有一个断裂点，其余的则在另一个簇区内含有多个断裂点。

表 1　人淋巴样肿瘤的染色体易位和癌基因重排

癌基因	肿　瘤	染色体易位	发生频率(%)	文　献
c-myc	Burkitt 淋巴瘤 大细胞免疫母细胞淋巴瘤 小非断裂细胞淋巴瘤	$t(8;14)q^{24};q^{32}$	80	Proc Natl Acad Sci USA 1982,79:7824
c-myc	Burkitt 淋巴瘤	$t(8;22)(q^{24};q^{11})$	15	ibid,1983,80:6922
c-myc	Burkitt 淋巴瘤	$t(2;8)(p^{11};q^{24})$	5	ibid,1983,80:7581
c-myc	急性 T 细胞白血病	$t(8;14)(q^{24};q^{11})$	10～20	Science,1986,232:884
bcl-1	B 细胞慢性淋巴细胞白血病 小淋巴细胞淋巴瘤	$t(11;14)(q^{13};q^{32})$	10～30	Science,1984,224:1403
bcl-2	囊性淋巴瘤	$t(14;18)(q^{32};q^{21})$	90～95	Science,1984,226:1097
c-abl	急性淋巴细胞白血病	$t(9;22)(q^{34};q^{11})$	10	Science,1987,235:85

急性淋巴细胞白血病和急性粒细胞白血病也有一定比例发生染色体易位，其中近半检出了 bcr 重排，有的学者认为这些病例可能就是 CML 急性变后形成的。

不少人采用 PCR 法检测 bcr/abl 转录产物以作诊断、预后和判断治疗效果，从实际效果来看，此法灵敏度很高，但也有人报告，假阳性和假阴性出现频率都很高，特别是假阳性率更高，究其原因，认为主要是标本污染所致，通常情况下这种污染很难避免，因此必须予以重视，寻找解决办法。

2. 基因放大　对肿瘤进行正确的分类分期对于预后和改进治疗具有重要意义。目前在造血系统肿瘤中已取得明显进展，但是对实体瘤则难度很大，主要原因是后者具有异质性，很难找到理想的“标志”，从 1984 年开始，有的研究者从分析基因表达图谱（a pattern of gene expression）入手，开辟了对某些实体瘤进行分类分期的新途径。首先被用于这种分析的基因是细胞癌基因（原癌基因）。这一分析的原理是：在正常的发育过程中，原癌基因的表达严格地受到组织特异性和分化阶段特异性这两种方式的调控，如果对应于某一类型肿瘤停留于分化途径的某一阶段，那么只有特异于该阶段的原癌基因才充分表达，同理，具有这种特异性基因表达的肿瘤属于同类型或其亚类，它们应具有相似的病理学。这就是说，在一种肿瘤中，某种原癌基因的表达可能与某种肿瘤发生的遗传损伤有关，并可用于描述这种肿瘤的生长行为，从而奠定了分类分期的基础。

Seeger 等率先在神经母细胞瘤中阐明癌基因 N-myc 发生放大与临床分期密切相关，放大倍数越大，预后越凶险，反之亦然。因此，仅仅用 N-myc 放大与否一个指标就可以进行预后。临床观察证实，具有 N-myc 放大的Ⅱ期病人在预后上与晚期病人无差别，这说明，对本病来说，N-myc 放大是一个危险信号。上述发现在肿瘤学界影响甚大，被公认为开创性工作。

在分类方面，最好的例子是对儿童神经母细胞瘤、神经上皮瘤和 Ewing 肉瘤所进行的工作，这些肿瘤在组织病理学上很难鉴别诊断和分类。神经母细胞瘤是存在于腹部交感神经系统组织的恶性神经肿瘤。神经上皮瘤是一种少见的外周神经系统肿瘤。Ewing 肉瘤是骨继发性肿瘤。当用 Northern 印迹法检查三种瘤细胞 N-myc 和 c-myc 表达谱时，发现情况有很大不同：所有神经母细胞瘤都具有 N-myc 放大作用，同时具有很高水平的 N-myc mRNA 表达活性。神经上皮瘤则只含有单一拷贝 N-myc，其 mRNA 表达水平仅为神经母细胞瘤的 1% 以下，Ewing 肉瘤亦然。另外，c-myc mRNA 表达水平则与上述情形正好相反。因此根据 N-myc 和 c-myc 的表达谱可将神经母细胞瘤与其他两种肿瘤鉴别出来，这与核型分析和神经递质分析的结果相一致（表 2）。由 N-myc 表达谱（或是否放大）和核型分析结果可以对这些肿瘤的临床分类重新进行，使之更合理。图 2－5 示出重新分类的情况。图中所示成人神经母细胞瘤和 Askin 瘤即通常所称的儿童神经上皮瘤。需略加说明的是，有一部分 N-myc 表达阴性的神经母细胞瘤也有染色体重排 t（11；22），这些肿瘤实际上是神经上皮瘤（图 1）。此外，具有 t（11；22）的神经上皮瘤与 Ewing（骨）肉瘤因有相同的 N-myc 和 c-myc 表达谱，需借助神经组织学特征加以鉴别，Ewing 肉瘤无神经组织学特征。

表 2　几种儿童肿瘤分子标志的比较

分子标志	神经母细胞瘤	神经上皮瘤	Ewing 氏瘤
酶：神经细胞专一性烯醇酶	+	+	－
多巴胺 β 羟化酶	+	－	－
胆碱乙酰转移酶	－	+	+
细胞遗传学检查	IP－	t（11；22）（q^{24}；q^{12}）	t（11；22）（q^{24}；q^{12}）
原癌基因表达图谱			
N－myc	++++	+	+
c－myc	－	++	++

在 Seeger 等工作的启示下，Slamon 等也在乳腺癌病例中找到了一种与预后密切相关的癌基因放大现象，这种癌基因叫 HER-2/neu，在染色体上定位为 $17q^{21}$，转录产生 4. 8kbmRNA，编码 p_{186} 蛋白质产物，系 c-erbB 相关原癌基因，但又不同于 c-erbB。由于 c－erbB 的产物是一种表皮生长因子受体，HER-2/neu 的产物也可能为一种未知的生长因子受体，均应为酪氨酶激酶族中的成员。

Slamon 等对 189 例原发性乳腺癌组织进行检查发现，其中约 30% 病例具有 2 倍至超过 20 倍的 HER-2/neu 放大现象，而 c-erbB 放大者只有 4 例（无统计学意义）。有人也曾观察过 c-abl、c-fes 和

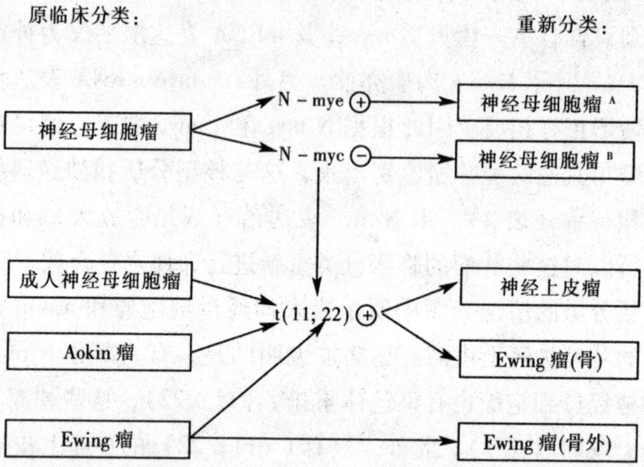

图1　几种儿童肿瘤的重新分类

c-myc 等癌基因在乳腺癌中的放大现象，除 c-myc 有 32% 病例具有放大现象外，其余均无此现象。在临床上，乳腺癌的预后指标主要有：原发灶大小、激素受体水平、发病年龄和腋窝转移淋巴结数目等，以腋窝转移淋巴结数目为最佳指标。欲证明癌基因放大与预后具有相关性，首先必须证明此种放大作用与上述各项临床预后指标中至少一项相符合。表 3 列出 189 例乳腺癌的分析结果。由表可知，HER2/neu 放大与激素受体水平、肿瘤大小及确诊时患者的年龄这三项指标不存在相关性，而与腋窝转移淋巴结数目（即阳性淋巴结数）成相关关系。为了进一步确定与阳性淋巴结数相关的 HER-2/neu 放大能否作为乳腺癌的一项独立的预后指标，又分析了具有完整的复发与生存资料的数十例阳性淋巴结患者，多元回归分析和一元变量分析的结果表明，HER-2/neu 放大随阳性淋巴结数的增加而增加，呈现很强的相关性。同时发现，HER-2/neu 放大倍数越多，复发的几率越大，存活时间越短，反之亦然。目前对于没有淋巴结转移的乳腺癌的分期和预后颇为关注，HER-2/neu 放大的检测与复发及生存资料的回归分析有可能为这种病例作出判断。此外，放大了的 HER-2/neu 所产生的产物如果是一种生长因子受体，则可有针对性地设计和制备其拮抗物，为乳腺癌的有效治疗开辟新的途径。至于乳腺癌中 c-myc 放大作用，在作了与上述类似的分析后证明不与该癌症的预后发生相关关系，故不能用作预后指标。

表3 HER-2/neu放大与临床预后指标的相关性分析

	HER-2/neu		放大的状况		总病例数	P值
	单拷贝	2~5倍	50~20	20倍以上		
激素受体状态						
△ER+	91	23	14	2	130	0.05
ER-	45	3	6	5	59	
*PgR+	73	20	10	3	106	0.06
PgR-	63	6	10	4	83	
肿瘤大小(cm)						
≤2	31	9	4	0	44	0.19
2~5	62	13	7	2	84	
>5	23	4	6	3	36	
不详	20	0	3	2	25	
确诊时的年龄(岁)						
≤50	37	13	8	2	60	0.11
>50	88	13	10	5	116	
不详	11	0	2	0	13	
阳性淋巴结数目(个)						
0	30	0	3	1	34	0.002
1~3	51	7	6	1	65	
>3	38	18	8	4	68	
不详	17	1	3	1	22	

△ER：雌激素受体

* PgR：孕激素受体

此外，有的作者报告，乳腺癌患者切除乳房后复发时，neu放大明显增加，若发生转移，则neu放大和表达更强。在其他一些肿瘤中，早期并不发生癌基因的放大作用，一旦进入晚期，则要发生。如小细胞肺癌发生c-myc放大时，其转录作用随之增强，这时分化程度进一步降低，恶性程度则进一步升级，整体生物学特性也随之不同于典型的小细胞肺癌。

3. 点突变　自从1982年Reddy等发现人膀胱癌细胞c-Ha-ras点突变与其活化具有密切关系以来，不少人致力于寻找人癌细胞中具有特异性的点突变。资料表明，在某些类型肿瘤中，较多见ras点突变，其他癌基因的点突变并不普遍。ras族包括c-Ha-ras、c-Ki-ras和N-ras，通常点突变发生在第12、13和61密码子中。不过总的看来由于方法学上的局限，ras 点突变的检出率较低。直到 1987 年情况开始改观。这一年，Bos 等改进了检测方法，采用基因扩增、寡核苷酸探针和组织切片技术相结合的方法，使点突变的检出率明显提高。他们研究了 27 例人大肠癌，发现其中 11 例具有 ras 点突变，其突变位点除 1 例为 N-ras12 和 1 例为 c-Ki-ras61 外，均为 c-Ki-ras12。更有意义的是，在一些病例中观察到了 ras 点突变与良性瘤恶变的对应关系。在大肠癌的一些病理切片中可以看到良性的腺瘤区和恶性的癌瘤区，癌瘤区细胞 c-Ki-ras12 发生了点突变，而腺瘤区细胞则无点突变发生。因此作者认为，良性腺瘤一旦发生 c-Ki-ras 点突变，就会优先恶变为癌瘤。这一工作很引人瞩目，成为近年来被引证最多的文献之一。对此，不少人持比较乐观的态度，认为只要在方法学上作些改进，有可能对具有成癌倾向的细胞和某些类型肿瘤提高其 ras 点突变的检出率，特别是家族性肠腺瘤性息肉（有可能发展为肠癌）、甲状腺瘤、肾母细胞瘤、膀胱癌和白血病等，这不仅对于预告癌易感性、提示恶性变和早期诊断有价值，也可指导采取更有效的治疗措施。不少作者对不同类型肿瘤在不同临床阶段 ras 点突变的变换状况进行了探讨，取得了有意义的结果。

二、在其他疾病上的应用

情感性精神病（affective psychosis）或情感障碍发病率约为 1%，具有明显的遗传倾向。过去一直不知道其致病基因在何处。1987 年有两个研究小组分别对美国一个叫 Old Order Amish 的家族（欧洲移民后裔，共 1 万多人）和 5 个犹太家系进行了基因分析，其中一个 Amish 家系 82 人中有 19 人罹患本病（双相型），Egeland 等采用位于第 11 号染色体短臂末端区的癌基因 H-ras-1 和胰岛素基因（INS）作为遗传标记，经 RFLP 连锁分析，表明其对 H-ras-1 的最大优势对数值为 4.322（$\theta=0$），对 INS 的最大优势对数值为 2.634（$\theta=0$），从而证明了本病的病理基因与 H-ras-1 连锁，在位置上彼此靠得很近。这一工作首开精神病基因分析的先河，对精神病学界影响深远。

国内也有人报告，精神分裂症患者的 DNA/SacI 杂交片段中出现罕见的 RFLP 片段（1.7kb），该片段亦与 H-ras-1 具有连锁关系。

此外，癌基因在心血管疾病中的研究应用也已开展起来。

三、展望

癌基因研究在理论上实现重大建树的同时，也不断地将某些成果直接转化为临床应用实践，除了本文介绍的一些内容外，预计在未来若干年内，下列诸方面可能会成为重要的发展趋向：①随着对致癌过程中癌基因表达的协同作用谱和具体机制的进一步了解，将可制订可行的癌预防对策。②随着对癌基因/抑癌基因的平衡、消长关系的深入研究，制订一套筛选癌症易感性的方法。③抑癌基因作为基因治疗剂或抗癌剂付诸临床应用。④癌基因产物的抗体用于癌症的特异性治疗。⑤通过了解癌基因在正常生长、分化和发育中的生物学作用，促进更正确地了解癌症和其他疾病的病因和发病机制。

（原载于“基础医学与临床”1991年第6期）

基因诊断

传统的疾病诊断方法有临床学诊断（根据临床症状与表现作出诊断）、血清学诊断（根据血清学如免疫学检查结果作出诊断）和生化学诊断（根据人体标本的生化检测结果作出诊断）。这些方法都是以疾病的一定表现（专业术语叫表型）为依据和前提。比如黄疸、尿血、“澳抗”阳性和转氨酶升高等等均属于“表型”。但是现已知道表型的改变在很多情况下并非专一，出现的时间往往较晚，造成不能及时明确诊断和延误病情的缺憾。

被称为第四代诊断技术的基因诊断避开了上述传统诊断方法的不足之处，不以表型为前提，而以基因型为基本前提，即以分析某种基因的缺陷对某种疾病作出诊断。由于基因在受精卵中就已存在，故基因诊断可在早期胚胎期或产前进行，这对于遗传病及其它一些重大疾病的产前诊断和预防，保障优生和人口质量具有重要意义。

基因诊断的对象物质是基因及其转录产物信使核糖核酸，它们皆为遗传物质和遗传信息载体，是决定各种表型的根本所在。一旦某一基因发生缺陷（缺陷的形式和类型很多），就会使其相应的表型发生缺陷，疾病即可伴随而生，且疾病的严重程度通常与基因缺陷程度相关联。

基因诊断最主要的技术是分子杂交（或称基因探针技术）和聚合酶链反应技术，这些技术十分灵敏和准确，现已广泛应用于遗传性疾病、病毒性疾病、细菌性疾病、寄生虫病的诊断，在性别检定、肿瘤、心血管病、糖尿病等领域中也有重要应用价值。

肿瘤基因治疗的最新途径

长期以来肿瘤研究的一个重要目标就是刺激机体对肿瘤产生免疫排斥作用。由于在对肿瘤的排斥作用中细胞免疫起关键性作用，所以研究使T细胞活化的途径得到了高度重视。不少原发性肿瘤没有表达肿瘤特异性抗原或有抗原但缺乏免疫原性，因而不能使T细胞识别之，有些肿瘤能表达特异性抗原但缺少主要组织相容性复合物（MHC）抗原，也使T细胞不能识别，即使能识别，也无力产生免疫排斥和杀灭作用，究其原因，是因为T细胞没有被激活，据此，美国有三个研究小组在动物实验中探讨了最新的基因治疗途径，获得了重大成功，对改进人癌的基因治疗起到了很大的鼓舞作用。归纳起来，这三个小组的基因治疗新途径都是基于一种所谓淋巴细胞激活的双信号模型的假设。这个模型指出，T淋巴细胞欲达到最适活性，需要一个特异的抗原信号（第一信号）和一个非特异的抗原信号（称第二信号或共刺激信号）的协同刺激。所以只要将第二信号引入瘤细胞，瘤细胞就可被T淋巴细胞识别并使T细胞激活，从而对瘤细胞产生排斥杀灭效应（图1）。可喜的是，这三个小组找到了这样的第二信号——B_7。

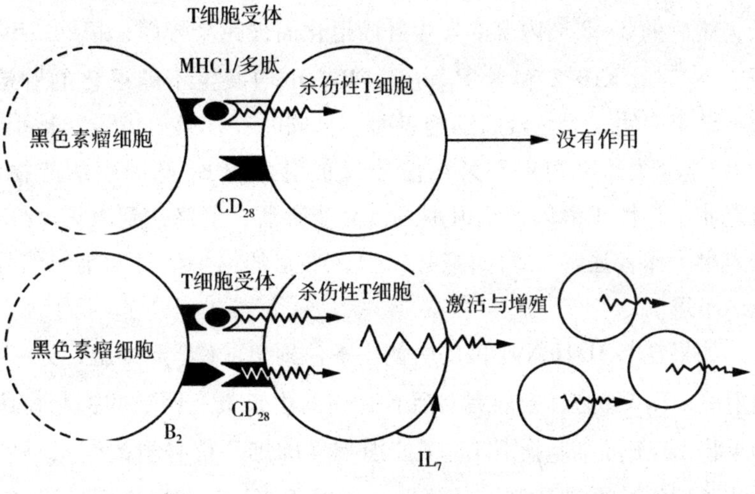

图 1 双信号模型示意图

一、B_7 及其基因

B_7 是一种能强烈促使免疫反应的抗原，存在于病毒，亦是人类 B 淋巴细胞特有的活性抗原，它只代表一种亚型，具有 B_7 的 B 细胞对于激活和增殖的信号应答较快。Freeman GJ 等研究表明，B_7 基因是 Ig 超基因家族的成员，是这个家族中惟一能在正常活化的和肿瘤激活的 B 细胞亚型上有表达的分子。鼠造血 B 细胞存在人 B_7 基因的类似物，现已得到了它的克隆和序列，其中鼠 B_7 蛋白有 40% 的氨基酸与人 B_7 一致，最相似的是 Ig-V 和 Ig-C 的相似区。用鼠 B_7 基因转染的细胞能激活人 CD_{28} + T 细胞。Chen 等研究表明，B_7 在 T 细胞上的特异性配体是 CD_{28} 和 CTLA-4。在 T 细胞活化的过程中 CD_{28} 是 T 细胞淋巴因子产生的主要调节子。另外 CD_8 + T 细胞在肿瘤排斥反应中也是必不可少的。

二、双信号模式在基因治疗中的应用

Linsley 实验室以小鼠黑色素瘤细胞株 K1735-M_2 为对象，经下列各种方法改造，得到了一系列不同的改造株，它们之中有的引入人乳头状瘤病毒表面抗原 E_7 基因（E_7^+），有的引入 B_7 基因：（B_7^+），有的同时引入 E_7 和 B_7 基因：引入的基因均能充分表达。

将上述所有细胞株分别接种于裸鼠皮下，均很快诱发出肿瘤。若将其接种于有免疫力的小鼠 G_3H/HeN，3 周后则观察到不同的结果：BD_{16}、BC_{22}和PB_7^+（均为$E_7^+B_7^+$）组开始有短暂的肿瘤生长，然后的2~3周内全部发生肿瘤退化而被完全排斥；相反，BC_{13}（$E_7^+B_7^+$）、K18.2和K/P_{12}（$E_7^-B_7^+$）均发生不能退化的肿瘤。这些结果表明，黑色素瘤细胞表面一旦同时存在第一信号（被引入的B_7基因表达产物）和第二信号（被引入的E_7基因表达产物），就能使杀伤性T淋巴细胞识别之，又能激活，最终达到杀灭瘤细胞的效果。作者强调，瘤细胞必须引入外来的第一信号和第二信号，缺一不可。

如果在C_3H/HeN小鼠的一侧皮下注射$B_7^+E_7^+$瘤细胞，另一侧注射$B_7^-E_7^+$细胞，则前者对后者肿瘤的生长具有明显的抑制作用。如果将$B_7^-E_7^+$细胞换成$B_7^-E_6^+$细胞（即第一信号被改变），则后者的肿瘤生长不受抑制。这说明：①被$B_7^+E_7^+$瘤细胞所激活的杀伤性T淋巴细胞的作用范围不是局部而是全身性的，可对远端的肿瘤产生免疫排斥作用。②这种免疫排斥作用具有严格的特异性，其特异性取决于第一信号。

若小鼠静脉注射E_7C_3细胞（$B_7^-E_7^+$），可建立转移瘤模型，瘤细胞扩散特别容易侵袭肺而导致死亡。如果在小鼠静脉注射E_7C_3细胞后第4天再静脉注射BC_{16}细胞（$B_7^-E_7^+$），则所有受试动物都延长了生存期，其中40%小鼠不长肿瘤，可长期存活。组织学检查显示，后者肺部没有瘤细胞存在，但可见淋巴细胞聚集。这一结果表明，$B_7^+E_7^+$瘤细胞对转移癌具有较好的治疗作用。

最近Allison实验室的工作又进了一步。该实验室也采用黑色素瘤细胞株作为实验对象，只将B_7 cDNA用表达性载体引入瘤细胞内。与Linsley实验室最大的不同在于，Allison等认为瘤细胞表面本已存在肿瘤抗原，它们就是第一信号，因此无需再引入外源性第一信号。果然，Allison等的实验同样获得了巨大成功。他们在动物整体实验中得到的结果几乎与Linsley实验室的结果一样。更令人振奋的是，带有B_7的黑色素瘤细胞还可作为“疫苗”预防黑色素瘤的生长。在作者的实验中，有89%的受试动物取得了预防效果。

三、第二信号介导的基因治疗的可能机制

上述两个实验室都认为，第一信号对于T淋巴细胞对瘤细胞的识别必不可少。第二信号则是激活T淋巴细胞必不可少的。这种激活作用可能是通过增强辅助性T淋巴细胞IL-2基因的表达和其他能

引起杀伤性T淋巴细胞增殖的基因（如生长刺激激素类基因等）的表达而达到。不过，如果把辅助细胞中IL-2基因敲除掉（knock out），并不影响杀伤性T淋巴细胞的激活。看来IL-2不一定在第二信号介导的T细胞激活中起关键作用。

Linsley等用CTLA-4抗体阻断B_7与T淋巴细胞表面CD_{28}及CTLA-4的结合，发现不论在体外实验和整体实验中都使特定免疫反应消失，T淋巴细胞不能杀灭瘤细胞，说明T淋巴细胞的激活需经过B_7与CD_{28}或CTLA-4的结合才能实现。

Linsley和Allison的实验室也用单克隆抗体分别封闭T淋巴细胞表面的CD_4和C_8受体。观察到封闭CD_4对T淋巴细胞激活及其对瘤细胞的杀伤作用毫无影响，封闭CD_8后则情况正好相反。说明具有CD_8的T淋巴细胞是被B_7激活的主要对象。

由第二信号介导而被激活产生的所谓溶胞性T淋巴细胞（Cytolytic T lymphocytes，CTLs）对瘤细胞的溶胞作用，也是其达到基因治疗效果的可能机制之一。因为实验表明，如果将注射过$B_7^+E_7^+$细胞的动物的脾细胞在体外受到$16N_7$细胞（系I类MHC阳性，E_7阳性的成纤维肉瘤细胞）的刺激，就可对后者产生溶胞作用。不过须指出，CTLs活性只对具有特异性抗原和I类MHC的瘤细胞才能表现出来。

四、结语

双信号模型的提出和在动物基因治疗应用中的成功，使其成为基因治疗最新的途径，它为人类肿瘤的基因治疗提供了最新的借鉴，在人类进行类似实验性临床应用前景广阔，有可能获得某些新的突破。本文介绍的内容也揭示，从新的角度、新的原理探讨基因治疗的新途径、新方法和新技术仍然大有可为。

（原载于“基础医学与临床”1994年第1期）

肿瘤的基因预防

肿瘤的发生和发展是一个渐进和缓慢的过程，在人类，有的癌形成需要几十年时间，但在出现临床症状以前，分子水平的改变大多已经出现。肿瘤的发生一方面有赖于外界致癌因素（化学的、生物的和物理的因素，特别是环境中的化学致癌物）的反复刺激，另一方面也取决于个体的遗传学背景，即基因水平功能的完损与否。不同的个体其 DNA 的修复、细胞的凋亡与分化、酶的解毒功能以及免疫系统的差异等因素，决定了该个体对致癌因素的易感性。因此肿瘤的预防包括两大方面，一是减少个体对致癌因素的暴露；另一是要修复或完善基因水平的功能，亦即肿瘤的基因预防。目前，肿瘤基因预防主要通过食物、药物和其他化学物质影响和调节基因的功能或直接导入不同作用原理的靶基因等两种途径来实现。

一、基因水平上的肿瘤化学预防

不同的个体，不同的人群，甚至不同的种族，由于其遗传特征的差异，环境和生活习惯的不同，对于各类肿瘤的易患性有很大的差异。例如，由于食物结构的特点，结肠直肠癌在西方发病率很高，发展中国家则很低，而东欧和日本的发病率正在迅速上升。研究表明，结直肠癌的发生至少涉及 4～5 个基因的突变标记。因此，利用现代分子生物学技术，从分子流行病学的角度来认识人群中肿瘤易患性的生物标记，有可能提醒易患人群减少对致癌因素的暴露，同时设法阻断基因的突变。这对于保护肿瘤易患人群具有重要的现实意义。

化学预防的关键是对各类肿瘤的中介生物标记的确定和认识。许多肿瘤的生物标记已被发现和确定，如 p53、Rb（多种肿瘤）、PSA、PIN（前列腺癌）、DCIS、LCIS[b]（乳腺癌）、PCNA（肺癌）等。一个理想的生物标记有助于很容易地筛检出高危个体，进而早期介入化学预防和治疗。GST（谷胱甘肽 S-转移酶）被认为是一种较理想的生物标记，在多种肿瘤细胞及癌前病变细胞中都有异常表达，并存在很大的个体差异。有些食物和药物可以诱导Ⅱ相解毒酶的活性但不诱导Ⅰ相酶的活性。所有这些差异为通过食物添加剂、药物或其他化学物质设计影响和调节与肿瘤生成有关的基因，从而达到预防肿瘤的目的提供了科学基础。

肿瘤化学预防的策略强调以下诸方面：①对肿瘤发生前期或早期标记物的识别和应用。②从开发抗增殖药物、抗炎药物、抗氧化剂、抗突变剂、促进凋亡药物及防止对化学预防药物的耐受等途径入手，寻找有效的肿瘤化学预防剂。③筛选最有用的替代的终点生物标记 SEBS（surrogate end point biomarkers）等。国际上有关肿瘤化学预防的研究很活跃，取得了不少进展，仅美国目前就有 30 余种肿瘤化学预防剂投入 80 余项临床前期和临床试验。

二、基因的直接导入

从狭义上说，真正的肿瘤基因预防应该在肿瘤发生过程的最初期，或者尚未发生肿瘤生物学改变以前，利用遗传工程的手段对易患个体进行基因水平上的补偿、修复和调整，从而使机体得以抵抗致癌因素的侵害，防止肿瘤形成。目前遵照这一思路所进行的研究基本上都是体外实验或体外-体内实验系统。如 Myc 基因在细胞增殖、分化、转化和凋亡中均起到关键作用，将其导入神经胶质瘤细胞，可以诱导肿瘤细胞的免疫原性，注射到体内使肿瘤不能生长。向肿瘤细胞导入 ICAM-1（细胞间粘连分子）基因，在体外使淋巴细胞对被感染的肿瘤细胞的活性增强，在体内证明了不但免疫原性弱的肿瘤细胞转染该基因后可被宿主排斥，而且对新注入的肿瘤细胞也有排斥作用，说明它具有免疫记忆力。将凝血酶受体的反义

cDNA 导入癌细胞，在体外培养实验中可抑制转移性乳腺癌细胞通过人工再造基底膜，从而可能阻止癌细胞的转移。以上研究均以肿瘤细胞为对象，而真正意义上的肿瘤基因预防应是防止正常细胞癌变和肿瘤形成，有关这方面的研究目前几乎还是一片空白，只有极少数初步的探索。例如，流行病学调查表明癌症的危险性与绿色、黄色蔬菜和水果的摄入量呈反比。在对 β-类胡罗卜素的研究中发现，导入 crtB 基因可产生一种类胡罗卜素-八氢番茄红素的合成酶，使细胞产生抵抗由活化的原癌基因转染所引起的细胞转化。笔者实验室将具有解毒功能的谷胱甘肽 S-转移酶 pi（GST-pi）基因转移至正常细胞并获得稳定高效表达，然后再用化学致癌物攻击之，不能形成转化灶，在软琼脂培养中不能形成集落，将之接种于裸鼠皮下亦不能形成肿瘤。相反，没有转移 GST-pi 基因的正常细胞，在同样条件下形成了转化细胞，软琼脂培养中形成集落，在裸鼠体内长出了肿瘤。这些结果从细胞水平上证明了肿瘤基因预防具有潜在的可能性。

总之，肿瘤基因预防的研究尚处于初级阶段，文献报道很少。尽管如此，肿瘤基因预防作为一种先导思想和在肿瘤防治中不言而喻的重要性，已经越来越多地引起人们的重视。我们相信，随着肿瘤分子生物学的日趋发展，肿瘤基因预防在 21 世纪一定会有重大的突破和发展。

（原载于“中国医学科学院学报”1999 年第 21 卷第 5 期）

漫谈转基因食品

一场由转基因食品引起的“餐桌革命”正悄悄地在我们身边进行着。作为新一代生物技术所生产的食品，使许多食众增添了几分欢喜几分愁。国内外舆论对转基因食品的种种争论鹊起：有批判、有赞成、有疑惑，也有不知可否，真可谓：恩恩怨怨转基因食品。

国内一篇文章在讨论转基因食品时引用了中国科学院院长路甬祥院士的一句话：“科学技术是一把双刃剑，它可以造福于人类，也可以给人类带来灾难”。其实，类似的话，科学大师爱因斯坦早就说过，他对原子能被用于战争而深感悲痛。那么基因呢？毫不隐瞒地说，基因既可用于造福人类，同样可被制作成基因武器（比原子弹还厉害！）伤害人类。但是，基因作为自然界中的客观存在，本身并无错误可言，关键是人类如何去利用。转基因食品是人为的杰作，人们自然会问：它到底有益还是有害？抑或利弊兼有？要回答这一问题，应首先站在科学的立场上搞清下面的基本概念。

一、什么叫转基因食品

从狭义上说，通过基因工程手段将一种或几种外源性基因转移至某种特定生物体（动、植物和微生物等）中，并使其有效地表达出相应的产物（多肽或蛋白质），这样的生物体直接作为食品或以其为原料加工生产的食品就叫作转基因食品。这里所指“外源性基因”，通常为受者生物体中原本没有的。因此，转移了外源基因的生物体会因产生原来不存在的多肽或蛋白质而出现新的生物学或生理特性（专业上叫新的表型）。一种生物体新的表型的产生除可采用转基因技术外，还可采用对生物体本身基因修饰的办法。一个基因经修饰后会改变“模样”，其表达产物与不修饰时不同，在效果上等同于转基因，这是广义上的转基因食品。因此，在理论上和技术上，制造转基因食品已非难事。迄今为止，转基因牛羊、转基因鱼虾、转基因粮食、转基因蔬菜和转基因水果在国内外均已培育成功并已投入食品市场。仅以转基因农作物为例，全世界每年播种的面积大约为4000万公顷，我国种植面积超过100万亩，全球每年播种基因修饰农作物面积超过2500万公顷。在美国，据估计有6成加工食品为转基因食品。在英国，则有几千种加工食品（包括粮、肉、奶、糖等）含有转基因或基因修饰产物成分。在我国有6种转基因植物已被批准商品化，进入市场的转基因食品有柿子椒和西红柿。

二、转基因食品的类型

世界上第一种转基因食品是1993年投放美国市场的西红柿，至今才短短十几年。动物来源的、植物来源的和微生物来源的转基因食品发展非常迅速，各种类型转基因食品应运而生。尽管至今尚无人给转基因食品进行分类，但按惯例，以转基因的功能是可以对其分类的。到目前为止，大致可以分成以下几种类型：①增产型：农作物增产与其生长分化、肥料、抗逆、抗虫害等因素密切相关，故可转移或修饰相关的基因达到增产效果。②控熟型：通过转移或修饰与控制成熟期有关的基因可以使转基因生物成熟期延迟或提前，以适应市场需求。最典型的例子是延熟型转基因西红柿，这种西红柿成熟速度慢，不易腐烂，好贮存；③高营养型：许多粮食作物缺少人体必需氨基酸，为了改变这种状况，可以从改造种子贮藏蛋白质基因入手，使其表达的蛋白质具有合理的氨基酸组成。现已培育成功的有转基因玉米、土豆和菜豆等。④保健型：通过转移病原体抗原基因或毒素基因至粮食作物或果树中，人们吃了这些粮食和水果，相当于在补充营养的同时服用了疫苗，起到预防疾病的作用。有的转基因食物可防止动脉粥样硬化和骨质疏松。一些防病因子也可由转基因牛羊奶得到。⑤新品种型：通过不同品种间的基因重组可形成新品种，由其获得的转基因食品可能在品质、口味和色香方面具有新的特点；⑥加工型：由转基因产物作原料加工制成，花样最为繁多。

三、转基因食品：利弊之争

民以食为天。转基因食品作为新型食品，对人们的健康和心理有无不良影响？这是公众普遍关心的问题。

一些报刊引述了一些被调查者的担心，怕吃了转基因食品中的外源基因后会改变人的遗传性状，比如吃了转基因猪肉变得好动，喝了转基因牛奶后易患恋乳症等等。这些担心者显然犯了一个最基本的科普错误。其实，我们每个人每天都吃进大量外源性基因，如你吃的粮食、肉类、水产品、蔬菜水果中都含有它们各自的基因，这些基因对于人类来说就是外源基因。所以说食用了外源基因并不会影响我们的遗传性状，何况外源基因进入胃肠道后经消化被分解掉了，根本不可能保持原来的基因功能。当然，若过多食用富含外源基因的食物（如肉类），会因嘌呤（组成基因的主要成分）分解代谢产物的累积而引发或加重某些疾病（如痛风病）。

转基因食品的安全性问题的焦点是外源基因的表达产物是否安全。在这一点上，不少报刊都引用了英国一位教授有关小鼠食用转基因土豆后引起内脏和免疫系统受损的报道作为转基因食品有害的证据。事实上，随后许多科学家指出该报道存在严重的科学上的漏洞，推翻了该报道的结论，并有消息说该教授因不严肃的科研态度而遭到严厉处分。我们暂且不论这位教授的实验结果是否可靠，但我们必须了解评价转基因食品安全性的标准是什么。

一般而言，对某种物质安全性检测的指标主要包括急、慢性毒性，遗传毒性，致癌、致畸、致突变性等。从上面提到的6种类型转基因食品来看，由于在生产设计中是针对食品品质改造或增加已知起保健作用的成分，一般来说，安全问题不会太突出。这与从自然条件下经杂交所获得的动植物新品种作为新型食品不存在安全问题的道理是一样的。从目前国际上（特别是美英等西方发达国家）的实际情况来看，尚未发现人们食用转基因食品后有什么不良作用。尽管如此，在科学上，对一种没有表现短期毒性和安全问题的食品，如果怀疑其可能存在隐患，则必须观察其远期毒性和安全问题是否存在，让时间来检验，这种远期跟踪监测通常需要一二十年。因此，在远期安全性问题未得到明确结论之前，加强对转基因食品的管理是非常重要和合理的。对此，伦理学者提出两条意见，一是要加紧制定国际性安全标准，二是应实行消费者知情权原则。这两条意见已被国际食品规格委员会和一些国家政府所接受。2003 年联合国食品法典委员会制订了世界上评估转基因食品是否符合健康标准的首批原则。相信转基因食品的生产和应用将逐步走上既符合人类伦理道德规范又符合法制的轨道。在有关标准和法规未出台之前，至少应让消费者知情，要做到这一点，有效的办法就是在转基因食品包装上贴上标签，让消费者自己决定是否购买。即使有了法规，知情权仍需保持。此外，转基因食品也可被视为基因工程的一种产品，故在一些原则上也应受到基因工程安全管理办法的管理，各国政府（包括我国）都已制定了比较详尽的管理办法，因此，在转基因食品研制过程中，遵守基因工程安全管理法规完全可以得到保证。

转基因动、植物中外源基因的表达通常具有组织细胞专一性，如抗虫害转基因农作物中毒蛋白只在叶片中表达，害虫啃咬叶片后即可中毒死亡，这些毒蛋白不会在果实中表达或只痕量表达，所以不会对人产生毒性作用。此外，在设计此类转基因食品时也已把害虫与人类对毒蛋白代谢差异考虑在内，即使果实中存在痕量毒蛋白也无妨。

至于转基因作物和动物对生态环境的影响，主要指两个方面，一是转基因品种不是自然产生，这些人工品种的存在可能会干扰和破坏自然生态环境；二是转基因的逃逸、泄漏和产生天敌抵抗，如在抗逆转基因农作物培育过程中也产生出抗逆杂草等等。从科学角度看，发生上述两种情况的可能性是存在的，但若采取相应的防范措施，也是完全可以避免发生的。

转基因食品作为高科技食品，进入普通百姓家是不可扼制的趋势，人们对它提出种种质疑，是对人类自身健康和利益负责的态度，只会使科学家更加保持清醒的科学头脑和正确的方向，以使转基因食品扬长避短，更好地造福于人类。

（原载于“健康顾问”2000 年第 8 期，“中国医学科学院院报”2000 年 6 月 1 日）

DNA 指纹

自20世纪80年代英国科学家发现DNA指纹以来，以鉴定DNA指纹为主要特点的一种新技术——DNA指纹技术，已被广泛应用于解决那些根据表型无法解决的医学、人类学、社会学和法律学问题，最令人刮目相看的是它风靡法医学，并正开始改变法医学的传统面貌。然而，该技术自从1985年在欧美国家实用于法医学之后，问题便接踵而至，在舆论上贬褒不一，在法律界争吵不休，大有分庭抗礼之势，在学术界则争议纷纭，莫衷一是，甚至在美国国家科学院内部也意见各异，相争不下，更有甚者，事情还捅到美国国会和联邦调查局形成了一股不小的“DNA指纹论战风暴”，这在美国乃至世界法医学历史上都是破天荒的。

人类基因组DNA贮存着可供正常生存和遗传的信息，这些信息以基因、密码的形式排列组合在DNA分子之中，平均来说，排满DNA的基因总数大约有一千万个，其中能够制造蛋白质的基因约有5～10万个。DNA由以碱基、核糖和磷酶构成的核苷酸长链组成，核苷酶排列方式叫序列，即一级结构。DNA序列中存在三种类型：单拷贝序列、中等程度重复序列和高度重复序列。重复序列就是一种序列在DNA分子中重复出现几百次、几千次、几万次甚至10^6

次，他们约占DNA总序列的3%～4%。每个重复序列在300个核苷酸长度之内。由于高度重复序列经超速离心后以卫星带出现在主要DNA带的紧邻处，所以也被称为卫星DNA。卫星DNA中的重复序列单元则称为小卫星DNA。卫星DNA并不是基因，过去很多人认为是无用序列，现在越来越多的证据看来并不尽然如此，但其确切的生物学功能仍不大清楚。小卫星DNA具有高度的可变性，不同个体彼此不同，但小卫星DNA中有一小段序列则在所有个体中都一样，称为核心序列。如果把核心序列串联起来作为分子探针，去同不同个体的DNA进行分子杂交，就会使不同个体小卫星DNA呈现出各自特有的"指纹"，此即谓之"DNA指纹"，所以，每个人的DNA指纹与其手指纹一样，具有专一性和特征性，人人相异，这正是DNA指纹技术用于法医学的依据。在法医学上，如果确定某人系嫌疑犯，则可强制性提取其血样或毛发的DNA，做出DNA指纹，然后与由犯罪现场残留的血迹、精液、唾液、痰液、毛发、骨骼或其它肉体成份提取的DNA指纹相对照，若两者一样，则在专业上曰其指纹相配，证明该嫌疑犯就是作案的罪犯反之亦然。通常进行上述指纹相配的鉴定叫"配型"工作。

DNA指纹在体细胞中保持稳定状态，若将体细胞移入培养基中进行体外培养也可继续保持稳定，因此可以DNA指纹为标记建立不同的人细胞株。孪生子其DNA指纹是相同的，所以可被用于孪生子的鉴定。DNA指纹具有遗传性，每个个体从父母各获得一半DNA指纹，所以可被用于家庭关系和亲缘关系的鉴定，这种鉴定比利用其他遗传标记更精确。某些DNA指纹可能与特定的遗传病存在连锁关系，则可采用连锁分析来鉴别遗传性疾病，在这方面已获可喜苗头。

由上可知，DNA指纹是一种建立在分子生物学原理基础上的新的技术，它比手指纹鉴定具有更多优点，因为犯罪分子很容易利用戴手套等方法不在作案现场留下手指指纹，而他们难免留下上述的残留物，特别是暴力犯罪时。据欧美国家报道，该技术对于鉴定强奸犯已收到良好效果。

（原载于"中国科学报"1993年2月22日，"健康报"1989年1月15日，"中国医学科学院院报"1992年12月1日）

第三篇　奇异的生物分子

各显神通的分子明星

关于“分子明星”的简介

在现代社会中，各种“明星”层出不穷。一般而言，明星是指具有耀眼光彩的人。然而在科学界情况正好相反，很少有人叫科学家为“科星”，而无生命的分子倒登堂入室，成为名正言顺的明星，正规的名字叫分子明星（star molecular）这是千真万确的事。由于每年评选一次，故分子明星也叫年度分子（year molecular）。

科学家最关心的事情是探索各种物质运动的规律，以为人类服务。构成物质的基本成分是分子。自然界分子数不胜数，各司功能，与人类密切相关。随着科学的发展，科学家对于分子的认识越来越多，发现其中某些分子具有独特的和极其重要的功能。在科学上，对它们的研究具有重大的理论意义和实际应用的广阔前景；在美学上，它们具有典型的科学美。因此，科学家们根据科学的和美学的原则，以类似于“选美”的方式，选拔出分子明星。担任此项“选美”工作的策划者、组织者、公布者和宣传者就是世界最权威的科学刊物《科学》（Science）杂志（美国主办的国际性刊物）。

《科学》杂志从1989年开始举办分子明星的选拔，每年一次，结果在该刊物每年最后一期上公布，届时，该期杂志的封面以醒目的分子明星的结构图形或标志装点，刊首篇则对当年当选的分子明星进行简要介绍。此外，还组织专家就分子明星的发现、研究过程、科学内容、意义和应用等方面著文作比较系统的介绍。除了第一明星外，每年还同时选出几种准明星分子一并予以介绍。头5届评选出来的年度分子分别是：

1989年——DNA聚合酶

1990年——人造金刚石

1991年——碳-60（也叫伯基球，Buckyball）

1992年——一氧化氮（一种新的第二信使）

1993年——p53（一种肿瘤抑制基因）

在这5种分子明星中，有3种选拔自生命科学，另2种（人造金刚石和碳60）作为新材料在生物医学中也有广泛的用途。预计今后还会有更多的与生命科学相关的分子当选为分子明星。

《Science》杂志在阐述选拔分子明星的动机时指出，选出分子明星不仅仅是为了让人们了解它们，更重要的是借此机会进一步发动科学界，使相关的研究更加深入。从前四届选拔分子明星的实际效果来看，确实达到了这个目的。

（原载于“中国科学报”1994年6月15日）

“黑马”分子——p53

西方人将赛马场上并不被看好却最后取胜的赛马称为“黑马”(darkhorse)。当1979年发现p53基因这个分子时，人们也并不怎么看重它，不仅如此，在此后十年间里，它一直被误认为癌基因，由于癌基因家族已经成员济济，p53作为普通一员自然显不出夺目的光彩。但在1989年，事情发生了历史性的转变，科学家在结肠癌中发现了p53基因有较高的点突变发生频率，同时发现原来p53基因存在两种形式：一种为野生型，另一种为突变型。前者是抑癌基因，能够阻止肿瘤发生；后者则为癌基因，能够促使细胞异常生长。此后，p53度过了“黑色的日子”，被肿瘤学家、细胞生物学家和医学分子生物学家推向科学舞台的中心，成为科学家们联手攻关探讨其作用秘密的热门话题。p53一下子名声大振，后来居上，变成科学上一匹真正的"黑马"，并于1993年荣登"分子明星"榜首。

围绕p53基因及其产物蛋白质的结构和功能，迄今已进行过多方面的研究，现简要归纳介绍如下。

一、p53基因突变与人癌

自1989年在人结肠癌中发现p53基因突变以后，临床医生和研究人员对此发生了浓厚兴趣，对各种人类癌进行了检测，至今已证实在至少51种不同类型肿瘤中都存在p53基因突变，包括膀胱癌、脑瘤、乳腺癌、颈部肿瘤、食管癌、喉癌、肝癌、肺癌、卵巢癌、胰腺癌、前列腺癌、皮肤癌、胃癌和甲状腺癌等常见癌。在结肠癌病例中，约70%发生p53突变，肺癌为50%，乳癌为40%。血液系统肿瘤和淋巴系统肿瘤也有较高的突变率。临床研究表明，p53状态是预后的一个很好指标，若p53发生突变，癌患者预后不佳，易发生癌转移，存活期均低于5年。

二、p53作为抑癌基因的作用

野生型p53的一个重要特点是能够抑制肿瘤形成和生长。1992年下半年，研究人员曾培育了一种称之为"基因敲除小鼠"的小鼠，在这种小鼠体内，p53基因通过基因操纵的手段被敲除掉，因而p53的作用消失。这些小鼠在自然喂养的情况下，6个月后全部罹患肿瘤，没有被敲除过的小鼠则不得肿瘤。这是在整体实验中证明p53具有抑癌基因作用的有力证据。在细胞水平，类似的证据更多。

野生型p53抑制肿瘤生长的机制如何？按目前已知道的材料，认为p53主要通过对细胞分裂和生长进行适度"刹车"，阻止细胞DNA扩增，并将这些细胞推向程序性死亡过程，从而达到抑制肿瘤生长的效果。为了解上述机制的分子基础，研究者从p53基因产物p53蛋白的生化性质入手，发现它是一个转录因子，能对许多靶基因起到调控作用。其中最重要的靶基因是癌基因MDM－2。细胞中MDM－2若表达过度，可癌变并形成癌，但如果这些细胞中存在野生型p53，则p53蛋白会与MDM－2蛋白相结合，抵消其作用，这种作用专业上叫负反馈作用，通过p53的负反馈作用即可保持细胞不癌变。有人认为，p53与MDM－2是一对矛盾的统一体，两者蛋白产物的量和功能的"力量对比"决定着细胞的命运。

三、p53 与细胞周期

p53、细胞周期、癌的关系是 p53 基础性研究中的重要一环。调节细胞周期的分子是一类叫做细胞周期因子（Cyclin）的蛋白质及其相关的酶——细胞周期因子依赖性激酶。它们的调节过程很复杂。大致上是 Cyclin 先被相关激酶磷酸化，再刺激细胞进入细胞周期生长。1993 年国际上有几个研究小组各自独立地克隆了新基因 WAF1 和 Cip1，经鉴定，它们和一个与细胞衰老相关的基因 Sdi1 是相同的，具有阻止细胞分裂和促使其衰老的作用。有意思的是，p53 蛋白能促进上述基因的表达，其表达产物分子量为 21kD（p21），它们与 Cyclin 依赖性激酶结合，从而抑制这些激酶的作用。这样就使细胞周期停顿下来，不进入分裂。

有的作者报道，人宫颈癌的发病与乳头状瘤病毒（HPV）感染密切相关，该病毒则是通过其病毒蛋白 E6 - AP 与 p53 蛋白相作用破坏 p53 的抑癌功能，最终使癌变成为可能。

由上可见，WAF1 和 E6 - AP 都可成为癌治疗中的靶子，针对它们设计药物对改善肿瘤治疗效果大有裨益，国外已有一些生物技术公司以此进行新药研制的工作。

四、p53 与细胞自杀

近些年来，有关细胞自杀（亦即细胞程序化死亡）机制的研究受到了高度重视。细胞自杀与“他杀”完全不同，前者是正常机体自我调节的一种重要机制，即当某些细胞的存在成为多余时就会自动死亡，它受程控方式的调控。肿瘤对正常肌体而言是多余的有害物，从细胞学来看，是其逃脱了程序化死亡途径所致。如果通过一些办法将其重新引导到程序化死亡途径上来，则不失为肿瘤治疗的理想方法。体外实验和整体实验都表明，p53 蛋白是引导肿瘤细胞自杀的关键性分子。由于野生型 p53 表达程度低，欲产生足够量的 p53 蛋白，必须对肿瘤细胞 DNA 进行损伤以诱导 p53 蛋白增加，用化学物或射线可造成 DNA 损伤。以上情况意味着 p53 引导细胞自杀主要是通过控制瘤细胞 DNA 损伤以使其不能增殖而归于死亡。如果 p53 发生了突变，瘤细胞会对化学物或射线产生抗性，故不能进入细胞自杀途径。所以研究人员把野生型 p53 称为“损伤控制专家”（damage - control specialist）。

五、p53 与分子医学

分子医学是在分子水平上研究医学问题并为疾病防治服务的分支学科。p53 为分子医学增添了光彩。首先，利用 p53 突变可进行癌形成机制和分子流行病学调查的研究。如黄曲霉毒素 B_1 引起 p53 基因一个特异位点的 G→T 颠换，从而改变该位点所在密码子及相应氨基酸。香烟中某些致癌物也引起特征性碱基替换。这些特异性突变叫作突变指纹。不少致癌物有其特异突变指纹，这就等于提供了一个标志，可用于癌的分子流行病学调查，也可用于研究癌是如何发生的。

其次，p53 也为癌治疗和预防打开了新的思路。如果肿瘤中 p53 发生于突变，可以把野生型 p53 基因转移进去进行基因治疗。在细胞水平上已有不少证据表明野生型 p53 基因可使肿瘤细胞停止生长，并可逆转。此外，由于突变 p53 蛋白的构型发生了改变而导致功能异常，因此从恢复正常构型入手达到肿瘤治疗目的是大有可为的。最后，根据特异性突变指纹，针对突变型 p53 蛋白进行免疫治疗，甚至制备疫苗，是可能的，许多药品公司正在积极研制这类免疫治疗制剂。

（原分别载于“人民日报”1994 年 7 月 19 日，“中国科学报”1994 年 7 月 20 日，1994 年 7 月 8 日）

时刻捍卫着人体健康的分子
——DNA 修复酶

两条平行的铁轨气势磅礴，盘绕迂回向前延伸，一群群铁路工人手握各种修理工具，认真细致地检查和修理铁轨上每一个微小的细节，如换下磨损的螺丝钉和不合格的零件……这就是 1994 年 12 月底出版的世界著名科学杂志《Science》封面上的图景，场面热烈，扣人心弦。它说明什么科学内容呢？原来是一幅介绍由《Science》评选出来的 1994 年度分子明星（或叫年度分子）——DNA 修复酶的图解。

用上述图解来说明 DNA 修复这样一个深奥的生命科学问题再恰当不过了。因为人体遗传信息的贮存者 DNA 的结构活像上面图景中的铁道，由两股像铁轨的链平行盘缠弯曲压缩成立体的空间形状，“铁轨”由众多的核苷酸残基排列而成，这些核苷酸残基就是“枕木”与“铁轨”相连结的“铆丁”或“螺丝钉”，“枕木”则是氢键，把两条“铁轨”等距离牢固连成整体。众所周知，如果没有铁路工人去维修铁道，年久失修必酿成车翻人亡的后果。同理，人体内 DNA 如果没有 DNA 修复酶去维修，也必造成病态或死亡。修复酶相当于“铁路工人”。

DNA 存在于人体细胞核内，是最重要的遗传物质。由于人体生活在各种有害的化学物质、物理因素（如射线、紫外线、光、热等）和生物因素（如细菌、病毒、生物因子等）环境之中，这些物质和因素会对 DNA 造成损伤，损伤的形式多种多样，如使“铁轨”断裂，使“铆丁”掉落或变换成不匹配的“铆丁”，使两股“铁轨”之间的“枕木”折断而使距离不相等或使一条“铁轨”变得臃肿变形等等。如果这些损伤不及时修复，细胞和机体就会发生异常改变，表现出各种疾病，其中最严重的是肿瘤。大量研究证明，DNA 修复能力缺陷或低下，与细胞癌变关系甚为密切，例如有一种称作着色性干皮病的患者，因为其体内缺乏 DNA 修复能力，只要接触阳光就极易发生皮肤癌。

除了外部环境因素外，机体内部由于代谢过程中产生的 DNA 损伤物或 DNA 复制过程中产生的自发误差，都会使 DNA 受到损伤，而且据报道这些内部因素对 DNA 造成的损伤，通常其危险性比外部环境因素所致的损伤要大很多倍。

由上可见，DNA 修复酶对人体是多么重要！它们对人体绝对忠诚，24 小时值班，时刻保护着人体细胞的安全，是人体防御机制中的第三道御敌屏障。有很多学者把 DNA 修复系统比作城市中的消防署，哪里有火灾，救火队就会立即被派到现场将火扑灭，如果消防力量太弱这个城市就很危险，说不定有一天会被火烧成废墟。正因为正常人体内存在着执行不同职能的修复家族，所以有良好的修复功能，使 DNA 自然突变的发生率很低，一般控制在每代细胞每对碱基对少于 10^{-10} 水平，也即基因组 DNA 的 3×10^9 个碱基对中少于 3 个碱基突变，如果内外因素诱导 DNA 突变率大于此数，则有可能产生各种不良后果。

DNA 修复系统对于保持物种间的隔离和促进进化也有重要意义。不同物种在 DNA 修复系统上存在差异，这使它们各有生命的运行轨迹，并在某些生物学性质上表现出差异来。例如，阿司匹林引起兔的生育缺陷，而对人无毒害，即归因于此。小鼠、大鼠和人的代谢性质和修复系统既有某些差异，又有某些相同之处。某些啮齿类动物在这两方面则与人类更接近，这也就是为什么有的致癌物在这类动物实验中所得结果与人类的统计结果相吻合的原因所在。基于这一点，我们可以利用某些动物模型作为人的模拟系统，研究环境中致癌物、致突物、致畸物和其他毒物的危险性评估方法以及是否可依据动物实验结果外推至人类。这种研究具有很大的理论和实际意义，可以帮助人类认识环境中各种不同因素对人体的影响，避免灾难的出现，例如，可帮助我们对杀虫剂、射线和镇静剂沙立度胺（thalidomide，酞胺哌啶酮即反应停，能致婴儿畸形）进行危险性评估，并帮助主管部门制订治理环境毒害的科学政策和公共政策。

总之，DNA 修复系统与癌发生及抗癌，与环境毒物的检测、评估和预防，与综合性的细胞生物学基础研究的关系非常密切，它们也都直接关系到人体的生存和健康，因此，让我们都来认识一下 DNA 修复酶这个分子明星，使它更好地为人类服务。

（原载于“中国医学科学院院报”1995 年 3 月 21 日）

Alzheimer 病引起的冲击：载脂蛋白 E_4

在科学的各个领域，当一个新的理论向旧的传统理论发出挑战时，常常会出现一个令人兴奋的纷争时期，1993 年对于 Alzheimer 病的研究就是这样一个时期的开始。这一年科学家们发现了引起该病的一个新的遗传风险因子，进而提出了一个值得探讨的新理论。

老年性痴呆表现为进行性智能减退和精神运动障碍。其分型中以 Alzheimer 病（AD 病）和血管硬化性痴呆占绝大多数，又以 AD 病最为常见，占 60%，在美国有大约 4 百万 Alzheimer 病患者。主要的病理诊断标准是脑皮质内神经元细胞减少，出现神经原纤维缠结老年斑和神经元空泡样变。

针对 AD 病的研究提出的学说很多，在过去，研究工作主要集中于探讨 β－淀粉样小蛋白引起神经退变这个理论。现已证实上述的病理学改变是由于 β－淀粉样蛋白的大量沉积造成的，并且在正常老年人也发现有类似的病理改变，只是 AD 患者脑内淀粉样蛋白的沉积比正常人广泛而且严重，表现为基因正常而蛋白增多。运用生物化学和分子生物学手段已确定β-淀粉样蛋白是一种42kD（39~42氨基酸）的多肽，被称为$βA_4$蛋白，它是从AD患者大脑内坏死的神经碎片中发现的。$βA_4$源于前体蛋白APP，其基因位于21号染色体的长臂上。1991年Goate证明了家族性AD的APP基因突变点，同时在其他两个非家族性的第二代患者中得到证实，从而支持了部分家族性AD的病因是由APP的基因突变引起的假说。

1993年春季研究人员报告了令人兴奋的消息，一种被称为载脂蛋白（ApoE）的蛋白的特殊形式是AD病后期发作的遗传风险因子，而后期发作是AD病最常见的形式。另一些研究组马上研究了这种联系，认为：携带了这种蛋白的一种形式$ApoE_4$基因的人群比较可能患AD病。同年11月，也是这个研究组发表了一个全新的假设，提出AD病的产生是因为$ApoE_4$的变种使细胞丧失了避免神经退变的自身保护功能。目前争论仍然激烈，并没有证据表明β-淀粉样蛋白的理论不成立。

（原载于“中国科学报”1994年8月12日）

肌凝蛋白

肌肉是如何收缩的？这个看起来简单的问题引发了数十年的研究，其中大多数研究都围绕着肌丝的肌凝蛋白和肌纤蛋白这个中心，在1993年由于在2.8Å的高分辨率下研究了肌凝蛋白的三维结构，使得科学家们对它的认识上升到一个新的高度。

50多年前科学家们提出了现在看来是经典的肌肉收缩的横桥模型，提出粗肌丝（肌凝蛋白）和细肌丝（肌纤蛋白）以一种特殊方式相互滑行。按照这个模型，肌凝蛋白和肌纤蛋白相互解离，在另一个角度复位，然后再回复到它最初的方位，如此推动肌纤蛋白向前滑行。

然而这个模型既不曾在分子水平上得到验证，也没发现肌凝蛋白有任何主要的得到确认的结构改变。现在肌凝蛋白头部的三维结构连同1992年发表的肌纤蛋白的结构，提供了准确测定这个模型的分子框架。如该年发表的分子假说中，提出了在结合过程中肌凝蛋白的分子结合点上的裂纹闭合了。

1993年在其他运动蛋白的研究方面也有进展，采用有效的新技术研究了运动素（Kinesin）在细胞周围运送细胞器，科学家们利用激光测量了单个运动素分子移动的距离以及它作用的力。运动分子领域正全速向前迈进。

（原载于“中国科学报”1994年8月12日）

hanta病毒：突发性传染

1993年5月间当一种神秘而致命的肺部疾病在美国南部的四角地区蔓延之时，不断有悲惨的报告从那里传来，很快就有29人丧生。这是一个经典的突发性病原体突然袭击人类的例子。

至少在某些方面，四角地区事件可以作为这个突发性杀手导致严重后果的模型。疾病控制和预防中心的科学家们立即着手抓住了这个疾病，但并没能从病人体内分离出活的病毒。因此他们利用分子生物学这个工具，采用PCR的方法扩增了病人组织中一段病毒的DNA。一直到6月9日，科学家们发现了这个神秘的病原体是hanta病毒（hantavirus）的一种类型，这种病原体的原种（prototype）是20世纪50年代在朝鲜的Hantaan河找到的，被命名为hanta病毒。

通过配对的方法，这个病毒DNA在鹿鼠体内建成了模型，疾病控制中心的科学家认定这些啮齿动物是这个病毒的载体，尽管对如何治疗这种病目前仍不了解，但一场疾病的大流行看来是被防止了。这主要是由于负责健康的办公室人员能够及时警告人们避免与鹿鼠接触。这也是与传染性疾病斗争意识逐步提高的一个标志。

（原载于“中国科学报”1994年8月12日）

参与信息传递的新分子

当细胞对胞外信号发生反应时，是由胞膜接受信息，由核进行应答。信号是如何通过细胞的呢？研究人员经仔细研究得到了两个答案，通过生长诱导因子描绘出两条非常完善的信号传导途径。

也许最著名的胞内途径是Ras途径，它集中围绕着原癌基因ras的蛋白产物。在1993年，几个科学小组填补了Ras途径中的两项空白。一个新的步骤牵涉到一种叫GRβ2的蛋白，它结合细胞膜上被激活的SOS蛋白受体；SOS能激活Ras。

其他科学家填补了另一个空白，即被活化的 Ras 与叫 Raf 的蛋白激酶结合。然后，Raf 启动一个叫 MAP 激酶瀑布的连锁式反应。显然，此反应打开了进入细胞核的途径。

研究人员也描绘了另一条新的从细胞膜到细胞核的更为直接的途径，这一途径只需两个中间步骤：第一步是酪氨酸激酶，以细胞膜受体获得信号。第二步是这些激酶激活隐藏在细胞质中的几种蛋白质，使其转移到细胞核并与 DNA 结合。

研究工作还表明。多种不同生长因子依赖于一个蛋白亚基 P^{91}，它是 DNA 结合复合物的一部分。所以很多不同生长诱导物，如干扰素和一些白细胞介素，可利用相似的信号传递途径。

以上有关新发现的分子参与信息传递过程归纳于图 1：

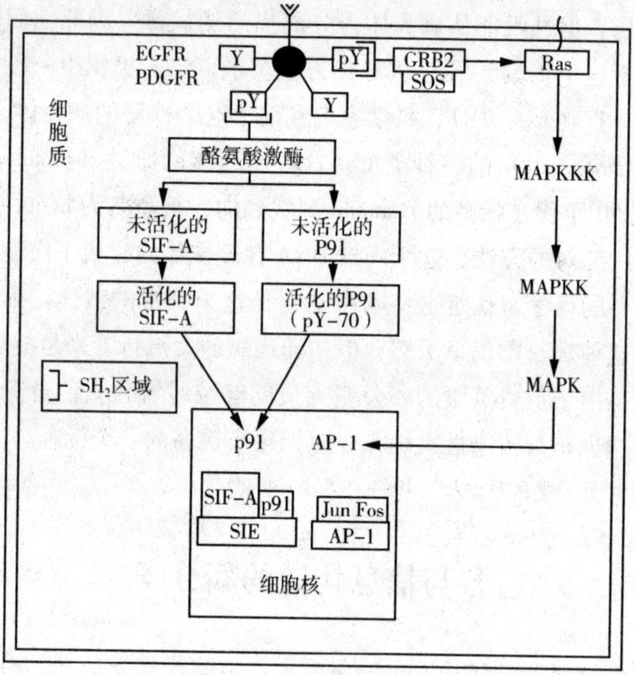

图 1　分子参与信息传递过程

最后需指出，了解到这些细胞的信息途径可以帮助纠正有时可以致癌的不良信息。

（原载于“中国医学科学院院报”1994 年 7 月 1 日）

谷胱甘肽S-转移酶与人类肝病

谷胱甘肽S-转移酶（简称GST）是一组很早以前就被熟知的酶，它在机体解毒机制中起关键性作用，同时还涉及其他一些重要的代谢过程和生物效应。该酶几乎含于所有的器官，但主要在肝肾之中，特别在肝中，其含量可高达10%，在细胞中则含于胞浆和微粒体内。由此不难看出，GST与肝脏的关系是很密切的，肝脏的物理性、化学性和生物性损伤及功能的改变在一定程度上可由GST含量和性质的改变得到反映。近十余年来，由于发现GST与肿瘤的发生发展有千丝万缕的联系，大大促进了对GST的全面研究，目前已在整体、细胞和基因等不同层次上开展工作，形成了热点领域。

一、人类GST的基本生化性质

人类GST分子是由两个相同或相异亚基构成的二聚体，包括很多同工酶，构成一个酶家族，它们在分子量、等电点、免疫交叉反应性质、组织分布和底物特异性等方面有所差异，根据这些差异，通常将其分为三种类型：碱性GST（GST-α）、中性GST（GST-μ）和酸性GST（GST-pi或GST-π），兹将上述性质归纳于表1。

由表1可见，正常肝主要含有GST-α和GST-μ。动物GST也分为上述三种类型，但其同工酶和亚基的命名与人的不甚相同，其基本性质有的大同小异，有的差异较大。不论何种种属来源的 GST 和何种状态下的 GST，都具有显著的异质性。GST 酶家族由 GST 超基因家族所编码，这个基因家族中也可能包含一些已失去功能的假基因。现已克隆了该基因家族中为数不多的基因（表2），测定了核苷酸序列，它们之中多数在结构上具有较高的同源性。

表1　人类 GST 的基本性质

类　型	GST－α				GST－μ		GST－pi
分子型式	2－2		α－ε(GST－2)		μ,GST－1,ψ		π(＝θ、ρ、λ、GST－3)
亚基组成	均二聚体 B_1B_2 $(Y_1Y_1;=\varepsilon)$		B_1B_2 $(Y_1Y_4;=\delta)$	B_1B_2 $(Y_4Y_4;=\alpha-\gamma)$	均二聚体 Y_3Y_3		均二聚体 Y_5Y_5
分子量($\times10^3$)	57	52	52	52	54	54	49
等电位(PI)	9.9	9.1～8.9	8.7	8.4	6.6	5.5	4.8
免疫交叉反应							
抗 α-ε 抗体			+			－	－
抗 μ 抗体			－			+	－
抗 pi 抗体			－			－	+
组织分布	皮肤		肝、肾		肝		胎盘、肾、肺、尿道、消化道、呼吸道上皮细胞

表2　已被克隆的人和动物 GST 基因

DNA	亚基	分子量（氨基酸残基数）	克隆名称	克隆年份
cDNA				
人	α	25385（221）	$pGTH_1$	1986
	2（α）	25425（221）	pGST2－pvuⅡ	1987
	π	23224（209）	pGPi2	1987
大鼠	Ya	25434（221）	pGTB38	1984
	Yc	25209（220）	pGTB42	1985
	Yb_1	25806（217）	pGTA/C44	1985
	Yb_2	25595（217）	pGTR187	1986
	Yb_3	25549（217）	无名称	1987
	Y_p	23307（209）	pGP5	1985

续 表

DNA	亚基	分子量（氨基酸残基数）		克隆名称	克隆年份
小鼠	MⅠ (Ya)	-	(222)	-	1987
	MⅢ	-	-	pGT55	1983
基因组 DNA		外显子数	内含子数		
人	π	7	6		1988
大鼠	Ya	7	6		1986
	Yb_1	8	7		1988
	Yp	7	6		1987
小鼠	M_1	7	6		1987

二、GST 与肝损伤

GST 的一些同工酶经常穿梭来往于肝叶之中，当肝脏受到各种原因引起的损伤时，易从肝细胞内释放出来，汇入血流，引起血浆血清中 GST 水平的增加，因此通过测定血浆或血清中 GST 的水平可判断肝损伤的程度。由于 GST 在血清中的半衰期较短，故能在肝损伤的早期被检测出现，灵敏度很高。不少研究指出，用血清 GST 作为肝损伤指标比其他常规指标更灵敏。

1. 肝炎　Sherman 等和 Hayes 等报告，慢性肝炎患者血浆中 GST－α 浓度升高，其升高程度与病情呈正相关，而常规肝功能指标谷丙转氨酶（ALT）与病情没有这种关系。Harada 等研究了 GST－μ 含量与肝损伤的关系，指出 94% 的慢性肝炎患者血清中该种同工酶水平明显增加。王小红等采用放射免疫法测定了 103 例肝炎患者和 93 例正常人血清 GST－α 水平，并与同期 ALT 水平进行了对照比较，结果表明，急性肝炎、慢性活动性肝炎活动期及慢性迁延性肝炎患者血清中 GST－α 水平均显著升高，这一指标在诊断慢性或轻度肝实质损害中，敏感性似优于 ALT。重型肝炎患者血清 GST－α 与 ALT 的变化多呈分离现象，GST－α 水平的升高与肝脏病理改变具有较好的一致性。

2. 肝硬化　有报告表明，一个人饮酒 80g 后，血浆中 GST－α 水平即明显升高，故过量饮酒能引起明显的肝脏损伤。另外，酒精所致肝硬化患者中约有一半其血浆中 GST 水平升高。

3. 新生儿窒息所致肝损伤　Bechett 等观察到，14 例发生新生儿窒息的婴儿，在 6 小时内就有 11 例血浆中 GST 水平明显增加，这些婴儿肝叶细胞受到了较明显的损伤。

4. 化学物引起的肝损伤　故大荣等用 D－氨基半乳糖诱发兔急性肝损伤后测定其血清 GST，结果表明 GST 水平的升高与肝脏病理改变具有良好的相关性。在用四氯化碳诱发肝损伤的动物实验中，也观察到类似现象。此外，近些年来在动物化学诱癌模型中也有大量证据表明，化学致癌物诱导肝癌的癌前病变阶段，GST－pi 特异性地出现，故认为该同工酶是动物肝癌的癌前标志酶。

值得指出的是，通常 GST 测定不是测定其酶活性，但是因为血清或组织中对该酶活性的影响因素太多（如金属离子、底物等等），故必须测定其含量，因此，多采用放射免疫法或免疫组化法等方法，以保证定量准确和可比性。

三、GST 与肝脏肿瘤

在大鼠肝诱癌模型中，已有很多文献一致报道 GST－pi 可作为癌前标志。在人类肝脏肿瘤发病过程中 GST 的变化情况则比较复杂。用免疫组化法检测表明，在人类多种恶性肿瘤中 GST－π 的量明显增加，一般可增加几倍至几十倍，肝肿瘤中有的增加，有的不增加，结果不甚一致。Sato 等报告正常人肝中并无可检测到 GST－π，而某些分化型肝细胞瘤或肝硬化组织具有明显量的 GST－π。Soma 等也报告，肝肿瘤，特别是胆管瘤及由胆囊、胃、结肠等肿瘤在肝脏的转移灶，GST－π 量显著增加。但是 Hayes 等的报道结果不同：与多数实验性肝癌结节不同，人类肝细胞癌组织中 GST－π 并不增加，增加的部分主要是 GST－α。在胆管瘤中增加了 GST－π。

在各种类型癌症患者的肝中，主要存在 GST－α 和 GST－μ，大约 1/3 病例可检测到 GST－π。

培养的肝细胞若用癌基因使其产生转化，即观察到 GST－pi mRNA 水平与 GST－pi 水平同步增长，这说明 GST－pi 基因转录是控制 GST－pi 生成量的主要环节。

GST 与肿瘤细胞产生抗药性的关系是很受重视的一个方面。在很多人与动物肿瘤组织和细胞株中发现，先天性和继发性抗药性瘤细胞其 GST 活性可增加很多倍。那么，究竟何种同工酶与抗药性相关呢？在整体动物实验中。有人报告抗药性肝细胞中 GST－α 大量表达，GST－pi 仅有微弱表达，故认为与抗药性相关的是 GST－α

而不是 GST - pi。基因转染实验也表明，若将 GST - α cDNA 与强启动子重组后转移至无抗药性细胞中，该种细胞即获得抗药性。另外的实验也表明，除 GST - α 基因外，其他同工酶基因转染的细胞也获得了抗药性。有人报告，GST - π cDNA 转染细胞后产生的抗药性程度为中等，它与另一多药抗药性基因 MDR 一起转染无协同作用；若将 GST - π cDNA 转染由癌基因 ras 转化的 NIH 3T3 细胞，则对有些药物的抗性增加，对另一些药物的抗性不增加。上述实验证明了 GST 基因家族的高表达是癌细胞产生抗药性的重要原因。现已证明，GST 产生抗药性的机制主要涉及 GST 基因家族中某些基因的放大作用和重排作用，由于这些作用使 GST 基因的表达显著增强。

归根结底，GST 水平受其基因表达调控机制的控制。基因调控是极为复杂的过程，目前尚难阐明细节，不过已知不少因素对 GST 基因的表达具有调控作用，如细胞生长状况、组织类型、化学物质、年龄和性别等等。此外，基因本身的调控元件和细胞内与这些元件作用的调控因子（反式因子）的存在状态也至关重要。总的来看，肝细胞增生可伴随 GST - α 大量表达，但并不促进 GST - pi 和 GST - μ 的表达，有意义的是，在动物癌前肝病灶和结节中，除 GST - α 外，GST - pi 和 GST - μ 也大量表达，而正常肝和再生肝检测不到 GST - pi 的表达，这说明 GST - pi 并不是肝细胞增生的特征，而是肝细胞癌变的标志。用荧光免疫法和原位杂交法则证明，癌前肝中 GST - pi 阳性细胞的比例很高，但在演进过程中它们不是全部转变为癌细胞，其中仅极小部分能转变为癌细胞，因此可以设想，在动物系统，GST - pi 基因的持续高表达加上其他某些因素，是肝中 GST - pi 阳性细胞转变为癌细胞的必要条件。

在肝肿瘤中，由于 GST - pi 可能作为特异的标志而受到了特别的重视。有研究表明，在化学致癌范畴内属于“启动剂”的化学物质能特异地启动 GST - pi 表达，而属于“促癌剂”的化学物质不能使其表达，故认为 GST - pi 也是“启动细胞”的特异标志。有意思的是，在老年性肝，自发性损伤增生明显增加，同时 GST - pi 表达也增强，这时如果有非遗传毒化学物或促癌剂给予作用，很易产生腺瘤，在这种情况下，上述非致癌性化学物实际上起到了致癌物的作用，它们通过促进某些自发性启动细胞的克隆生长转变为肿瘤，其中的作用靶就是 GST - pi，以上现象在年轻肝中并不发生。在动物实验中还发现，由某些致癌物诱发肝癌的过程中 GST－pi 阳性病灶的出现程度，雄性比雌性更高，表明性别差异对 GST－pi 基因的调控不同。

目前已鉴定的 GST－pi 基因的调控元件为数不多，起正调控的顺式元件位于 －2500、－61，它们含有两个功能区域（domain）GPEⅠ和 GPEⅡ。GPEⅠ及基因下游的一个增强子含有 TPA 应答元件的典型序列。在 GST－pi 基因 5′端 －58～－65 之间存在一个 AP1 位点，在 +8～+72 之间存在另一个顺式元件。此外，在 －400 处存在一个起负调控的沉寂子序列。上已提及，在癌基因转化的肝细胞中，GST－pi 与癌基因的表达一起被激活，其中已搞清楚，癌基因的激活是通过类似于 TPA 应答元件与相应的作用因子的相互作用来实现的，GST 基因是否也存在类似的激活机制，尚待研究。

（原载于“基础医学与临床”1993 年第 4 期）

DNA 指纹

DNA（脱氧核糖核酸）是遗传物质。最初科学家以为人类的 DNA 是相同的，后来发现不尽然，因为在长期进化过程中和一定的生存环境压力下，DNA 分子某些中性点会发生突变，使结构上产生差异，但不会产生有害效果，不过可以此作为一种表示遗传关系的标志信号。80 年代前期，英国科学家在 DNA 分子中发现了“指纹”，称为 DNA 指纹。所谓 DNA 指纹，实际上是 DNA 分子组成成分中一类重复序列（即该序列出现次数很高）由于串联方式和长度的不同而在分子杂交图谱上所呈现出来的差异形态。正如每个人手指指纹具有个体特征（即每个人指纹不同）一样，DNA 指纹也因人而异，有人估计大约 50 亿人中才出现两个相同的 DNA 指纹。

DNA 指纹的发现使一些根据外部表现无法解决的医学、人类学、社会学和法律学问题有可能得到满意解决，特别在法医学中其应用前景十分看好。欧美国家从 1985 年开始将 DNA 指纹用于强奸犯罪和暴力犯罪的法医学鉴定，取得了较好效果。

DNA 指纹的鉴定所用样品是毛发、血污、精液及任何肉体成分。鉴定结果准确、灵敏。除了法医学应用外，还可用于遗传病的分析。

逆转录病毒致病过程中的抗原性变异——新的发现

逆转录病毒在人和动物中能引起许多种类的疾病，其致病机制各异，但过去人们并不知道由于其在致病过程中产生抗原性变异可导致疾病的连续发作。最明显的例子是马传染性贫血（简称马传贫）。由于马传贫可致牧区大批马匹死亡，在经济上具有很大影响，世界上不少国家特别美、日等国家科学家早在20世纪50年代就开始研究该病。美国路易斯安那大学的Montelaro和Issel根据病马在连续发作过程中出现不规则的临床症状、病毒血症、间歇期等现象，设想引起马传贫的逆转录病毒（简写为EIAV）可能在致病过程中进行不断的抗原性变异，并用实验给予验证。

首先，研究人员对适应细胞Wyoming株EIAV的蛋白质进行了分析，表明EIAV含有结构多肽，这与鸡及鼠原型C型肿瘤病毒相似。该病毒表面含有两种糖基化蛋白质，它们是gp90［g代表糖基，p代表蛋白质，数字代表分子量（千道尔顿）］和gp45，前者亲水性高，后者疏水性强，二者构成病毒表面的突起，与其免疫原性有关。EIAV含有4种主要的内部蛋白质：pp15（磷蛋白，第一个p代表磷）、p26、p9和p11。研究人员发现，该病毒株在实验矮马中复制时能被分离出来并可在组织培养中增殖，而且不论培养多少代，病毒的血清学及生化学性质都不会改变，这使研究该病毒的抗原性变异成为可能，因为用培养法可获得足够量的病毒并可应用血清学和生化学方法来检测和证明抗原性变异的存在。

实验表明，一匹用第二次连续传代病毒的矮马在 330 多天中共出现 6 次发烧，每次出现发烧时其临床症状各异，若取第一次发烧后第 16 天的血清对第一次发烧中分离的病毒作中和试验，其中和指数很高，但是该血清不能中和第六次发烧时所分离的病毒。如果病毒在动物体内连续复制过程中没有发生抗原性变异，上述血清学差异是不可能出现的。如果把第一次和第六次发烧时分离所得的病毒用 SDS－PAGE 分析其蛋白质成分，可见 p26、pp15、p11 及 p9 无差别，但 gp90 和 gp45 则有一定差异，用扁豆凝集素亲和层析法把 gp90 和 gp45 纯化后再用 SDS－PAGE 分析比较，发现第一次发烧时病毒的 gp90 和 gp45 与第六次发烧时病毒上述两种蛋白质的迁移率明显不同，这种不同也同样发生在任何两次发烧所分离的病毒之间。由于 gp90 和 gp45 与抗原性有关，它们的改变是引起病毒抗原性改变的直接原因。肽谱分析的结果也支持这一结论。

研究者又进一步对 EIAV70S 基因组 RNA 进行寡核苷酸图谱分析，结果发现在 EIAV 连续感染过程中，病毒基因组寡核苷酸图谱上某些寡核苷酸成分丢失，有的则额外增加，每次发热时的病毒其图谱彼引不同。这就在基因水平上证明变异的存在，因基因的变异与蛋白质产物的变异有直接联系，从而使上述看到的蛋白质水平上的改变与基因的改变得到很好的符合。

EIAV 抗原性变异的研究在理论上颇引人入胜，它揭示出一种病原体在致病过程中为保持持久性及高效率所采取的独特策略，正因为 EIAV 施展了抗原性变异的策略，可以逃避宿主机体的免疫系统的作用。这使我们在认识疾病上开阔了眼界。EIAV 抗原性变异研究也具有重要的实际意义，它为马传贫的防治提供了理论依据，必将发挥巨大的经济效益。

（原载于“生命的化学”1985 年第 6 期）

环腺一磷与肿瘤

3', 5' - 环状腺嘌呤核苷一磷酸（简称 cAMP）是在 1957 年发现的。由于它在调节生物体内的生化过程和生理功能所表现出来的重要特性，受到了广泛的重视和研究。在近 20 年的时间里，在激素和某些体液因子的作用原理中，cAMP 作为“第二信使”学说不仅想到了验证，而且还发现，它与某些病理过程密切相关。人们注意到 cAMP 对肿瘤细胞也有某些影响。大量实验结果表明，cAMP 或其某些衍生物能够改变肿瘤细胞的生长特性——抑制其恶性增殖，并使其丧失了的形态学和生化学的分化特征重新出现。总的结果是肿瘤细胞向正常方向逆转，并丧失其致癌能力。但也有一些工作指出，在一定的条件下，cAMP 不仅没有上述的作用，相反还有促进癌瘤生长的能力。无论如何，这些结果使人们有理由认为，在肿瘤学中，cAMP 这个因素是不能忽视的。那么 cAMP 与肿瘤究竟有什么关系？这些关系又如何表现出现？确切地回答这些问题目前还有困难。但许多研究工作已提供了能借以探讨这些问题的线索。因此，本文拟将其中有关方面的一些情况作一介绍和讨论。

一、cAMP 与肿瘤的关系

（一）问题的提出

1968 年 Bürk 在测定 BHK 细胞和多瘤病毒转化的 BHK 细胞的腺苷酸环化酶时发现，后者的酶活性显著地低于前者。由于已知细胞内 cAMP 的浓度主要以下列方式保持平衡：

$$\text{ATP} \xrightarrow{\text{腺苷酸环化酶}} \text{cAMP} \xrightarrow{\text{磷酸二酯酶}} 5' - \text{cAMP}$$

作者推测，如果这一平衡由于突变、畸形分化或感染而遭到破坏，则细胞功能也将随之改变。因此，细胞内 cAMP 浓度的低下，可能就是通常所观察到的有氧酵解的增加或细胞特异性功能消失的原因。若通过加入外源性 cAMP 或刺激腺苷酸环化酶的活性或抑制 cAMP 磷酸二酯酶的活性等方法增加其 cAMP 浓度，很可能会产生相反的情形。研究者认为，在正常细胞和转化细胞中，cAMP 水平的调节作用是不同的。这实际上提出了两个重要问题：①cAMP 水平的低下与肿瘤的发生可能有一定的内在联系。②如果确实如此，那么设法给肿瘤细胞或转化细胞增加 cAMP 水平，岂非可以使它们的特异性功能得到恢复？

（二）cAMP 及其某些衍生物抑制肿瘤细胞生长和促进分化的实验证据

1. 组织培养系统的研究　外源性 cAMP 能够抑制肿瘤细胞或转化细胞的生长，这一现象首先是在体外组织培养系统中观察到的。1968 年，Ryan W. L. 等报道，在 HeLa 细胞和 L 细胞的组织培养液中加入 0.3m*M* cAMP 后，这些细胞的增殖受到了特异性抑制。随后，很多作者分别在体外实验和整体动物实验中验证了这一结果。进一步观察到，4 株肿瘤细胞和 1 株正常细胞的培养基中加入 cAMP 后，对肿瘤细胞生长的抑制率达 70% ~89%，而对正常细胞影响很小。对 3 - 甲基胆蒽诱发的小鼠 L_{929} 细胞和 Rous 肉瘤病毒诱发的肉瘤细胞来讲，cAMP 的双丁酰衍生物（DBcAMP）可促进其形态学上的分化（Johnson，G. S. 1971）。中国地鼠的卵巢细胞和与肿瘤细胞近似的细胞，在形态上具有多层、无方向性的生长且失去接触抑制的特点，当培养基中加入 DBcAMP 后，细胞逐渐转变为单层、有方向性生长并恢复了接触抑制作用（Hsie A. W. 等，1971）。除了瘤细胞的生长特性和形态学的变化外，cAMP 还能促进生化学的分化。如小鼠神经母细胞瘤经 cAMP 或 DBcAMP 作用后，不仅代表形态学分化的神经突触能够伸长，而且代表生化学分化指标的乙酰胆碱酯酶的活性显著增高（Furmanski P. 等，1971）。在一定浓度下，cAMP 和 DBcAMP 对 $L_{5178}Y-R$ 白血病细胞的 DNA、RNA 和蛋白质的生物合成产生抑制作用，在细胞周期中则被阻断在 G_1 末期（Yang T. J. 等 1971）。某些转化细胞经作用后，其倍增时间延长了 25% ~30%（Sheppard J. R. 1971）。DBcAMP 与 cAMP 相比，前者对肿瘤细胞有更大的敏感性和亲和力，主要表现在达到抑制作用所需的浓度低，而在相同浓度下抑制率高。除此之外，Perkins, J. P. 等 1971 年报道，人类星形细胞肿瘤细胞也可被 DBcAMP 向正常方向诱导。所有这些结果，都使生物学和医学工作者感到兴趣，并且一再在其他肿瘤细胞株和转化细胞株的实验中被重复出来（Roisen F. J. 等，1972；Van Wijk R. 等，1972；Taylorpapadimitrion J. 1974）。这为进一步研究 cAMP 与肿瘤的关系打下了基础。综上所述，在体外实验中。cAMP 对肿瘤细胞的作用，大致可归纳成这样几个特点：

（1）在一定条件下，cAMP 或 DBcAMP 能够抑制肿瘤细胞或转化细胞的生长。主要表现在细胞生长速度显著减慢或受抑制以及接触抑制的恢复，而正常细胞所受影响甚微或不受影响。

（2）cAMP 或 DBcAMP 能够促进肿瘤细胞或转化细胞分化功能的重新出现。主要表现在形态学分化和生化学分化的可诱导性。这表明 cAMP 是分化的一个重要因素，其作用很可能在大分子水平上进行。

（3）cAMP 或 DBcAMP 对肿瘤细胞或转化细胞生长的抑制作用与它的浓度有关。一般来说，在一定限度内，抑制作用随浓度增加而增强。DBcAMP 的作用较 cAMP 更强，是由于它有较强的亲脂性，能更好地进入细胞和不易受 cAMP 磷酸二酯酶降解之故。cAMP 的多数类似物的作用活性较小甚或不起作用，这表现了 cAMP 对肿瘤细胞调节控制作用的特异性和复杂性。

（4）多数工作表明，cAMP 或 DBcAMP 对肿瘤细胞生长的抑制作用是暂时性的，当培养基中去除它们后，细胞又会恢复先前的生长特性（图 1）。

2. 整体动物实验　组织培养系统的环境比体内简单得多，由此所得的结果是否适用于体内的情况，须以整体动物实验加以直接考验。实验表明，cAMP 或 DBcAMP 抑制某些移植性肿瘤和原发瘤的

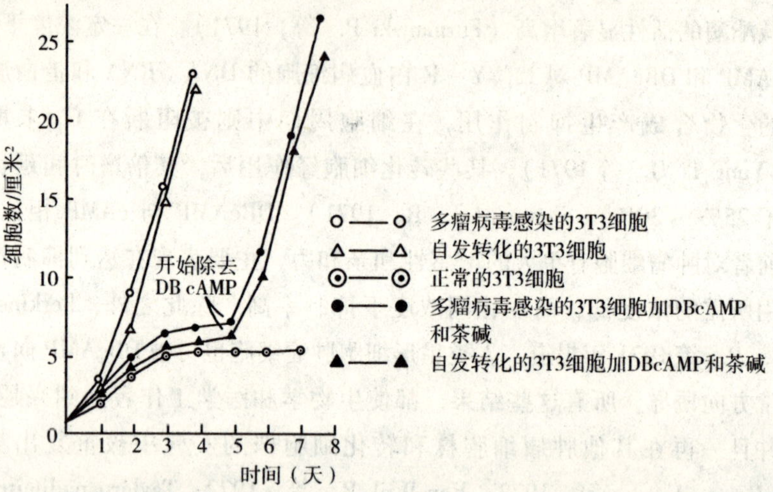

图1　DBcAMP 对肿瘤细胞、转化细胞和正常细胞生长的影响

结果与体外实验结果比较一致，但 cAMP 在化学致癌中的作用，有些结果完全不同。

整体动物实验最早是 Gericke D. 和 Chandra P. Z. （1969）的工作。他们给移植性 NKL 淋巴肉瘤瘤体注射 cAMP，抑制率达 50%。解除 cAMP 后，肿瘤仍以原来速度生长。采用体外与体内相结合的方法也证明了 cAMP 对转化细胞的致癌性有严重的破坏作用（Reddi P. K. 1972）。用鸡胚－致死孤儿病毒（chicken embryo－lethal orphan virus）转化的地鼠上皮细胞给健康地鼠进行皮下接种后，形成实体瘤。若将该转化细胞与 0.2m*M* DBcAMP 和 1m*M* 茶碱体外保温 24 小时和 48 小时，再接种于地鼠，发现培养 24 小时组患癌率为 38%，48 小时组患癌率为 0，对照组患癌率为 100%，若在培养 24 小时和 48 小时后洗去 DBcAMP 和茶碱，再培养 24 小时接种，则 24 小时组患癌率为 80%，48 小时组为 60%。说明转化细胞与 DBcAMP 和茶碱接触时间长，细胞内 cAMP 浓度持续保持较高水平，从而抑制其致癌能力，而洗去 DBcAMP 和茶碱后，即降低了细胞内 cAMP 水平，故转化细胞的致癌能力又有所增强。实验还证明了 cAMP 磷酸二酯酶的抑制剂茶碱也会有抑制转化细胞的致癌能力。这些结果与体外实验的结果是很一致的。为了突出作用效果，往往采用所谓“预防”实验。如 Walker 癌于皮下移植前，给动物注射

DBcAMP 或茶碱，癌瘤的生长受到严重抑制（Keller R. 1972）。在所谓“治疗”实验的工作中，下面的结果颇能说明问题（Seller M. J. 等，1973）：给小鼠皮下接种艾氏腹水瘤细胞产生实体瘤，腹腔接种产生腹水瘤。接种后 3 天，分 3 组进行实验，实验组腹腔注射 cAMP 加茶碱，氨茶碱组腹腔注射氨茶碱，对照组腹腔注射生理盐水，均为每日注射两次，连续 4～5 天。经这样处理后，第 8 天的检查结果是：按实体瘤瘤重和腹水瘤细胞计数，实验组只有对照组的 50%，氨茶碱组居中；按平均瘤细胞体积计算，亦然。在腹水瘤的实验中，实验组有 50% 的动物无腹水瘤形成，其腹壁肌肉层组织形态学正常，炎症反应消失，而形成腹水瘤者，其瘤细胞形态也发生了改变，出现了某些正常细胞形态的成分。Chandray 等（1973）进一步注意到，cAMP 能延长带瘤小鼠的存活时间，但与给药途径关系甚大，皮下给予无明显作用，瘤体给予作用才显著。他们还观察到，小鼠给以 poly I: C 后让其感染 Friend 白血病病毒（FLV）比先给 poly I: C 后给一次 cAMP，再感染 FLV，存活率高 2 倍。若先给 poly I: C 后连续给予两次 cAMP，再感染 FLV，存活率又再降低 1 倍。如果在体外将 FLV 与 cAMP 在 37℃ 保温 1 小时，接种于小鼠，其存活率比 FLV 感染者低，将 cAMP 浓度提高 3 倍，存活率竟然降至零。这几组实验说明 cAMP 抗肿瘤细胞的作用不能单纯考虑到 cAMP 本身，还要考虑到其他因子的存在及其相互作用的后果。如 cAMP 可以抑制 poly I: C 诱导干扰素的产生，从而减弱了宿主对病毒的抵抗能力等。cAMP 抗肿瘤作用的免疫学机制也有不少探讨，一般认为，cAMP 不是作为免疫反应的刺激剂的作用而发挥抗肿瘤活性的，因为在抗肿瘤所需的 cAMP 浓度下，抗体的合成受到抑制，机体受到不同程度的免疫抑制作用。人癌细胞的致癌作用也可被 cAMP 所抑制（Smith，E. E. 等，1973）。人癌细胞（KB）在田鼠颊陷凹部形成实体瘤的能力由于 cAMP 的作用而丧失。有的研究者总结了别人的工作后，以乳腺癌和其他一些实体瘤为模型，比较系统地研究了 cAMP 抑制肿瘤生长的最初信号以及提高实体瘤中 cAMP 浓度与其生长受抑之间的关系，对于激素与 cAMP 诱导肿瘤消退或受抑之间的关系也作了探讨（Cho－chung Y. S. 等，1974）。把 7，12－二甲基苯蒽（DMBA）诱发的乳腺癌和移植性 MTW_9 乳腺癌作为激素依赖性的瘤模型，亚硝基甲基脲（NMU）诱发的乳腺癌作为激素敏感性的瘤模型，移植性的 W_{256} 癌作为非激素依赖性的瘤模型，肝癌 5123 和纤维肉瘤作为非乳腺癌的瘤模型。每种肿瘤先让其生长至 2～3g，然后以每天 8mg 的剂量皮下注射 DBcAMP，结果显示，不同的瘤模型其受抑情况不同：MTW_9 癌和 DMBA 诱发癌立即停止生长；NMU 癌受抑率 50%，W_{256} 癌和肝癌$_{5123}$ 有的很快消退，有的无作用；而对纤维肉瘤全无作用。8－硫甲基－cAMP 和 8－溴－cAMP 具有同样的效果。这一结果说明 cAMP 可能有一定的作用瘤谱，它既不依赖于激素，也不仅仅限于乳腺癌，同时也不能完全排除个体差异对这一作用的影响。除了直接给予外源性 cAMP 外，也有用茶碱以增加瘤细胞内源性 cAMP 浓度而达到抑制肿瘤生长的报道（Webb，D. 等 1972）。

从上述结果可以看到，在整体动物实验中，外源性 cAMP 对肿瘤生长的影响情况比体外实验要复杂得多，需要考虑的因素比较多，因此对不同情况要作具体的分析。但一个比较一致的结果是，许多移植性肿瘤和原发瘤的生长可被外源性 cAMP 所抑制或引起消退，这些抑制作用一般也是暂时性的，并且取决于剂量（图 2）。

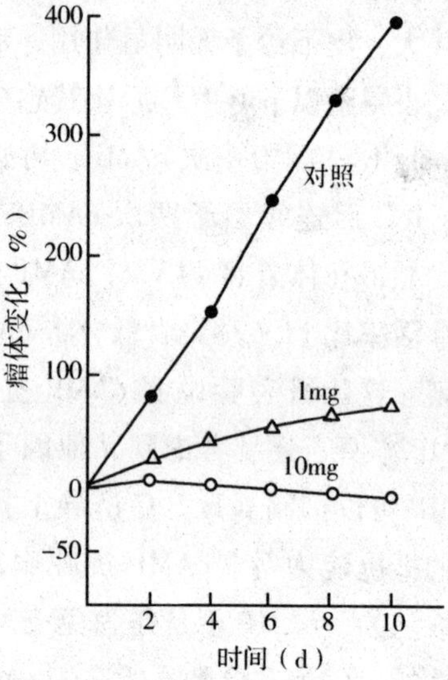

图 2　cAMP 抑制 MTW_2 瘤生长的剂量关系

但是，在化学致癌方面，有的整体实验与体外实验的结果截然相反。如 cAMP 对甲基胆蒽诱出小鼠肿瘤具有促进作用（Chandray P. 等，1973），对 DNA 诱发皮肤癌也有促进作用（Chrtis G. L. 等，1974）。至于 cAMP 在化学致癌中是否都有促癌作用，目前还不能定论，因为也有与此相反的结果，如由 7，14－DMBA 和 NMU 诱发的乳腺癌的生长均不同程度地受到 DBcAMP 的抑制。有关这方面的认识，有待更多的实验结果来充实。

二、cAMP 对肿瘤细胞作用的可能原理的探讨

cAMP 为什么能抑制肿瘤细胞的生长？这是一个引人注意的问题。许多作者根据各自的实验材料提出了一些设想或假说，这对深入认识 cAMP 与肿瘤的关系有一定参考价值。归纳起来，大致有如下几方面：

（一）cAMP 水平持续低下是细胞癌变成因说

最初，Bürk 设想正常细胞和肿瘤细胞中的 cAMP 水平调节作用是不同的，换言之，cAMP 水平的低下可能就是细胞癌变的成因。要证明这一假说，必须从 3 个方面的研究引出结论。这就是：①正常细胞与肿瘤细胞中 cAMP 含量的比较。②细胞周期中 cAMP 的变化规律及其与 DNA 合成的关系。③人为增加细胞内 cAMP 水平对细胞分裂、生长及分化的影响。第③个标题的内容上面已提到很多，不再赘述。兹将①、②两方面分述如下。

1. 正常细胞与肿瘤细胞中 cAMP 含量的比较　Granner 等（1968）报告，大鼠肝癌细胞中 cAMP 浓度比正常肝细胞显著降低。随后，陆续报道了在肿瘤细胞或转化细胞中 cAMP 浓度比相应的正常细胞为低，快速增殖比缓慢生长的细胞为低的结果（Heidrick M. L. 等，1971；Otten J. 等，1971；Sheppard J. R，1972）。这些结果直接证明了 cAMP 含量的低下是肿瘤细胞的共同特点。

影响细胞内 cAMP 含量的因子很多，如激素、钙离子、血清因子等等。但一定浓度 cAMP 的存在主要依靠腺苷酸环化酶和 cAMP 磷酸二酯酶的活性来控制。因此，测定这两个酶的活性有助于认识 cAMP 与肿瘤的关系。从目前已发表的资料来看，结果还不甚一致。自最初报道多瘤病毒转化细胞中腺苷酸环化酶的活性降低之后，相继报告了在某些肝癌中酶活性也低，且对高血糖素不敏感（Emmelor P. 等，1971；Butcher F. R. 等，1972）。乳腺癌组织和正常组织相比，其酶活性降低了 40%。Pasja K. J. （1973）则观察到，鼠肾成纤维细胞用腺病毒 12 型感染后，7.5 小时腺苷酸环化酶下降，14 小时 cAMP 含量最低并开始合成 DNA，19 小时后 cAMP 磷酸二酯酶活性下降。根据这些结果，不少人认为，在肿瘤细胞中，环状核苷酸的代谢过程，可能被阻断在腺苷酸环化酶阶段。有的则更明确提出，腺苷酸环化酶的降低是肿瘤细胞的本质。但是问题并非如此简单。有人在比较三种 Morris 肝癌和正常肝细胞中腺苷酸环化

酶活性后发现，肝癌细胞中肾上腺素－氟化钠敏感的酶活性比正常肝细胞的高。不同生长速度的肝癌组织中，其酶活性与正常肝、再生肝相比，在同一范围内，无多少差别，但对高血糖素的敏感性则与生长速度成反相关，即生长速度越快的肝癌对高血糖素的敏感性越低（Allen D. O. 1971）。大多数大鼠腹水瘤细胞其腺苷酸环化酶活性比正常肝和再生肝者高，对胰高血糖素及 L－肾上腺素无敏感性。就肝细胞而言，已证明存在两种腺苷酸环化酶系统：一种对高血糖素敏感，叫高血糖素环化酶系统；另一种对肾上腺素敏感，叫肾上腺素环化酶系统。因此，用总的酶活性来作比较似乎有些粗略。总之，至今为止，腺苷酸环化酶与细胞生长速度之间的关系尚无一致的结果。这种不一致性的原因可能很多：首先是，不同类型的细胞和生长的不同阶段难以相比较；此外，酶活性及其调节与细胞膜的结构有密切关系，从破碎细胞测得的活性和对激素的敏感性不一定代表完整细胞的实际状态；再有，用于测定酶活性的肿瘤细胞可能杂有其他细胞等等。至于 cAMP 磷酸二酯酶，Heidried M. L. 等（1971）认为它与生长速度无关。有人认为该酶活性的降低也是肿瘤细胞的特征之一。cAMP 磷酸二酯酶不是一种单一的酶，而是一类酶，细胞内 cAMP 的浓度调节着该酶的合成。

2. 细胞周期中 cAMP 含量的变化规律及其与 DNA 合成的关系

DNA 合成速度是细胞分裂和增殖速度的客观指标，细胞周期则反映了细胞不同阶段的生长状况。弄清 cAMP 与它们的关系，有利于阐明 cAMP 在控制和调节细胞分裂和增殖中的作用。曾观察到，在 13 种不同的细胞中，cAMP 含量与 DNA 合成速度成反比关系（Otten J. 1971）。增加肿瘤细胞内的 cAMP 浓度即抑制了 DNA 的合成。在肿瘤细胞或正常细胞中，cAMP 含量与倍增时成正比关系，用 DB-cAMP 处理过的转化细胞其倍增时随之延长。上述结果说明 cAMP 能够改变细胞分裂和周期。在正常的细胞周期中 cAMP 含量又是如何变化的呢？据测定，同步分裂的 HeLa 细胞有丝分裂期 cAMP 含量最低。有意思的是，当在 G_2 期开始之际，加入 cAMP 磷酸二酯酶的特异抑制剂，3 小时后有丝分裂就受到了阻滞。中国地鼠卵巢细胞中 cAMP 的含量在 G_1 初期增加，G_1 后期与 S 期相仿，有丝分裂期最低（Sheppard J. R. 1972）。由此可见，高的 cAMP 含量必定与低的有丝分裂同时发生。增加细胞内 cAMP 浓度必将延长细胞周期。

这些事实与 cAMP 能够抑制肿瘤细胞的分裂和增殖的结果是一致的。因此人们一致认为，在细胞分裂和增殖中，cAMP 起负调节作用，另一个重要的环状核苷酸 cGMP 起正调节作用。

事实上，事情要复杂得多。因为在一定条件下，cAMP 也会变成正调节者，促进 DNA 的合成及细胞分裂（Hovi T. 等，1973；Whitfield J. E. 等，1973）。因此看来，cAMP 促进或抑制细胞的增殖决定于 cAMP 加入在周期的哪一阶段；此外，也有人认为与 Ca^{2+} 的浓度密切相关。

（二）组织分解代谢作用的增强使肿瘤生长受抑说

在体外实验中，外源性 cAMP 能抑制肿瘤细胞分裂和生长。在体内实验中情况比较复杂。有人为了寻找肿瘤生长受抑的原因，特意将 W_{256}癌分出两种细胞群，一种对于 DBcAMP 敏感，另一种则不敏感，它们所引起的肿瘤也相应地分为敏感和不敏感两种。在整体动物实验中，由于外源性 DBcAMP 的作用，这两种肿瘤细胞中 cAMP 的浓度都比原来增加了两倍，总含量两者亦一致，但只有对 DBcAMP 敏感的 W_{256}癌生长受抑，而不敏感的 W_{256}癌不受任何影响。此实验说明，细胞内 cAMP 浓度的简单变化并不是抑制肿瘤生长的决定因素。在几种 Morris 肝癌中，其 cAMP 浓度与生长速度并无对应关系也支持了这一看法（Burcher F. R. 1972）。

在此基础上 Cho－Chung 等注意到，在激素依赖性乳腺癌中，DBcAMP 处理 4 小时后，酸性核糖核酸酶（RNase）活性和合成的量明显增加，宿主在解除激素后使肿瘤消退时，此酶活性亦增加。因此作者认为，酸性 RNase 的增加是肿瘤生长受抑的最初信号。RNase 是一种核酸水解酶，其活性增加说明组织分解代谢作用的增强。

有一些工作支持了这一假说。如用 cAMP 处理断食 24 小时的大鼠肝，观察其超微结构的变化，发现这些细胞出现了自家吞噬作用（Rosa G. 1971）。细胞自家吞噬作用是胞浆降解作用的一种现象，代表了溶酶体的活跃状态，而溶酶体释放水解酶的增加是组织分解代谢作用增强的根源。此外，还观察到，cAMP 能使大鼠肝细胞中溶酶体膜的超微结构发生变化，其结果是增加了对酸性磷酸酶和 β－葡萄糖醛酸酶的通透性（Imre S. 1972）。小鼠白血病（15178Y/R）细胞也可因 DBcAMP 的作用而产生自家吞噬作用（Yang T. S.

等，1974）。

（三）cAMP促进核组蛋白的磷酸化作用是促细胞分化说

不分化和不成熟是肿瘤细胞的特点。cAMP 能够促进肿瘤细胞生化学和形态学分化的出现，说明它是返分化作用的重要因素（不是惟一因素）。分化的概念在生化学上意味着新的特异性蛋白质的合成。细胞代谢过程中的各种变化都是在酶的催化下进行的，细胞不是连续地制造它们所能产生的蛋白质（包括酶），而只是在需要它们时才合成。通常认为，DNA 的大部分在正常情况下是被掩盖着或不起作用的，核内组蛋白、酸性蛋白调节着 DNA 分子上进行 RNA 合成的区域（即转录水平的调节），从而调节着蛋白质的合成。

现已知道，在真核细胞中，核内组蛋白位于 DNA 双螺旋结构的浅槽中，并以其碱性基团与 DNA 的磷酸基团以静电力相结合，从而掩盖了 DNA 分子上某些基因的暴露，使之不能转录。因此，组蛋白是 DNA 模板活性的抑制剂，能够抑制某些 RNA 的合成，这就是 DNA 在正常情况下大部分基因不起作用的原因。在基因转录之前，必须先发生核内蛋白质的某些变化，如组蛋白的磷酸化作用或乙酰化作用等。这些变化可以改变核蛋白携带电荷的状况，从而使它们与 DNA 的静电结合破坏，引起 DNA 模板活性的去阻遏作用。有一些工作表明 cAMP 能够增加组蛋白的磷酸化作用速度。因此，核组蛋白磷酸化作用的增强在解释 cAMP 在转录水平上促进肿瘤细胞分化的作用受到了重视。以动物肝为材料（Langan T. A. 1968, 1969, 1971），在体外实验中观察到，cAMP 能使组蛋白 F_1 和 F_{2b} 磷酸化作用的速度增加 4 ~6 倍；在体内实验中，当大鼠腹膜内注射 cAMP 和 DBcAMP 后，组蛋白磷酸化速度分别增加了 8 倍和 20 倍。组蛋白磷酸化作用的位置有两个，其中仅有一个依赖于 cAMP。依赖于 cAMP 的蛋白激酶催化组蛋白磷酸化的位置是专一的，一般在富含赖氨酸的组蛋白 F_1 的丝氨酸残基上。有意思的是，当动物喂以高血糖素后，肝中组蛋白 F_1 的磷酸化作用也大大地增加。这一现象与上面提到的结果并非偶然的巧合，而正说明组蛋白磷酸化作用速度的增强确系 cAMP 所致。这样看来，cAMP 是起到去阻遏作用，从而有可能使新的 RNA 的合成被诱导出来，而这正是肿瘤细胞分化的重新出现所必需的。

众所周知，mRNA 的合成是转录过程的具体体现，这种合成的能力取决于染色质结合的 RNA 聚合酶即 RNA 聚合酶Ⅱ的活性。已有报道（Korinek 等，1973），XC 肉瘤细胞经 cAMP 作用后，染色质 RNA 聚合酶Ⅱ的活性回升至相应的正常细胞的水平，随之出现分化，肿瘤细胞的生长特性也发生了改变。

研究人员在研究核内酸性蛋白对核组蛋白的生物活性的调节作用中，逐步认识到它们可能是调节组蛋白功能的特异因子这一重要性。目前已经知道有 12 种属于酸性蛋白的酶，如 RNA 聚合酶、ATP 酶、蛋白质磷酸激酶等等。也知道了其中一些酸性蛋白由于与组蛋白竞争，同 DNA 结合或改变了 DNA－组蛋白的作用方式而发挥了去阻遏作用。

（四）cAMP 改变膜性质与促进微小管形成是肿瘤细胞生长特性的转变和形态学分化出现的原因说

在体外实验与某些整体实验中，cAMP 能使肿瘤细胞接触抑制得到恢复以及形态学上向正常方向逆转。前者提示细胞膜性质发生了变化，后者提示形态学上分化的出现。

膜性质的改变包括膜结构的改变、腺苷酸环化酶对激素和其他物质敏感性的改变、对凝集素反应的改变、移动性质的改变、通透性的改变等等。XC 肉瘤细胞与小鼠白血病病毒一起培养能形成巨大的融合细胞，电镜观察可见细胞膜包膜溶解，加入外源性 cAMP 培养后，细胞浆膜的超微结构起了变化，丧失了形成融合细胞的能力（Korinek J. 1973）。

细胞膜的变化还可用凝集实验来监视。转化细胞对小麦芽凝集素的表面受体是暴露着的，而正常细胞的这些受体被掩盖着，因而前者表现出对小麦芽凝集素有高的凝集反应，后者则否。DBcAMP 和茶碱能使高的凝集反应回复至正常。

作为细胞膜的一个重要组成成分的腺苷酸环化酶，其对激素敏感性的差异也反映了肿瘤细胞与正常细胞膜结构的差异。这方面的情况上面已提到一些。最近也有报告，在大鼠腹水肝癌细胞中，该酶对 NaF 和前列腺素 E_1 反应性差，对胰高血糖素及 L－肾上腺素无反应，而正常肝和再生肝的情况恰恰相反。但是，cAMP 能否改善此种现象尚无充足证据可资说明。腺苷酸环化酶对激素的敏感性大概是反映细胞膜上激素受体的数量或效能的尺度。

肿瘤细胞丧失了控制细胞移动的能力，因而表现为对周围正常组织的侵犯，即所谓“转移”。因此“转移”也可视为肿瘤细胞膜性质异常的一个方面。培养的瘤细胞比正常细胞容易从器壁脱落，经 cAMP 作用后，此现象即消失（Johnsom G. S. 等，1972；Grinnell F. 1973）。

但是要问，这些膜性质的改变又是如何受到控制的呢？有人观察到 cAMP 对膜性质的影响可被放线菌素 D 或 3′－脱氧腺嘌呤核苷或环已酰胺所取消，这可认为膜性质的改变实际上是在转录或翻译阶段上受到控制的。

至于肿瘤细胞形态学分化的出现，不少人认为是由于 cAMP 诱导微小管蛋白的合成，进而促进微小管形成的结果。微小管是什么？在组织形态学上没有给它下过确切定义，但许多作者一致指出，微小管是微小管蛋白的聚合体，它对有丝分裂时纺锤体的形成和保持细胞形态起重要作用。在肿瘤细胞中由于 cAMP 浓度的低下，微小管形成不佳，外源性 cAMP 能促使其形成（Roisen F. L. 等 1972）。秋水仙素能阻遏 cAMP 促使微小管形成的能力。

三、结语

cAMP 与肿瘤的关系是最受到注意的一个研究课题。它不仅涉及到肿瘤发生、发展的理论问题，也涉及到肿瘤治疗的一个崭新方向。已有的结果开阔了人们的眼界，提示在适宜的条件下肿瘤细胞向正常方向逆转（即返分化）是有可能的，这就开辟了肿瘤研究的新途径。

由于肿瘤问题的复杂性，虽然有很多实验证明 cAMP 能抑制肿瘤细胞的生长和促进分化，但鉴于 cAMP 具有多功能的性质，将不能作为一种药物用于肿瘤的临床治疗。如何使 cAMP 能在肿瘤治疗中发挥作用，尚需进一步研究。此外，cAMP 对肿瘤细胞的作用原理，目前研究得还很不充分，各种假设还缺少直接一致的证据，这些问题的进一步澄清也有利于 cAMP 在肿瘤研究中的实际应用。多年来，我国不少单位也已开展了 cAMP 与肿瘤的研究，相信通过深入的工作后，这个问题将会得到进一步的明确。

（原载于“生物化学与生物物理进展”1977 年第 4 期）

核酸与白血病

核酸是生命的物质基础，是遗传信息的传递者，是细胞分化、分裂的主要控制者。大量证据表明，白血病的病因、诊断和治疗与核酸的关系极为密切。本文将主要介绍核酸代谢的异常与白血病病因的关系、核酸代谢酶在白血病诊断和鉴别上的应用以及核酸或利用核酸代谢途径在白血病治疗中的意义等。

一、核酸与肿瘤病因

无论化学致癌、物理致癌或病毒致癌，从分子生物学的角度来看，导致细胞癌变的机制，不外乎两种基本的观点：

1. 基因表现的调控失常（调控机制失常） 人体细胞基因所储藏的遗传信息量是惊人的。据估计，所有 DNA 的基因可足够合成 700 万种蛋白质，而生物体只是在必要时才合成它所必须的蛋白质。所以，实际上在体内 DNA 有些部分被转录，大部分区域则处于受抑制状态。所谓分化，就是指专一结构或功能蛋白质的合成。

这种分化实质上是有顺序的、有限制的和有选择的基因表现。肿瘤细胞的异常分化正是基因表现的选择性、限制性和顺序性错乱的结果。生物体基因表现有一套非常精密的调节控制机制。调控物质从电镜直接观察到的是染色质的亚基组成单位核小体，其直径为

70nm 左右，由 8 个组蛋白分子和 DNA（140～200 个碱基对）组成。目前认为组蛋白与 DNA 相结合，从而遏制 DNA 的转录，是基因表现的遏制物。组蛋白的乙酰化、甲基化或磷酸化能改变组蛋白的带电状态，从而改变它与 DNA 的结合方式，造成 DNA 某些区域的暴露而被转录。慢性淋巴细胞白血病（简称慢淋）细胞核组蛋白能“自发”地大量渗入标记的乙酸钠，表明它的乙酰化作用很强。若同时用^3H－尿嘧啶核苷（^3H－UR）作参入实验，可看到 RNA 的合成作用也随着快速进行。但正常淋巴细胞上述作用很弱，只是在植物凝集素 A（PHA）刺激后才观察到组蛋白乙酰化作用和 RNA 合成的增强。白血病细胞组蛋白乙酰化作用的增强，表明转录过程的代谢是活跃的，因而有人认为这个时期应属于去分化期。目前知道的另一类更重要的基因调控物质是非组蛋白（酸性蛋白）。这一类蛋白是指染色质去除可溶性蛋白（0.14M，NaCl），组蛋白和脂类后溶于稀碱、酚或盐的蛋白，富含酸性氨基酸、谷氨酸和天冬氨酸，分子量在13 000～80 000 不等，为不均一体，经聚丙烯酰胺凝胶电泳可分出数十条带，双相电泳则显示更多组成部分，估计有 500 种。酸性蛋白能有选择地与染色质作用和影响 RNA 聚合酶活性。急性白血病、慢淋与正常淋巴细胞相比，其染色体非组蛋白含量有显著的差别。

2. 基因结构改变（即基因突变）　各种化学的和物理的致癌因子可引起 DNA 结构的改变，外来基因（如肿瘤病毒的致癌基因）也可整合到正常细胞的基因组中而导致癌变，即体细胞突变学说。

对于肿瘤的病毒病因，研究得最多的是白血病。人类白血病的病毒病因虽然至今未能证实，但 RNA 肿瘤病毒在多种动物中引起白血病已是不容怀疑的事实。特别是 1970 年 Temin 和 Baltimore 几乎同时在不同的实验室从 RNA 肿瘤病毒中发现了逆转录酶，使 RNA 肿瘤病毒的致癌机制得到了解释，这是分子生物学中的一个重大进展。

RNA 肿瘤病毒含有两条相同的 RNA 链（35s），每条链上有 4 个已知的基因，即核内结构蛋白基因（gag），聚合酶（polo）基因，外壳（env）糖蛋白基因及转化蛋白基因（sare）。核内结构蛋白基因合成蛋白质 P_{26}，分子量约为 76 000D，是核内结构蛋白质的前体，它可切开形成病毒蛋白 P_{19}、P_{21}、P_{12} 和 P_{15}。polo 基因至少包含鸟类病毒逆转录酶的两个亚单位的基因的遗传密码。哺乳类动物RNA肿瘤病毒逆转录酶只有一个亚单位，在这种病毒中一个基因可包括整个逆转录酶的遗传密码。合成蛋白的前体是一个gas－polo的多肽（polo的量比gag蛋白量低20～50倍，因为认为这两个基因产物的合成是不同的控制途径），它是polo的前体而不是gag的前体。外壳糖蛋白基因的前体是gp_{90}，然后切开形成gp_{85}与gp_{37}，分布在病毒外壳，像麦穗伸出双脂层，可用酶水解除去而不破坏病毒，但同时失去感染性，它的功能好像是使病毒能吸附于细胞表面并使之穿透表壁而进入细胞内。转化蛋白基因合成的蛋白分子量为6×10^{7}D。

综上所述，不管基因突变或基因调控失常。大家都认为癌变过程发生在基因的水平，与核酸密切相关。

二、核酸代谢酶在白血病诊断、鉴别上的应用

1. 腺嘌呤核苷脱氨酶（ADA） 该酶催化腺嘌呤核苷脱氨生成次黄嘌呤核苷：AR $\xrightarrow{-NH_2}$ IR，存在于人的绝大多数组织。ADA的同工酶谱在正常人的脾、心、肺和肾脏等组织是互不相同的，每个脏器有其特异的同工酶谱。血浆ADA活性升高虽然见于肺癌等恶性肿瘤患者及急性粒细胞型白血病（简称急粒）和慢粒患者，也见于结核等炎症疾患，因此过去认为特异性不高。但在血液病方面见到一些有临床意义的报道，如：①单核细胞白血病其同工酶谱与正常人不同，出现了异常的活性带，而该活性带不见于急淋和急粒病例，因而认为这一发现有助于白血病类型的鉴别诊断。②急淋和慢粒急变时，ADA活性升高十分显著。有助于单纯以形态学方法难以确诊的急性白血病及慢粒急变早期的诊断。③慢淋细胞中酶活性持续低于正常，将患者的T、B细胞分别测定ADA活性并与正常者比较，发现慢淋病人的B细胞酶活性显著低于本身的T细胞，也低于正常人的B细胞，但病人T细胞中的酶活性却高于正常人T细胞的2～3倍。④先天性免疫缺陷与慢淋是两者共同的特征，是ADA活性低下或缺乏，近年来陆续发现一些先天性免疫缺陷患者，白细胞缺乏ADA活性同时伴有严重的淋巴细胞减少症。腺嘌呤核苷（AR）是ADA的底物，ADA缺乏会引起细胞内AR及腺苷酸的增加。AR能抑制嘧啶生物合成的最后阶段，故即使低浓度时也会对某些哺乳动物细胞特别是淋巴细胞产生毒性，有人认为这就是先天性缺乏ADA的患者同时伴有淋巴细胞减少症的原因。有人测定了急淋儿童

及其双亲的淋巴细胞中 ADA 的活性，发现均低于同年龄的儿童和成人，这一结果支持了 ADA 与免疫缺陷及遗传有关的看法。

2. 核糖核酸酶（RNase） 正常细胞在转录过程中大部分 mRNA 在核内就被 RNase 所降解，剩下必需的转录产物供蛋白质合成用，因此 RNase 可以调节转录产物 m－RNA 而影响细胞的代谢过程，是核酸代谢的重要调节物质，它与肿瘤细胞的增生及缺乏分化成熟能力有关。1967 年，有人比较了各种类型白血病患者和正常人血清与尿中的 RNase 活性，发现慢粒患者均增高，并与白细胞数有平行关系。部分多发性骨髓瘤患者血清 RNase 活性的增加可能与肾功能不全有关，但在肾功能正常的状态下，血清 RNase 水平仍可作为该病的诊断和治疗效果的指标。但有人报道，在 29 例白血病中 83% 的病例用药前 RNase 水平正常（肾功能正常者），93% 肾功能不全的病例 RNase 水平高于正常；非白血病患者慢性肾功能不全者，其 RNase 水平亦升高，故认为血清 RNase 活性只是肾小球过滤速度的指标，而不是白血病的指标。RNase 在白细胞中主要存在于分叶核粒细胞，急粒细胞酶活性只有成熟粒细胞的 1/10，慢性粒细胞为后者的 1/2，随着细胞的成熟，伴有酶活性的升高。cAMP 使某些肿瘤细胞诱导分化的最初信号就是 RNase 的增加。1976 年有人报道人粒细胞中的 RNase 在 pH4. 2 时对热稳定，pH8. 5 时对热不稳定，最适 pH 为 6. 5。它水解 poly C 的速度只有水解 poly U 的 1%，其专一性与牛胰 RNase 和人血清 RNase 不同。有的学者认为此 RNase 具有独特的专一性，可作为某些粒细胞疾病的生物标志。测定 RNase 的底物应用合成的 poly C 或 poly U 优于天然 RNA，利用天然 RNA 所得结果是几种不同 RNase 作用的总和，同时由于材料和制备条件不同，所得 RNA 的含量及组成不可避免有所变动从而影响测定结果。应用合成底物可更灵敏地反映 RNase 的变化。除此之外，还发现淋巴细胞核的提取物中有一种能水解人工合成的双链底物 poly I: poly C 的 RNase，称为 RNase Ⅲ，经 PHA 刺激的淋巴细胞其活性较小淋巴细胞大 2 倍，此酶有什么特殊意义尚不清楚。

3. 末端脱氧核糖核苷酸转移酶（TdT） TdT 催化脱氧多核苷酸链或聚合的 DNA 链在 3′－OH 一端加上脱氧核苷酸使链伸长，进行此过程不需要模板。

TdT 是 1960 年在小牛胸腺中发现的，直到 1971 年才引起血液病工作者的注意。同年，一位美籍华人测定了很多组织（包括哺乳动物的胸腺、骨髓、脾、淋巴结、外周血淋巴细胞、肝、肺及鸡腔上囊中的B细胞）的TdT活性，发现只有胸腺具有较高的TdT活性，其他组中没测出活性。1973年报道了一例儿童急淋患者外周血白细胞中测出TdT活性。然后在白血病方面进行了较多的研究，这些工作的结果大致可以归纳成以下几点：①正常人胸腺中具有较高的TdT活性，而骨髓中活性很低，外周血淋巴细胞在PHA刺激后也没有TdT活性，这似乎意味着含有TdT活性的细胞是与胸腺细胞同源的不成熟淋巴细胞。②大部分急淋患者外周血细胞中含有高活性的TdT。酶活性与病情有一定的关系，经治疗缓解后酶活性下降，复发时酶活性又重新上升至治疗前水平，有部分患者即使在外周血中不能查到原始淋巴细胞，仍然有较高的TdT活性，因此TdT是原始淋巴细胞灵敏的生化标志。③来源于急淋患者呈现T-细胞特性的细胞株TdT活性很高，而呈现B-细胞特性的细胞株没有TdT活性。所以有人认为这些白血病细胞和T-细胞来源于同一细胞群，它们滞留在更不分化的阶段（具有高活性的TdT）而仍表现出T-细胞的特性。因此TdT可以作为白血病细胞来源于T-细胞的标志；④部分慢粒急变期也具有TdT活性，此酶不仅存在于胸腺及来源于胸腺的T-细胞，也存在于更不成熟的前体细胞。所以急变时可以急淋变，也可以急粒变。⑤有人测定112例白血病人白细胞中的TdT活性，同时进行形态学、细胞学和膜标记物观察，彼此结果吻合，但有些急性原始淋巴细胞白血病或未分化的白血病对抗急性原始淋巴细胞血清阴性者也显示TdT数值的升高，说明在有些情况下TdT活性的测定较膜标记物测定有更高的鉴别价值。⑥ATP抑制TdT活性而不抑制DNA聚合酶，故二者可借此特性区分。从小牛胸腺提取TdT，制备抗TdT的抗体，在体外可以抑制TdT，但不抑制DNA聚合酶。由于测定方法简单易行（琼脂扩散法即可），临床上值得尝试。⑦曾有人提出过白血病是正常细胞分化受损、淋巴细胞的前身不能进行最终的分化的疾病。但由于人们对正常细胞分化过程缺少了解，这种假设难以证实。Frederick癌研究中心以TdT和Q抗原为指标研究了胸腺细胞的分化机制及与白血病发生的关系。测定了正常小鼠和白血病小鼠TdT的分布，观察到正常小鼠胸腺中有TdT活性，骨髓中活性低，若用牛血清蛋白密度梯度法分离骨髓细胞，可得到 4 个部分（A、B、C、D），A 层细胞占总细胞量的 1%～3%，具有显著的 TdT 活性（占骨髓总活性 80% 以上），无胸腺小鼠的同样部分其 TdT 活性不及正常者的 5%。正常小鼠摘除胸腺后，A 层细胞 TdT 活性则随时间的推延而下降，用胸腺素组分 5 处理后活性又可恢复，因此认为骨髓中的 A 层细胞是前胸腺细胞。对于白血病胸腺细胞浸润的地方均有 TdT 活性，其骨髓中的活力较正常小鼠高 5～6 倍，外周淋巴组织亦出现 TdT 活性。他们推测骨髓干细胞 TdT^- 在胸腺因子的影响下转变为前胸腺细胞 TdT^+，白血病小鼠这一转变过多。胸腺素或其他某些因素可使前胸腺细胞分化为胸腺细胞，再进一步分化为 TdT^- 的淋巴细胞，而白血病小鼠缺乏进一步分化的能力，故 TdT^+ 呈阳性。

4. 逆转录酶（RDDP）　上面已经谈到逆转录酶在 RNA 肿瘤病毒致癌过程中的作用，不再赘述。这里简单介绍一下酶本身的某些方面及可能的应用。

RDDP 可以从禽类和小鼠 RNA 病毒子纯化，纯化得到的产物对核酸具有降解和合成的能力，因产物中伴有核糖核酸酶 H（RNaseH），它能降解杂交链的 RNA。RNaseH 与 RDDP 是同一多肽链，但活性中心不同，它的作用仍有争论，RNA 的降解产物可以作为下次 DNA 合成的模板，但有人报道用氟化钠抑制 RNaseH 后 DNA 仍可合成。

从鸟类得到的 RDDP 的分子量为 170 000D（凝胶过滤法），沉降系数为 7.5s。它含有两个亚单位 α（分子量为 65 000）和 β（分子量为 95 000）等比例组成，单独的 β 无活性，α、αβ 和 ββ 均有活性，其活性次序为 ββ > αβ > α。在细胞内很可能 ββ 降解成 α 或 β，然后生成 αβ 阻止酶降解。从小鼠白血病病毒制备的 RDDP 其分子量为70 000～84 000。

RDDH 的实际应用可能有两方面：①诊断和预后。人白血病细胞存在逆转录酶的最早证据是 Glalo 等得到的。后来 Spieglman 在几十例各型白血病患者的白细胞中发现 95% 以上含有 70S RNA 和 RDDP，由它们合成的 DNA 与 Rauscher 白血病病毒 RNA 杂交而不能与小鼠乳腺癌病毒 RNA 杂交，说明人白血病细胞中含有 Rauscher 白血病病毒同源的 RNA，现在知道人白血病细胞的 RDDP 与灵长类 C 型肿瘤病毒逆转录酶有更加密切的相关性，利用 RDDP 作为早期诊断的探索工作屡见报道。用 Poly C、oligod G 和 Poly A、oligod T 作模板测得 RDDP 活性之比值，白血病细胞比正常白细胞及正常增殖细胞高得多，化疗后此比值急剧下降，据认为这一结果比形态学方法灵敏，可用于白血病的诊断和预后。RDDP 的出现对于白血病的早期诊断也有帮助。曾有报道，数例血液病患者在体征、血象和骨髓象均未见形态学异常的情况下从血浆或白细胞中检出了 RDDP 活性，后来这些患者都发展为白血病。②寻找高效力、毒性小、能选择性地抑制 RDDP 的药物，以阻断病毒使细胞转化的过程。如利复霉素，3′－环胺基衍生物，DistomycinA 和 Streptovarcin 等都有较强的抑制作用，Geldanamycin Maytansine 效果比利复霉素强几倍。大肠杆菌 t－RNA 在体外实验中也有抑制作用。酶的抑制剂加化疗对防止复发和恶性变可能有好处，但对已经癌变的细胞则影响不大。

5. 5′－核苷酸酶（5′－N）　该酶能水解核苷酸 5′端的磷酸，它是一种细胞外酶，存在于细胞膜的外表。正常人外周血淋巴细胞具有酶活性，但 75% 的慢淋细胞无酶活性或活性很低。有人随访两年半，观察到正常人及慢淋患者淋巴细胞酶活性相对稳定，变化不大。其酶活性高于正常的慢淋病例数低于 10%。传染性单核细胞增多症在感染初期酶活性下降，之后逐步回升至正常水平。在 103 例包括心脏疾病、代谢病、病毒及细胞感染、皮肤病、其他血液病、肿瘤和淋巴瘤等的测定表明 5′－N 水平正常。还注意到，正常的或慢淋患者的淋巴细胞有两个亚群，一个是 $5-N^{+}$，一个 是 $5-N^{-}$。用化学方法测定知道。比活性高的淋巴细胞，其 $5'-N^{+}$ 细胞多，比活性低的则 $5'-N^{+}$ 细胞少，但与 B、T 细胞的比例无关，因此 5′－N 可能对淋巴细胞白血病亚型的分类有所帮助。

三、核酸的治疗作用

恶性肿瘤的治疗除手术外，还可采用“杀细胞”方法或促进分化成熟或免疫治疗的方法。

1. 化学治疗　许多化疗药物都是以干扰核酸代谢和功能以达到杀灭癌细胞的目的，因此对核酸代谢的深刻了解，往往可以创造出高效的抗癌药或改进用药方法，从而提高药物的疗效。例如氨甲蝶呤（MTX）是临床常用叶酸类似物，它与叶酸还原酶形成复合物，阻止四氢叶酸形成从而阻止嘌呤环的形成和胸腺嘧啶－磷酸的合成，进而抑制 DNA 合成。由于 MTX 和酶的亲和力比天然辅酶大 10^5 倍，所形成的牢固结合有延期效应，给予体内即使很高剂量的叶酸也不能将它去掉，只有甲酰四氢叶酸能取消 MTX 对酶的抑制效应。据此原理，目前国外应用超大剂量 MTX 和配合甲酰四氢叶酸的方法治疗难治性白血病和其他肿瘤，已取得了较好的效果。

2. 诱导分化　在癌变原理的研究中，认为癌变是基因表现调控失常所致。近年来有不少工作证明，在一定的条件下，癌细胞逆转后恶性行为部分丧失或全部丧失即所谓去恶化或脱癌化。这样的细胞将类似良性瘤或最终为机体的免疫防御体系所消灭。

20 世纪 60 年代初，牛满江首先报道外源性信息大分子 RNA 能使癌细胞逆转。体外用正常小牛肝 RNA 处理 Nelson 小鼠腹水肝癌细胞，可使致癌率降低至 10%，与此同时，处理后的肝癌细胞其葡萄糖 - 6 - 磷酸酶谱接近于正常肝的同工酶谱。这一发现在肝癌系统得到重复，国内顾健人等在这方面作了比较系统的工作，证明外源性正常动物肝 RNA 可使肝癌细胞所丧失的血清白蛋白的合成机构得到重建。在临床应用方面，猪肝、小牛肝胞质 RNA 对 αFP 低浓度持续阳性的肝癌患者有降 αFP 的作用。在白血病方面，1963 年印度一个工作者以正常人胸骨骨髓抽提的 RNA 治疗白血病人，连续 3 天给于 RNA（静脉），观察到血象明显缓解并能保持两周。在这方面我们也进行了一些工作。用体外和体内实验相结合的方法观察了外源性正常 RNA 对 L_{II} 脾腹水型网织细胞肉瘤的作用，结果如下：①不同种属脾 RNA 对瘤细胞生长速度的抑制程度远比肝 RNA 强，似乎存在器官特异性而无种属特异性。②5 次实验中除 1 次脾组有 20% 生癌抑制率外，均未获得生癌抑制作用，但带瘤小鼠的生存期除猪脾 RNA 外，均比对照组有不同程度的延长，统计学差异显著。这些结果表明，在本实验条件下，正常组织 RNA 具有一定的去恶化作用，但不足以达到抑制生癌的程度。正常 RNA 在临床上离癌的根治还有很大的距离，还需要解决许多技术上的问题。

3. 免疫 RNA　免疫 RNA（IRNA）是指机体免疫后自其淋巴样组织中所提取的具有转移免疫活性功能的 RNA。在 IRNA 制品中，含有两种活性成分，一种含抗原或抗原片段，称为 RNA - 抗原复合物或超抗原；另一种不含抗原，可能是一种传递信息的 RNA，主要传递细胞免疫反应。1961 年 Fishman 发现免疫大鼠巨噬细胞匀浆的无细胞滤液能在细胞培养中促使非免疫大鼠淋巴细胞产生特异的中和抗体，并证明 RNase 可抑制其活性，因而认为滤液中起传递免疫反应的物质是 RNA。随后又有些人相继报道了 IRNA 在转移异体皮肤移植、迟发超敏反应及肿瘤特异免疫等细胞免疫方面的作用。大量实验表明，IRNA 不仅可转移同系动物间的免疫反应，也能打破种属屏障，在异种间转移免疫反应。这就为临床的免疫治疗（特别对肿瘤）开辟了一条新的途径。目前使用 IRNA 治疗癌症的病例均属Ⅰ期试验，主要目标是判断疗效和毒性反应。看来有一定的效果，但也有一些问题急待解决。我们曾比较系统地研究了 IRNA 对可移植性小鼠白血病（L615）的免疫预防作用，及 IRNA 与其他免疫疗法综合应用对免疫预防作用的影响，同时观察了体外转移细胞免疫反应的情况。结果表明，IRNA 组使实验动物的 1 个月以上存活率达 47.8%，而正常 RNA 组无此作用。用白细胞移动抑制实验表明，IRNA 能转移特异性免疫反应，但与其结构完整性密切相关，破坏其一级或二级结构后即失去活性。

必须看到，治疗方法配合是否得当，对治疗效果有很大影响。为此，我们观察了 IRNA 与 L615 细胞可溶性抗原、BCG 等配合对免疫预防作用的影响，发现配合的时机起重要的作用，时机不当反而无效。另外多重配合与二重配合其效果差不多。提示联合免疫治疗只有在适当的条件下才能发挥增强疗效的作用，而不是在任何情况下都可获得预期效果，这一点值得临床应用时加以重视。

（原载于“医学研究通讯”1979 年第 3 期）

β-地中海贫血的治疗

珠蛋白生成障碍性贫血，又称“地中海贫血”。正常成人红细胞所含的主要血红蛋白 Hb A（$\alpha_2\beta_2$）由两条 α 珠蛋白链和两条 β 球蛋白链组成。β-地中海贫血（简称 β 地贫）由于 β 珠蛋白基因转录、转录后加工及翻译等过程的缺损或基因的缺失，致使 β 珠蛋白合成量明显减少（β^+）或缺如（β°），由此造成 α 珠蛋白链相对过量，干扰正常红细胞形成，进而导致严重的贫血甚至死亡。制服这类遗传性疾病有两条途径：一条是从分子水平上寻找灵敏、可靠和安全的产前诊断方法，杜绝患婴出生，从根本上控制和消灭“地贫”基因的传播和扩散；另一条是寻找有效的治疗方法。

由于“地贫”的珠蛋白合成量减少和缺如是其分子缺损所致，而修复这些缺损目前尚无办法，故治疗问题一直未能解决。

但是，在临床实践中，人们发现遗传性胎儿血红蛋白持续存在血症（HPFH）虽然完全缺失 β 珠蛋白基因，但其 γ 珠蛋白链持续合成，胎儿性血红蛋白 Hb F（$\alpha_2\gamma_2$）持续增高。高水平的 γ 链代偿 β 链的缺乏，因而此种病例既无血液学异常也无临床症状。据此，有的科学家提出，如果能使 β“地贫”患者红细胞产生出足量的 γ 珠蛋白，则它们有可能与过量的 α 珠蛋白结合成 Hb F，以代偿 β 珠蛋白缺乏，达到有效的治疗。这一设想自20世纪70年代初提出后一直吸引着血液学家和分子生物学家的注意力。众所周知，γ珠蛋白基因在妊娠第30周后即开始减少表达，出生后基本上不再表达。欲使不表达的γ珠蛋白基因重新表达，必须打开γ珠蛋白基因与δ珠蛋白基因之间的调控开关或其他调节因子。这期间许多科学家在不同方面作了研究，1982年12月，美国国家心肺及血液学研究所的Ley等报道，用5-氮杂胞苷（5-azacytidine，简写为5-aza C）治疗β^+地贫获得初步成功。这项研究工作引起了医学界的轰动。《新英格兰医学杂志》在发表该论文时专门发表社论指出，这项"研究工作是第一次通过对体内DNA分子的处理，而达到基因表达的临床控制的令人鼓舞的尝试"。随后，《科学新闻》杂志又作了宣传报道。人们普遍认为，这项研究成果是迄今人的基因工程研究的一个重要进展，是β地贫治疗学上一种新设想的胜利。本文拟简要介绍这一进展。

一、为什么选择5-aza C作为治疗剂?

5-aza C被用于β地贫的治疗不是盲目筛选的结果，而是与许多有关的基础研究成果密切相关。大家知道，细胞的正常功能是各种基因在时空上有序性表达的结果，基因表达是在调控系统的调节下进行的。目前虽未能完全搞清基因表达的调控机制，但大量研究资料表明，DNA的甲基化与基因表达呈反关系，前者对基因的开放或关闭起主要的调节作用。在真核细胞系统，例子非常多，如成年鸡网织红细胞中处于β珠蛋白基因表达者，该基因邻近区域的CCGG序列（C：胞嘧啶，G：鸟嘌呤）中的C完全不被甲基化，而在输卵管和脑等组织细胞中，该序列中的C均被甲基化，故无β珠蛋白合成。又如在人红细胞中，那些表达γδβ珠蛋白的组织中，γ、δ和β珠蛋白基因区域的CG位点约有50%不被甲基化；而不表达这些珠蛋白的组织中CG位点均被甲基化。同时，在组织培养细胞或整体实验中也发现，5-aza C能使基因及其调节序列中的C去甲基化，使基因得到表达，并诱导本来不分化的细胞得以分化。这就是说，5-aza C具有DNA去甲基化剂及细胞分化诱导剂的性质。在这些研究成果的启发下，De Simone等首先尝试用5-aza C治疗患贫血的狒狒（狒狒珠蛋白基因的结构和功能与人类的相类似），观察到狒狒体内能够产生出Hb F。此结果提示5-aza C用于治疗人的

β 地贫也是可以尝试的。

二、5－aza C 治疗 β 地贫的结果

在以上研究的基础上，Ley 和 De Simone 等对 3 例 β^+ 地贫作了尝试性治疗研究。治疗成败与否主要由以下 4 个指标来衡量：①5－aza C 能否增加红细胞内 γ 珠蛋白的合成？②若能增加 γ 珠蛋白的合成，它们又能否与过量的 α 珠蛋白结合形成 Hb F？③若能减少或消除 α 珠蛋白的相对过量，能否使红细胞的生成正常化？④能否最终减轻贫血？值得庆幸的是，在这四个方面都获得了成功。

（一）5－aza C 特异地促进了红细胞内 γ 珠蛋白合成

患者每天静脉注射 140mg 5－aza C〔2mg/（kg·d），6mg/h〕，连续 7 天。给药前第 9、第 2 天和给药后第 7、14、21、40 天取骨髓细胞在体外与 ^{14}C－亮氨酸一起保温，以使珠蛋白链得以标记，然后用聚丙烯酰胺凝胶电泳分离和测定不同珠蛋白的合成量。结果显示，治疗前无 γ 珠蛋白链的合成，治疗后 γ 链合成显著增加。α 珠蛋白∶非 α 珠蛋白＝2.9∶1（治疗前）；治疗后第 7 天和第 14 天，由于 γ 珠蛋白大量合成，比值为 1.0，属正常标准值。增加的 γ 珠蛋白中 Gγ 和 Aγ 链各占一半。合成的总 γ 珠蛋白等于 β 珠蛋白量。但治疗后第 21 天合成 γ 珠蛋白的能力已有所下降，治疗后第 40 天不再合成。说明停药后药物原来所诱导出来的促进 γ 珠蛋白合成有一时间限度，而不是永久性的。与 γ 珠蛋白基因相连锁的另一个 β 类基因——ε 珠蛋白基因虽然也受到 5－aza C 的作用，但始终不表达 ε 珠蛋白，说明 5－aza C 对基因表达的调节具有特异性，它仅特异地使 γ 珠蛋白基因开放。

为了更好地阐明上述表型改变的分子过程，研究人员进一步从 mRNA 的角度观察到 5－aza C 作用所引起的变化。当用珠蛋白基因制成的探针检测骨髓细胞总 RNA 中的 γ 珠蛋白 mRNA 时，观察到治疗后此种 mRNA 的浓度显著增加，治疗后第 7～14 天增加幅度最大（7 倍）；治疗后第 21 天增加幅度开始缩小，治疗后第 40 天又回到原来水平。这一动态变化图谱与 γ 珠蛋白合成量的变化图谱相平行，具有很好的一致性。说明 5－aza C 促进了 γ 珠蛋白基因的转录和翻译过程，从而使基因表达付诸实现。在治疗前后，ε 蛋白 mRNA 水平变化很小。ε 珠蛋白 mRNA 水平也极低，据计算，5－aza C 发挥最大治疗效果时每个红细胞内仅含 ε 珠蛋白 mRNA 分子 10～15

个，而 γ 珠蛋白 mRNA 分子多达 7 000 个。

（二）5 - aza C 诱导合成的 γ 珠蛋白能与过量的 α 珠蛋白结合成 Hb F

患者用 5 - aza C 治疗前，骨髓细胞 Hb F 水平为 1.6%，治疗后逐渐增加，治疗后第 40 天虽然新的 γ 珠蛋白不再合成，但此前合成的 γ 珠蛋白仍有效，故此时 Hb F 水平仍可达 20.8%。说明由 5 - aza C 诱导合成的 γ 珠蛋白能与过量的 ε 珠蛋白结合，使本来不平衡的珠蛋白合成在一定程度上恢复相对平衡。

（三）5 - aza C 治疗后能使红细胞生成趋于正常化及减轻贫血

患者经 5 - aza C 治疗后，网织红细胞的绝对数由原来的 5 000/mm^3 上升到 22，000/mm^3，治疗后两周开始有所下降，但仍比治疗前为高。患者治疗前靠输血维持其血红蛋白在 8g/dl 左右，治疗后不再输血，最高可增加至 10.8g/dl，一直到治后第 5 周仍可保持在 9g/dl。这些结果表明，5 - aza C 治疗后从分子到临床水平出现了全面改善的局面。

三、旁证结果——5 - aza C 对镰状细胞贫血的治疗作用

5 - aza C 对 β^+ 地贫治疗成功果真是它促进 γ 珠蛋白合成的结果吗？为了回答这个问题，Ley 等和美国霍普金斯医学院的 Dover 等从镰状细胞贫血的治疗研究中得到了强有力的旁证结果。这两组作者（Dover 等的结果在 1982 年 12 月举行的美国血液学学会会议上报告）共对 3 例镰状细胞贫血患者作了 5 - aza C 的治疗研究。镰状细胞贫血因 β 珠蛋白中 1 个氨基酸发生突变，形成了异常的血红蛋白分子并迫使红细胞变形，进而影响其功能。如果 5 - aza C 能使 γ 珠蛋白基因重新表达，则应增加细胞中 γ 珠蛋白型血红蛋白（gamma globin - type bemoglobin）。减少异常的 β 珠蛋白型血红蛋白，从而逐渐减少镰状红细胞的数目。Ley 等和 Dover 等的结果与预料的结果完全一致。这表明 5 - aza C 不仅能促进 γ 珠蛋白合成，而且其合成的 γ 珠蛋白具有代偿功能。

四、5 - aza C 的作用机制

Ley 等还观察了 β 地贫和镰状细胞贫血患者接受 5 - aza C 治疗前后 G_γ、A_γ 和 ε 珠蛋白基因邻近序列中去甲基化作用与各珠蛋白合成的关系。现已知道，DNA 分子中甲基化位点主要是胞苷。CCGG 序列是限制性内切酶 Hpa Ⅱ 的识别序列，如果该序列内部的

C 发生甲基化，则该酶不再能识别它，这种变化用酶切图谱分析很容易检测出来。经分析，患者经 5 - aza C 治疗后，G_γ、A_γ 和 ε 珠蛋白基因邻近序列中的 C 都发生去甲基化作用，用药后 7 ~ 14 天去甲基化程度最大，用药后第 40 天又减弱至基础水平。这与上面介绍的其他指标是一致的，说明 γ 珠蛋白基因及其邻近序列的去甲基化作用对于其表达是重要的因素。但是，作者发现去甲基化并不是惟一主要的因素，原因是 ε 珠蛋白基因的邻近序列也在 5 - aza C 作用下发生去甲基化作用，但它并不表达，说明还有其他调节因子在起作用，只是目前还不清楚罢了。

除此之外，Ley 等还提出另一种假设，他们认为 5 - aza C 是细胞周期性药物，它对大多数处于细胞周期的红系祖细胞（CFU - E）具有毒性作用，使 CFU - E 显著减少，这就促使 CFU - E 的前体细胞 BFU - E 大量直接进入原始红细胞“池”，导致其子细胞表达的 HbF 量增加。

五、问题和展望

5 - aza C 对 β 地贫和镰状细胞贫血的治疗研究，是以对整体水平基因的改造并力求调节其表达为出发点，无疑，这种临床水平对基因表达进行操纵的思路和尝试，不仅是有益的，而且看来是治疗遗传性疾病的一条很有前途的途径。随着分子生物学和分子遗传学理论和技术的日趋发展，按这样的思路寻找对“地贫”及其他许多遗传性疾病的有效治疗方法将是大有可为的。当然，5 - aza C 治疗 β 地贫和镰状细胞贫血仅仅是一个开端，还有一些问题有待解决，如 5 - aza C 治疗的最适剂量，是否有长期的副作用及是否有致癌作用等。目前已有人在进行这些工作。只有当这些问题解决后，才有可能在临床上推广应用。

（原载于“国外医学·输血及血液学分册”1984 年第 1 期）

靛玉红的抗癌作用

靛玉红（indirubin）是我国首创的有效抗白血病药物。靛玉红抗癌作用的发现，给了我们一些新的启示：①靛玉红是提自青黛的有效成分，青黛又是当归芦荟丸拆方研究后确认的主要药味，后二者均对人慢性粒细胞性白血病（简称慢粒）治疗有效。它们的应用完全是遵循中医理论中泻肝经实火治则而获得成功的。靛玉红抗白血病作用的发现是中医理论指导下进行拆方研究比较成功的一例，同时表明运用中医理论于肿瘤治疗研究具有广阔的前景，是一个值得开发的领域。②靛玉红系双吲哚类化合物：一个世纪前就已为人所知，但长期以来，很少有人研究它，对于其生物学作用所知极少，国外文献资料几近空白。从化学结构上看，靛玉红不同于现知各类抗癌药物，这可能会给设计抗癌药物提供新的思路。③靛玉红治疗慢粒的效果可与目前临床首选药马利兰相比拟，但其最大的特点是很少产生骨髓抑制，这是目前所用抗癌药所少见的。由于这些原因，很多学科的工作者参加到临床和实验研究工作中来，取得了不少进展。本文从实验室

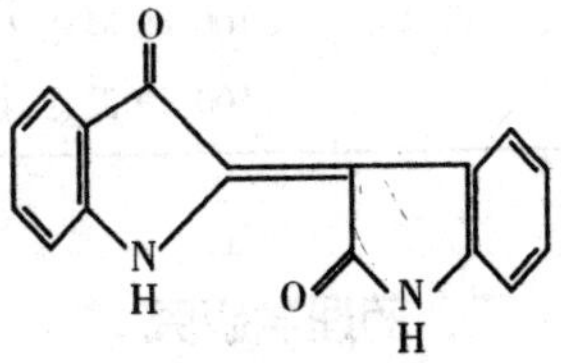

的研究方面对国内的文献作一综述。

一、靛玉红对实验动物肿瘤的治疗作用

在靛玉红治疗慢粒得到肯定疗效的基础上，一些实验室着重观察了该药对动物可移植性肿瘤的治疗作用。该组实验的主要目的：①验证靛玉红的抗癌作用。②观察其抗瘤谱。③比较药物用量、剂型及给药途径等对疗效的影响。由表1可见，靛玉红对所研究的各种小鼠白血病模型均不敏感，这可能是由于这些模型属于非慢粒型白血病或其生存期太短之故，但对某些实体瘤表现出较好的疗效。在剂型上，混悬剂比油剂好，可能是前者被吸收得更好些的缘故。给药途径一般腹腔给药优于口服，但也有相反的结果。动物实验提示，靛玉红对人的某些实体瘤产生治疗效果也并不是不可能的。

表1　靛玉红抗动物移植性肿瘤的疗效观察

瘤体	剂量（mg/kg/每次×次数）	给药途径	抑制率（%）	P值
小鼠白血病				
L_{1210}	74×8 混悬剂	口服	0	
	10×8 混悬剂	腹腔注射	0	
L_{615}	80×6 混悬剂	口服	0	
L_{7212}	80×8 混悬剂	口服	17.6	>0.05
P_{383}	92×8 混悬剂	口服	3.5	
Lewis（肺癌）	50×10 乳剂	口服	43.0	<0.01
	50×10 乳剂	腹腔注射	21.7	<0.01
W_{256}（肉瘤）	50×10 乳剂	口服	30.8	<0.01
	200×7 混悬剂	腹腔注射	47.0	<0.05
	200×10 混悬剂	口服	55.7	<0.01
	200×10 油溶剂	口服	47.8	<0.01
	200×6~7 混悬剂	皮下注射	47~52	<0.05
	200×7 混悬剂	腹腔注射	50~58	<0.001
	20×7 混悬剂	皮下注射	15.3	
	500×6 混悬剂	口服	22~33	<0.05
S_{180}（肉瘤）	100×9 混悬剂	腹腔注射	34~43	<0.05
	500×9 混悬剂	口服	34	<0.05

二、药理学研究

1. 靛玉红在体内的吸收、运转、分布及排泄　齐氏等用^3H－

靛玉红给小鼠灌胃后，观察到血中放射性持续升高，48小时后开始下降，说明该药可经消化道吸收入血。不论灌胃或静脉注射，放射性在各脏器中的分布以肝、胆、肠为最高，在这些脏器中，药物呈现代谢旺盛状态。靛玉红经代谢后绝大部分转变成代谢产物。同时也观察到，该药以粪便排出为主。

2. 药物动力学　小鼠单次灌胃以单次静注后的血药时程曲线及代谢动力学证明前者属单隔室吸收曲线，后者属二室模型。根据这些模型的特定公式可算出各动力学参数。结果表明，靛玉红的半吸收期较长，说明被吸收的慢。该药在体内的半消失时间较长，清除率较低，可知其存留时间长，对发挥疗效有利。本药静注或灌胃的表观分布容积都很大，表明在组织中贮存量大，但它的生物利用度较低，应当通过有效途径，增加其溶解度，以提高疗效。

3. 急性毒性试验　小鼠口服剂量25g/kg，未出现死亡。腹腔注射的LD_{50}为1 113mg/kg。口服5g/kg连续5次及8g/kg连续14次，均无死亡及明显毒性反应。

4. 亚急性毒性试验　狗接受靛玉红（灌肠）的剂量为临床用量5倍，连续6个月未出现任何毒性反应；剂量25倍于临床剂量者，出现轻微腹泻，个别动物有灶性肝细胞坏死；剂量50倍于临床剂量者可出现严重腹泻、便血及肝脏明显中毒病灶，个别动物死亡。用大鼠所作的亚急性毒性试验的结果与上述基本相同。大剂量靛玉红除对肝脏有所损害外，实验动物的一般生长状况、心电图、血象及骨髓象，肾功能及其他脏器均不受明显影响。

三、靛玉红抗癌作用原理的研究

1. 免疫学研究　中国医学科学院血液学研究所等对靛玉红治疗前后慢粒患者细胞免疫和体液免疫功能的改变作了比较系统的观察。在治疗期间的患者细胞免疫指标都回升，在显效期绝大部分指标达正常水平，故可认为靛玉红治疗对机体免疫功能没有抑制作用。另外，靛玉红对体液免疫的影响似不明显，对正常机体的免疫功能亦无抑制作用。

2. 细胞遗传学研究　慢粒病人大多出现ph^1染色体，经靛玉红治疗后，骨髓细胞ph^1阳性率大大降低，姐妹染色单体互换率降至近乎正常值，并且不会导致染色体畸变。

3. 超微结构研究　慢粒患者治疗前骨髓标本的电子显微镜观察

显示典型的慢粒变化。在治疗见效期，镜下可见大量变性坏死过程的幼稚粒细胞，其坏死形态符合核溶现象。这一结果表明靛玉红具有杀灭瘤细胞的作用。有意义的是，以上变性坏死的细胞多属幼稚粒细胞，成熟粒细胞、红细胞、淋巴细胞、单核细胞等很少变性坏死。患者缓解后继续服用治疗剂量的靛玉红，骨髓中仅见少量变性坏死细胞，似乎表明靛玉红具有选择性破坏白血病细胞的作用。

4. 对正常造血细胞生成动力学的影响　根据慢粒病人在治疗过程中不产生骨髓抑制，估计本药对机体造血细胞生成动力学不会有破坏作用。医科院血研所等以几种动物为对象，用造血集落形成细胞实验，^{3}H－胸腺嘧啶核苷掺入实验，骨髓容量和末梢血象测定等方法，在造血细胞生成动力学的三个水平环节（即正常造血多能干细胞，骨髓细胞增殖能力和骨髓容量，以及末梢血象）上研究了长期大量应用靛玉红的影响。结果均没有观察到抑制正常造血细胞生成动力学的作用。据此研究人员认为，虽然靛玉红能使慢粒骨髓幼稚粒细胞大量坏死，但与已知的杀细胞药物的作用显然不同。

5. 生化及分子生物学研究　很多抗癌药物是通过干扰或破坏生物大分子的代谢或结构而达到治疗效果的。迄今，很多新的抗癌药物的设计也是按照这条思路进行的。那么靛玉红对生物大分子的功能或结构有无影响呢？我们最初观察到，慢粒患者服用靛玉红前后排泄尿酸（嘌呤分解代谢终产物）和 β－氨基异丁酸（胸腺嘧啶分解代谢终产物）的动态图谱与马利兰等烷化剂治疗者截然不同，表明靛玉红直接裂解 DNA 或 RNA 的可能性不大。在此基础上，研究人员又全面地考察了靛玉红对慢粒细胞和不同类型肿瘤细胞 DNA、RNA 和蛋白质生物合成的影响，发现该药对人慢粒白血病细胞及一些动物可移植肿瘤细胞的 DNA 合成具有明显的抑制作用，对蛋白质合成无明显影响，在作用时间长的条件下，RNA 合成受到一些抑制，这可能属于继发效应。但无论人或动物，淋巴细胞性白血病细胞的上述生物大分子的合成皆不受影响，这一结果似可解释患者在治疗过程中机体免疫功能不受抑制的现象。以上工作清楚地表明，靛玉红在靶细胞内的作用靶子是 DNA 合成代谢系统。为了寻找药物的作用环节，我们分别从核苷酸代谢和 DNA 聚合过程两方面作了研究，发现经靛玉红作用后肿瘤细胞内全部 4 个脱氧核苷三磷酸（dNTP）库都显著地增大，表明其前体合成代谢并不受阻，而 DNA

聚合过程受抑：

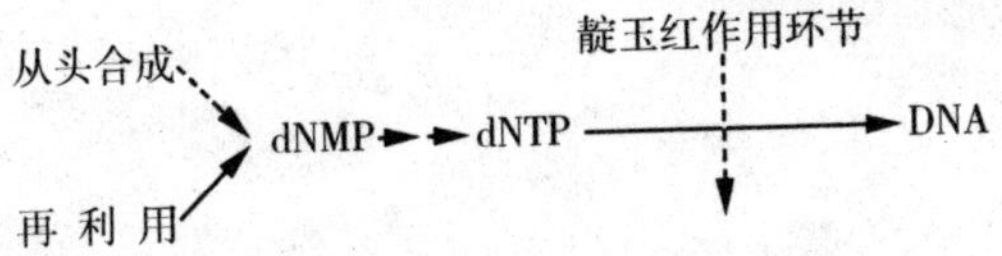

众所周知，DNA 聚合过程受抑可由两个原因所引起：①DNA 聚合酶活性受抑。②DNA 模板活性受抑或结构受损，或两者兼而有之。进一步的研究发现，在体外系统，靛玉红能使 DNA 的紫外吸收光谱产生位移及融点（T_m）升高，DNA 也能使靛玉红的紫外吸收光谱发生位移，表明二者能够形成复合物。同位素结合实验和其他实验也证明了这一点。实验表明，靛玉红与 DNA 的结合无碱基特异性，结合反应的平衡常数 $K = 5.7 \times 10^6/M^{-1}$，结合的最大分子比（脱氧核苷一磷酸: 靛玉红）为 1000: 46。靛玉红对 DNA 无链交联、链断裂及变性作用。二者结合的主要键型为氧键。与此同时，也观察到靛玉红对无细胞体系 DNA 合成具有显著的抑制作用。这些发现对于阐明该药的作用机制提供了重要的证据。至于 DNA 聚合过程受抑是否还包括对于 DNA 聚合酶的抑制作用及其他一些问题，我们正在进一步的研究。

综上所述，靛玉红作为抗白血病新药，临床应用疗效肯定，使用方便，毒副作用较小，并且具有一些其他抗癌药物所不具备的优点。但该药溶解度低，疗效有待进一步提高。在药物结构及剂型等方面有许多值得探讨的课题。经过多学科的协作研究，靛玉红抗白血病的疗效原理已见端倪，许多问题已经得到了澄清。但是，决定其疗效的机制是单一性抑或多元性，当待进一步研究。整体动物实验和细胞水平的实验还提示，靛玉红在临床上适当扩大使用于其他肿瘤的治疗，也是可以尝试的。

（原载于“中华内科杂志”1982 年第 5 期）

核酸抗体

核酸抗体的研究始于20世纪50年代中期。最初，一些研究者试图用纯DNA免疫动物制备抗体，均告失败。稍后，人们才用DNA与载体蛋白组成复合物免疫动物，获得了核酸抗体，同时还发现即便用碱基、核苷、单核苷酸或寡核苷酸与牛血清清蛋白的复合物也能产生特异性抗体。至此人们开始认识到核酸物质具有抗原性。由于抗体－抗原反应的高度特异性，核酸抗体的研究在核酸的检测、分离和提纯，核酸结构与功能的研究及临床应用等方面都发挥着重要的作用。本文拟就核酸抗体的某些研究情况作一简要介绍。

一、核酸的抗原性

核酸由碱基、戊糖和磷酸组成。核酸的抗原性由碱基或戊糖－磷酸所决定，因此核酸的抗原性可分为碱基中心型和糖－磷酸中心型两类。前者即以碱基为抗原决定基的中心，包括碱基、核苷、核苷酸、单链DNA、单链RNA和大多数修饰化核酸的抗原性；后者即以糖－磷酸为抗原决定基的中心，包括双链DNA、双链RNA、RNA－DNA杂交体和三链核酸的抗原性。碱基中心型抗原的特点是在结构上具有单链结构或修饰组分，另外碱、核苷也具有半抗原性质，这些都说明碱基是抗原决定基的中心。糖－磷酸中心型抗原的特点是核酸必须具备严格的二级或高级结构，特定的空间螺旋结构产生特定的抗体。证明这一点是比较容易的，最简单的证据是热变性可使这类抗原的抗原性消失。此外，具有相同的螺旋结构而其所含碱基种类不同的核酸具有共同的抗原性也是有力的证明。这类核酸的抗原性与碱基无关。除以上特点外，大分子核酸与抗体反应时对其长度有一定的要求，如单链核酸与抗体的抗原结合分段（Fab）结合，至少需6个核苷酸，双链DNA抗原决定基的长度是4~6个碱基对（bp），一个抗体的两个Fab之间的距离为35bp（122Å）。下面分别介绍各种核酸的抗原性。

1. 碱基、核苷、单核苷酸和寡核苷酸的抗原性　目前已经知道有抗原性的这类核酸成分有AR*、UR、CR、GR、TR、IR、m^7GR、m^6AR、br^5UR、iA、AMP、UMP、CMP、GMP、dAMP、pm^7G、ApA、GpA。它们的抗体特异性高，但其中抗UR抗体、抗CR抗体和抗AR抗体有时与别的类型核酸有交叉反应。

2. 单链RNA的抗原性　一般来说，这类核酸的抗原性比较弱。已得到抗体者列于表1。核糖体含有rRNA和蛋白质，可直接免疫动物得到抗蛋白质和抗rRNA的抗体，后者能与各种RNA反应，但不与DNA反应，可见反应的进行与碱基有关，而与糖－磷酸骨架无关。tRNA通常几乎不产生抗体，但酵母$tRNA^{Phe}$例外。

表1　一些RNA抗体

抗RNA抗体	与之反应的抗原	不反应的抗原
polyA	polyA、polyI、变性DNA	天然RNA、rRNA、tRNA
polyC	polyC、变性DNA	天然DNA、T4DNA、rRNA、tRNA
polyI	polyI、变性DNA、polydI	rRNA、tRNA、polyA、polyU、polyC、polyA · polyU
兔rRNA	rRNA、tRNA、polyA、polyU、polyI、polyG、polyA · 2polyU	天然DNA、变性DNA
杂交瘤rRNA	23SrRNA、16S、rRNA	DNA、tRNA、polyA、polyU、polyC
tRNA	tRNA、变性DNA、AMP、UMP、CMP、GMP、GR	polyA · polyU、polyI · polyC、polyA · polydT dAMP、dCMP、dGMP、dTMP、A、G、U、C、AR、GR、CR、UR
酵母$tRNA^{Phe}$	酵母$tRNA^{Phe}$（Y碱基）、小麦胚tRNA（Yw碱基）	大肠杆菌tRNA、大肠杆菌rRNA

* 本文简写如下：
A，腺嘌呤；AR；腺苷，AMP，腺一磷。余类推。
iA，异戊烯腺嘌呤。m^7G，7－甲基鸟嘌呤，余类推。br，溴化。

3. 单链 DNA 的抗原性　这类核酸的抗体容易制备。这种抗体识别抗原决定基的碱基排列（4~6 个碱基），而不是其中某个碱基。已从自身免疫病小鼠制备出对单链 DNA 特异性高的单克隆抗体。有意思的是，如果单链 DNA 经过某种修饰作用，则产生的抗体高度特异于该种修饰作用，不与别的单链或双链 DNA 反应。如 T 偶数噬菌体 DNA 含有不同的羟甲基胞苷（HMC），所得抗体亦不同：T_2DNA 得到 α－糖基 HMC 抗体，T_4DNA 得到抗 α－和抗 β－糖基 HMC 抗体，T_6DNA 得到抗龙胆二糖 HMC 抗体。由硫酸甲酯甲基化了的 DNA 可得抗 m^7C 抗体，紫外线照射处理的 DNA 得到抗胸腺嘧啶二聚体的抗体，等等。以上抗体识别碱基时，DNA 必须是单链。

4. 双链 DNA 的抗原性　迄今为止，合成的或天然双链 DNA 不论用何种方法处理，均未能获得抗体，惟有合成的 poly dG · poly dC 例外。后者产生抗体的主要原因是它具有左手螺旋构型（Z 型）。Z 型 DNA 的抗体特异性很高，不与其他双链 DNA 反应。

5. 双链 RNA 的抗原性　用合成的双链 RNA 或某些病毒双链 RNA 与甲基化牛清蛋白的复合物免疫动物，很易得到抗体，有的甚至不用载体蛋白也能在一定种属的动物中产生抗体。用双链 RNA 制备的抗血清通常含有几个抗体群，它们有不同的反应特异性。

6. RNA－DNA 的抗原性　RNA－DNA 杂交体与其他核酸不同，它在山羊中产生抗体的效率比兔子高。

7. 三链核酸的抗原性　自然界是否存在三链核酸目前尚未确定，但可人工合成三链核酸并由其产生抗体，如 polyA · polyU · polyU、polyA · polyU · polyI、polydA · polyU · polyU 和 polydA · polydT · polyU 等。这类三链结构是经二链结构，然后第三条链结合上去两步形成的，如果第三条链的糖－2′－OH 位经乙酰化，则抗体与其反应性下降，说明二者反应与第三条链的整体结构相关。

二、核酸抗体的应用

1. 分离、提纯和浓集具有一定结构特点的核酸　各种特异性核酸抗体的存在为分离纯化及浓集具有一定结构特点的核酸提供了有用的工具。为此目的，所用的方法基本上都是将抗体固定在 Sepharose 上制成亲和层析柱，以吸附相对应的核酸。如用抗次黄嘌呤核苷抗体制成的亲和柱，可提纯具有次黄嘌呤的大肠杆菌精氨酰－tR-

NA；用 m^7GR 和 m^6AR 抗体的亲和柱，可由大肠杆菌 tRNA 的 T_1 酶降解物中分离含 m^7GR 和 m^6AR 的寡核苷酸。mRNA5′帽结构中含有 m^7GR，也可用此法来分离帽结构。酵母 $tRNA^{Phe}$（Y 碱基）抗体有特点：除了与酵母 $tRNA^{Phe}$ 反应外，还能与大鼠肝 $tRNA^{Phe}$（过氧化 Y 碱基）反应，有人利用此性质把大鼠肝 $tRNA^{Phe}$ 浓缩了 20 倍。

过去分离单链 DNA 和双链 RNA 多采用羟基磷灰石柱层析法。由于单链 DNA 的抗体容易制备且特异性高，故用抗体亲和层析柱法分离单链 DNA 和双链 RNA 的效果比上法更佳。用类似方法也可分离 RNA－DNA 杂交体。

在基因工程中，运用核酸抗体的特异反应来筛选带有一定基因片段的重组质粒是很方便，可靠的。Thomae 等介绍了用这样的方法从大肠杆菌基因文库中筛选含有 Z－DNA 的片段，整个操作步骤比较简便（图 2）。

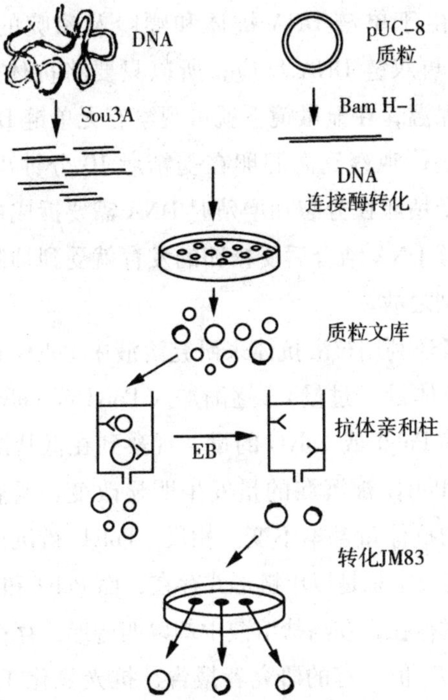

图 2　含 Z－DNA 质粒由亲和层析选择的格式

Sau 3A 和 Bam HI 为限制酶

ER：菲啶溴红

JM83：受体菌

2. 研究核酸结构和功能

（1）确定 RNA 中的稀有组分　有些稀有组分具有重要的生物学意义，如 tRNA 中的 iA，mRNA 中的 m^7GR 和 m^6AR 等等。因此确定特定 RNA 分子中是否存在某种稀有组分及含量的比例很有必要。有的作者用 iA 抗体定量测定了各种种属 tRNA 中的 iA，用 m^7GR 抗体测知 mRNA 的帽结构 5′端含有 m^7G，若用 m^7GR 抗体分离出帽结构后再用 m^6AR 抗体去测定，可知大约 20% 的病毒 mRNA 的帽结构中含有 m^6AR，这些工作对于研究帽结构及其功能都是很有益的。

（2）确定核酸的构象　Z－DNA 的生物功能已引起人们的极大关注。生物体内是否存在 Z－DNA？由于 Z－DNA 是强抗原，利用其抗体来检查细胞染色体 DNA 中的 Z－DNA 比其他方法更为理想。实际测定表明，细胞内确实存在 Z－DNA。

DNA 复制和转录过程与细胞增殖、分裂密切相关。复制和转录过程中双链 RNA 是否需全部或局部解开成为单链 DNA 呢？证明这一点并不难。由于单链 DNA 抗体和嘌呤及嘧啶的抗体仅与单链 DNA 反应而不与双链 DNA 反应，所以只要将抗体进行荧光标记，再与细胞一起保温，在显微镜下就可观察有无单链 DNA 存在及存在的位置。用该法曾观察到海胆卵在受精后 10 分钟出现局部的荧光区，从而证明受精卵在分裂和增殖时 DNA 需要拆成单链。同时还看到，抗体与单链 DNA 结合后受精卵的发育就受到抑制，这是复制和转录过程受抑制之故。

有的研究者还利用核酸抗体来研究溶液中 PolyG 和 PolyI 的构象。在体系中固定抗体量（过量），逐渐加入 PolyI 或 PolyG，然后测定被沉淀的抗体量和 PolyI 或 PolyG 的量，观察到在低盐溶液态和高盐溶液态，PolyI 或 PolyG 被沉淀的量发生明显改变，后者条件下增加 4 倍，而被沉淀的抗体量基本不变。相反，PolyU 被沉淀的量不变。这表明 PolyU 在溶液中总是以单链形式存在，而 Polyf 和 PolyG 在低盐溶液中以单链形式存在，在高盐溶液中却以四链形式存在。

（3）测定 T_m 值　有的研究者报告，抗光氧化 T_4DNA 的抗血清含有与缺少葡糖基 HMC 反应的抗体，这种抗体可与单链 DNA 反应，这样，可由该种抗血清测定 DNA 由双螺旋结构变为无规线状 DNA 的量，根据不同温度下补体结合百分比所作出的反应曲线可确定 DNA 融解温度（T_m），如枯草杆菌和 *P. vulgaris* DNA 由此法测得的

T_m 值分别为93℃°和89℃（图3），与用常规的分光光度法测得值完全一致。其他核酸抗体也同样可用于 T_m 测定。

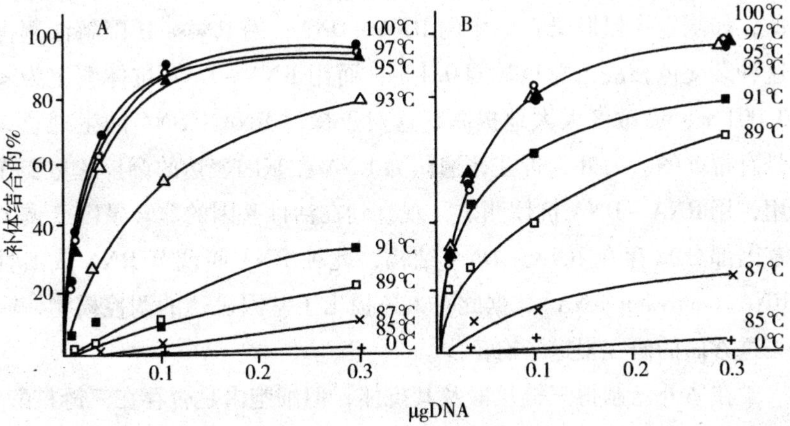

图3　补体结合实验测定 T_m 值

DNA（3μg/ml）在指定温度下保温10分钟，骤然冷却，最后测定补体结合的百分比。

A. 枯草杆菌 DNA；B. *Pvulgeris* DNA

（4）研究细胞周期中核内大分子的变化　用核酸抗体免疫荧光法能追踪和显示细胞核内大分子的移动及变化过程，这对于细胞生物学研究是很合适的方法。例如有的研究者以同步化的人二倍体淋巴细胞系（WIL_2）为观察对象，用双链DNA抗体和单链DNA抗体探讨这些DNA在细胞周期各时相的动态变化过程。在 G_1 期，天然双链RNA聚集在核膜周围呈环状，未出现单链DNA；在S期，双链DNA分布于核膜周围和核中心，并明显地出现单链DNA；在M期，核内物质出现于胞质，双链DNA扩散到细胞膜，单链DNA呈蛛网状分布。显然，上述方法比用其他生化方法更为直接、清楚和说明问题。

（5）研究核酸功能　核酸功能涉及细胞的各种重要活动，如复制、基因表达及调控，以及分化等等。核酸抗体同样可以在这些领域的研究中发挥重要的作用。例如，双链RNA抗体可检出的双链RNA量为2ng/ml，若用荧光抗体法可检出一个细胞中有11pg的双链RNA。如此高的检测灵敏度足以定量测定细胞中的双链RNA。已用这些方法证明病毒感染细胞中的病毒双链RNA的存在以及某些单链RNA病毒复制过程中需经过形成双链RNA这一步骤。此外，还用双链RNA抗体检查的方法发现细胞内存在一些功能未知的小分子双链 RNA。以上工作对于病毒分子生物学研究都是极为重要的。

RNA－DNA 杂交体是 DNA 复制的引物结构及转录过程中出现的过渡性结构。RNase H 虽然降解该种结构，但其检测灵敏度仍偏低，如测定大鼠肝染色质中的 RNA－DNA，用 RNase H 降解法测得这种杂交体核酸占总核酸的 0.1%，而用 RNA－DNA 抗体测定为 < 0.001%，灵敏度大大地提高，这对于探讨 RNA－DNA 的生理意义是有帮助的。另外，现在普遍认为 RNA 在基因表达的调控起重要作用，用 RNA－DNA 抗体测定，观察到在活性基因的非转录区（调节基因部分）存在 RNA－DNA 结构，此种 RNA 叫调节 RNA 或活性 RNA（activator RNA），据此有人还提出了基因表达的调控模型。有关这方面的研究报道还有不少。

在体外已制得三链核酸及其抗体，但细胞内是否存在三链核酸?有的研究者已用 polyA · polyU · polyU 的抗体证明了呼肠病毒感染初期 L 细胞中确实存在三链 RNA，因而提出了三链 RNA 与病毒的复制及基因调控等过程的关系问题。

3. 临床中的应用　如上所述，天然 DNA 一般是不能产生抗体的。但曾有人报道系统性红斑狼疮（SLE）患者血清中存在抗双链 RNA 抗体，并可用检查此种抗体存在与否作为 SLE 的特异诊断指标。国内首都医院也报告活动性 SLE 患者血清抗双链 RNA 抗体为阳性；正常人、缓解的 SLE 及非 SLE 患者均为阴性。他们认为此指标对于活动性 SLE 是特异性很高的临床诊断指标。该病的预后多凶险，若能制得双链 DNA 抗体基因型的单克隆抗体以抑制产生抗体的细胞，则可能为治疗该病开辟新的有效的途径。目前已有人在这方面进行工作。但是对于 SLE 血清中是否存在抗双链 DNA 抗体的问题目前尚有争论，有的作者得到证据表明所谓抗双链 DNA 抗体可能只是一种多肽的抗体，对于这个争论尚需作进一步的研究。

双链 RNA 是干扰素诱导剂，由于它也产生抗体，且细胞膜上干扰素受体和抗体受体相同或相似，因此当动物经过双链 RNA 免疫后再给予该种 RNA 时将不再产生干扰素。为此有的人摸索将双链 RNA 低分子化，使其丧失产生抗体的能力，但又不降低产生干扰素的能力，以作为理想的干扰素诱导物用于临床。

（原载于“生物化学与生物物理进展”1985 年第 4 期）

DNA 损伤的修复

在生理状态下，DNA 可能会受到外源性作用因子的作用或 DNA 所处的内环境的作用而造成各种形式的损伤，但其遗传完整性和稳定性可通过 DNA 修复监视系统得以保持。DNA 损伤的修复可分为无差错修复（Error free Repair）和有差错倾向的修复（Error - Prone Repair）。无差错修复包括直接消除修复（Direct Reversal Repair）和切除修复（Excision Repair，亦即复制前修复），这些修复的机制见图 1、图 2。进行无差错修复的前提条件是：细胞生长速度缓慢及 DNA 复制速度慢于修复作用的速度限制步骤。这就是说，只有在 DNA 复制之前才可能进行无差错修复。特别要提出的是，某些无差错修复是受专门针对 DNA 损伤的调节基因的控制的。这在原核和真核细胞中都已进行了广泛的研究。在细菌的修复系统中，现已对负责 DNA 修复的结构基因和调节基因进行克隆、限制性核酸内切酶酶切图谱分析、序列分析和扩增。哺乳类细胞控制 DNA 修复的结构基因也正在利用对修复缺陷型的人细胞株作 DNA 转染实验进行分离，其基因产物的性质正在鉴定中。在人细胞中，那些与 DNA 修复有关的组成酶已被揭示。

当上述的修复机制被阻断，或当 DNA 复制的速度快于修复的速

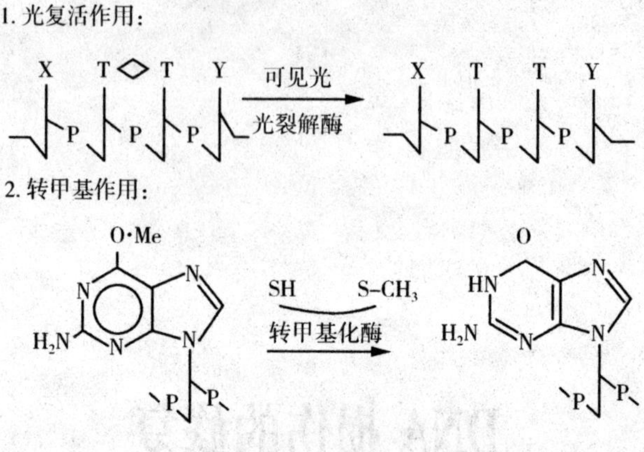

图1　直接消除修复

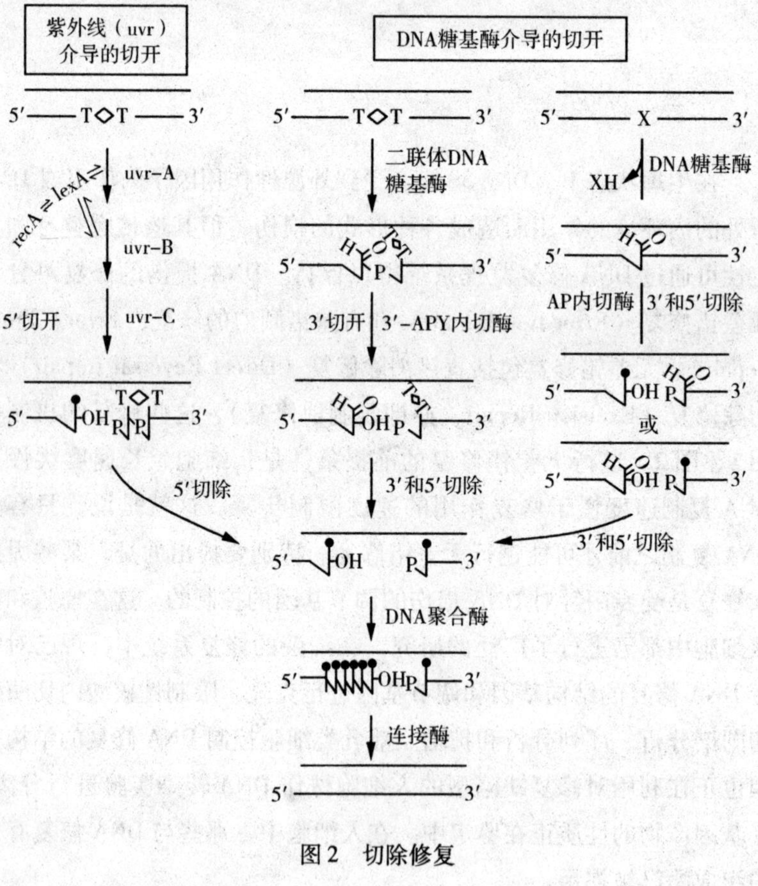

图2　切除修复

度时，所进行的修复是有差错倾向的修复（图3-8）。具有损伤的DNA链在复制时将会在被损伤区域的对应区域形成空隙（gap），在此种空隙中可发生两种修复，一种是重组修复，两条姐妹染色单体交换，如图3-8右下方所示，上边的5′-3′链与下边的5′-3′链空隙处进行链重组后就可以使空隙修补好，在重组过程中上边的5′-3′链由于有一部分序列用于修补空隙而留下一段相应的空缺，这个空缺很容易按互补链的序列再合成。在重组修复中，原始的损伤位点仍不能被消除，但经过很多次复制后，损伤链所占的百分比可逐渐减少，达到“稀释”的目的。两条3′-5′链的重组修复过程类推。在空隙中也可发生完全错误的修复（如图3左下方所示），由此可酿成随后的错读。

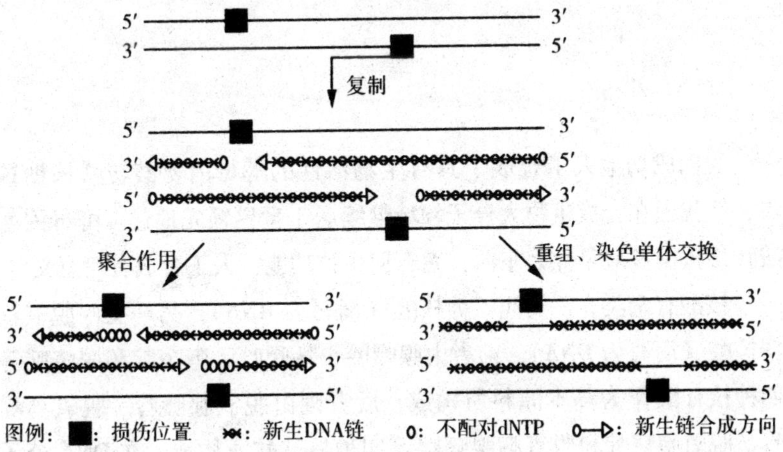

图3　有差错倾向的修复

DNA损伤对于缺乏修复能力的细胞来说，会对突变或由此产生的恶性变化变得更为敏感。人类的修复缺陷疾病——着色性于皮病（XP）就是一个很好的例子。虽然缺乏DNA修复能力可以不是引起恶性变化的直接原因，但由于NDA损伤不能被修复可以干扰其他与控制肿瘤表现有关的监视系统，因此缺乏修复能力的细胞癌变的可能性相应增加。取自XP患者的成纤维细胞对某些致DNA损伤作用很敏感。这为研究控制人类DNA修复的分子机制提供了一个很有用的生物化学和遗传学系统。

（原载于“生命的化学”1983年第2期）

转移核糖核酸及其人工合成

我国成功地人工合成了具有生物活性的酵母丙氨酸转移核糖核酸，使我国在合成生物大分子领域继续居于世界领先地位。酵母丙氨酸转移核糖核酸是什么东西？它有何生物功能？人工合成有何意义？

核酸有两类，一类叫核糖核酸（简写为 RNA），另一类叫脱氧核糖核酸（简写为 DNA）。前者由腺嘌呤、鸟嘌呤、胞嘧啶和尿嘧啶等四种核苷酸作为基本原料所构成，后者则由脱氧腺嘌呤、脱氧鸟嘌呤、脱氧胞嘧啶和脱氧胸腺嘧啶等四种核苷酸所构成。在 DNA 分子中储存着生物体所需的全部遗传信息。当需要时，各种遗传信息就会表达出来，从而控制着机体的正常功能。从分子生物学的角度来说，遗传信息的表达（即基因表达）的产物是蛋白质，不同的蛋白质分子表现出不同的生物学特性。细胞内蛋白质的合成是直接受 DNA 操纵的。DNA 把遗传信息先转录成信使核糖核酸（mRNA），mRNA 分子中含有很多密码（3 个核苷酸组成一个密码），合成蛋白质时，一个密码就被翻译成为一个特定的氨基酸。蛋白质生物合成涉及众多因子，其中核糖核酸是必不可少的。RNA 有 3 种，即 mRNA、核糖核蛋白体 RNA（rRNA）和转移 RNA（tRNA）。这三种 RNA 所起作用各异，我们可这样来理解它们的功能：rRNA 与蛋白质组成的核糖核蛋白体是一台制造蛋白质分子的“机床”，mRNA 是嵌在“机床”上的

“模子”，一个“模子”只能造出一种特定的蛋白质，tRNA 则是给“机床”运送、添加制造蛋白质的原料——氨基酸——的“运输工人”。生物体内有 20 种氨基酸，所以应有 20 种 tRNA 分别负责运送它们。事实上现已发现的 tRNA 有 80 来种。因此，一种氨基酸不只有一种 tRNA 能专一地运送它们。运送某特定氨基酸的 tRNA 就称为某氨基酸 tRNA，如丙氨酸 tRNA 等等，酵母来源的丙氨酸 tRNA 就叫酵母丙氨酸 tRNA，余类推。tRNA 给“机床”运送氨基酸，需与“模子”接触，上已述及，“mRNA”上含有一系列密码，一个 tRNA 则只有一个与之相互补的反密码，只有当密码与反密码相互补时才能将 tRNA 所携带的氨基酸添加在肽链上，这就保证了正确合成所需的蛋白质分子。tRNA 是 RNA 中分子最小的一类，含有 80 ±5 个核苷酸，分子量约为 250 000。正因为 tRNA 分子小，是研究核酸的结构、功能及二者关系的理想材料。科学家们首先选择了 tRNA 作为研究对象，很快地将它们的一级结构排列出来。1965 年美国科学家第一个排出了酵母丙氨酸 tRNA 的一级结构，至今已有近 50 个 tRNA 的结构搞清楚了。tRNA 的二级结构与生物活性关系密切，现已发现它的二级结构都是三叶草型。tRNA 的分子结构有一特点，即含有许多稀有碱基。鉴于核酸的结构和功能的关系还有很多未知的领域，以及核酸的生长、分化、遗传、突变及疾病等生命现象中具有特殊的重要性，如果能够人工合成具有生物活性的核酸分子，对于有控制地研究以上诸问题不仅具有理论上的意义，也必将产生实际的应用价值。人工合成 RNA 的方法有化学合成法和酶促合成法两大类。通常的步骤是先由基本原料单核苷酸合成寡苷酸（含几个核苷酸的链），然后由连接酶将寡苷酸连结成较大片段，进而合成半分子，最后联接成全分子。我国人工合成酵母丙氨酸 tRNA 采用了化学法和酶促法相结合的方法。人工合成 tRNA 难度很高。一般来说，合成片段越长，产量越低，分离越难。此外，在合成过程中，由于反应条件的限制或存在酶解的可能性，反应底物或产物的结构有可能发生改变，因此需加上适当的保护基，各种实验条件都要求很严格。由于这些原因，世界上能够进行类似工作的国家是不多的。当然，人工合成 tRNA 的成功只是人工合成核酸的第一步，在这一领域中还有很多高峰等待我们去攀登。

（原载于“北京科技报”1982 年 2 月 12 日）

第四篇　科技新发展

生物医学"钱"景诱人领域

生物医学研究在20世纪大放异彩，结出了许多具有产业化前景的高技术硕果，21世纪该是继续发展和收获的时候了。以下仅就与此相关的最受关注的一些热点领域作一简要介绍。

一、基因组产业

基因组产业是伴随基因组研究应运而生的。基因组研究始于1990年启动的人类基因组计划，旨在测定基因组全序列，绘制基因图谱，同时包括模式生物（动植物和微生物）基因组测序以及生物信息数据库的建立等内容。至2001年，人类基因组计划已提前基本完成，现在国际上正在实施RNA和蛋白质的空间结构的测定计划。以上计划统称为结构基因组计划。在此基础上，目前的重点已转移到以搞清基因组功能为重要内容的功能基因组研究。结构基因组研究已带动了一批信息、材料、电子、仪器制造等新型产业，并且为功能基因组研究提供了坚实的基础，必将与功能基因组研究一道为未来生物医学理论和技术体系的建立及产业化开辟新的天地。

（一）信息医学体系及相应产业的建立

人类基因组记载着第一套遗传密码，源自基因组的蛋白质蕴藏着第二套遗传密码，遗传密码就包含着生命信息。生命活动过程中因内外环境因素的变化，生命信息会相应地进行放大、改编、重组等变化，从而使信息量大大地扩展和丰富，它们的综合足以表明健康状态和疾病状态。如果把这些生命信息分门别类地予以人为划分，在专业上可以归纳成各种类型的“信息图”，如“序列图”、“转录图”、“基因定位图”、“蛋白质空间结构图”、“信号转导图”、“受体图”、“构象图”、“修复图”、“免疫图”、“分子进化图”、“分子间作用网络图”……。所以我们可以说，生命信息是基因组与环境相互作用而产生、扩展和交织而成的“网”，由于环境和个体差异，每个人的生命信息网是有差异的，这决定了每个人的健康状态和疾病状态也是千差万别的。基于这张巨大的生命信息网，信息医学（bioinformation based medicine）的概念必将建立起来并指导实际应用。信息医学的兴起将改变现存的传统防、治、诊方式，不仅在医院，而且在医药咨询、社区医疗与保健及远程医疗方面将起极大的推动作用，相关产业必然随之出现。

（二）信息诊断产业化

以基因组和蛋白质组为基础所包含的生命信息，为信息诊断提供了科学依据。信息诊断涉及生物医学的各个方面，如根据基因组和基因序列的特异性改变可对基因病进行诊断。致病基因中特异改变引起单基因遗传病，据此可在早期、产前和早期胚胎期检测基因的特异改变。对可疑病灶或全身表现出来的生命信息的变化的检测可作多基因病的诊断。对病原微生物基因组的检测则可诊断是否患获得性基因病。

蛋白质组研究的掀起，为寻找不同阶段疾病特异性标志蛋白和关键蛋白提供了可能性，从而大大增强了为疾病作早期诊断的能力。在对蛋白质的结构与功能研究中已经知道，蛋白质一级结构（即氨基酸排列顺序）的某些改变可以致病，此类疾病统称为分子病，最典型的是血红蛋白病，如镰状细胞贫血和地中海贫血。蛋白质空间构象的某些改变可以致病，此类病称为“构象病”或“折叠病”，如疯牛病、老年性痴呆病、家族性高胆固醇症和淀粉样蛋白症等即是。

现在由于各种生物信息数据越来越丰富，发现的疾病的种类也越来越多，如“受体病”、“离子通道病”、“酶病”、“信号病”、“转运病”……

总之，信息诊断的应用范围很广，除疾病诊断外，还可以用于法医学（如罪犯鉴定，亲子鉴定）、性别鉴定（如运动员性别鉴定）、器官移植中为避免排斥反应而做的组织相容性检测、药物耐药性鉴定、个体治疗方案确定，以及环境和食品卫生的动态监测等等，其产业化前景非常广阔。

目前，由于高通量技术如基因芯片、蛋白质芯片和改进的 PCR 等的建立和应用，上述各种诊断有望发展为适于人群普查，实时和动态跟踪诊查以及网上诊断和网上查询。在美国，现已有至少 500 家实验室从事 DNA 芯片的诊断工作。1999 年仅美国癌症研究所就拨款 410 万美元支持 24 个癌症机构建立 DNA 芯片中心，投入癌症的辅助诊断。

（三）新药研制和新治疗方法设计

基因组研究可以指导新药的研发，由此发展起来的一门新分支学科领域叫作药物基因组学。迄今，该领域的主要工作面有三个：一是根据基因组结构、功能和作用的生化通路，确定新的药物作用靶点，结合计算机辅助设计和组合化学手段进行高通量、大规模的新药筛选；二是根据某些结构位点（如单核苷酸多态性等）及表达谱（如药物代谢酶系 P450 家族）的特异改变与对药物的敏感性密切相关的事实，进行个体化治疗方案的确定，提高药物治疗的效果；三是根据与疾病相关的蛋白质的空间结构的特点，作为设计药物的靶点，目前在一些病毒病的药物设计中已取得成效。另外由于蛋白质折叠需要一类叫分子伴侣的生物分子参与，故寻找和合成小分子的药物分子伴侣有希望成为治疗“折叠病”的新药。

基因治疗作为一种重要的生物治疗途径，一直受到高度重视。目前国际上有 400 多个基因治疗方案处于实验室研究或临床试验阶段。基因治疗的基本途径有三：一是用正常基因把致病基因替换掉，二是对受损害的基因就地进行修补和复原，三是用“基因封条”或“基因剪”把参与发病的基因封杀掉或抑制住。以上三条途径都是基于对基因结构的操纵，谓之第一代基因治疗，随着功能基因组研究的深入，对基因组表达谱的知识积累快速增长，据此亦可设计基因治疗方案，称之为第二代基因治疗。不论第一代和第二代基因治疗，都存在很大的研发空间。如果把基因工程产业也算在内，全球基因组产业每年有上百亿美元的产值，堪称大产业，故有人称之为

"朝阳产业"。

（四）基因保健品产业

通过基因工程技术可对某些农作物进行品质改造，使之生产的油、蛋白质和碳水化合物的组成成分更加合理并具有保健和防病功能，如能预防动脉粥样硬化、骨质疏松和糖尿病等常见病。通过转基因技术将病原体的抗原基因或毒素基因转移到粮食、蔬菜或水果中，人们食用这些食品既有营养，也输入了防病疫苗。我国"863"高科技成果利用转基因植物生产乙型肝炎口服疫苗，即为把乙型肝炎病毒外包膜中的蛋白作为抗原基因转入西红柿并表达此种抗原，人们吃了这种西红柿就可产生针对乙型肝炎的特异性保护型抗体，达到免疫治疗和预防的目的。转基因动物也作为"生物工厂"可生产防病治病和保健的基因产品。此外随着基因组的研究深入，衰老基因和长寿基因已被发现，根据细胞衰老的基因原理，可生产出延缓衰老的保健品及抗皮肤衰老和保持其光泽和弹性的基因化妆品。

人体口腔和消化道存在一些能拮抗病原菌的特殊基因型的拮抗菌，可利用这些拮抗菌制造特殊基因保健品或将拮抗菌制成活菌苗，可起到保健作用。

（五）基因环保产业

环境中金属、化学毒物、放射性废物和塑料白色污染可对人体造成多方面损害，利用特殊基因型的微生物和植物可吸收、转化或降解上述污染物，实现无害化甚至有益化。上述环境治理途径已经在净化矿山废水、污染水区、清除核废料及防止塑料污染等方面取得成效。可以预言，21 世纪基因环保产业必将有大的发展。

此外，生物污染物对人类健康的影响也日益引起重视。生物污染物主要指病原微生物和致病菌的污染，来源于医院、生活垃圾、环境恶化和动植物等。生物污染物的传染是传染病流行的主要因素之一。控制生物污染物的主要途径有三条：疫苗、调动体内免疫系统的抵抗力和培养拮抗菌。拮抗菌可针对生物污染物制造和分泌特殊物质，抵抗致病菌。科学家可以把拮抗菌中相关的基因鉴定出来，用基因工程方法制造出环保产品。

二、组织工程和干细胞产业

人的组织和器官受到损伤或功能衰竭，对生命会造成严重威胁，临床医治的方法主要包括：器官和组织移植，外科修复和替代性植人，后者即属组织工程范畴，干细胞技术则是为上述各种治疗方法提供合适的天然生物材料的技术。

1954 年，美国医生首次在一对双胞胎姐妹间进行肾移植获得成功。此后，在六七十年代，器官移植获得大发展，陆续开展了心脏、肺、肝、胸腺、胰腺、小肠、脾等移植，迄今为止，全球已有近百万器官移植患者达到 5 年以上生存率。我国在这一领域也成绩卓著，特别在肝、肾移植方面更是技高一筹。目前，在器官移植中有些重大问题尚需解决，如器官供体短缺和移植物排斥反应等。由于器官供体短缺，正在探索利用异种器官和人工器官作为替代器官。由于猪的生理指标与人接近，不少研究者正在研究用猪的器官给人类移植的可能性。人工器官则涉及组织工程和干细胞技术。不管何种器官移植，排斥反应是一道共同存在的难关，目前主要的克服办法是服用免疫抑制剂，故开发新型高效免疫抑制剂仍是迫切需要的工作。

组织工程技术采用植入天然的或合成的组织或器官代用品的方式进行治疗。最初应用成功的是用人造皮肤治疗烧伤。现在组织工程主要的研发目标是在体外培养扩增正常组织细胞，将其附着于生物材料支架上形成复合物，植入病损器官部位，待生物材料支架被降解吸收后，细胞形成新的组织器官。所以可以说，组织工程技术比器官移植更进一步，进入了制造和更换人体组织器官的时代。目前除已制造出人造皮肤外，还有人造软骨、人造膀胱等。这些组织工程产品及其相关的毒性检测和体外实验已进入商品化阶段。但是应当看到，组织工程技术在若干方面还有待完善，如细胞来源问题，合适的生物材料问题，制造的大体积组织器官中血液流动问题等等。这些方面都很有开发前景。其中在现阶段最受瞩目的是干细胞的研发。

干细胞是未成熟细胞，分为 3 类：全能、多能和专能干细胞。全能干细胞是最原始的细胞，可以分化为人体各种细胞。按分化过程，全能干细胞先分化为多能干细胞，多能干细胞分化为专能干细胞。专能干细胞再分化为某种类型的成熟细胞，如神经干细胞分化成各类神经细胞，造血干细胞分化为各类血细胞。由于干细胞具有再生各种组织器官的潜能，因此被称为“万用细胞”。骨髓中存在造血干细胞，用骨髓移植治疗造血系统疾病已成为临床应用的一种重要手段。此外，软骨、血管、心脏瓣膜、心肌、韧带、角膜、视网膜等组织再生的研究也在进行之中，其他的产业化前景是相当乐观的。

当然必须指出，干细胞技术还存在一些重大的理论和技术难点，例如如何有效分离、纯化和扩增干细胞，如何定向诱导干细胞分化，如何进行横向分化使干细胞向任何一种希望得到的组织细胞分化，如何克服免疫排斥以及如何诱导干细胞形成具有一定解剖结构的器官等。这些问题的解决会大大促进干细胞技术向临床应用过渡的过程，并且将给商家带来无限商机。

（原载于“中国经营报”2001年10月16日）

生命的层次

在科学范畴内，对“生命”的定义并不统一，这是因为生命具有多层次性，是一个“综合体”之故。那么生命有哪些层次呢？目前认为，按宏观到微观的顺序有以下层次：生物圈、生态系统、群落、种群、个体、系统、器官、组织、细胞、分子等。生物个体是生命的基础层次，因为其具有完整的生命特征。

生物个体的一切生命活动都与细胞的活动紧密相关，细胞是生命的基本单位，构成生命个体的功能元件。同一类型细胞组合在一起形成组织，如肌肉组织、神经组织、结缔组织等等。几种不同类型的组织组合在一起形成器官，如胃、肠、肝、肾、肺、心等等。几种器官彼此配合工作形成系统，如循环系统、呼吸系统、消化系统等等。在分子层次上，生命现象由生物分子的结构变化及其相互作用来体现，因此，个体－系统－器官－组织－细胞－分子等层次的变化表现出生命现象如发育、生长、遗传、呼吸、循环、消化、排泄、生殖、衰老等等。

生物个体彼此之间及与周围环境之间形成特定的联系，同种生物在一定时间和环境集合成群，形成种群，种群有许多生命现象是个体所不具备的，如人群性别比率、出生率、死亡率等等。居住在一个地域内的一切生物彼此影响所组成的整体为生物群落。群落与环境组成生态系统，地球上所有生态系统的总和构成生物圈，生物圈为地球上所有生命体的生长繁殖提供必需的物质和能量，是生命存在的根本保障。所以，种群、群落、生态系统和生物圈也属生命的宏观层次。

纳米医学

在纳米尺度下，物质中电子的波性以及原子之间的相互作用将受到尺度大小的影响。在这个尺度时，物质会出现完全不同的性质，就好像生物进化一样，产生无穷的变化。例如，即使不改变材料的成分，纳米材料的基本性质，诸如熔点、磁性、电学性能、力学性能和化学活性都将和传统材料大不相同，这表现在：表面效应、小尺寸效应、量子尺寸效应、宏观量子隧道效应等方面。纳米材料按维数可分为：零维的纳米颗粒和原子团簇，一维的纳米线、纳米棒和纳米管，二维的纳米薄膜。

纳米材料和纳米技术在生物医学中已有广泛的应用，主要表现在纳米药物、纳米生物传感器、纳米仿生计算系统等。随着“人类基因组计划”的完成和基因功能研究的开展，纳米材料和纳米技术必将推动生命科学的迅速发展，如基因芯片的制作就是纳米技术和分子生物学结合的产物，用高密度基因芯片来分析基因表达谱和疾病监测。但这只是纳米材料和纳米技术在分子生物学中应用的开始，因为生物大分子如 DNA、RNA 等，其本身尺寸就是一维的纳米材料范围，它不仅包含着丰富的遗传学信息，而且也同样具有纳米材料所特有的生物学活性，只是由于这些分子在生物体内行使功能，使得对它们的复杂特性的研究不像研究其他材料那样容易操作。但随着扫描隧道显微镜（STM）、原子力显微镜（AFM）和扫描探针技术（SPM）等先进技术的出现，对这些生物大分子的研究有望取得突破性进展。国外已有很多学者开始着眼于纳米分子生物学的研究，有文献报导经用纳米材料活化的RNA，能高效地与双链DNA形成三链，从而阻断转录和相应基因的表达，这将有望解决目前临床基因治疗中的一系列问题，如定向治疗和基因阻断效率等方面。另有研究表明，通过RNA设计制作有新的三级结构的RNA，来研究RNA分子作用时的精确的热动力效应，也有的学者提出通过设计RNA，使RNA从一维的纳米尺寸变成零维的纳米尺寸，从而使该RNA行使更复杂的生物学功能。目前，国内尚无该方面的研究，国内对纳米生物医学的研究主要集中在纳米材料和纳米药物等方面。

纳米分子生物学的研究有着诱人的前景，但由于不便在人体内研究这些准备改变结构和活性的生物大分子，所以实验动物将起着重要的作用。纳米技术和纳米材料还有望在以下方面产生作用：

1. 基因芯片中片基包被材料的优化、反应试剂的节约和高特异性方面。

2. 组织工程中局部的基因治疗　组织工程骨修复中的基因治疗，利用纳米非病毒载体可有望解决基因表达时间长短的随机性及过表达等问题；骨组织工程中种子细胞支架材料的优化等。

但是，不可否认，对纳米技术的研究尚处于初级阶段，对其有用方面的挖掘还远远不够，对其可能存在的弊端也还认识不足。有媒体曾报道西方科学家警告说，某些不合适的纳米产品可能对人的健康和环境会造成负面影响。这需要在深入研究过程中逐步解决，以达到兴利除弊。

医药学的革命性进展：蛋白质药物的应用

蛋白质是表现人体各种生理功能的物质。它们参与生命活动的一切重要过程。随着科学技术的进步，人类逐渐掌握了从人、动植物或微生物的体液、器官和组织细胞中提取某些蛋白质（包括酶及某些激素）用于医疗的技术。由于蛋白质（特别是人体蛋白质）药物具有独特的功能，其应用作为医药学的重要内容有异军突起之势。但是从人或动植物组织提取天然蛋白质药物有很大的局限性，因为有不少独具功能的人体蛋白质量极微，分布于体内各处，有的存在不同的亚型，这使我们用一般方法制备纯的和足量的药品，供应临床使用发生困难。此外，有的来源于动物的蛋白质与相应的人体蛋白质存在细微差别，用药后可引起不良反应。因此，20 世纪 70 年代之前蛋白质药物的研究应用并无大起色。自 70 年代后期以来，由于基因工程技术的兴起（基因工程的最终产物是蛋白质），医药家和分子生物学家首先把目标集中在一些特别重要的蛋白质药物的基因工程生产上，迄今已成功地生产出胰岛素（治疗糖尿病和精神分裂症）、干扰素（抗病毒剂，对血癌及某些实体瘤有肯定疗效）和人生长激素（治疗侏儒症）供临床应用，使蛋白质药物的生产和应用发生了革命性的变化。继这些蛋白质药物之后，科学家们又把视线转向其他更多的蛋白质药物的基因工程生产，如人血清清蛋白（代血浆，抗休克剂）、尿激酶（治疗血管栓塞）、人组织型血纤维蛋白溶酶原激活剂（用于溶解人体纤维蛋白和血栓，治疗冠心病和脑肺肝肾栓塞及四肢动静脉血栓），凝血因子Ⅷ等，进展顺利。目前基因工程生产蛋白质药物已与医学基础研究紧密结合起来，把最新的理论研究成果直接转化为临床实践，在下述三个方面获得了突出成绩：

1. 近年来的研究发现，几种人体天然蛋白质因子对增强和调节免疫系统极为重要；细胞集落刺激因子（CSF）能刺激各种原始细胞产生对于免疫反应至关重要的血细胞；白细胞介素-2（IL-2）能激活淋巴样原始细胞，促进其向具有长时间免疫记忆能力的T-细胞和B-细胞分化，并赋于它们杀灭癌瘤细胞的本领；白细胞介素-3（IL-3）能增进干细胞产生；红细胞生成素（EPO）作用于原始红细胞并促进负责氧输送的红细胞的产生。由于上述天然蛋白质因子存在量极微，不可能从人体细胞提取它们作为药物使用。目前国外已用遗传工程的方法进行无性生产，其产量已可满足临床应用的需求。据报道，上述四种蛋白质药物单独或联合应用对于很多严重的疾病如癌症、白血病前期、髓样细胞发育异常、艾滋病及严重烧伤等均有良好效果，这些药物还有保护骨髓的作用。美国《波士顿邮报》曾报道，一组艾滋病患者用首选化疗药AZT治疗失败后，医生判断这些患者将在3~6个月内死亡，后经GM-CSF治疗，病情显著好转且无任何副反应

2. 近年发现不少能抑制或杀灭癌细胞的蛋白质因子，其中最受瞩目者当推“肿瘤坏死因子”，它具有广谱抗癌作用且能辨别癌细胞和正常细胞。

3. 对于一些严重的传染性流行病如（乙型肝炎和疟疾等），只能采用基因工程的方法制备疫苗加以预防。

蛋白质药物的应用促进了对自身更广泛的研究和改进。除继续采用基因工程生产更多蛋白质药物外，还探索了用不同方法、途径改进这类药物的性质。首先是结构的改造，有人曾对生长激素等加以化学修饰，其疗效比不经修饰者大为提高；另外近年也发现口蹄疫抗原产生抗体的能力与这个抗原中的一小段区域（多肽）产生抗

体的能力是一样的，所以可用人工合成多肽来制备疫苗，大大简化了生产步骤，节约了成本和时间。目前多肽疫苗的研制已成为十分热门的课题。此外，由于计算机及计算机图像技术介入了蛋白质与受体及药物的相互作用的研究，有可能设计出简单的小分子来取代某些用基因工程生产的蛋白质药物，有人认为胰岛素和干扰素等将来有可能因此而被淘汰。其次，还有一类蛋白质本身并无直接的药物效果，但可作为药物载体，起到增效或增加专一性的作用，如把脑啡肽接到载体蛋白上使用，其镇痛效果便大大增强。由于蛋白质药物的研究、制备和应用出现的好势头，不少人乐观地估计，今后，药物学将可能出现革命性的转折。

（原载于“健康报”1988年6月12日）

组合化学：
高效开发新药的“魔术师”

全世界的人们几乎都知道有个汽车大王叫福特。实际上，亨利·福特并不是汽车的发明者，但他却发明了生产汽车的流水装配线，从而奇迹般将汽车推向人类社会生活，推向应用，创造了巨大的经济效益，促进了物质文明。因此，福特被誉为天才。有人假设，如果没有福特和他的流水装配线，汽车制造停留在实验室和作坊的阶段可能会持续很长时间，人类享用汽车的时间会大大推迟。

非常巧合的是，在新药开发的历史进程中，现在也出现了“福特”——组合化学，它有可能使开发新药的方法、途径和效益发生革命性变化。

迄今为止，开发和生产新药的传统方法是 R&D 法，即研究开发法。这种方法的具体过程是根据天然存在的活性成分，分离、纯化它们并确定其分子结构，再依照结构特点设计人工合成方法。最后经细胞、动物模型的实验，临床试验至正式临床应用。这样的工作方法周期长，效率低，开发一个新药少则需要十年八年，多则一、二十年甚至更长。其中最主要的限速步骤是分离纯化有效成分和人工合成。自然界中植物、动物和矿物质中存在着千千万万种活性物质，它们就是天然的候选新药库。但实验室中需要花费大量人力、物力、财力和时间去分离纯化，即使得到了纯品并确定了分子结构，在很多情况下欲合成它们也是困难重重，甚至无法模拟合成。

进入20世纪90年代以来，新药研制的传统方法和思路受到了挑战，挑战者就是1991年诞生的组合化学（Combinatorial Chemistry）。组合化学就像魔术师，可将各种各样结构单元在流水装配线上按不同组合方式组装起来，在短时间内获得在分子形状、电荷状态和生物学性质等方面存在着千差万别的、数以百万计以上的化合物，采用特定的方法（如根据亲和作用原理而设计的方法）或“探针”便可从中筛选出具有某种特定作用和功能的化合物。由此可见，组合化学实际上是在短时间内提供了一个包含百万种以上候选药物的巨大新药库，可供不同用途取用。与传统新药研制方法相比，组合化学大大缩短了开发新药的过程，前者以年计，后者则以月计或周计，此外也可大大节省研制费用，目前，美国的制药公司已将原来制订的花12年和35.9亿美元经费的开发新药的规划进行修改，准备采用组合化学的方法，争取在几个月时间内用较少的经费开发出几种可靠的新药。

一、组合化学的原理：数字游戏

正如上述，组合化学的特点是能在短时间内制造出数量巨大的化合物来，那么，实现这一目的的原理是什么呢？简单地说，就是一种“数字游戏”。图1就是这种“数字游戏”的形象性说明。假设我们把3种结构单元及其相对应的“化学标签”（即代码或标志）分别连接在塑料细珠上，然后将其分成3份，每份再与另一种结构单元及其“化学标签”连接，依次再分。每进行一轮连接，被合成的产物数量均以几何级数递增。又因为每次所加入的结构单元均伴随着“化学标签”作为记录，故被合成的产物的组成成分和结构是可知的，只要筛出某种产物具有药效或特异的生物学功能，同时也就可知道其组成和分子结构。

下面举个例子来说明。氨基酸是组成多肽和蛋白的结构单元，天然氨基酸有20种。如采用组合化学方法合成多肽，只需将每种氨基酸及其密码子（三联体核苷酸）连接于塑料细珠，分成20份，每份再与第2个氨基酸（同类型或不同类型）及其密码子连接，再分成20份……依次进行8轮，便可制造出256亿个不同的9肽产

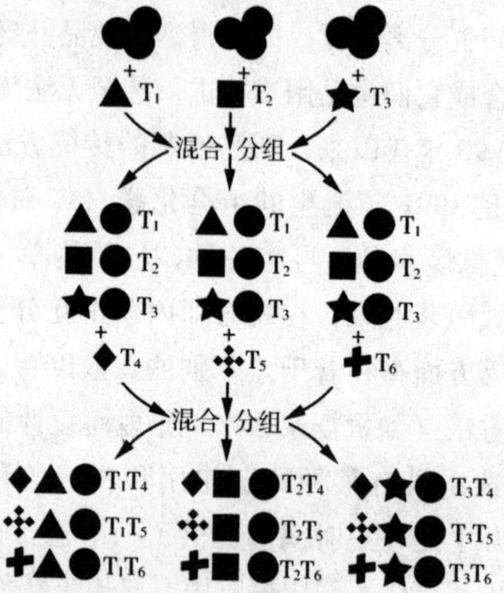

图 1　组合化学的基本原理图解

T 代表“化学标签”，其他几何形状代表不同的结构单元。

物。进行的轮数越多，被合成的产物数量亦越多。这些数量巨大的产物就是一个候选药物库，可供筛选具有不同功能的多肽药物之用。如何从这个庞大的候选药物库中筛选出所需要的药物（多肽）呢？目前有 2 种办法：一种叫标记法。将目的受体、抗体或其他分子用荧光素标记，与候选药物库混合，利用特异性亲和结合的性质，凡与荧光标记的目的物结合的就是具有某种特性的产物，采用荧光素激活的细胞筛选器能将那些结合了荧光素的塑料细珠从无活性的细珠中筛选出来，操作比较快捷。一旦筛到了带目标产物的细珠，则可方便地用 PCR 法或测序法将附着在细珠上的由密码子组成的寡核苷酸的序列测定出来，由此可推断活性多肽的氨基酸序列。若结构单元为核苷酸，操作会更简单些。另一种方法是空间定位法。产物的合成是在由机械手控制操作的一排聚乙烯针上进行（也叫多针同步合成），每次每个针上被加上去的结构单元都按照预先设计的顺序，经过若干轮合成后，每一小针上合成了一套结构单元的不同组合的产物，然后将这些小针伸到含有标志的药物目的物中，从与标志的药物目的物相结合的小针的位置即可确定产物的组成和序列。

二、现状和展望

组合化学由于其高效率、低费用，从而用于开发新药具有广阔的前景。正因如此，目前美国从事组合化学开发新药的公司如雨后春笋般出现，组合化学作为一种专业大有异军突起之势，有的公司甚至已经为这种产品申请了专利。Nexagen 公司建立了 10^{14} 个由 38 个核苷酸随机排列而成的寡核苷酸库，筛选结果发现，其中有一种寡核苷酸对于抗哮喘药 1,3－二甲基嘌呤的亲和力比它对类似物咖啡因（1,3,7－三甲基嘌呤衍生物）的亲和力大一万倍，这可很好地区分上述两种药物，而这种区分能力比用单克隆抗体的方法监测血液中 1,3－二甲基嘌呤的能力大 100 倍，因此可用于监测该种抗哮喘药在血液中浓度的变化，提高用药的安全性。Chiron 公司采用组合化学的方法已经合成了 50 多万种多肽，经多种单抗或多抗测试，建立了有 200 多万个测试值的数据库。还设计合成抗原决定簇或拟抗原决定簇多肽。这些多肽库的建立不仅可用于多肽类新药的研究和开发，也可用于免疫学、流行病学和生物化学研究，例如可用于确定 B 细胞和 T 细胞抗原决定簇的位点及其特性，研究蛋白质的结构和功能，以及蛋白或多肽与酶、激素、抗体、受体的结合及相互作用等。

应当指出，目前组合化学主要限于多肽和寡核苷酸产物的合成，这是因为这两类产物的合成在技术上不存在问题之故。但是，从药物学角度来讲，多肽和寡核苷酸给予口服后不能被很好吸收，同时又易被酶解失活。所以药物化学家考虑的主要目标是采用组合化学方法合成具有药物疗效的小的有机分子。这类小分子有时用常规方法难以合成。有了用组合化学合成多肽和寡核苷酸的经验，就可为合成小分子药物奠定基础。据报道，有的美国公司已经用组合化学方法合成了小有机分子库，并从中筛出了能抑制胰肽酶（一种在炎症疾患中起作用的酶）和参与凝血过程的酶的小分子。相信在不久的将来，组合化学将会在新药开发中大放异彩。

（原载于“中国医学科学院院报”1995 年 4 月 21 日）

肿瘤抗药性研究

化学治疗是目前肿瘤治疗的主要方法之一。化疗面临很多难题，其中抗药性的产生是治疗肿瘤的一个主要障碍。人类某些癌瘤细胞存在先天性抗药性（如肝癌、肾癌等），致使化疗效果很差或无效，而绝大多数常见肿瘤虽然在化疗初期对药物敏感，但经过一段时间后逐渐产生获得性抗药性，使化疗陷入困境。因此，搞清肿瘤抗药性的生物学特征和发生机制及探讨防治措施无疑具有巨大的科学价值、经济效益和社会意义。

一、肿瘤抗药性的生物学特征

肿瘤细胞是一类具有很强适应性和可变性的细胞，表现在对药物的反应性上，通过多种生物化学和生物物理的信息流通、反应，逐渐化解了药物的攻击。因此抗药性是生物学反应的结果，并随着反应的组合、分解和强度而呈现不同程度的抗药性。不论何种生物反应引起的抗药性，瘤细胞内药物有效浓度（包括总浓度和到达作用靶部位或靶分子的浓度）均明显减少，瘤细胞排斥药物的能力加强。20 世纪 70 年代发现了多药抗药性（maltidrag resistanc，MDR），翻开了抗药性研究新的一页。对 MDR 较深入了解是 80 年代的事。MDR 显示：瘤细胞一旦获得对某种药物的抗药性，也会同时对其他各种结构完全不同、作用机制相异的药物产生抗药性。现已知道，动物和人的癌细胞产生 MDR 后，在其细胞膜上增设了一个“药泵”，专门负责将药物泵出细胞外，以免遭攻击。这个药泵其实就是一个结构蛋白质，叫 gp170。

二、抗药性产生的机制

这是一个未决的问题，特别对 MDR 产生机制更是百家争鸣。择其主要者罗列如下：

1. gp170 泵学说　有人将 gp170 基因 mdrl 导入无抗药性的细胞内，观察到此种细胞立即获得了 MDR 特性，说明 gp170 的产生是产生 MDR 的根源。很多人进一步证实了这一点，在不同种属来源的不同细胞系的实验中发现对药物敏感细胞没有 gp170 这一表型，抗药性细胞则有，而且可通过基因放大、重排、基因转录水平增强等细胞与分子遗传学改变而大大加强 gp170 的量，从而加强药泵效力。有人认为 gp170 起总泵闸作用，因它位于细胞膜，可能还有别的胞内蛋白将药物带到膜内侧，由 gp170 一起泵出胞外。

2. 膜交通（membrane traffic）加速说　MDR 细胞对药物的摄取并不减少，但药物进入细胞后很快即被溶酶体 - 内质体系统和其他系统所捕捉，并在未到达靶部位之前被送出细胞。

3. 综合学说　认为抗药性与化学致癌的生化性质相似。在 Salt - Farber 肝癌模型中，部分癌细胞具有抗药性，其 I 相酶系（药物活化代谢酶系）活性降低，而 Ⅱ 相酶系（药物解毒酶系）活性增强，磷酸戊糖通路活性提高。因此抗药性是细胞内极其复杂的生化生理变化的综合结果。

4. 阻断拓扑异构酶与 DNA 复合物形成说　抗药性细胞阻断上述复合物形成使 DNA 链断裂减少，复制不受影响，敏感细胞则相反。

5. 谷胱甘肽转移酶 π 增强说　此酶系解毒酶，能对不同结构类型的致癌物、药物和毒物进行清扫。

三、抗药性防治研究

在实验研究中发现钙通道阻断剂异博定等、钙调蛋白抑制剂及某些表面活化剂可有效地逆转细胞抗药性，但临床应用问题颇多，未能推广。抗药性瘤细胞形成谷胱甘肽的途径增强，足以对付亲电子化合物和产生自由基和氧化反应的药物，谷胱甘肽清除剂则可递转细胞的抗药性。针对抗药性产生的机制而筛选有效的递转或对抗药和其他方法的工作亦正在进行，但未有更多成功报道。在临床上目前着重于肿瘤抗药性的检测，以作预后和确定治疗方案的依据，对于抗药性的防治已越来越引起人们的关注。

（原载于“中国医学科学院院报”1990年2月11日）

线粒体 DNA

线粒体是细胞浆中一种非常重要的细胞器，负责能量供应，被称为细胞的“能源库”和“动力站”。任何活细胞在进行新陈代谢时都需要能源，正像开汽车需要汽油一样。生物体的能源贮存在一种叫 ATP（三磷酸腺苷）的分子之中，ATP 分子中的能量又来源于线粒体上发生的氧化磷酸化反应，这种反应可将吃进去食物的分解产物所贮存的能量释放出来转化为 ATP。

参与线粒体氧化磷酸化反应的催化媒介是一系列的酶，它们均由位于线粒体 DNA 上的基因制造出来。线粒体 DNA 是一个不大的分子，成环状，含有两条链，一条叫轻链，一条叫重链，基因就编排在这两条链上。可想而知，如果线粒体上这些基因中的任何一个发生异常改变，就会制造出异常的酶，它的生理功能也随之改变，细胞的“动力站”就会发生故障，进而引起疾病，如果异常改变的基因越多，则疾病严重程度上升。

现已发现，线粒体 DNA 发生点突变、大片段丢失和基因的多余重复存在等现象，会引起很多疾病，主要涉及神经肌肉系统，如利伯氏遗传性视神经病、肌阵挛性癫痫与碎红纤维病、急性共济失调、痴呆、近端肌无力神经综合征、眼肌麻痹和色素性视网膜炎等，与亨廷顿氏舞蹈病及巴金森氏病也有密切关系。有不少人还认为，线粒体 DNA 突变的累积是衰老的重要因素。

线粒体 DNA 的遗传方式很特别——母体遗传，因此那些与母亲罹患相同的特殊疾病的人，需要查一查线粒体 DNA 有无问题。

聚合酶链反应技术

聚合酶链反应（polymerase chain reaction，PCR）技术由 Saiki 首创于 1985 年。它是一种体外快速扩增特异性 DNA（脱氧核糖核酸）的技术。该技术灵敏度高，简单易行，可以自动化，更重要的是它从根本上突破了原有的 DNA 分析方法，以全新的思维、全新的设计显示出强大的生命力，其应用之广，发展之快，是任何一种分子生物学新技术所无法相比拟的，并且为解决生命科学各学科中许多理论和实际问题提供了新的思路。

一、工作原理和仪器

PCR 的基本原理是利用双链 DNA 热变性后产生的两条单链同时作为酶促合成的模板，在较低温度下与两个人工合成的寡聚脱氧核糖核苷酸引物退火，然后通过 DNA 聚合酶进行扩增反应，合成模板的互补链。扩增结束后再经过热变性、退火和扩增反应，使上轮扩增产物 DNA 成为追加模板再合成新的互补链。周而复始，循环往复。经过 20～30 个反应周期，可以使微量的 DNA 模板，经过扩增 2^n 倍（n 为反应周期数），获得足够量的产物（图 2），产物长度根据引物设计的部位不同而不同，从几十到数千个碱基对不等。

最初用于 PCR 延伸反应的酶是 E. coli DNA 聚合酶 Ⅰ 的 klenow

片段，由于它不耐热，所以每个反应都需要添加酶，十分繁琐，而且其扩增片段长度小于400bp。1988年成功地从嗜热细菌分离出耐热的Taq DNA聚合酶，其最适温度在70~75℃。延伸时，由于温度较高，模板不易形成二级结构，扩增特异性及产物量均大大提高。该酶最大的缺点是缺乏3′→5′外切核酸酶活性，没有校对功能，出错率为10^{-5}/（每循环·bp）。Vent DNA聚合酶是从Themococcus Litoralis分离出来的，最适温度85℃，更为耐热，具有3′→5′外切酶活性。差错率非常低，但是，是否会降解单链DNA分子从而影响扩增尚需搞清楚。另外一种聚合酶是从Thermus thermophilus分离的，能在$Mgcl_2$和$Mncl_2$环境及较高温度下有效地进行反转录，使CDNA合成和PCR扩增在一个反应管、一种酶作用下同时进行。

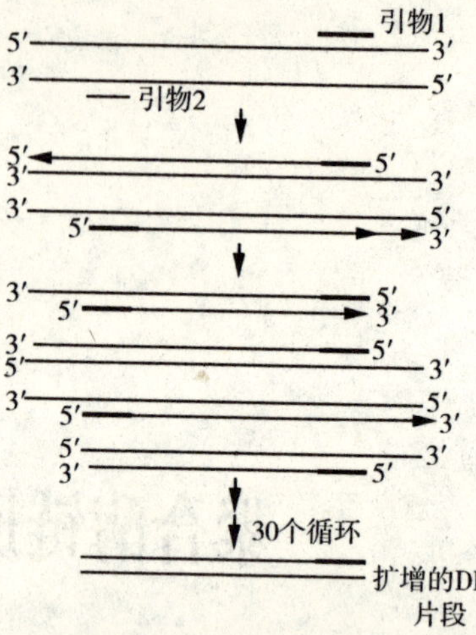

图2 PCR原理图

Taq DNA聚合酶和Vent DNA聚合酶的使用免除了每步加酶的步骤，大大简化了PCR的操作流程，也使PCR的自动化仪器的制造成为可能。一个标准的PCR反应体系，其体积为50~100μl，其中含有缓冲离子、Mg^{2+}、蛋白稳定剂、DNA聚合酶、4种dNTP、引物及模板DNA。每个反应周期（循环），通常是94℃变性20秒，37℃退火20秒，72℃延伸30秒。一个样品需进行25~30个周期的扩增。这些步骤均已在PCR仪中实现了自动化。制造PCR全自动化仪器的技术路线有两种：一种是固定3个水浴的温度，采用机械手将反应管在水浴之间移动；另一种是固定样品位置，利用电脑控制的加热冷却系统改变温度。新型仪器特别注重敏捷的加热、致冷功能，目前采用特制金属板及超速气浴等工艺可达到这一效果。用毛细管、薄壁反应管可提高温度循环效率，迅速准确地达到每步最适温度。目前一个循环的最短时间已降至20秒。有些PCR仪仅设立两个温度，一个是变性温度，另一个是退火和延伸合并成的一个温度，总反应时间减少。有的仪器不需要用矿物油覆盖反应管，省去了 PCR 的后处理工作。另外，还出现了荧光引物扩增物的电泳分析仪。

PCR 的特异性实质上是引物错配的问题。当退火温度过低，退火或延伸时间过长，引物、酶、或 Mg^{2+} 的温度过高时，扩增特异性就会下降。目前不少人采用“热启动”，（hot-start）来解决这个问题，所谓“热启动”，即在反应管温度上升超过 70℃ 时才加酶、引物和 $MgCl_2$。Taq 酶在远低于延伸温度时也有足够的活性，在升温中它可导致与非靶序列结合的引物的延伸反应。当引物浓度过高时，易形成引物二聚体。一旦形成非特异性产物或引物二聚体，扩增产物变成主要是副产物了。“热启动”可减少非特异性扩增，也可用来鉴别“无扩增”的原因究竟是由存在 Taq 酶抑制剂所致，还是无模板所致。另外，一种改善特异性的方法是先外后内套式扩增法，即先用外侧序列作引物，扩增包括靶片段在内的 DNA。过几个循环后外引物扩增停止，用内引物扩增。若外引物富含“GC”，内引物富含“AT”，则两引物可同时存在。开始退火时设定较高温度，内引物不能牢固结合模板，n 次循环后降低退火温度以利内引物扩增，过 x 次循环后再降低变性温度，最先的产物变性不佳，外引物扩增停止。另外限制外引物的浓度也可达到目的。

二、一些主要的 PCR 方法

在分子生物学研究中，利用 PCR 已经在直接测 DNA 序列、直接进行基因定点突变、分析基因变异、体外转译检测基因表达水平、遗传分析、分子克隆以及反转录等实际应用中取得了重要进展，为了适应这些不同的研究目的、PCR 本身又派生出许多新技术，兹介绍以下几种。

1. 不对称 PCR（asymmetric PCR） 分析核酸序列是了解基因结构、基因表达及其调控的基础，常用的 DNA 测序有两种方法。一种是双脱氧链末端终止法，该法对模板的要求量较大，同时需要单链模板。PCR 可提供足够量的特异 DNA 做序列分析，省去了以往必需进行的次级克隆工作。由于基本 PCR 扩增的是双链 DNA 的两条链，而 DNA 序列测定只需要其中一条单链，因此 Gyllensten 等人设计了不对称 PCR 用于产生单链 DNA。该法原理是两个寡核苷酸引物的含量不同，摩尔比例相差很大（20:1 ~ 100:1），在开始的 15

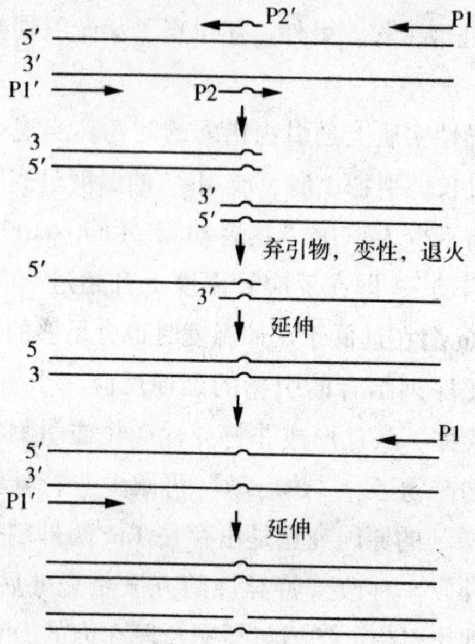

图3　PCR 诱发突变原理图（P 表示引物）

个循环中，扩增产物是双链 DNA。在随后的循环里，由于其中一个引物几乎耗尽，双链 DNA 产生的速率显著下降，而另一种含量高的引物则可以继续扩增反应。酒精沉淀扩增得到单链 DNA 后，利用其中适当区域互补的非标记引物即可进行序列测定，或利用标记的引物对不对称 PCR 产物直接测序。

2. 重组 PCR（recombinant PCR）　DNA 重组是基因工程的重要内容之一，但往往难度大，操作复杂。重组 PCR 为 DNA 定点诱变和 DNA 重组开辟了一条新的途径。

图 3 为特定基因 PCR 诱发突变原理图。对于某特定的 DNA 序列，由引物 P_1、P_2 扩增的产物和 P'_1、P'_2 扩增的产物都含有由 PCR 引物引入突变的序列，而且彼此有一部分重叠。经过变性、复性可以退火结合，出现了两种异双倍体产物。其中之一带有 3′末端，可以用 Taq 酶进行第二次延伸，产生新的全长 DNA 双链，最后以新片段最左端和最右端的引物再扩增获得与原片段不同的突变片段。

图 4 是不同来源 DNA 的重组 PCR。两个无关的 DNA 序列可以通过 PCR 结合，在引物 5′端加入一段序列作为“接头”，可以在任何位置结合两个序列。一个启动子序列和一个基因可以通过“接

头”作为内部引物精确结合。这个过程称为重组 PCR。

Jones 等提出了一个方法，通过两个单独的 PCR 扩增，它们的产物经混合、变性和重退火后能形成带有单链粘性末端的双链 DNA，而且这些单链粘性末端能相互退火形成环状分子，因此称之为重组环 PCR（Recombinant circle PCR，PCPCR）。通过 PCPCR 可进行定点突变和 DNA 重组。由 PCPCR 产生的 DNA 环状分子不必经限制性内切酶消化或连接酶的连接便可以直接传染大肠杆菌。

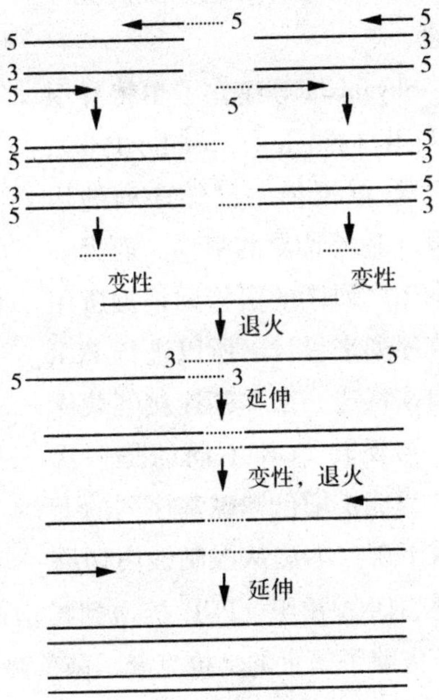

图 4　不同来源的 DNA 的重组 PCR

3．锚定 PCR（anchored PCR）　进行传统的 PCR，首先必须知道欲扩增 DNA 或 DNA 片段两侧的序列，用来指导引物的设计，这无疑限制了 PCR 技术在某些领域的应用。特别在分析那些具有可变末端序列的基因，或一端序列未知的基因时显得无能为力。Loh 于 1989 年提出了锚定 PCR 技术。主要特点是依靠添加同聚物尾巴，人为赋予未知基因末端序列信息，同时使用与同聚物尾巴碱基互补配对的人工合成引物连接于一段带限制性内切酶位点的锚上，在锚引物和基因另一侧特异引物的作用下，使带有同聚物尾的序列被扩增。

4．反转 PCR（inverse PCR）　经 PCR 扩增后，位于一对引物之间的序列的拷贝数可以呈指数式增加。而位于引物以外的序列的拷贝数只能呈线性增加。3 个研究小组（Ochaman 等，1988；Silver 等，1989；Triglia 等，1988）设计了一种指数式扩增一个已知碱基顺序区段两侧的 DNA 的反转 PCR，其基本方法是通过限制性内切酶将靶 DNA 消化，然后将酶切产物环化，所用寡核苷酸引物同时扩增已知序列的上游区和下游区的未知序列（图 5）。一般来说，反转 PCR 不改变常规克隆方法，也能快速生产杂交探针用以从 DNA 文库中鉴定和定向相邻或重叠的克隆片段。

Shyamala 等建立了单特异引物 PCR（Single - specific Primer PCR）。根据惟一已知序列的区段设计基因特异的引物，而另一侧未知序列区的引物则根据所用载体序列来设计，所以进行 PCR 之前须将这一未知端连接到载体上。与反转 PCR 不同的是一次 PCR 只能扩增已知碱基序列的上游或下游。本法从限制性内切酶酶解、DNA 重组、PCR 扩增到扩增产物的序列分析可在 3 天内完成，省略了繁重的乌枪克隆、菌落筛选和细胞培养工作。

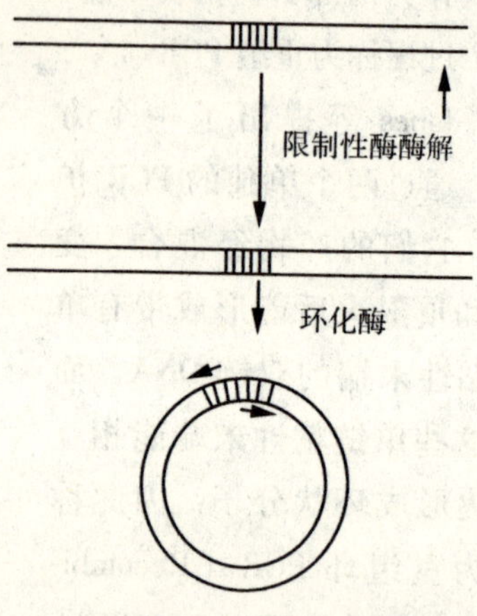

图 5　倒转 PCR 基本方法

5. RACE PCR（rapid amplification of CDNA ENDS）　cDNA 技术是分子克隆的有力工具，但是产生 mRNA 转录的全长 cDNA 拷贝，特别是得到 mRNA5′末端，需要一系列复杂严格的条件，制备并筛选出单链 cDNA 文库往往需要数周的工作。1988 年，Frohmon 首次建立了 CDNA 末端的快速扩增法（RACE PCR）。RACE PCR 法产生 cDNA 的本质是扩增一个转录点与 3′或 5′末端之间的序列。前提条件是必须知道外显子序列的一段短序列，并以此设计引物，向 3′和 5′方向延伸。充分延伸厉将重叠产生 cDNA。这些引物与天然 3′末端或合成的 5′末端 poly（A）尾部退火，然后完成从特异引物序列到 mRNA 两端之间的 cDNA 延伸，最后是 3′和 5′末端 RACE 产物的结合产生完整的 cDNA 片段。

6. 差别 PCR（differential PCR）　应用 PCR 技术可以定量检测标本中靶基因的拷贝数，这在研究癌基因的扩增中具有重要意义。这种方法称为差别 PCR。其基本原理是将靶基因和一个单拷贝的参照基因置于同一 PCR 系统中扩增，凝胶电泳分离后呈两条带，比较二者的丰度，就可相对定量测出靶基因的拷贝数。应用这一方法，可以在 100 个乳癌细胞或一片福尔马林固定的石蜡包埋切片中检测到 neu 基因和表皮生长因子受体基因的扩增。

另外在对未知基因的研究策略中还有转座子 PCR，利用转座子随机整合的特性先将 DNA 整合于细菌、酵母菌内质粒（如 P_1 噬菌体、F′因子）的已知序列，然后用转座子互补序列作引物进行扩增。任意引物 PCR（APPCR）是用任意序列作短引物扩增基因组 DNA。

三、PCR 技术在生物医学中的应用

PCR 技术的最大特点是能够用极微量的 DNA 模板，在体外选择性地扩增得到大量与模板序列一致的目的产物。由于这一方法十分简单，实用性强，灵敏度和特异性强，特别是它可以实现自动化操作，因此在分子生物学、古生物学、法医学、人类医学遗传学、传染病学、恶性肿瘤及其他生物学研究中得到广泛应用。

人类医学遗传学研究和遗传病的早期诊断是 PCR 技术产生和完善的主要推动力，也是 PCR 技术得到最广泛应用的领域。对镰状细胞贫血症进行产前诊断，原先采用 DNA 印迹杂交法，需要几周时间才能完成，而利用 PCR 技术，只需几小时时间，迄今用 PCR 进行诊断的遗传病已达 50 余种。产生诊断苯丙酮尿症、α-地中海贫血和 β-地中海贫血的方法也已建立。有人预计单基因遗传病现有的检测方法中 90% 以上将被 PCR 所取代。通常采用相应的 PCR 或与寡核苷探针杂交结合分析的方法。PCR 还可以用于胚胎发育早期的性别鉴别。性连锁的遗传病有 200 种，所以性别的鉴别是检测性连锁遗传病的辅助手段。采用人类 Y 染色体重复序列的特异性引物和探针进行 PCR 扩增与探测，可以用 6 ~ 10 细胞卵裂期幼胚中所取出的单细胞鉴别胎儿的性别。如果是体外受精，在着床前即应进行性别鉴定，有助于避免有遗传病风险夫妇可能出现的与 X 染色体相关的先天缺陷的婴儿出生。从孕妇血中测定胎儿的性别只有在完全排除基因组 DNA 污染的情况下才是可靠的。

利用 PCR 技术对早期快速诊断传染病病原和恶性肿瘤的研究有着重要的意义，尤其是一些难于培养或长期感染而不积极产生病毒颗粒，不易从血清学方法测出的病毒。采用 PCR 技术具有无可比拟的优越性。例如利用 PCR 在患者血清阳性 6 个月以前即可检出 Ⅰ 型和 Ⅱ 型艾滋病毒。PCR 也可检出寥寥无几的乙肝、丙肝病毒，其灵敏度比常规方法提高 1 万倍。利用 PCR 技术还可以检测巨细胞病毒、与肿瘤相关的乳头瘤病毒和 EB 病毒。

比较各种生物的细胞色素 C、线粒体细胞色素 b 以及核糖体 RNA 基因的差异程度，是从分子水平上研究生物进化的一项重要手

段。过去主要采用限制性内切酶图谱分析和 DNA 序列测定等方法进行的。PCR 技术大大提高了比较的分辨率，能快速找到以往难以检出的差异，比较的生物类群大大拓宽了。有人扩增了不同人群线粒体 DNA，构建的“进化树”显示人类起源于非洲，并推测出从非洲迁出的时间。只要选择基因中两个以上的高度保守区或已知序列区作为引物合成的依据，即可通过 PCR 轻易扩增得到引物之间的基因片段，并直接进行分析和鉴定。原则上各种各样的生物基因都可利用这种方法进行研究。对此，PCR 甚至可以扩增灭绝动物的 DNA 标本，有人曾对 7500 年前木乃伊脑细胞的 MHC（major histocompatibility complex）基因作了扩增和测序。因此完全可以在不破坏整体标本的前提下，充分利用博物馆内的大量标本进行研究和精细的比较。

PCR 的威力还表现在法医学及刑事侦察工作中。个体识别的应用基础是 DNA 长度多态性。对现场残留的毛发、血液、精液或尸骨进行 PCR 基因扩增，从而获得罪犯的 DNA“指纹”。如 Rb 基因第 16 内含子区 VNTR 的扩增产物，骨细胞中线粒体 DNA 的 D 环的序列多态性等，应用最多的是扩增血液标本中人类白细胞抗原（HLA）-DQα 位点的第二个基因外显子并进行 HLA 分型，为法医学鉴定提供依据。

PCR 是影响最深远，应用最广泛，发展最迅速的技术之一。我们相信，随着它的应用领域的日益深入，PCR 技术本身将进一步完善。

（原载于“现代科学仪器”1993 年第 1 期）

仪器设备与生物医学的发展

生物医学是生物学与医学的结合体，它构成现代化医学模式和生命科学的主体部分，其主要任务是探讨生命现象及其内在变化规律性，以阐明诸如生命起源、进化、遗传、生长、分化以及疾病机制等重要的生物学和医学问题。从科学研究的角度来看，生物医学的现代发展大趋势呈现两大特点，这就是：高度的整体综合和全面地向分子水平深入，以及向最基本的和最复杂的两极发展。最复杂的由最基本的所构成，整体综合由包括分子层次在内的不同层次综合而成。根据这一发展趋势，当代先进的生物医学研究实验室无不首先要求“武装”足够数量现代化的科学仪器。现代科学实践证明，作为实验科学的生物医学，如果缺乏先进的实验工具和手段——科学仪器，就不大可能取得重大突破。有人指出，科学研究（包括生物医学研究）成功与否取决于四个要素，即人－方法学－仪器－试剂。四要素相辅相成，密不可分。这是很对的。俗话说“工必利其器”，有了好的科研思路，加上精良的仪器设备和试剂，就如虎添翼，有可能做出高水平的成果。

众所周知，生物医学既要解决生命科学中的理论问题，也要解决人类健康和生老病死等医学实际问题。当今已经掀起的新技术革命浪潮正在冲击生物医学这块阵地，这种冲击最鲜明的特点是大量新技术、新方法、新材料和新仪器被引入医疗保健之中。如全新的医学图像技术、遗传工程技术、人工器官、微电子技术和计算机技术等等，它们对传统的医学思维方式和工作方式提出了强烈的挑战，呼唤更新和嬗变，这些就为医学的发展注入了新的内容和活力，为医学模式增添了“技术”、“工程”和“仪器”色彩。所谓“技术”、“工程”和“仪器”色彩，是指研制和使用各种用于医疗保健的现代化仪器、设备、机器和人工器官等将成为现代医学不可缺少的重要组成部分。人工器官实际上可被认为是一种能代替或补偿缺损器官功能的人造“仪器”或“机器”，如人工心脏是一只“生物泵”，人工耳是一只“助听器”等等。在生物医学研究中，当前的主要前沿在核酸（基因）和蛋白质等领域，由此而形成的生物技术促进了对大量人体基因的结构和功能及其与疾病关系的了解。为了适应和更进一步推动生物技术的发展，一批高精尖和具有特殊用途的大中小型科学仪器应运而生。

一、与生物医学发展相适应的科学仪器的研制

20 世纪 60 年代之前，整个生物医学研究处于初级阶段，那时人们对于生命现象及其本质了解不多，理解不深，研究方法比较原始，研究工具（仪器）比较粗糙。例如，当时只有一些性能简单的分光光度计用于对生物大分子的定性和定量测定；破碎细胞通常采用手工或机械研磨；生物组分的分离则采用灵敏度和回收率比较低的纸层析和柱层析法。60 年代之后，随着分子生物学、分子遗传学、细胞生物学和生物工程的兴起与突飞猛进的发展，相应的仪器设备的研制进入了一个崭新的发展阶段，高新仪器不断产生和推出。在西方发达国家，由于生物医学处于领头发展的地位，他们迫切要求高新科学仪器同步发展的呼声及时反馈到有关部门和企业单位，并得到积极反应，由于这个原因，加之这些工业国家雄厚的技术基础，及时生产出了与生物医学发展相适应的科学仪器。在那里，基本上形成科学研究促成了新仪器的研制和生产，新仪器反过来促进了科研向前迈进这样一个互相促进、不断前进的良性循环，这也是西方发达国家始终保持科技领先的重要原因之一。经过大约 20 年的发展历程，生物医学研究的层次开始全面深入到分子水平，由于研究层次的深入，对相应的仪器的精密度、自动化程度及其他性能有

了更高的要求。基因工程作为分子生物学发展高峰的主要标志，使过去在一般生化实验室使用的仪器基本上派不上用场，而代之以一整套以研究分子结构与功能为主要目的的崭新的科学仪器，如转移基因用的电转移仪（或电穿孔仪）和微注射仪（用于转基因动物研究）；操纵和分析基因用的脉冲场电泳仪及各种凝胶电泳仪、PCR（聚合酶链反应）仪、eppendorf离心机等；测定DNA（脱氧核糖核酸）和蛋白质系列（即一级结构）用的DNA顺序仪和蛋白质顺序仪；合成基因和多肽用的DNA合成仪和多肽合成仪。此外还有一些通用型仪器，如超纯水制备装置、电子天平、计算机和同位素及非同位素标记物的检测仪器等等。

细胞生物学也是生物医学的主要研究领域。它除了对细胞培养箱的各种不同功能（如二氧化碳含量、旋转培养或悬浮培养等等）有特殊的要求外，在研究手段上已不再满足过去的光学显微镜观察，这样就使电子显微镜的使用逐渐普及。采用透射、扫描电镜可清晰地观察到细胞表面和内部的精细结构，为研究其功能提供形态学依据。由于细胞生物学与分子生物学的相互渗透和结合，细胞生物学也已深入到染色体和DNA分子层次研究遗传、生长和分化的分子机制及各种细胞功能异常的分子基础，流式细胞仪就是为适应这一特定发展阶段而出现的，它从形态学角度结合直接分析每个细胞DNA合成情况和数量，并可准确分离每一条染色体，因此具有独特的技术上的优越性。

由于近年来纳米技术的兴起，使生物医学家认识到，生物大分子的整体结构与其各个部分的微细结构具有较大的差异，大分子整体的功能与其各个微细部分的功能也有很大的差异，这就促使专门用于研究纳米水平的科学仪器的研制。纳米是量度单位（$1nm = 10^{-9}m$），纳米技术的尺度范围为0.1～100nm，处于介观区域（即介于宏观与微观之间），人类对这一物质层次的知识一直是空白。对这一物质层次的结构与功能的了解有助于人类按照自己的意愿去设计、制造纯净的和具有特定功能的材料，制造原子开关和分子逻辑器件，制造可编程的分子机器并用以进行高效率的制造和修理，改造生存环境，再造分子和物种，等等。在生物医学领域中，由于扫描隧道显微镜的应用，发现了过去争论很大的DNA三链结构的存在，如果这一发现得到进一步证实的话，将对生物医学的一些基本理论产生重大影响。更为可喜的是，利用扫描隧道显微与加工（STM）技术，可以对分子进行拆卸、改造和装配，从而制造具有新功能的分子（如核酸、蛋白质和药物等）。据此，有人认为，一旦纳米技术在纳米仪器的推动下进入全面发展和应用阶段，目前处于巅峰时期的基因工程技术将会显得相形见拙，甚至不一定有继续存在的必要了。由此可见，纳米仪器的研制具有广阔的发展前景。

二、现代科学仪器对生物医学的重要作用

著名科学家 Hood 曾撰文指出，近 40 年来生物医学迅速发展的主要原因有两条，一条是生物技术与科学仪器的相互配合，一条是对人体生物学知识的积累达到了相当程度。这两条原因为生物医学的深入发展提供了良好的机会。

从“技术”角度看，生物医学主要包括生物技术和生物医学工程。生物技术包含基因工程、细胞工程、酶工程和发酵工程，其产品为蛋白质、酶、单克隆抗体和药物等，这些产品各具独特功能，将促进人类的医疗保健水平提高一个或几个等级，使诊断、治疗和保健的面貌发生巨变。基因工程疫苗将在传染病和一系列严重的、恶性的疾病的防治中发挥作用。第二代基因工程——蛋白质工程正在崛起，届时，生物医学家手中将能掌握自然界不存在的却恰为人体需要的特殊蛋白质，这无疑是投向病魔的一把利刃。生物医学工程是生物医学手中的另一把利刃。它从工程角度研究人体的结构与功能的关系，为防病治病及开发人体功能提供辅助装置和系统服务。这一技术致力于研究生物传感器，利用机体磁、电、声、色、光的生物性质摄取信息，用于生理水平的无创伤诊断、治疗和监护。在今后若干年内，还可能获得性能良好的生物集成电路芯片和生物计算机，获得集成度高、速度快、能耗低和与生物体同质的人工器官，这种器官将具有自组织和自修复能力。

应当指出的是，上述各种技术的实施，在很大程度上依赖于现代科学仪器的帮助。Hood 把 DNA 顺序仪、蛋白质顺序仪、DNA 合成仪和多肽合成仪这四种仪器作为生物技术中最重要和最具代表性的现代科学仪器来看待，并用图示表示它们彼此之间的关系，参见图 1。

由图示可看出，如果获得一种极少量的蛋白质，可先用蛋白质顺序仪排出其氨基酸序列（那怕只测出一部分序列），然后按遗传

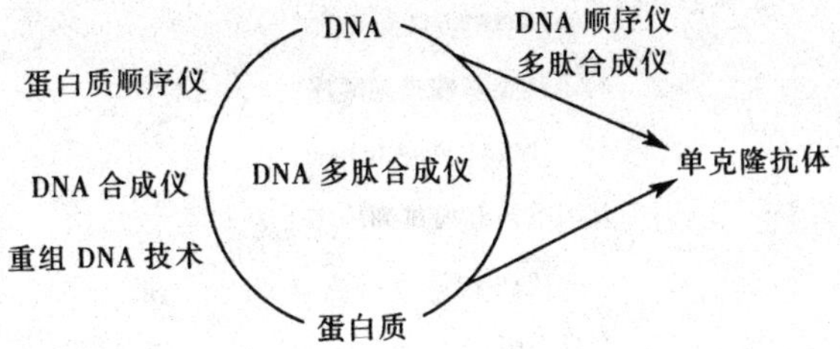

图 1

密码倒推成基因序列，用 DNA 合成仪合成这一序列作为基因探针，从基因文库或 cDNA 文库中筛选目的基因，也可以知道推测的基因全序列后用 DNA 合成仪合成该基因的许多片段，再拼接成全基因。反之，如果由 DNA 顺序仪测知某一基因的序列，则可由多肽合成仪合成多肽片段，制备单克隆抗体和进行其他免疫学性质的研究以进一步了解蛋白质的生物功能。

DNA 合成仪是制造基因的机器，可按设计的基因序列自动合成，其合成速度约为每 14 分钟合成 1 个碱基，一次合成 180bp，其 9 小时工作效率相当于 26 个专业人员手工操作 5 ~ 6 年的工作量。DNA 合成还可以进行基因图谱分析和核苷酸序列分析。这些工作都是从事基因研究必不可少的。

多肽合成仪是以固相为载体，从多肽的 C 端顺序增加氨基酸合成多肽的自动装置。通过合成多肽，可更好地了解每个氨基酸在蛋白质分子中的生物功能和作用。利用多肽合成仪合成一些蛋白质的片段（10 ~ 20 个氨基酸残基），与适当的佐剂一起免疫动物来确定与完整蛋白质分子反应的抗体结合位点，是制备多肽亚单位疫苗的一条较理想的途径。

蛋白质顺序仪是确定蛋白质分子中氨基酸排列顺序的机器。自 60 年代问世以来，其检测灵敏度不断提高：60 年代为 100n mol（5000μg），70 年代为 1n mol（50μg），80 年代为 10p mol（0.5μg），现在为 10 ~ 100f mol（0.5 ~ 5ng）。蛋白质顺序仪若与双向电泳技术相结合，可以分析几乎所有混合物中的蛋白质。若将高灵敏度的蛋白质顺序仪与 DNA 合成仪联合应用，则可解决技术难度很大但在医学上有重要意义的稀有基因的克隆问题，其策略如图 2 所示：

双向电泳分离特定的蛋白质

↓ 蛋白质顺序仪

确定其氨基酸排列顺序

↓ 按遗传密码推测基因序列

基因的核苷酸排列顺序

↓ DNA 合成仪

合成基因

↓ 重组 DNA 技术

基因克隆

图 2

DNA 顺序仪是根据 Sanger 建立的双脱氧末端终止法的原理而设计的测定基因序列的自动化仪器。目前使用的 DNA 顺序仪有两点很大的改进：①以荧光素代替放射性核素标记 4 种反应底物，节省了费用，避免了使用放射性核素带来的一些麻烦。②整个操作程序由计算机控制，分析荧光素与不同底物产生不同颜色（由激光显示）来确定核苷酸序列，达到了自动化。现在，DNA 顺序仪每天可排列出约 1.5 万个核苷酸顺序，而在设备最精良的实验室中，一位熟练的工作者每年仅可测出 5 万 ~ 10 万个核苷酸顺序，机器测序比手工测序效率提高 2000 倍之多。生物医学界的一项浩大的科学工程——人类基因组计划的最终目标是对人类基因组 DNA 全部 30 亿个核苷酸实现基因作图和序列测定。做到这一点，靠手工操作根本不可能完成，而必须仰赖于提高测序仪器的自动化程序（包括使用机器人）和研制全新原理、全新方法的仪器，使测序效率得到大幅度提高。美国国家科学委员会对此要求是，在现有自动化程度的基础上再提高 5 ~ 10 倍的测序效率。该委员会认为人类基因组计划的限速因素在于方法学和仪器跟不上，因此将相当大比例的资金投入新方法和新仪器创制。这些进一步说明了科学仪器在生物医学尖端研究领域中的地位何等重要。

PCR（polymerase chain reaction，聚合酶链反应）技术是 1985 年创立的一项新技术，它根据活体细胞 DNA 生物合成的机制，在仪器（PCR 仪）中模拟此种反应，根据需要将任一目的基因片段扩增 10^6 倍以上，故 PCR 技术也叫 DNA 扩增技术。由于 PCR 的这一特点，很快被应用于生物医学的各个领域，形成了一股强劲的技术和仪器冲击波——PCR 冲击波。很多人认为，PCR 是一种革命性的技术，有力地促进着生物医学的发展。在短短几年中，PCR 技术席卷全球，迅速得以推广应用，PCR 仪进入普通实验室，其应用之广泛，普及之迅速，实为前所未有。以 PCR 仪创始者美国 Cetus 公司为例，每年由出售 PCR 仪及其相关产品所得收入即达五、六千万美元之巨。在基础理论研究中，由 PCR 仪合成特定基因或其片段可用于 DNA 重组并获得基因克隆，或可进行基因定点突变达到改造基因和研究基因结构与功能关系的目的，或可进行基因直接测序和图谱分析，也可通过逆向 PCR 检测基因转录产物来研究基因表达的调控，等等。这些研究都是生物医学的前沿所在。在实际应用上，PCR 可用于检测基因变异（如缺失、插入、点突变等等），这些基因变异已知是很多人类遗传病的病因和不少恶性疾病（如肿瘤）的表现型。有人估计，由于 PCR 技术具有灵敏、简便、对模板 DNA 要求低等优点，在遗传病基因诊断中，将逐步取代其它方法。由于 PCR 可用于产前诊断甚至受精卵植入前诊断，对优生优育事业具有重要意义。在癌症临床上，PCR 倍受青睐，因为它可将残存的少数癌细胞的变异基因扩增出来，变成在紫外灯下肉眼可见的谱带，从而检出用别的方法不能鉴别出来的残存癌细胞，为临床医生制订新的治疗方案和监视病情提供科学依据。以白血病（即血癌）为例，一个完全缓解的病人，其外周血用形态学方法查不出癌细胞，但实际上病人体内仍存在 10^6 个癌细胞，这么多癌细胞用 PCR 法是很容易检查出来的。此外，PCR 仪可根据特定的合成引物合成各种特定的基因或 DNA 片段，如各种病毒基因、各种细菌基因和各种寄生虫基因，从而对这些疾病作出特异、准确的诊断和鉴别诊断，临床上很有价值。PCR 还可显示不同人个体的 DNA 指纹，在法医学上可作亲子鉴定和罪犯鉴别。PCR 也能鉴别性别。等等，不一而足。

由于现代科学仪器在生物医学中的特殊作用，目前国际上不断推出和研制一些新型的仪器产品，科学仪器的研制向高精尖、自动化和使用简便方向发展趋势明显，仪器市场的竞争日渐激烈。

三、结束语

必须指出，推动科学仪器事业的更好发展需依靠科研工作者和仪器设计、研究、制造和销售工作者的通力协作。通常，科研人员只会使用仪器而不懂仪器研制，但经常能对现有仪器提出改进意见或根据科研需要提出制造某种新仪器的要求，而这又为科学仪器工作者提供了新的信息，为新型仪器的研制提供了依据。国外厂商都很重视科研和临床第一线的反馈信息、最新进展和需求，及时更新换代科学仪器。我国科学事业发展很快，科研机构和临床基地数量大，人员多，因此对科学仪器的绝对需求量很大，市场潜力也很大。但由于我国仪器研制部门与科研部门协作不够，致使科学仪器的研制水平比较落后，实验室主要的仪器设备基本上都靠进口，这对我国科学仪器的研制和生产部门来说是十分可惜的事情。我们期待在不久的将来国产科学仪器能逐步占领我国科研阵地，为我国的科技现代化作出应有的贡献。

（原载于“现代科学仪器”1993 年第 3 期）

分子探针

利用各种机械性和各种材料制作而成的探针，伸入到人体一定部位，探查是否发生病变，是临床上经常采用的方法。随着分子医学的兴起，利用分子探针的某种基因和 DN A 序列进行探查，判断其是否发生异常和疾病，也逐渐变成常规方法。

分子探针的本质是一段基因序列或 DNA 序列。根据核酸碱基配对规则，如果两个基因或 DNA 序列是相同的，则核酸链会双双配对，形成分子杂交。通常分子探针需用放射性同位素或别的替代物做上记号（专业上叫“标记”），放到反应体系中与被鉴定 DNA 一起作用。如果后者存在与探针相同的序列，可形成分子杂交，杂交体上就含了探针序列。由于探针上有记号，只要采用能显示记号的方法就可探知其杂交体的存在了。

分子探针是基因诊断必不可少的工具。

地中海贫血的分子水平研究

地中海贫血（简称地贫）是异常血红蛋白病的一种类型，其分子基础是珠蛋白基因的缺失或表达障碍所致珠蛋白合成量减少或完全缺乏。α 地贫主要涉及 α 珠蛋白基因的缺失，β 地贫则主要涉及 β 珠蛋白基因表达障碍，其基因本身是完整的。

一、α 地贫

人 α 类珠蛋白基因在染色单体上的排列顺序是：$5'-\zeta-\psi\zeta-\psi\alpha-\alpha_2-\alpha_1-3'$，总长度约 40kb。就一个单体型而言，α 地贫基因主要有三种类型：①两个 α 基因皆缺失（－－/），称 α 地贫 1。②缺失一个 α 基因（－α/），称 α 地贫 2。③两个 α 基因都存在且结构基本完整，但表达水平大大降低（$\underline{\alpha\alpha^T}$/），称非缺失型 α 地贫。α 地贫 1 与 α 地贫 2 双重杂合子（－α/－－）及 α 地贫 1 与非缺失型双重杂合子（$\underline{\alpha\alpha^T}$/－－），其 α 珠蛋白合成均严重减少，β 珠蛋白则相对过剩而聚合成血红蛋白 H（β_4），导致溶血性贫血。α 地贫 1 纯合子（－－/－－）则完全不能合成 α 珠蛋白，导致 Bart′水肿胎儿综合征，胎儿通常在出生前就窒息死亡。利用限制性内切酶图谱分析、珠蛋白基因克隆及 DNA 序列分析等技术，已对几种 α 地贫基因的组织和结构的改变作了深入的研究。α 地贫 2 基因有两种类型，一种是缺失了涉及 α_2 和 α_1 基因的一个约 3.7kb 片段，称为右侧缺失型；另一种是缺失了 α_2 基因及周围区域的一个约 4.2kb 片段，称为左侧缺失型。已报道的 α 地贫 1 有 4 种类型的缺失：①缺失了包括 ζ、ψζ、ψα、α_2 和 α_1 基因 5′非编码区序列及编码区第 1 至第 56 密码子在内的片段（约 25kb），残余的 α_1 基因无功能。②缺失了 ψζ、$\psi\alpha_1$、α_2 和 α_1 基因，但 ζ 基因完整。③缺失了 $\psi\alpha_1$、α_2 和 α_1 基因，保留了 ζ 和 φζ 基因。④缺失了 α_2 和 α_1 基因 5′侧共 5.2kb 片段，残余的 α_1 基因无功能。

非缺失型 α 地贫基因的改变情况比较复杂，目前研究得还不够充分。近来报道了一例 α_2 基因第 1 内含子 5′切接位点处缺失 5 个核苷酸，该例 mRNA 前身物不能被正常切接，从而不能形成成熟的 mRNA。另一例发现在 α_2 基因第 125 密码子发生了点突变，产生的突变氨基酸正好位于 α_1 与 β_1 珠蛋白邻界的 H 螺旋区，防碍了 α_1－β_1 二聚体的形成。以上两种情况是否为非缺失型 α 地贫基因变化的普遍规律，尚需进一步研究。

此外，也发现了一些新奇的 α 类珠蛋白基因簇排列。1980 年 Higgs 等发现在一个威尔士家庭中有三个成员其双倍体细胞中含有 5 个 α 基因，即有一条染色体含三个连锁的 α 基因（ααα/αα）。1982 年 Sancar 等在美国黑人中发现三重 α 基因与 α 地贫 2 杂合子（ααα/－α）。吴冠芸等在一例中国人中发现三重 α 基因与 α 地贫 1 杂合子（ααα/－－）。

对 α 地贫目前尚无根治办法。一个积极的措施是开展产前诊断，杜绝患婴出生。国外多采用妊娠 16～20 周的羊水细胞 DNA 作限制酶图谱分析。方福德实验室建立了从妊娠 7～9 周孕妇取绒毛膜滋养细胞，提取 DNA 后，分别用 α 和 ζ 两种探针进行限制酶图谱分析，此法用于产前诊断比单用 α 探针作类似分析更具优越性，主要的优点是：①可把诊断时间提前到妊娠早期。②可更准确、可靠地检测出多种类型的 α 地贫。

二、β 地贫

β 类珠蛋白基因在染色单体上的排列顺序是：5′－$\psi\beta_2$－ε－Gr－Ar－$\varphi\beta_1$－δ－β－3′。β 地贫 β 基因的表达显著降低者叫 β^+，完全不表达者叫 β^0。

1. β^+　大部分患者红细胞中 β_{mRNA} 量明显下降，但转录是正常的，β_{mRNA}的稳定性也无变化，故可认为转录后加工异常。在一些病例中已发现异常切接产物，如果将 β^+ 基因克隆后在无细胞体系或 HeLa 细胞中让其表达，也发现表达出来的 mRNA 有 90% 左右为异常 mRNA 而不是 β_{mRNA}。除此之外，也曾从 β^+ 患者的克隆化 β 基因序列中发现 TATA box 中的 CATAAAA 点突变为 CATACAA 及上游区其他控制序列的点突变，这些突变均使 β 基因的转录效率大大降低。

2. β^0　其分子缺陷复杂多样，到目前为止，已发现以下不同的情况：①转录缺陷。②转录后加工异常。③翻译缺陷。④起始密码突变。⑤3′非编码区缺失及额外序列插入。⑥无义突变。⑦移码突变。⑧β 基因 3′末端缺失（个别病例）。这些分子缺陷均致使 β 基因的表达完全受抑。

值得指出，自 1982 年以来，有关地贫 HnRNA 切接异常的研究获得了突出的进展，认识到在珠蛋白基因中存在隐蔽切接位点（cryptic splicing site），丰富了人们对正常切接机制和病理状态下切接异常的了解。迄今至少在 β 地贫中已发现下列各种异常切接类型：①内含子中非切接位点的突变形成新的切接位点。②内含子 5′切接位点突变激活了内含子中的隐蔽切接位点。③内含子 5′切接位点突变同时激活了内含子和外显子中的隐蔽切接位点。④内含子中非切接位点的点突变激活了内含子和外显子中的隐蔽切接位点。⑤内含子中非切接位点的点突变形成新的 5′切接位点并同时激活内含子中的隐蔽 3′切接位点。⑥内含子 5′端缺失激活了外显子中的隐蔽切接位点。

人在出生后 γ 基因即失活，而 δ 和 β 基因立即表达，可见 Aγ 和 δ 基因之间存在一个“开关”，它使 γ 基因处于关闭状况。在临床上，胎儿血红蛋白 γ 持续存在症者此开关丢失，造成 γ 珠蛋白持续不断地合成，尽管此种人无 β 珠蛋白的合成，过量的 γ 珠蛋白却可补偿所缺 β 珠蛋白的作用，故其无任何临床症状及血液学异常。可能由于受到此症的启发，有些分子生物学家和血液学家利用 DNA 甲基化与基因表达具有反关系的性质，尝试用去甲基化剂 5-氮杂胞苷（5azac）打开这个开关，促使 γ 珠蛋白合成。1982 年 12 月有两个实验室报告了 5-a3ac 对人和狒狒镰状细胞贫血及 β 地贫的试验结果，获得了预期的效果，这种尝试的成功在国际上引起了很大的轰动，有的专业杂志还专门为此发表社论，称赞这一研究成果是第一次用基因操纵的方法达到临床控制效果的事件，是一种新的思路的胜利。当然，5-azac 是否能推广应用于临床，还要取决于它是否有毒性、致癌性及其他不良的生物学作用。

最后，由于 β 地贫主要的分子缺陷不是基因缺失，故在其产前诊断中不能像 α 地贫那样仅做一个限制酶图谱即可。目前广泛采用的策略是利用对 β 地贫患者家系成员（主要是患者及其父母）作 7 个 β 类基因多态性酶切位点的单体型（haplotype）分析，确定双亲染色体中哪条单体含有致病基因，然后对羊水细胞或绒毛细胞进行单体型分析，就可确定胎儿是否含有致病基因。

（原载于“生命的化学”1984 年第 4 期）

蛋白质工程

蛋白质工程通常被称为第二代基因工程。基因工程是在基因水平上操纵其产物——蛋白质的结构和功能，蛋白质工程则是在蛋白质水平上操纵其结构和功能。

蛋白质是一类具有不同空间立体结构的生物大分子，就是因为这些不同的空间结构，造成各异的生物活性和功能。蛋白质由氨基酸串联而成，氨基酸有 20 多种，采用什么氨基酸和采用多少氨基酸，都会表现出不同的生理功能。另外，氨基酸串好后并不像糖葫芦那样规整一律，而会在空间拐弯、伸展、折叠、卷曲、分枝，这些空间结构的千变万化必定伴随着生理功能的千变万化。蛋白质还可与糖类组成糖蛋白，与脂质组成脂蛋白，这些蛋白质与其所在的细胞的信息传递、交通（细胞膜上的糖蛋白俗称细胞天线）与心血管功能密切相关。

现在人们已经知道，在一定环境条件下蛋白质分子中某些氨基酸（哪怕只一个）的成份发生改变（称变异），或空间结构的微小改变，都会产生严重后果，导致疾病发生。如血红蛋白的上述变异造成了各种血红蛋白病；糖尿病患者的胰岛素（一种蛋白质）发生了变异；癌症患者某些癌基因产物（蛋白质）也发生变异等等。但是，科学家们对于蛋白质的结构与功能的关系知道的具体细节还很少。蛋白质工程就是要把对人类较为重要的蛋白质的特定结构进行人为的改造，使之变异，再研究这一变异所产生的效应。如果确知某一特定结构具有某一特定的生理功能，就可进而人工合成具有该特定结构的蛋白质或多肽，用于特定的目的。

蛋白质工程的威力和前途是无穷的，在今后相当长时期内将成为最受瞩目的生物高技术。

塑造完美的生命
——DNA 重组技术的现在与未来

现在似乎可以这样说，生命科学的异军突起主要归功于 DNA 这匹“黑马”。知道了 DNA 这个真谛所在后，生命科学家首先想到能否在某些与人类利益密切相关的方面打破自然遗传的铁律，让种瓜者既得瓜又得豆，让患病者的基因“改邪归正”以达治病目的，让不良来源的基因片段进行“嫁接”以产生新品种和新品质，凡此种种，充满了科学幻想和诱惑力。但幻想真的变成了奇迹，这是发生在 20 世纪 70 年代初的事实。实现这一科学奇迹的科技手段就是 DNA 重组技术。

顾名思义，DNA 重组技术就是采用人工手段将不同来源的 DNA 片段（含某种特定基因）进行重组，以达到改变生物基因型和获得特定基因产物的目的的一种生物高技术。20 世纪 70 年代中后期由于出现了工程菌，以及实现 DNA 重组和后处理都有工程化的性质，故基因工程或遗传工程作为 DNA 重组技术的代名词被广泛使用。80 年代初，由于基因工程需重组 DNA 多拷贝复制，建立无性系，故“分子克隆”又被用作 DNA 重组技术的另一个代名词。目前，基因工程还包括基因组的改造、核酶序列分析、分子进化分析、分子免疫学、基因克隆、基因诊断和基因治疗等内容。可以说，DNA 重组技术创立多年来所获得的丰硕成果已经把人们带进了一个不可思议的梦幻科学世界，它给了人类打开生命奥秘和防病治病“魔盒”的钥匙，它为工业提供了光辉灿烂的奖品，它使农业从肥料和杀虫剂的束缚中解放出来，它还给世界一个清新的生态环境。

DNA 重组技术已经取得的成果是多方面的，这里仅作简要介绍。迄今，DNA 重组技术最大的应用领域在医药方面，包括活性多肽、蛋白质和疫苗的生产，疾病发生机制、诊断和治疗新基因的分离以及环境监测与净化。许多活性多肽和蛋白质具有治疗和预防疾病的作用，它们都由相应的基因所产生，但在组织细胞内产量极微，这使得采用常规方法很难获得足够量供临床应用。基因工程则突破了这一局限性。大量生产这类多肽和蛋白质，迄今已成功地生产出胰岛素（治疗糖尿病和精神分裂症）、干扰素（抗病毒剂，对血癌和某些实体瘤有疗效）、人生长激素（治疗侏儒症）、生长激素释放抑制因子（治疗肢端肠大症和急性胰腺炎）等百余种产品，其中许多已成为临床治疗的有力武器，并创造了显著的经济效益。例如在基因工程药物中销售额雄居榜首的红细胞生成素疫苗是预防和治疗流行性疾病和其他严重疾病的“杀手锏”。基因工程技术可以根据病原体的抗原分子群，将它们的基因重组在一起导入大肠杆菌（工程菌），使该菌成为制造混合抗原的工厂。基因工程还可将有关抗原的 DNA 导入活的微生物，这种微生物在受免疫应激后的宿主体内生长可产生弱毒活疫苗，具有抗原刺激剂量大、持续时间长等优点。正在研制的基因工程疫苗有数十种之多，在细菌方面有针对麻风杆菌、百日咳杆菌、淋球菌、脑膜炎双球菌、传染性腹泻菌、链球菌、绿脓杆菌、梅毒的疫苗，在病毒方面有针对乙型肝炎、甲型肝炎、带状疱疹、巨细胞病毒、单纯疱疹、流感、轮状病毒、人免疫缺陷病毒、乳头状瘤病毒的疫苗，在寄生虫方面有针对疟原虫、利什曼原虫、血吸虫、锥虫的疫苗，在真菌方面有针对曲霉菌、念珠菌和组织胞浆菌的疫苗。美国早在 20 世纪 80 年代就批准乙型肝炎疫苗上市，我国乙肝病毒携带者和乙肝患者多达一二亿，这一情况促使我国自行研制成功乙肝疫苗，取得了巨大的社会效益和经济效益。对肿瘤疫苗的研制一直是肿瘤防治中的关注热点。一般认为，肿瘤细胞由于抗原性太弱而逃避了机体免疫系统对它们的追杀，因此，用 DNA 重组技术将某些具有抗原性的蛋白质基因导入肿瘤细胞可增加其抗原性、被免疫系统所识别并杀灭之。目前这类肿瘤基因工程疫苗已在临床试用，主要用于黑色素瘤、肺癌、宫颈癌和白血病的防治。抗体是人体免疫系统防病抗病的主要武器之一，70 年代创立的单克隆抗体技术对此虽然发挥了重要作用，但由于人源性单抗很难获得，使得单抗在临床上的应用受到限制。为解决此问题，近年来采用 DNA 重组技术已获得了人源性抗体，这种抗体既可保证其与抗原结合的专一性和亲合力，又能保证其正常功能发挥。目前已有多种这样的抗体在临床试用，如抗 HER－2 人源化单抗治疗乳腺癌已进入临床应用，抗 IgE 人源化单抗治疗哮喘已进入临床试验。将毒素或改造的毒素基因与抗体可变区或细胞因子基因融合后制备的重组免疫毒素，克服了用抗体和常规化学连接方法制备免疫毒素的缺点，目前已获得多种重组免疫毒素，用于自身免疫性疾病（如类风湿关节炎等）、恶性肿瘤和骨髓移植排斥反应的防治。抗生素在治疗疾病上起到了重要作用，随着抗生素数量的增加，用传统方法发现新抗生素的几率越来越低，为了获取更多新型抗生素，采用 DNA 重组技术创制新抗生素已成为重要手段之一，目前已获得数十种基因工程“杂合”抗生素，为临床应用开辟了新的药物研制途径。值得指出的是，以上所述基因工程多肽、蛋白质、疫苗、抗生素等作为防治药物，不仅在有效控制疾病，而且在避免毒副作用方面往往优于传统方法生产的同类药品，因而更受人们青睐。

上已述及，人类疾病都直接或间接与基因相关，故近年来产生了疾病新概念，即认为所有疾病都是“基因病”。既然疫病与基因相关，在基因水平上对疾病进行诊断和治疗，可取得特异性强、灵敏度高、简便快速的目的，不仅可得到病因诊断而且可以治本又治标。在基因水平进行诊断和治疗在专业上叫基因诊断和基因治疗。实施基因诊断和基因治疗的主要技术手段就是 DNA 重组技术。由该技术制备各种基因探针，可对各种致病基因和疾病相关基因进行探测，确定其是否会患病或患病的几率，也可对胎儿进行产前基因诊断，以确定是否终止妊娠，这对于提高人口质量大有好处。目前基因诊断作为临床第四代诊断技术已被广泛应用于遗传病、肿瘤、心脑血管病、病毒细菌寄生虫病和职业病等的诊断，成为临床的生物高技术。目标基因与基因载体通过 DNA 重组技术可以形成具有特定功能的重组体，以补偿失去功能的基因的作用或增加某种功能，对异常细胞进行矫正或消灭，此即为基因治疗。在理论上，基因治疗是治本而无任何毒副作用的疗法，目前国际上有100多个基因治疗方案正处于临床试验阶段，其中少数方案自1990年以后被批准正式用于临床，取得了一定成效。但是，总的来看，基因治疗在理论和技术上还有一些难题尚待解决，离大规模应用还有一段不小的距离。不论基因病或基因诊断、基因治疗、研究疾病发生机制，最关键的前提条件是要拿到特定的疾病相关基因，目前常用的分离基因的策略有功能克隆、定位克隆、候选定位克隆和表型克隆等，这些策略中的基本技术方法都离不开DNA重组技术。

环境保护是人类面临的重大课题。用DNA重组制备的基因探针可以充当环境监测的尖兵。例如，它可监测饮用水中病毒和细菌的含量，灵敏度和精确度极高。它还可实行基因跟踪，在鉴定带菌者和预告流行病发生方面发挥作用，为疾病预防提供科学依据。DNA重组技术也可用于环境污染的清除，如把不同假单孢杆菌的4种不同质粒（小环状DNA）重组成一个超级质粒，导入一种细菌，使该种菌成为超级菌，这种超级菌能在原油中迅速繁殖，并在浮游过程中快速降解烃类物质，除去污染水面和地面的石油。

基因工程技术对农业发展具有举足轻重的作用。众所周知，农作物育种有两个难题长期未能解决，一是要培育一个新品种需要很长时间（用有性杂交法通常需4~8年），二是无法逾越物种之间的屏障。DNA重组技术能够打破物种间的屏障，使不同作物品种实现杂交，并可在短期内培育出新品种。已发现一种叫苏云金杆菌所分泌的毒素蛋白能杀死植物毛虫，科学家已得到这种毒蛋白基因，并且通过基因工程技术将该基因导入植物，使其成为转基因植物，由于该转基因植物叶片表达毒蛋白，使害虫咬食叶子后中毒而死，效果很好。我国亦通过类似方法成功培育出含毒蛋白基因的转基因棉花，能有效地毒杀棉蛉虫，大田试验效果极佳。有一种叫aroA的基因，其突变产物能对抗除草剂，若将突变的aroA基因导入作物中使其成为转基因作物，则可成为抗除草剂作物。在种植这种作物的田里喷洒除草剂，只杀死杂草而不损伤作物。农作物的丰产与肥料关系很大。氮、磷、钾是主要的肥料，其中以氮肥的需求为最大。豆科植物根部有共生的根瘤菌，而根瘤菌含有固氮基因nif，可将空气中的氮固定在菌体内，转换为氮肥，这类植物无需施氮肥即可生长。但是大多数植物没有根瘤菌，需人工施氮肥。基因工程师们据此正在寻找类似的共生系统，以使小麦、水稻和其他农作物也长根瘤菌，其方法有二：一是将 nif 基因转移至合适的菌株、酵母或藻类中，它们与作物共生期间可因固氮基因 nif 的作用而源源不断提供氮肥，这一设想已有成功先例。二是直接将固氮基因导入作物植株中，希望在无需上述共生系统的条件下作物本身就能共生固氮。粮食作物果实的营养价值的主要指标之一是蛋白质的氨基酸组成，许多作物不含人体必需氨基酸，要改变这种情况，应从改造种子贮藏蛋白质基因入手，使这些蛋白质基因产生的蛋白质具有合理的氨基酸组成。另外，更为简捷的办法是针对某种作物缺乏某些必需氨基酸成分，人工设计和合成能表达含这些氨基酸的蛋白质的基因，将其转移至作物种子中。根据以上的思路，科学家们已经在玉米、土豆、菜豆及其他一些作物上进行了探索，取得了初步的结果。

世界上有很大面积的沙漠、干旱、高温、低温和盐碱地，在这类地区，作物生长很困难。基因专家发现在这些恶劣环境下尚可生长的植物中存在抗逆基因，如抗旱基因、抗盐碱基因、抗冷基因和耐高温基因等等，他们并对其中某些基因进行了克隆、分析和抗逆试验，如果这一问题得到解决，则高寒和干旱、盐碱地区的人们照样可长年种植粮食、蔬菜、水果。

DNA 重组技术在工业上也展示了美好的应用前景。通过 DNA 操纵可以得到不同类型的基因工程菌，其中有些工程菌可把低品位矿石或废矿石、废矿渣中的金属富集起来，有的还可对富集的金属进行化学转化。科学家们已经采用这种技术从贫矿和废矿石中提取了铀、铜、金属硫化物和镍等。乙醇是一种极重要的工业原料。工业上的乙醇是通过葡萄糖发酵来制造的，但通常转化率很低（10%左右）。基因工程师正在研究和制备这样的工程菌：它既可成倍地提高由葡萄糖转化为乙醇的效率，同时又可将纤维素转化为葡萄糖，为高效高产量的乙醇生产提供一条切实可行的途径。

在我们衣食住行医等日常生活中，已经和将要接触到越来越多的基因工程产品。以食为例，众多的转基因粮食、水果、蔬菜、禽畜和水产已不知不觉地上了人们的餐桌。因此，说 DNA 重组技术是对世界的变革并不过分。该技术除了继续在上述各方面发挥作用外，在今后可预见的时期内，将会呈现何种发展趋势呢？概括起来说，主要有4种走向：①基因工程技术的发展必然产生第二代基因工程——蛋白质工程。基因工程几乎可以随心所欲地改造DNA，这意味着它可改造生命、创造生命。但是表现生命现象的具体体现者是蛋白质（DNA或基因是操纵者）。蛋白质的构造与其功能活性关系甚大，蛋白质工程就是通过工程手段来研究、改造和确定构造与功能的关系。知道了这种关系，就可有目的地用基因工程技术制备特定蛋白质用于特定目的。有了第一、二代基因工程技术，人们有可能根据不同的需要设计和创造出世界上原来不存在的新基因、新蛋白质和各式各样用途不同的产品。②基因工程与其他生物技术的相互渗透和配合是生物高技术发展的基本要求。基因工程作为一项高技术，在创造和生产产品过程中单靠本身一种技术是不够的，必须与酶工程、细胞工程、发酵工程、微生物工程、化学工程，以及计算机技术等配合协作才能有大作为。③NDA重组技术将参与现代生命科学重大前沿课题的攻坚战，这些重大课题是：人脑工作原理、发育机制和后基因组计划，特别是“遗传语言”的破译等。这些重大课题的任何突破都将引起信息科学、生命科学等自然科学的革命，也将给社会带来新的观念和变革。④DNA重组技术与其他生物技术的结合和应用必定超越陆地，走向海洋，超越地球，走向宇宙空间。海洋是一个广阔的水世界，生活着千千万万的脊椎动物、无脊椎动物和微生物。海洋蕴含着人类所需要的一切物质，只是目前尚未被充分利用。基因工程针对海洋生物可开发出巨大的海洋产业。宇宙空间特殊物理环境条件可使生物反应有异于在地球发生的反应，并且具有某些优良的性能。利用此性质可以在太空生产基因工程产品，这种生产具有周期短、产品纯度高和成本低等特点，相信不久的将来由“太空工厂”生产的药品、食品和其他工业产品将会造福于人类。

DNA重组技术的创立是人类智慧的骄傲，它像一个“魔盒”，人类想要什么从中就能得到，在相当程度上圆了“心想事成”的梦。但是必须看到，DNA重组技术带给人类的除了财富和利益外，还有一系列科学的、伦理道德的、社会的和法律的问题。对于后者，科学家和社会各界人士应予足够重视。限于篇幅，这里就不展开讨论了。

（原载于“光明日报”1998年2月24日，3月3日）

第五篇　科学与伦理

生命伦理学的发展道路

生命伦理学是在现代生物医学技术取得革命性进展和人类对自身的价值观念发生改变的情况下应运而生的。它的研究对象是现代生物医学和生命科学中的伦理学问题，主要探讨由基因工程、生殖工程和器官移植等新技术所引致的一系列伦理、法律和社会问题。问题的复杂性和艰巨性在于生命伦理学必须在现代技术－人－社会这些连锁对象之间寻求合乎理性的伦理概念和规范，而这些对象之间的跨度又是如此之大！本文试图对生命伦理学的一些主要问题作一介绍，并就目前存在的重大分歧、问题缘由和解决办法提出个人的初步看法。

一、伦理之争：现状

（一）关于基因工程

基因工程是对生物（包括人）遗传物质进行人为操纵、重组，以获得新的生物品种或产物的技术。由于关系到生物和人类的遗传稳定性和生存等攸关大事，这种技术刚刚起步时一系列伦理问题就被提了出来。归纳起来大致有下列几方面：

1. 遗传重组的杂种生物或重组体从实验室泄逸到外界对人类的潜在危险性。人们担心，杂种生物的泄逸会引起生物公害，破坏生态平衡，造就侵害人类的新病种，使人类获得各种抗药性。

2. 基因工程可以很容易地打破自然条件下壁垒森严的生物屏障，使种的纯洁性和隔离性在一定程度上不复存在。

3. 基因工程所提供的珍稀药品、诊断和治疗方法（基因诊断和基因治疗），与人及社会挂钩后可能产生技术－社会综合征：社会不公，不能普遍享用；在医学中应用则可能产生无法预料的重大失误。

以上问题涉及人的生存、人的尊严和平等，以及人的纯洁性等重大伦理问题，所以牵动着公众、科学家、伦理学家和社会团体乃至各国政府部门的注意力。在许多国家，针对基因工程而制订的伦理规范和法律法规相继出台，并不断有所修改。在某些发达国家，基因工程的新研究项目须在公众委员会、伦理委员会、政府和主管部门的联合监督之下进行工作，以便及时对可能出现的伦理问题进行咨询、论证和检验，确保安全。到目前为止，尚未发现基因工程技术给人类带来什么坏的影响，故有些科学家认为一定需要公众和伦理的监督，但很多人（包括生物学家）仍坚持这样的观点，即基因工程的潜在危险性须在二三十年后才能见分晓，现在作结论为时过早。看来在这个问题上稳妥一点并无坏处。

（二）关于生殖工程

现代人类生殖工程主要有三种形式：人工授精、胚胎移植和体外孕育。人工授精是用人工手段将精子注入女子子宫使其受孕。胚胎移植是将精子和卵子在体外授精变成早期胚胎后移植于子宫内，使其发育至胎儿并分娩，此亦谓之“试管婴儿”。体外孕育则是胚胎在人工子宫中生长发育。据估计，世界上现每年经人工授精而出生的婴儿达数万，“试管婴儿”每天诞生一个。生殖工程的各种新技术不断涌现。应当看到，生殖工程会给人类带来许多好处。它可有效地解决不育夫妇或有遗传缺陷的人获得子女的困难；也可使人们有意识地避开环境中致突变、致癌、致畸物的可能影响，以保证优生。不过生殖工程所引起的伦理讨论也最为强烈，主要有三方面：

1. 不育夫妇生育权的使用问题　不育夫妇不能通过自然生育过程获得子女，通过生殖工程的帮助则可获得。问题主要是夫妇之间是否能容忍对方使用生育权。借助生殖工程获得的子女与不育夫妇双方或一方可能无血缘关系，这对注重血缘关系的人会造成精神痛苦。还有，不育夫妇在选择精子或卵子供体时可能产生分歧，比如一方喜欢健美型，另一方则喜欢智力型。在这些情况下，夫妇双方在权利与伦理之间应作何种选择？选择的原则是什么？不少人认为，权利与伦理的折中及双方协商一致是解决不育夫妇之间使用生育权的最好选择。

2. 关于人伦关系的模糊和混乱 生殖工程打破了通过性交生殖的自然过程，使生育与结婚紧密联系的传统概念发生变化，降低了自然生殖过程在夫妇关系中的重要性。这无疑是对传统的生育观、家庭观直至权利与义务观的猛烈冲击，影响到社会心理和法律规范，同时使某些人伦关系模糊起来。生殖工程虽不是商业性的交易，但也有一定的报酬授收关系（如一个卵子值5 000美元），这容易给惟利是图者钻空子而大兴滥卖精子、卵子，滥用人工授精或胚胎移植之风。除医学道德外，还有法律和社会心理承受能力等问题。例如，从法律讲，夫妻生育后代是正当的，非夫妻生育是不正当的。从医学生物学讲，夫妻生育最根本的一点是夫精妻卵遗传物质的结合。生殖工程的出现有可能造成生物学意义上的一夫多妻和一妻多夫现象。某些诺贝尔奖获得者及某些女明星的精子或卵子成为求子者“众矢之的”即为明证。法律在如何调节生殖工程的社会学效果和生物学效果之间的不统一，在既不压制新技术又不使其泛滥成灾方面真有很多事要做。

如果生殖工程牵涉国际间、民族间的交联，引出的伦理、法律和社会问题会更多，如民族，肤色、国籍、父母、继承等关系的确定等等，这里不拟论述。生殖工程中使用冷冻技术可能使人伦关系进一步复杂化。精子卵子和胚胎可以在液氮中长期冷藏保存使用，若隔代使用，有可能发生令人啼笑皆非的事。

3. 胚胎有权利吗？ 要回答这个问题首先需要确定“胚胎是不是人”。可惜这是伦理学中的一个悬案，至今未决。目前国际上对处置胚胎的规定很不相同，如美国禁止任意处置胚胎，英国和澳大利亚则规定在胚胎发育14天之内可进行任何处置，14天以后严禁处置，违者将受罚款或判刑，原因是14天之后的胚胎开始形成神经系统，对疼痛和外部信息开始有反应。

生殖工程与基因工程相结合可实现人类与动物遗传物质的重组、杂交及繁殖，用这些方法培育出来的胚胎和成人可能具有某些遗传优势或独特品质，但这些新技术的产儿该如何确定其人伦关系呢？社会心理能否承受？实施这类技术时遇到的伦理障碍是相当大的，因此在今后相当一段时间内进展将是缓慢的。

4. 生殖工程与社会不公　在国外，“试管婴儿”技术产生之后，随着出现了一批“母亲替身”，一般情况下做一次“母亲替身”至少可获得10 000美元的报酬。但这只是在正当条件下才是合理的。不少人担心，如果“母亲替身”走上商业化道路的话，必将产生“母亲替身”大军，形成社会不公和两极分化也就在所难免，到那时富人可用金钱雇人受十月怀胎和生育之苦，而穷人为了生计不得不去当“母亲替身”。

（三）关于器官移植

现代医学的重要进步之一是器官移植技术在临床实施并成功地挽救和延长了患者的生命。现在，发达国家已能在几乎所有人类器官和组织上施行移植术。但是器官移植所带来的伦理学问题也很严峻。鉴于此，一些国家在推行器官移植中遇到了重重阻力，日本就是典型例子。器官移植中的伦理问题大致有：

1. 关于“死亡”的定义　传统医学认为心跳停止和呼吸停止即为死亡。器官移植可以换心换肺，使本来属于“死亡”的人回生。这样问题便产生了：传统的死亡概念还适用不适用？较多的人认为，由于器官移植的成功，传统的“死亡”定义已过时，面对现代科学新形势，应当重新定义。“脑死亡”的死亡概念就是在这种情况下被提出来的。这一概念有可能逐渐取代原来的概念，但目前仍有一些国家和生命科学家并不接受。看来器官移植的出现给伦理学出了一道难解的题：什么是死亡？对“死亡”的定义不是笔墨之争，而会影响到许多方面。例如，若确定一个人为“死人”，可将其火化、安葬。若是活人则绝对不可以这样做，可见“死亡”定义何等重要。在法律上，死人无选举权、被选举权、刑事责任和纳税等权利和义务，如“死亡”界限划分不清的话，就无从确定是否应给予这些权利和义务。实际生活中曾有过这种事例。

2. 器官供体选择的伦理问题　器官供体可以是成人、胎儿及人工器官。对前两者的选择有不少人道问题需解决。如一个暴死者或车祸身亡者生前并未留下捐献或出卖其器官的遗言，能否利用其器官？对此，伦理上的分歧甚大。对活人供体的选择，问题更多，因为从一个活人身体上取走一个器官，移植给别人这种事情一般人是不愿意看到的，即使供者完全出于自愿和救死扶伤的情感。胚胎器官来源于终止妊娠的胎儿或体外培养的胚胎，故可将胚胎器官比喻为“人的零部件库”，需要时可任意配用。不过对于使用这些器官移植的“备件”是否道德仍有不少争议。

3. 对行为的可能影响　现已知某些外科手术可致使动作和行为完全或部分地脱离大脑控制。器官植移需在一些要害部位动手术，其对行为的可能的负面影响是存在的，有时甚至不可避免。当器官移植的必要性与其对行为的负面影响发生利害冲突时，我们应当选择何者？

二、伦理杂化与“非人性化”倾向

生命价值观之争是生命伦理学与传统医学伦理学的根本分歧所在。生命伦理学认为，生命的价值在于为他人、为世界作奉献，而高质量的生命（即体魄、技能、智能俱佳）存在是实现上述生命价值的根本保证。高质量生命又从何而来？其中重要的一点是借助于现代生命科学的知识和技术，而现代生命科学的视野已扩展到一切微观和宏观生命过程，人类的生命科学只是作为这个大视野背景上的重要一员而已。这就是说，在考虑提高人的生命质量时，需要采用不同方面、不同层次的综合措施，从而使生命过程具有杂化和“非人性化”倾向，这也决定了生命伦理学必然带上杂化与“非人性化”色彩。可以把“杂化”理解为在遗传物质结合或产生生命的形式方面不同于自然生命过程的现象过程，把“非人性化”理解为除“杂化”含义外，还包括通过生物新技术对生命体造成的干预或损伤。在人类生命全过程中，都可由于现代生命科学新技术的介入而呈现杂化与“非人性化”倾向，基因工程中的遗传重组和无性繁殖，基因治疗中对人基因的修正，生殖工程中的“试管婴儿”、人工授精、胚胎移植、冷冻精子、体外孕育和性别选择，器官移植中对人供体的选择等等，无不如此。随着现代科学的不断发展，生物医学新技术必将不断涌现，从而必定对人的生命过程进行更全面更大规模的干预和影响。正因为如此，人类生命质量的优化与提高是必然的，伦理的杂化和非人性化倾向永远不会消失。

三、生命伦理学的发展道路

由上可见，生命伦理学中的争论是无止境的，想从争论中得出固定的答案也不现实。何故？因为争论产生于新旧观念，观念产生于一定社会和科学技术状态，科技的应用又造成了杂化与“非人性化”倾向，而科技的应用和发展不会因争论而停顿，它必然向更深层次、更广的面延伸，并引出更多更新的争论题目来。应当承认，生命伦理学是在不断前进的，这是因为在新技术与观念论争之间架有一座“社会实践”的桥梁。任何一项生物医学新技术出现之后，总有一部分人挺身而出，大胆试验，从中获得经验教训并对由技术引发的伦理问题进行检验。经过这种实践检验后，对有的伦理之争可能会逐渐取得一致看法，对有的伦理问题则可能会在更高层次和不同角度提出新的看法。

随着科学技术和社会的进步，人们对“人性”的理解会逐渐趋向多元性和包容性，现时的“非人性化”倾向随着时间的推移将变为“人性化”内容。同时，随着技术的发展，人类生命过程的人为干预和“非人性化”倾向将愈来愈增强，对此社会应有足够的心理准备。伦理学工作者有必要引导人们以理性的态度去对待新出现的生命伦理学问题，就是要面对现实，实事求是，顺其自然。在新的生物医学技术应用与人们的观念发生矛盾时，既要尊重技术，又要尊重人，让时间和实践去化解矛盾，并不断求得技术的进步和人们观念上的更新，这就是生命伦理学发展的正确道路。

（原载于“科技导报”1990年第1期）

人类基因组研究面临严峻伦理问题

人类基因组是一个浩瀚的遗传信息库，它包含着 3.0×10^9 个核苷酸，如果把由核苷酸组成的基因组一级结构印在书上，以每页 1000 个字，每本书 1000 页计，需要 1000 本书才能把它全部记录下来。为了解决人类基因组的“结构”问题，国际上产生了人类基因组计划，我国也在“八五”期间启动了中国的基因组计划。基因识别和基因功能鉴定等研究将会给人类带来极大的好处，有利于与疾病相关基因的分离鉴定，有利于人类疾病的诊断、治疗、预防水平和健康水平的提高，也将大大地推进医学模式的转变。

但是，人类基因组研究也将面临严峻的伦理问题。笔者认为主要有以下几个方面。

一、遗传信息的隐私权问题

人身自由和隐私权都是人的权利和尊严的内容。那么来源于一个人的体细胞或配子细胞的遗传信息是否享有同样的权利和尊严呢？在伦理学界，对这一问题的回答基本上是肯定的。这是因为人类基因组与人的健康水平、疾病状况、社会生存条件和法律地位等关系太密切了。人类基因组计划中的一个主要目标是绘制遗传连锁图，其方法是通过家系分析，测量不同性状一起遗传（即连锁）的频率，从而在整体水平上对遗传模式进行作图，描述基因和 DNA 标志的排列。因此，遗传连锁图对某些家族来说，可能包含预警信号——该家族对某一种疾病具有易感性，罹患该种疾病的几率相对较大。这时问题就会产生：充分尊重遗传信息的隐私权呢，还是向该家族发出预警信号，甚至采取保护性、预防性措施？有人认为应以实行隐私权为主，只有当医学上确定会出现严重的、不可避免的疾病时，才可解除保密，告知当事家族（目前所有用于基因组计划研究的细胞和 DNA 材料都不公开来源）。但事实上这很难掌握分寸。比如说，由遗传连锁图分析结果显示到什么程度才算“严重”和“不可避免”？遗传连锁图分析只是给出特定遗传标志与临床疾病之间相关性的统计学意义，对某一易感家族中某一成员而言，也只是有“统计学意义”而已，很难说 100% “准确”。对于具有“统计学意义”的科学结果，为人类或人群进行提醒和“警告”是有其积极意义的，若用以针对某一具体家族和个人，则有冒与隐私权相抵触之虞。如何解决这一矛盾呢？笔者认为最好的办法是进行遗传咨询。遗传咨询完全可以在保密和咨询－被咨询者互相信赖的情况下进行，咨询所得信息可作为咨询者实施婚配、生育以及采取对可能发生的疾病的预防措施时参考。应当指出，实际上，每个人的基因组中都或多或少存在一些“脆弱的”或“不正常”的等位基因，只是对大部分人来说这些“不正常”的基因不表现出来就是了。从这个意义上说，每个人都需要对自己的基因组遗传信息享有隐私权和保密权，同时也需要遗传咨询。那些认为只有遗传病的家族才需进行遗传咨询的看法是片面的。

二、基因组图谱和信息的使用与人的社会权利

人类基因组研究将提供更多现在尚不知道的疾病基因，同时也将提供更多的基因探针，对很多疾病特别是遗传性疾病进行基因诊断（包括产前和胚胎早期的诊断）。由此不仅会引发出上述科学活动与隐私权的矛盾，也会引发出与人们的社会权利的矛盾，如与工作权利、生育权利、父母选择子女性别的权利和获得医疗的权利等等的矛盾。在西方国家，人们估计随着基因组研究的逐步深入，各种企事业单位和政府机构在招聘、雇用人员时不再限于目前的常规身体检查，而被要求进行遗传信息和基因的检查。检查结果有可能给老板提供各种借口对某些类型的求职者拒之门外，失去就业和生

存的机会。现在看来，这种残酷的局面迟早会到来，只是时间问题罢了。所以不少人提出这样的伦理难题：从人们的工作和生存权利考虑，应不应该为了企事业单位和机构的老板以及保险公司老板的利益而对雇聘人员及投保人进行基因组遗传信息检查？对于那些遗传信息检查有一定潜在问题的人们，是否应限制或不允许其工作、婚配和生育呢？如果是这样，人的工作权利、生育权利和婚配自由又将如何保证？

另外，基因诊断适应证和准确率的不断提高势必出现这样的局面：各种疑、难、顽、杂病的诊断易如反掌，但对这些疾病的治疗却难如上青天。这种诊断与治疗“断层”现象不仅使医生处于尴尬境地，也使患者“获得医疗”权利难以从根本上兑现。因此，必须预先估计到诊断超前、治疗滞后可能造成的伦理学困境。也许有人会问，将来基因治疗不是可以解决重大疑难疾病的治疗问题吗？我们说，这种可能性是存在的，但是即使达到了，基因治疗本身也还有其伦理学问题。

三、基因组信息的医学解释与心理压力及名誉损害

就目前而言，人类基因组对人类来说乃是一部“天书”，但就将来而言，这部“天书”终究会变成一部人类遗传信息的“活字典”。到那时，伦理问题可能会接踵而至。例如，从这部活字典里查到某种基因或其变异体与某种疾病有关联，就可能会给携带此种基因或其变异体但并不患病的人们带来灾难性后果。使其一生都在无形的精神压力下度过。有的时候，政府机构或社会团体出于人道主义考虑，可能对那些携带可能致病的基因的人们和家族采取预防保护措施（包括定期检查），这样做反而使被监护的人们或家族感到自卑，承受巨大的社会压力、舆论压力和心理压力。

当人们还处于不能完全准确解释基因组遗传信息的阶段，往往容易片面理解或误解遗传信息与遗传质量和疾病的关系，与个人生命质量的关系，与个人生活质量的关系及与个人健康水平的关系。这样容易造成社会偏见，给某些人的名声带来不好的影响，进而影响到他们或其子女与社会的交往、择偶、找工作、上学等。因此，对于专业工作者和公众，应当具备这样一种态度：实事求是，科学对待。我们应当充分了解遗传信息的科学意义，认真对待，而当事情尚未搞清楚之前，最好不要“对号入座”。

人类基因组研究既是一门基础性科学，又是一门应用科学，最终目的是为人类的健康服务，为医学服务。但是，只有把关心科学和关心人文和社会结合起来，才能保证达到既定的科学目的。

（原载于“光明日报”1998年5月5日）

蛋白质工程

蛋白质工程通常被称为第二代基因工程。基因工程是在基因水平上操纵其产物——蛋白质的结构和功能，蛋白质工程则是在蛋白质水平上操纵其结构和功能。

蛋白质是一类具有不同空间立体结构的生物大分子，这些不同的空间结构，造成各异的生物活性和功能。蛋白质由氨基酸串联而成，氨基酸有20多种，采用什么氨基酸和采用多少氨基酸，都会表现出不同的生理功能。另外，氨基酸串好后并不像糖葫芦那样规整一律，而会在空间拐弯、伸展、折叠、卷曲、分枝，这些空间结构的千变万化必定伴随着生理功能的千变万化。蛋白质还可与糖类组成糖蛋白，与脂质组成脂蛋白，这些蛋白质与其所在的细胞的信息传递、交通（细胞膜上的糖蛋白俗称细胞天线）与心血管功能密切相关。

现在人们已经知道，在一定环境条件下蛋白质分子中某些氨基酸（哪怕只一个）的成分发生改变（称变异），或空间结构的微小改变，都会产生严重后果，导致疾病发生。如血红蛋白的上述变异造成了各种血红蛋白病；糖尿病患者的胰岛素（一种蛋白质）发生了变异；癌症患者某些癌基因产物（蛋白质）也发生变异等等。但是，科学家们对于蛋白质的结构与功能的关系知道的具体细节还很少。蛋白质工程就是要把对人类较为重要的蛋白质的特定结构进行人为的改造，使之变异，再研究这一变异所产生的效应。如果确知某一特定结构具有某一特定的生理功能，就可进而人工合成具有该特定结构的蛋白质或多肽，用于特定的目的。

蛋白质工程的威力和前途是无穷的，在今后相当长时期内将成为最受瞩目的生物高技术。

（原载于“健康报”1993年2月9日）

基因工程的伦理问题

由于基因工程关系到生物遗传性质的改变，特别关系到人类的健康、生存和遗传性质的改变等重大问题，因而随着基因工程的兴起，一系列伦理问题也同时被提了出来，归纳起来，大致有下列一些方面。

一、基因工程生物对人类的潜在威胁

基因工程所产生的杂种分子或杂种生物对人类可能具有广泛的潜在危险性。当杂种分子和生物从实验室泄逸到自然界后，这种危险性就会变得咄咄逼人。首先是对生态平衡的可能破坏。名目繁多的杂种生物逃出实验室或在野外进行生物实验，可能引起生物公害，破坏人类世代赖以生存的生态平衡，甚至有人担心即使是一只“遗传工程毒蜂”的逃逸都可能招致人类的灭顶之灾。正因如此，目前有些很有前途的研究课题仍受到较大的限制。其次，重组质粒和经过基因工程操作过的微生物新型株的逃逸，很可能使人类发生各种抗药性，也可能人为创造出能侵害人类的新病原。如果这种情形出现，不仅所有的抗生素，还可能包括其他许多药物，其临床应用的效果将减小或失去，作为主要医疗手段的药物治疗将出现全面危机；而若新病原可能产生的话，则实验室创造这些新病原的速度远比自然产生为快，届时人类自身产生抵抗新病原的免疫力的速度将远不能及。

不管以上的担心是不是过分，从伦理和社会心理角度来看，问题还是存在的。因此，从20世纪70年代起，西方科学发达国家围绕着上面提到的一系列“可能性”，一直争论不休。从官方、公众到科学家内部，都存在对立的观点和意见，其间曾发生几起由生物学家联名上诉要求有关机构对遗传工程进行限制的事件，社会反应甚烈。特别在美国，近年来这类论争此起彼伏，从联邦政府到州、市政府都频繁召开各种专题会议讨论基因工程的可能影响，并不时作出一些规定。作为防范措施，目前世界各国都接受在基因工程中采取相应的物理防范和生物防范的规则。在发达国家，基因工程的研究通常处于各级伦理委员会、福利健康委员会和公众委员会的制衡之中。虽然这种制衡作有主要通过咨询、听证和社会舆论来实现，并不具法律效力，只是一种伦理规范和舆论而已，但这很重要，可防止大的失误，也可防止少数科学家以“自我管理”为幌子“胡来”。正式的、具有法律约束力的规章制度也时有出台，但随着研究工作的进展常有修改。

二、打破壁垒森严的生物屏障

自然界各种生物种群存在壁垒森严的生物屏障，以保证各自种的纯洁性和隔离性。在天然条件下，生物屏障不可能被打破。生物屏障之所以形成，是因为不同种之间遗传物质DNA不能重组和交换。基因工程利用其掌握的“基因手术刀”，可对任何生物（包括人类）的遗传物质DNA进行“手术”处理，并按照任何一种预先设计的方案把某些基因“缝合”在一起，表现出设计者希望看到的遗传新特性。这意味着，在自然状况下不可能被打破的生物屏障，在基因工程所到之处，变得无坚不摧。基因工程在一定限度内使生物屏障不复存在。这样问题就产生了：如果某些生物DNA片段拼接（重组）后产生出一种危险的“怪物”，此责任谁能承担得起？更有甚者，若把人类与动物的遗传物质进行重组，再以细胞工程和生殖工程方法培育出具有人和动物优良遗传品质的个体，这样的个体仍然属于人吗？其人伦关系如何确定？“人格”和“人的尊严”又该作何理解”等等。显然，基因工程战胜了自然，却埋下了不能回避的伦理纠纷。事实确实如此，当人们欢庆遗传工程创造巨型猪、羊的胜利时，不少人立即联想到巨型人的阴影及由此衍生出来的种种伦理问题。基因工程能打破生物屏障，是否也能打破“人”、“人格”和“人的尊严”的定义？当然目前事态还没有那么严重，因为基因工程的进一步延伸还受到严格控制，在伦理障碍太大的情形之下，新的生命技术的应用、推广和延伸会变得小心翼翼、慎之又慎的。

三、基因工程的社会问题

基因工程会给人类带来好处，不过当它与社会挂钩后，也可能产生所谓的“技术－社会综合征”。经常成为伦理学讨论的综合征就是社会不公。不少人持这样的观点：现代健康和疾病问题主要是经济和社会问题，取决于工作条件、生活条件、环境状况、应激状况、营养和生活方式等因素。现代科技的进步促进了社会文明，同时也播下了“文明病”——心血管疾病。肿瘤、精神疾患、酒精中毒、环境污染引致的疾病……科技的发展不平衡拉开了世界各国的差距，第三世界在未得到物质文明之前却先成为“文明病”的受害者，这是不公的。另外，“文明病”作为现代病又大大刺激了医疗技术的现代化速度，并不断加剧两极分化。在发达国家，基因工程等高技术产品通常只能为富有者服务，因他们花得起钱，穷人无法享受这种服务。因此伦理学界曾从社会和经济两个方面开列出一些“方子”，呼吁让所有生物医学工程的高科技产品和方法服务于全民。基因工程引起“技术－社会综合征”的另外两个方面是“环境影响”和“生物大战”。上已述及，基因工程生物的逃逸有可能对环境和生态平衡造成破坏。对此，有的国家专门颁布基因工程的“环境影响声明草案”和“环境政策法”，要求进行工作前必须提出预估的环境影响报告并提出解决办法，如发现不合要求即撤销研究基金。事实上最大的影响环境的部门是工业。基因工程的商品价值和经济效益已经和正在为工业企业开创一个新纪元，基因工程成为工业企业的摇钱树是不可避免的。问题是，基因工程一旦进入工业企业，其对环境的影响将是巨大的。伦理学家关心的是，人们从工业化的基因工程那里所得到的好处与仅由其环境影响所受到的危害相比较，到底利大于弊还是弊大于利。至于“生物大战”，有人担忧，一旦厉害的杂种生物在自然界顽强繁殖进而威胁到人类，人类将不得不卷入一场“生物大战”，基因工程专家也许要化大气力去研究“生物导弹”，以对付生物顽敌。此外也有人提醒，应防止基因工程为战争目的的生物战服务，这已超出本文论述范围，不赘述。

（原载于“医学与哲学”1990年第2期）

受体与受体病

受体这一名词是在本世纪初叶被正式提出的，意指与某一配体（作用物）相配的接受物或接受体。配体与受体的关系犹如钥匙和锁的关系，丝丝相扣，当两者相配结合时即发挥特定的生理功能，绝大多数的受体实际上是具有一定结构特点的蛋白质分子，分布于细胞膜、细胞浆和细胞核，其中多数存在于膜上。受体与配体既可特异地结合也能分离，具有可逆性之特点。

现已知道，如果受体的数量和质量发生异常，可引起各种疾病，通称受体病。受体病通常分为三类：(1) 先天性异常的遗传性受体病。如先天性男子女性化症是体内缺乏雄性激素受体所致；生长激素不应症（垂体侏儒病）是体内生长激素受体对生长激素没有反应之故等。(2) 受体自身免疫病。如果机体受到外来的与受体结构相似物质或微生物作用，可使受体构型发生改变，从而使机体产生相对应的抗体（即自身抗体），导致自身免疫病，如重症肌无力、突眼性甲状腺肿、支气管哮喘和阿狄森氏病等等。(3) 受体数目和性质改变引起的疾病。如新生儿呼吸窘迫症是糖皮质激素受体减少所致；震颤麻痹症由于脑内缺少多巴胺受体和乙酰胆碱受体结合增加所致等等。

受体与药物治疗效果的关系也很密切。例如，用激素治疗肿瘤时只有患者体内存在激素受体才能奏效；甲状腺机能亢进患者β肾上腺素能受体成倍增加，使用β肾上腺素阻断剂才能改善病情。有的患者机体内受体数目减少至一定限度时则可产生耐药性（即对药物无反应性），所以临床治疗需根据受体改变状况选择单一用药或联合用药，以达到最佳疗效。

根据受体的改变不仅可研究疾病的病因和发病机理，还可作为新药设计的理论依据。

基因治疗的伦理问题

一、历史回顾

自1973年美国科学家将带有青霉素抗性的葡萄球菌基因成功地转移至大肠杆菌之后，基因工程技术进入实际应用的新纪元得以开创。随即，人生长激素、胰岛素、干扰素、乙肝疫苗、抗疟疫苗、白细胞介素、促红细胞生成素等一、二十种基因工程药品相继问世，解决了那些天然存在稀少和难以人工合成的药品的来源问题；具有某些特殊品质和经济效益的转基因动植物相继诞生，为创造新品种、新材料提供了广阔前景。在此基础上，从1980年开始的基因治疗探索成为目前基因工程在医学应用中最具吸引力和挑战性的热点领域之一。

基因治疗可定义为一切通过基因水平的操纵而达到治疗疾病目的的疗法。这样一种疗法与传统疗法有许多不同之处，首先，它是直接对有关的基因实施操作，而基因担负着遗传信息的传递，其功能表达不仅受基因组结构及其他因素影响，也可能影响别的基因的结构与功能，因此这种技术体现出“高、新、难、险”特点，包含着某些不确定因素。其次，由于基因治疗是在遗传物质上操作，伴随着诸多的伦理道德和社会问题。鉴于上述的不同点，基因治疗从一开始就受到科学界、法律界、宗教界、政府、议会和社会公众的高度关注并展开了激烈争论。在西方发达国家，基因治疗与基因工程一样，除了受科学机构管理外，通常处于各级伦理委员会、福利健康委员会和公众委员会的监督和制衡之中，这种监督和制衡作用主要通过咨询、听证会和舆论而达到。尽管这些监督和制衡不具法律效力，只是一种伦理道德规范而已，但这很重要，它可防止大的失误，杜绝少数科学家以“自我管理”和“科学探索”为由蛮干硬上，并有助于制订符合实际的和有约束力的规章制度。

人类基因治疗的伦理讨论始于1969年美国伦理学家J. Gustafson在美国尖端科学联席会议上所作的“遗传工程与人类未来”报告，讨论的主要方面是基因治疗的原则问题、风险评估问题和社会心理影响等。在当时，虽然基因治疗尚未开展，但人们已预料到遗传工程的发展势头将锐不可挡，应用范围将迅速扩大，基因治疗的开展只是时间早晚的问题。后来，一个突发事件再次引起关于基因治疗的伦理讨论。1980年，美国科学家M. Cline在准备不充分的情况下进行了人体基因治疗试验，他把正常β-珠蛋白基因输入一名意大利患者和一名以色列患者，试图治疗β地中海贫血症，结果以失败告终（但也没造成害处）。这一试验经传媒曝光后，立即引起轰动效应。美国国立卫生研究院（NIH）重组DNA顾问委员会（RAC）以违反伦理学守则和没有足够的科学依据与把握就进行人体基因治疗为由，对Cline进行了处罚，撤消了他的科研基金资助，Cline也因此被迫辞去加州大学洛杉矶分校血液学科主任职务。有鉴于此，RAC遂于1984年设立了人基因治疗分委员会，由同等比例的实验科学家、医学家、律师和伦理学家组成，并于1985年通过了一个权威性的文件《人体细胞基因治疗方案的设计和提请批准的注意要点》。按照这个“要点”的要求，许多科学家在改进载体设计、目标疾病选择和安全性评估等方面进行积极准备。因此，直至1989年，人基因治疗并没有真正开展起来。1989年，S. Rosenberg等人将标记基因（neo）导入肿瘤浸润细胞（tumor-infiltrating leukocyte，TIL）中，观察其在癌症患者体内的分布情况获得成功后，人体细胞基因治疗的临床应用才正式起步。1990年，世界上第一例因腺苷脱氨酶基因缺陷所致的重症免疫缺陷症病人（一种遗传病）接受了基因治疗，获得了成功。从此，RAC进一步放宽应用范围。在美国，现不仅有众多实验室研究基因治疗，而且还成立了为数不少的基因治疗公司。基因治疗的实际应用的时代已经到来。

基因治疗按照靶细胞类型可分为体细胞基因治疗和性细胞基因治疗。目前对前者的伦理问题已经有比较明确的共识，实施起来已有比较明确的伦理规范，一般来说不会遇到太大的障碍。性细胞基因治疗目前仍为禁区，伦理问题甚多，各方人士尚未达成共识。

二、体细胞基因治疗的伦理问题

体细胞基因治疗的伦理问题主要涉及以下 3 个方面：

(一) 风险评估问题

基因治疗共同的技术关键是实现靶向性、高效性和安全性，达到既治愈疾病，又不给正常机体带来严重的毒副作用，特别要避免诱发肿瘤。根据体细胞突变致癌的学说，一旦体细胞突变就易形成克隆，进而产生癌。因此，风险评估成为基因治疗伦理讨论中最受关注的问题。在讨论任何基因治疗方案时，必须反复评估其风险因素，对治疗的利弊进行充分比较，只有确认利大大多于弊和有较高的安全性时，治疗方案才能被接受。

针对安全性，从技术角度讲，主要应考虑载体系统、目的基因和受体靶细胞的选择，以及目的基因在体内表达的调控等问题。载体的用途是有效地将目的基因转移到受体靶细胞中，目前已有根据化学的、物理的和生物的原理而设计和应用的载体及基因转移系统，按效率高低，采用最多的为经改造（去掉致癌基因序列）的逆转录病毒，该种载体能将 6 ~ 8kb 的目的基因高效地整合到受体靶细胞的基因组之中，但这种整合作用是随机发生的，这就带来很多可能的隐患，如有可能与基因组中存在的原癌基因重组，从而激活它们，使其过度表达，引致细胞癌变。也有可能目的基因插入某个正常基因中间，造成后者结构的突变，引发严重后果。这类载体也缺少专一性即组织特异性，因而不论是受体靶细胞或非靶细胞都可以被转染，故不能排除正常细胞产生不良后果的潜在危险。这类载体系统的风险评估不是短期的评估，而是需要作长期跟踪调查，然后给出统计学的结果，才能作出客观的结论。除上述的安全性问题外，对诸如外源性目的基因的产物是否会产生免疫反应？缺陷型病毒载体是否会导致病毒性疾病？产病毒细胞是否会被病原体和其他感染物污染等问题。亦应予以足够的重视。现在发展了另一类病毒载体系统——腺病毒载体，转染受体靶细胞后不整合于基因组中，而是游离于染色体之外，经一定时间表达后自行瓦解，这样似可避免上述逆转录病毒载体可能带来的潜在危险性，但它仍有其他的风险问题。目前国内外不少实验室仍在继续寻找更加专一、高效和安全的载体系统。不少学者认为，选择肿瘤作为基因治疗的对象是最合适的，特别是晚期癌患者没有别的有效治疗办法，这个时候施以基因治疗，安全性问题相对小得多，至少不必考虑得太多。除此之外，与遗传病相比较，肿瘤的基因治疗还具有其他许多特点和有利方面。

目的基因的选择与安全性的关系主要体现在它的表达调控是否正常。单基因遗传病基因治疗中目的基因是相应于致病基因的正常基因，在有的情况下要求被转移进去的目的基因必须做到适度表达，表达过多和过少都不行。例如β地中海贫血在早期被选择作为基因治疗的首选对象，后来的事实表明是不成功的，主要原因是转移进去的β珠蛋白基因不能做到适度表达。众所周知，珠蛋白的合成在胚胎期、胎儿期、出生后至成年各个时期有很大差异，珠蛋白基因的表达处于不同的调节控制之中，正是由于这种严格的调控，使成人期α与β珠蛋白链的比例维持在1:1。在基因治疗中，作为目的基因的β珠蛋白基因现在还不能做到适度表达，使达到上述的1:1比例。因此，欲对这种遗传病进行基因治疗，先要搞清楚珠蛋白基因表达的调控机制。在一些其他疾病的基因治疗设计中也遇到目的基因表达的时空调控的难题。

基因转移的靶向性关系到基因治疗的高效性和是否对正常机体产生损害。例如，将自杀基因专一性转移至肿瘤细胞中去，可将投予的无害药物转化成剧毒药物，杀灭瘤细胞。如果该种转移做不到靶向性，则正常细胞可被同时杀灭，这种情况下，基因治疗方案不能付诸实施而必须改变。

（二）程序问题

这属于基因治疗伦理问题中的非技术问题，涉及可行性操作的程序，主要是对适合于基因治疗的条件、治疗时机、质量控制和申请及审批程序进行规范。

选择某一病种作为基因治疗对象，应当具备3个基本条件：①在细胞水平和动物模型的实验研究中证实对目的基因的操纵能够有效地纠正受体靶细胞的异常。②目的基因在细胞内具有适当水平的表达。③目的基因无害于正常细胞和机体，至少利大于弊。但是，真正做到符合这些标准是比较难的。首先，在细胞和动物模型中进行基因操作并使目的基因有所表达，在技术上是可以做到的，但是至今尚不能判断一种疾病的动物模型经基因治疗后是否达到了类似于人的“临床治愈”；其次，进行基因治疗的利弊关系的确定颇为困难，人们很难划一条界限，在界限的一面适于基因治疗，另一面则不适于。一般来说，除安全性外，如果某种疾病的发病率和死亡率都很高，而现有的治疗方法不能奏效，则可考虑采用基因治疗。所以，在考虑疾病的治疗方法时，基因治疗基本上属于“优后疗法”而不是“优先疗法”。当然，除以上事项外，实施基因治疗与否还必须尊重患者的意愿，只有征得患者同意才能进行。在西方发达国家，实施一项体细胞基因治疗前必须过严格的审批程序，任何医生和科学家绝对不可以越过规定的审批程序，擅作决定进行临床试验或治疗。审批制度具有3方面的好处，一是有利于向公众宣传和解释你的研究工作以消除人们的担心心理；二是有利于公众参与审议以提高研究方案的科学质量；三是有利于科学监督。我国科技部和卫生部亦已制订了体细胞基因治疗的审批程序和质量控质要求，它实际上就是实施基因治疗必须遵循的法规。

（三）社会和法律问题

基因治疗的对象是基因缺陷患者，这种缺陷能遗传给下一代，这会给当事人造成心理压力、人格和尊严的压力以及工作、生活压力，因此在对患者进行诊断和治疗过程中应当保守秘密，但不排除在适当的时候让有关的社会部门、保险部门、保健部门和科研部门知道，以便对其工作和生活给予恰当的安排。如果能给公众带来福音，适当公布病情和治疗结果也是可以考虑的。

三、性细胞基因治疗的伦理问题

进入20世纪90年代之前，性细胞基因治疗的伦理讨论一直处于封固状态，因为这种治疗人们无法接受，被视为禁区。性细胞基因治疗在现阶段还不能开展的主要原因是体细胞基因治疗还没有取得足够的经验，动物实验的资料不多，特别是对性细胞的基因进行操作有可能改变细胞内遗传信息的量或传递性质，从而产生无法预测的负面效应，如致畸、致突变、致癌或使后代变成疾病易感者，除非同源重组技术达到成熟可靠的程度。另外，也有可能导致种系基因突变，造成新的致病基因。但是，在理论上，与体细胞基因治疗相比，性细胞基因治疗更具特点和吸引力，主要原因是该种治疗一旦成功，便可校正病者的所有细胞，而且致病基因在当代即可得以纠正，不再会遗传给后代。可见这是一种彻底治本的疗法。所以，可以相信，性细胞基因治疗的试验迟早是要进行的。现在国际上有些生物医学家正跃跃欲试，只是慑于伦理的、舆论的和科学规范的压力，不敢越雷池一步。不过现在对性细胞基因治疗不再视为洪水猛兽了，人们开始愿意探讨其利弊关系了，加之产前早期诊断（如受精卵植入前诊断）技术的成熟和胚胎植入前进行基因修饰的动物模型的成功建立，为性细胞基因治疗准备了科学和技术的条件。

人类遗传工程包含四大内容：体细胞基因治疗、性细胞基因治疗、增强性遗传工程（通过添加基因增强人的某种性状，如更加强壮，智力更发达等）、优生性遗传工程（改变人的性状）。从技术角度来看，上述各项内容彼此具有相通之处。但从医学角度、社会学角度和法律学角度来看，不能把性细胞基因治疗与增强性遗传工程相混淆，二者的根本区别在于前者专为治病的而后者专为按意愿修饰自己的基因（非治疗用途），所以后者相当于“基因整容”，或“基因美容”。如果允许人们进行“基因整容”，则未来社会中的人就会变成一群嵌合体或“转基因人”，无法确认个体和个性，社会的、法律的和人伦的问题必将接踵而至。因此，即使将来有一天开始允许进行性细胞基因治疗，人们仍然需要保持冷静的头脑：不要急于尝试增强性遗传工程和优生性遗传工程。

（原载于“基础医学与临床”1995年第5期）

从伦理视角看“克隆人”

克隆，Clone 的音译，即无性繁殖。英国第一只克隆羊的诞生，引发了人们对“克隆人”出现的担忧。由于现代生物高技术的介入，生命过程出现的伦理道德观念的异化和非人性化倾向逐渐显露。伦理学有必要引导人们以理性的态度去对待新出现的生命伦理学问题。在新技术与人们的观念发生矛盾时，既要尊重技术，又要尊重人，让时间去化解矛盾。

一、人类希望远离“生物学的广岛”

几年前，由美国哈佛医学院毕业的一位博士撰写的科幻小说《侏罗纪公园》被改编成电影，搬上银幕，不仅轰动了影坛，也使世界震惊。该影片描绘了一些不负责任的科学家和惟利是图的商人，从一块琥珀中的蚊子嘴里找到了恐龙的遗传物质——DNA，并用复制的 DNA 制造出许多活的恐龙，结果把一场灾难降临给人类的可怖情景，观后使人心有余悸。

1997 年春节前后，我国中央电视台播放的美国影片《科学狂人》，描绘的则是一位生命科学家“复制自我”成功，结果“复制人”给人类带来麻烦的情景。本片虽属科幻片，但看后令人毛骨悚然。

1997年春节之后，上述科幻却真实地再现了——8只苏格兰克隆羊再次形成冲击波，撞击着人们的心扉，许多人震惊、忧虑、惶恐、不知所措。人们担心，克隆羊的成功在技术上已经给“克隆人”做好了准备，而一旦“克隆人”真的出现，我们该如何是好，世界是否会遭到灭顶之灾？

生物高技术确实神通广大，无所不能。难怪有人认为克隆羊技术相当于制造原子弹技术，“克隆人”则是“生物原子弹”，扔到哪里，哪里就成为“广岛”！

对“克隆人”的担忧，归根结底是希望人类远离“生物学的广岛”。因此，已有一些国家明令禁止“克隆人”的试验。

实际上，与其说“克隆人”是“生物原子弹”，还不如说是“伦理炸弹”更恰当些。因为对“克隆人”的一切担忧恐惧，都源于对由此引致的伦理混淆或颠倒。伦理的混淆和颠倒必定会引发社会的和法律的问题。所以，对于“克隆人”，与对其他生物技术一样，伦理、社会、法律形成了三道天然的屏障。现在，人们从拒绝“克隆人”的立场出发，当务之急是采取果断措施，禁止其试验，而顾不得考虑别的事了。这表明，人类面临“克隆人”的“威胁”，已经简单地退到了行政干预和法律这道屏障后面。须知，世界上任何一部最完备的法律都是有空子可钻的，最要紧的倒是让“克隆人”在伦理上曝曝光，以使全人类和全社会对“克隆人”建立起伦理规范和社会规范，进而建立起法律的规范。

“克隆人”会引发哪些伦理问题呢？

二、遗传法则的异化

在人类遗传学和生殖生物学中，迄今为止一直遵守着一条铁的法则：由父母通过性细胞（精子和卵子）中遗传物质（DNA）的结合而产生子代。不用说男女通过性交生育子女这一自然生殖规律，就是现代人类生殖工程中的外加手段人工授精、胚胎移植和体外孕育等非自然过程，也不过只是在铁的法则指导之下的一些改进而已。正因为如此，作为遗传学的基石——孟德尔遗传规律，才会如磐石般牢不可破。

然而，“克隆人”一旦出现，即意味着遗传法则的歧化、异化或杂化，至少在生殖生物学中，孟德尔规律面对“克隆人”，将处于尴尬境地：

正常生育过程（符合孟德尔规律）：

精子、卵子→遗传物质相结合→受精卵→胚胎→婴儿

“克隆人”过程（不符合孟德尔规律）：

体细胞遗传物质→胚胎→婴儿

显然二者大有区别。孟德尔遗传规律包括分离律和自由组合律。在分离律中指出：生物的遗传性状是由遗传因子决定的，每对相对性状由一对遗传因子控制，这一对遗传因子一半来自父本（雄性细胞），另一半来自母本（雌性细胞），形成生殖细胞时，成对的遗传因子分离……而在“克隆人”中，上述的一对遗传因子要么来自男性的体细胞，要么来自女性的体细胞。自由组合律的生物学意义在于杂交过程中经过基因的自由组合，形成各种不同的组合，增加变异类型和多样性，为进化提供物质基础。而在“克隆人”中，产生的都是同一个人的复制品，谈不上多样化，即使从进化意义来考虑，“克隆人”也是缺乏适应自然和生存能力的。

由于上述原因，如果“克隆人”技术被允许进行，则根据现代医学遗传学原理而设计和进行的实际工作，如家系连锁分析、遗传病的诊断等等将很难开展。

遗传学法则的异化对伦理的挑战，人们会接受吗？

三、生育模式的嬗变

由于“克隆人”技术的成熟，人类生育模式正在或将要经受新的考验。传统的生育模式无疑仍将占主导地位，但在某些特殊情况下，如对于患有遗传性疾病、先天性疾病和肿瘤易感家族以及在含高剂量致突变物、致癌物和致畸物环境中工作和生活的人群，采用人工授精、胚胎移植或体外孕育等生育模式作为补充模式，正受到人们的关注。尽管这些补充模式也存在许多伦理道德问题，但从根本上说，由于没有脱离精卵结合进行生育的规则，在特殊情况下被应用还是可以得到理解的。

“克隆人”一旦出现，将彻底打破人类生育的概念和传统生育模式。

传统生育概念是有性繁殖——男女通过性交繁衍后代。“克隆人”系无性繁殖，不仅打破了通过性交繁衍后代的常规，而且在深层科学意义上，彻底打破后代只能继承前辈的遗传性质却有别于前辈的框框，复制出两个乃至众多遗传性质完全相同的人。无性繁殖

人对人类而言犹如晴天霹雳，来得太快太突然，人们在观念上不能接受，本能的反应自然是：拒绝无性繁殖人的生育观念。

“克隆人”的生育模式完全不同于传统的生育模式，它不一定非要男性不可，也不需要要精子，只要有体细胞核和卵子胞浆（即去核卵子）即可。这样，单身女子或两个女性同性恋者也可实现非传统但正常的生育过程：

对于单身女子，可以取出自身乳腺上皮细胞的核，移植到自己的去核卵子中形成重构卵，重构卵再移植到自己的输卵管中，即可发生正常的怀孕，在子宫里发育成胎儿并分娩。这种“自己生自己”的生育模式在许多方面给伦理学提出了解决不了的难题。

对于女同性恋者，可以从扮演丈夫角色的女子体细胞（如乳腺细胞）中取核，移植到扮演妻子角色的女子的去核卵中制备重构卵，如法炮制，诞生婴儿。此种生育方式的伦理问题同样难解难分。

多么奇特的生育方式！这不是神话，也不是天方夜谭，而是“克隆人”技术赋予的真实能力！《圣经》里有一个故事，说耶稣是童女玛利亚所生。用今天“克隆人”技术的眼光来看，这是可以做到的。

如此看来，在生育方式上，男子离开女子将一事无成，而女子离开男子仍可有所作为。这是大自然赐给女子的特殊权柄，问题是，当你一旦运用这个权柄时，将会给这个男女世界增添多少说不清理还乱的话题和头绪！

四、人伦关系的模糊、混乱和颠倒

“克隆人”技术打破了传统的生育观念和生育模式，使生育与男女结婚紧密联系的传统模式发生改变，降低了自然生殖过程在夫妇关系中的重要性，使人伦关系发生模糊、混乱乃至颠倒，进而冲击传统的家庭观以及权利与义务观。例子很多，试举一二。

在克隆人的过程中，体细胞核－去核卵－孕育三者排列组合可有多种选择。假如选择A核＋B去核卵→移植至C子宫怀孕、分娩→D、E夫妇领养，那么如下人伦关系该如何确定？

1. 出生的孩子（即“克隆人”）是A的复制品，试问他（她）是A的子代抑或弟弟，抑或妹妹，抑或自我？

2.“克隆人”的遗传物质全部来源于A，因此在血缘上与B无关，试问“克隆人”的“生物学母亲”是谁？莫非就是A的母亲？

如果后者成立（在遗传学上应当成立），那么A经过若干代克隆，“克隆人”的母亲早已作古了。这就是是说，如果允许克隆人，将来所有“克隆人”一出生就见不到母亲，这多么可怕！“克隆人”的“生物学父亲”的确定和引伸的问题也是如此。

3. B和C是临时担当孕育胎儿和分娩角色，称为“代理母亲”和“母亲替身”，D和E为养父母，称为“社会学父母亲”。假设“克隆人”解决了“生物学父母亲”的界定问题，试问“克隆人”有无在“生物学父母”、“代理母亲”和“社会学父母”中选择父母和更换父母的自由？抚养“克隆人”的义务和权利归属于谁？“克隆人”对谁的遗产具有继承权？从医学伦理学角度审视，可以发现A、B、C、D、E都是不完全的父亲和母亲，可说是父将不父，母将不母，子将不子，地道的三不像。在这种组合的家庭中，伦理的模糊、混乱和颠倒很容易导致心理上和感情上的扭曲，播下家庭悲剧的种子。还有一种可怕的情况是，如果采用匿名或无名体细胞核，“克隆人”一出生就将成为“生物学孤儿”，这对孩子是公平、道德的吗？无名或匿名体细胞核的大量应用加上卵子库的开放，弄得不好有可能孕育出一批批同父同母群、同父异母群和同母异父群，甚而近亲配偶群，并随着时间的推移形成恶性循环，影响人类生命质量。

4. 假设A体细胞核在冷冻保存一百年后被采用，试问B、C、D、E是“克隆人”的“社会学父母”辈份，还是孙子的孙子辈份？确定这种辈份的伦理依据是什么？

再举一例。由于“克隆人”技术的出现，一个男子的体细胞核可以由其女儿的去核卵和子宫孕育出“克隆人”，在一定情况下这种事有可能发生。这种父女共同协作生育父亲的事情有悖于情理，实为咄咄怪事。更有甚者，以某男子或女子的体细胞核为“种子”，可由其妻子、女儿、母亲或孙女孕育出“克隆人”，祖孙三代由同一来源的“种子”生出完全相同的人，该是多么荒唐的人伦关系，令人不可思议！其实，只要你愿意稍加假设，由“克隆人”技术引伸出来的千奇百怪的人间世态都有可能发生。而这一切，在“克隆人”技术被发明之前，人们连想都不敢想。

五、性别比例可能失调

人类在自然生育中性别比例基本保持1:1，这是携带X染色体的精子和携带 Y 染色体的精子与只携带 X 染色体的卵子有同等机会相结合之故。“克隆人”技术使来源于男子体细胞核的胚胎发育成男孩，来源于女子体细胞核的胚胎发育成女孩，无需进行性别鉴定便可知是男是女。因此，如果在一个有性别偏见观念的区域或国家，由于“克隆人”技术的应用，很容易使人口性别比例发生失调和偏差。特别是在比较落后的封建国家和农村地区，性别比例失调将导致一系列严重的社会和道德伦理问题。

六、历史罪恶有可能重演吗?

众所周知，臭名昭著的战争狂人希特勒在第二次世界大战时曾提出日耳曼民族是优等民族，而其他民族是劣等民族。遗憾的是，当时德国的遗传学家百分之百都支持希特勒的这一理论，并为此付出了沉重的历史代价。难怪一个二战调查组曾这样讲过：一个普通的德国遗传学家比 10 个盖世太保的罪恶都大。

然而，“克隆人”技术的出现有可能再度激发这种思潮的复活。某些杰出的政治家、社会活动家、思想家、科学家、影视明星和貌美体健者有可能在优越感支配下试图复制自己，不论复制人在智能、体能和才能上是否能与“原版人”相比拟。历史教训告诉我们，这不是推论，也不是臆测。想当初，在“精子银行”（即“精子库”）和“卵子银行”中，一些诺贝尔奖得主和影视明星的精子和卵子不是成为抢手货吗？谁又能保证“克隆人”不成为抢手货呢？

实际上，人都不是十全十美的，每个人都可能是一种或多种疾病基因的携带者，只是绝大多数人的疾病基因没有表现出来，而在那些病残者身上表现出来。人们应该感谢这些病残者，是他们为人类承担了不可豁免的负荷和痛苦，并为科学家认识基因和分离基因做出了贡献。比如，如果没有色盲患者，科学学就不会知道人体中存在辩别颜色的基因；没有肥胖患者，就不会知道有肥胖基因并最终分离到它。

生物需要多样性，人类同样需要多样性。如果人类都“优生”成为理想之人，很可能一种怪病毒就可致灭顶之灾。据说英国患疯牛病的牛就是经长期“优生”出来的好牛，但对疯牛病毫无抵抗力，倒是一种土牛不怕疯牛病，救了英国的畜牧业。

希特勒的理论曾给人类平等精神和和平投下了巨大的阴影。可以设想，如果“克隆人”技术在 20 世纪三四十年代被发明，希特勒很可能会克隆自己。但是，人们已经看够了希特勒的狰狞面目，憎恶他，谴责他，不希望看到他的形象，哪怕是在行为和后天条件方面与“原版希特勒”不完全相同的“克隆希特勒”。

七、器官移植的希望之神能否到来?

器官移植可救人于死亡之际。现在，医生几乎能在所有人类器官和组织上施行移植术。但就科学技术而言，器官移植中的排斥反应仍为最头痛的事。排斥反应的原因是组织不配型导致相容性差。“克隆人”由于遗传物质全部来源于“原版人”，如果把“克隆人”的器官提供给“原版人”作器官移植之用，则绝对没有排斥反应之虞，因为二者基因配型，组织也配型。问题是，利用“克隆人”作为器官供体合不合乎不道？“克隆人”也是人，采用牺牲一个人的办法去拯救另一个是否合算？逻辑上说得通吗？如果以“克隆人”胎儿作为器官供体，同样存在是否人道的问题。

由于现代生物高技术的介入，生命过程出现的伦理道德观念的异化和非人性化倾向逐渐显露，如基因重组和无性繁殖、基因治疗、人工授精、胚胎移植、体外孕育和器官移植等，无不如此。任何一项生物医学新技术诞生之后，总会伴随着伦理之争。伦理学有必要引导人们以理性的态度去对待新出现的生命伦理学问题。在新技术与人们的观念发生矛盾时，既要尊重技术，又要尊重人，让时间去化解矛盾。

（原载于“健康报”1997年3月22日）

器官移植与死亡概念

当器官移植术在临床应用中取得巨大成功并日趋成熟完善之时，产生了不少伦理问题。其中关于“死亡”概念的争论即为重要的事件。

医学界一直以心脏停止跳动和停止呼吸作为死亡判别标准。现在器官移植术可以换心换肺，使心脏功能和呼吸功能完全丧失的人起死回生，恢复心跳和呼吸。由此已引发如下伦理争论：传统的死亡概念还适用不适用？一种意见认为由于器官移植术的成功应用，传统的死亡概念已丧失其科学性和准确性，而对现代生物医学工程新形势，需要重新定义。美国哈佛医学院首倡的“不可逆昏迷和脑死亡”的所谓“脑死亡”的死亡新定义（概念）就是在这种情况下应运而生的。这一死亡新概念可以说是在现代医学新模式的背景下向深一层走了一步，把生物（人）、心理、社会和工程作了一次新的组合和统一，代表了一定的趋向性。但不少国家和不少生命科学家并不接受这一新概念，其中大致可分两种观点：一种认为，在今后相当长的历史时期内，对绝大多数人来说，由于社会的、经济的和科学的水平的限制，心脏和呼吸功能的完全丧失仍将是不可逆转的，能够接受心、肺移植而维持生命者毕竟太少了，因此在今后长时期内不需标新死亡概念；另一种认为即使脑死亡概念成立，如果将来某一天全脑移植成功的话，死亡定义又该如何更改？因此光考虑改定义还不是长久之计。看来“死亡是什么”乃成悬案。

值得提出的是，死亡概念的争论不是笔墨官司，而涉及法律、权利和义务，人道和尊严。诸如选举与被选举权、刑事责任、财产拥有权和纳税义务等等方面，“活人”与“死人”在享有和不享有上是截然不同的。“死人”可以火化，“活人”则不可以，道理不言自明。尽管死亡定义会给伦理和社会生活带来如此的大影响，欲改变一种概念又谈何容易。脑死亡概念欲获得公认，必须符合三个基本条件：①顺应潮流。当人们还没有感到现有死亡概念与社会生活和心理有什么冲突时，一般无心追求离实际生活较远的新概念，只有当器官移植术介入平民百姓的生活，死亡概念的讨论才会引起全社会的共鸣。这就是伦理发展的时效性和大众性。伦理必须等待大众形成共识，这只能顺其自然，水到渠成。②科学性。脑死亡概念仅仅用“不可逆昏迷”和“脑死亡”来表述是远远不够的，应当有一整套具有严密科学性的方法和指标，缺一不可。日本厚生省曾发表过6项多条关于脑死亡判定标准的报告书（日本是反对脑死亡概念的国家之一），但其中仍有不少较难鉴别的事项。目前并没有一套全世界都公认的标准，实际上对“标准”本身的研究还需相当时日。③力求避免可预见的局限性，以排除理论上和实践中的后顾之忧。

笔者认为，不论传统的死亡概念或脑死亡概念，甚至将来可能出现的新的死亡概念都必定具有一定的局限性，原因很简单，它们都是在一定科学技术水平的状况下就事论事的产物，而科技是在不断发展的，死亡概念也只能随着科学技术的发展而持续争论下去，有所改变的只是争论的层次转移罢了。因此，归根结底，死亡概念很可能会成为始终束缚人们思想和伦理的桎梏。为了克服这一问题，我认为只要引入“再生人”这个辅助概念即可较顺利地结束死亡概念的长期论争。

什么是“再生人”？众所周知，人体内各器官，数量有限，功能重要，不可或缺，特别是那些重要的单个性器官（如心、脑、肝等等）一旦出现严重的器质性病变，有可能逐渐发展为完全丧失功能，丧失功能的器官虽存犹无。这个时候的人实际上已经不是原先那个正常的“自我人”，而是缺少了必不可少器官功能的非自我人，即“准死人”，“准死人”若不及时更换器官或作其他有效治疗，则必成“死人”无疑；相反，“准死人”若经器官移植或其他有效治疗恢复了功能，即为“再生人”。

在这里，“再生人”成了解决死亡概念争论的关键。“自我人”和“准死人”是否成为“死人”，其判断的惟一标准就是看他是否“再生”而变成“再生”了。这里与死亡概念的不同观点无关，你可以继续以心跳和呼吸停止作为死亡的标准，也可以以脑死亡作为死亡的标准，甚至可以以全身细胞功能消失作为死亡的判定标准（这可能是继脑死亡概念之争之后的一个死亡概念的争论焦点），总之，你可以有更多的判断标准，但有一点不能变，即看其是否“再生”，再生者，就是“再生人”；不再生者，即为“死人”。由此可见，引入“再生人”概念后，现有的死亡概念之争就显得不那么重要了。事实上，在实际生活中，人们往往关心的不是“死了没有”，而是“能不能活”，因此引进“再生人”概念有利于人们对“死亡”的理解。如果给“死亡”列出一条公式，它应当是：死亡=心跳停止、呼吸停止+不再生，或：死亡=脑死亡、不可逆昏迷+不再生，或：死亡=全身细胞功能消失+不再生，或：死亡=意识消失+不再生，或：死亡=生物大分子降解+不再生，等等。

为什么要引入“再生人”或“再生”、“不再生”概念呢？道理极简单：现代科学或未来科学有可能创造“再生人”。

从科技角度看，在现代，对某些因单器官因素造成的“准死人”，已有可能达到“再生人”的能力，如心脏坏了可作心移植，肾坏了可作肾移植等等，再生手段也多种多样，如人工脏器、替代脏器或药物等等。在将来，如果全脑移植或人工脑技术达到足够高的水平，脑死亡者或脑准死者同样可以成为“再生人”。

“再生人”概念不仅对器官功能消失的情况适用，对于全身性疾病的情况也同样适用。一般来说，多器官或全身性疾病的“准死人”获得“再生人”的难度比单器官疾病“准死人”为大。

根据“再生人”概念还可以更新“死亡”的另一个传统观念——人只能“死”一次吗？由上述可知，“准死人”有可能为“再生人”，一个人在一生中可能经历数次“准死人”险境，可能都被现代科技之手“再生”。在这个意义上，我们可以说在现代和未来科学的保护伞下，人是可以“死”几回的。

最后，必须强调，“再生人”概念不是单纯的医学概念，而是医学与伦理学交融所产生的一个新概念。对于“再生人”，除了应享受正常自我人的一切权利、义务和人格尊严外，在伦理和人道上还应特别以对其医疗保健等福利给予照顾。

（原载于“医学与哲学”1991年第4期）

基　因

地球上生物种类繁多，形态各异，习性差别悬殊。就人类而言，也有黑头发金头发，白皮肤黑皮肤黄皮肤，高鼻子矮鼻子等等不同。在生物界“种豆得豆，种瓜得瓜”是一个普遍规律，小麦长出来还是小麦，细菌繁殖的后代还是细菌，牛羊猪生出来的还是牛羊猪。凡此种种，究竟是什么原因呢？很早以前遗传学家把这些现象归因于遗传，并把表现某一遗传性状（如肤色、发色等等）的物质基础（单元）称为基因，但长期不知道基因的化学本质。一直到本世纪四十年代德国一位外科医生从化脓伤口的脓液中首次分离出遗传物质——脱氧核糖核酸（简写为DNA）后，才逐渐知道原来基因是DNA分子中的一个片段，它由一定数目核苷酸按一定顺序串联而成。核苷酸由嘌呤碱、嘧啶碱、核糖和磷酸组成。基因大小不同，平均来说一个基因约含一千个核苷酸对。

基因最突出的生物学特点是具有稳定性（保守性），这是生物能够遗传的根本原因；在特定情况下基因也通过自身变异，以更好地适应生存环境。培育优良品种往往利用这一性质。

基因的功能由其结构和表达调控机制所决定，多数情形下后二者发生改变会表现为程度不同的病态。众多遗传病是特定基因结构改变所致，肿瘤、心脑血管病、糖尿病、老年性痴呆症等等疾病也与基因改变有关。目前已由此拓出基因诊断和基因治疗等医学新领域。

第六篇　医学教育、科研面面观

美国大学见闻

一、大学教育的“梯度结构”

美国现在有三千多所大学，不过很难说出准确的数字，因为除了少数几所出类拔萃的超级学府和一千多所好的、比较好的和一般化的学校外，剩下数量可观的杂牌和“野鸡”大学，这些杂牌和“野鸡”大学自生自灭，没个准儿。稍微留神观察美国大学的结构，便会发现一些有意思的现象，我自己体会最深的是“梯度结构”和“马太效应”。梯度结构指美国大学的水平差异极大，好的与差的可形成天壤之别，但都允许存在，这样，几千所大学实际上包含着数百乃至上千个水平差距，如果按其水平排列出来，就是一个典型的梯度结构。在美国这个竞争社会里，梯度结构决定了好的大学越来越好，差的大学相对来说越来越差，形成明显的“马太效应”。

如果肯花点时间去探讨一下梯度结构的形成机制，我想一定是十分有趣的。我真的去做了一点。我在此中平生第一次认识到原来办教育是一件既伟大又复杂艰难的事业。我发现，大学梯度结构的形成机制中至少包含下列各种作用因素：办学思想、办学方针和方法、历史背景、经费来源和师资质量等。在美国教育史上，早期的大学大多为私立，较晚才出现公立学校。私立大学的创办人都是具有教育立国思想和献身教育事业精神的社会名流，他们办学的目的性很明确，目标定得很高，并可借助他们四通八达的社会关系网争取办学经费，经济实力比较雄厚。更重要的是他们熟谙教育规律，舍得花重金聘任名家能人来任教任职，并摸索出一套或几套有效的和独具特色的教育方法和教学内容。这些私立大学一般来说教育质量比较高，深受社会重视。美国的私立大学或研究机构都以创办者的名字命名，面向全社会，有的还接受世界各国的留学生和学者。尽管私立大学的学费和杂费比公立大学昂贵得多（每个学生每年1~2万美元），仍然学生盈门，竞争激烈。美国公立大学也有不少特别优秀的，一般来说，每个州至少有两所这样的大学，在命名上一所叫某某州立大学，另一所叫某某州大学，在英文中只差一个State（州立）字，如密歇根州立大学和密歇根大学，等等。因此在美国，一流的大学总共有一百余所。这一百多所大学一般历史悠久，人才辈出，社会影响大，根深叶茂。在人数上通常上万人至十来万人不等，每校都有若干分校，分校多半以所在地名字命名，分校之间差异也可能较大，因此在许多关键场合，如考察学历、阅历和经历时，分校的牌子显得更重要。例如加州大学有许多分校都很好，其中以伯克莱分校最出名；威斯康星大学的各分校中以麦迪森分校最能体现该大学的水平，等等。这些好的名牌大学都有自己的校徽（不作教职工和学生佩带用，美国无佩戴校徽习惯）、校旗、校训、校吉祥物等"精神象征"。如哈佛大学的校徽是一个盾牌图案，盾牌中间写上希腊文校训"探求真理"，具有催人奋发图强和给人以力量的威力。当我第一次拿到印有哈佛大学校徽和校训的I. D卡和聘任书时，内心激动不已，我梦寐以求的哈佛这块盾牌，现今终于拿到了手，并在盾牌下面添上了一个中国人的新名字。大学的吉祥物更有意思，都以动物作标志，也反映一个大学的精神化身，如路州大学以老虎为吉祥物，杜克大学以牛为吉祥物等等，在许多体育比赛的场地，各校的吉祥物都会到场助威。

欲了解美国大学的梯度结构，较好的方法之一是查阅"高门报告"（Gourman Report）。高门是教育学和管理学专家，他最先提出14项指标对美国大学进行质量检测，逐条记分，然后加起来算总分，根据五分制将等级划分为五等：极好、很好、好、尚可和差。每个等级还可根据小数点后面的数字依次排出名次。我注意到，在

"高门报告"中列上等级的大学总共只有一千多所，另有一千多所未排上等级，它们很可能就是"等外品"或"野鸡"大学了。同理，对每个大学中的每个专业也都有统一的质量标准进行检测，因此欲知某专业的排列名次，同样可以在"高门报告"中找到答案。由于"高门报告"比较客观地反映了各大学的真实水平，被定为美国"国家教育标准"。我还特别注意到，"高门报告"对全世界的大学也有检测结果报告，被列出的50所世界级高等学府中，几乎被美、英、法、苏、日、意、德及以色列等国所囊括。中国没有一所大学能入线。这个事实对每个中国人来说都是严酷的。在美国时我翻过无数次"高门报告"，每念及此，总会泪沾稿纸，痛楚难言。我们十三亿人口的大国，多么需要教育和科学的雨露来滋润！我们为什么不能有中国的哈佛和MIT，中国的牛津和剑桥及中国的莫斯科大学?！我们的清华、北大、复旦、南开以及其他国内一流学府何时才能在无情的梯度上跃迁到应有的高度?

诚然，"高门报告"并不具法律效力，它只是一个权威性报告而已。尽管如此，在美国国内的教育界、科技界和社会各界，"高门报告"所揭示的结果和规律实际上是比法律更法律的铁律。数百年来竞争机制促成了美国大学教育结构的不断分化、生长和调整，逐渐形成比较稳定的梯度结构的格局。在这一格局中，从整体来看，梯度内部结构不易发生大的变动，从梯度低层次向高层次跃迁是十分困难的。因此，在美国，从那些较差的大学毕业的学士、硕士或博士（太差的大学没有培养博士生资格）找工作就比较费劲些，除个别拔尖者外，一般往高梯度方向流动的可能性不大，他们只能在较低档次的大学或机构中选择职业。因此，不少美国人或在美国学习和工作的外国人，只要他们认为自己的"资本"足够，随时随地都在准备"跳槽"，往第一流的大学或研究机构跳。一旦跳槽成功，他们将受用一辈子，因为在这些名学府中受到的科学训练、锻炼和熏陶胜人一筹，加上长期竞争中产生和树立起来的牌子，使这些名门弟子大受欢迎，不管美国遇到什么经济危机或失业增加，名门弟子寻找待遇高、工作合适的职业照样易如反掌。我曾查阅过美国一百多所大学生化系教授会成员的学阅历背景材料，发现几乎没有一个人不是由名牌大学毕业或在名牌大学中工作过的。我知道不少中国大陆留美学生已经或正在"跳槽"，有的甚至在作"三级跳"。我在哈佛时就碰到过一个读社会学的中国留学生一次跳槽成功的例子，真是好样的。在美国“跳槽”一般是不容易的，总的来看失败多成功少，特别是由较差学校跳到极好学校。因此，那些处于差的和“等外”的大学中的人，多半安于现状，不存跳槽奢望。我也曾了解过一所很差的大学（不算“等外”）中的教授和学生的状况，那里的教授很少有自己的研究工作，“马太效应”使他们的科研思想和实际工作变得一蹶不振，处处碰壁，他们实际上只能做点纯教书匠的事情，而在美国，不搞科研的教书匠是绝对没有前途的。我在那里曾碰到过一位教授，他没有科研经费和科研条件，以教书为业，轻松得很，富裕的时间就与年青人打网球玩，后来国内一个单位邀请他回来交流学术；搞协作，他返美后却让一位大陆访问学者帮他起草工作计划。由此我联想到中国的一句谚语：外行看热闹，内行看门道。我想，在科技不够发达的我国，人们往往容易把美国科技的高水平与美国每个科技人员的高水平等同起来。这两者是有区别的。美国确实不乏科学泰斗和卓越的科技人才，但也有不少平庸之辈，特别在那些占据梯度结构较低档次的大学中的人更可能如此。因此我们大可不必对任何一个来自美国的教授都顶礼膜拜，惟讲是听，还是具体情况具体分析为好。对待留洋学生的态度亦应如此，不是只要留了洋就都一定是栋梁之材，应看他实际受了什么水准的教育和锻练。在美国时我曾听香港人说，香港当局对待留学生归来人员的态度是一律经过香港的检验部门的检测，量才使用，这样可克服某些人单纯的留洋镀金思想。在美国各档次大学中，都有不同数量大陆留学生和学者，他们中很多来自国内名牌大学和研究机构，他们所在的美国单位并不比国内单位强，这样在那里耗几年时间实在是人才的浪费。有些低档次大学的教授自己没有科研经费，就专捡“便宜”拼命接收外国公费访问学者为他们干活，其中包括相当比例的大陆访问学者，这对于我们的学者是太不合算了，原因很简单，在他们那里既学不到科研新思想又学不到新技术，顶多充当廉价劳动力。而在高档次大学中，教授基本都有较充足的科研经费，有自己系统的研究工作，他们为了把工作搞上去，不在乎花几万美元的年薪聘用一个访问学者或博士后工作者，这些教授通常不大愿意接收公费外国学者，因为不拿他们的钱，不好安排和管理学者的工作，钱虽有一些，工作的妨碍可能更大些，得不偿失。我遇到过不下几十个大陆公费访美学者，其中大多反映不甚佳。有不少人对美国教育的梯度结构不甚了解，随便联系一个地方就去了，到那里后才知后悔，但已陷入被动，做小的变动解决不了问题，“跳槽”也属不易，只有干受委屈。我曾将这些情况向我国总领事馆管教育的领事反映过（他们经常到管区内各大学与大家见面），他们已听到过类似的反映。

美国大学教育的梯度结构反映了美国人独特的思维方法。他们不采取你死我活、非此即彼的一点论，而采取多点论。他们认为把不同能力和条件的人放在不同梯度结构中，既符合整体利益，又能发挥各人的适当作用。好的大学对国家发展起开拓性的先锋作用，差的大学也可起到提高全民文化素质，提供中低级劳动者的作用。社会的功能和需求是多方面、多层次的，培养人的方式方法亦应多方面、多层次。除此之外，我还看到，梯度结构是竞争机制的必然结果。美国的名牌大学不是钦定或吹起来的，而是长期竞争自然形成的。梯度结构的形成又进一步促成了竞争。试想，一个不懂产品质量检验的企业有可能在市场竞争中取胜吗？同样，一个不懂教育质量检验的大学体系会有活力吗？

二、大学校园文化掠影

我在美国工作过的两所大学属“极好”和“很好”等级，为了见识一下次等的、等外的和“野鸡”大学的校风校容，我也曾走马观花式看过其中的五六所。总的来说，虽然各校在规模、环境、风格和教育质量上存在差异，但在许多基本方面却大同小异。可以认为大学校园是特殊形式的小社会。通过这个小社会不仅可以透视美国大学的内部结构及其运作概况，也可管见美国大社会之一斑。不过，老实说，我还没有达到“透视”和“管见”的水平，顶多只有一点浮光掠影的见闻罢了。

我看过的所有大学，给我的一个强烈的、共同的印象是“没有围墙”。大学校园与外界融合在一起，同命运，共呼吸。大学校园内允许公共交通通过，允许社会上各种人等入内，欢迎平民百姓参加学校的一些活动。“没有围墙”也就无所谓“门”。美国大学通常找不到大门，中国人经常说的“校门”在那里实际上是不存在的。因此，“门卫”、“传达室”等设施鲜为人知（某些重要建筑物门口配有“门卫”，他们主要管上班之外时间里的保卫工作）。我曾与一些美国教授谈及，中国的大学一般都有一道围墙或围河或其他隔界标记把自己围在当中。他们根本理解不了这样做的目的。他们说，大学来之于社会，应当回归于社会，为什么要与社会隔离？实际上，有没有围墙不只是几块砖石的问题，而是反映了一种观念。美国人具有很强的开放思想意识和社会通融观念，他们愿意把自己置于社会之中，并付诸行动。比如，在美国的所有居民区，不论私人住宅或国有住宅，从未见到围围墙的情况，人们会把房前屋后的草地、花木修剪得平平整整，以优美的环境与路人共享。在美国的许多街道上，人们不是逢年过节才把盆花端出来凑热闹，而是把会开花的树木栽到街心上，把四季常开的花卉种在街心公园里，使人们在春夏秋冬都生活在鸟语花香的环境之中，这就是最实际的社会意识。

美国大学与社会密不可分。学校的一切生活设施和服务都社会化，商店、超级市场、医院、银行、邮电局、水陆空交通代理售票处、体育馆、电影院、剧场、教堂、高级餐厅和普通自助餐厅、咖啡厅和酒吧、各种展览厅馆、俱乐部、警察局、各种代理机构及咨询部门、各种商业服务代理机构以及定期的“跳蚤市场”（一种一年举行一两次的校园自由市场，通常场面非常热闹）等等，应有尽有，生活、工作和娱乐十分方便，许多事情只要一个电话很快就能得到解决。我们在工作中需要什么药品、试剂或仪器，只要说明所需数量规格和使用时间，到时准送货上门。有几次我们实验室的人因实验结果很好，临时雅兴高涨，在上午 11 点半钟打电话给比萨饼店，要店方在 11 点 50 分送一个 50cm 直径的比萨饼来，结果跑得满头大汗的送饼伙计果然准点把饼送到了。大学生也离不开社会，他们基本上不靠家里供养，而靠勤工俭学自力更生，打工必然要与公司企业或福利部门打交道，因此美国学生年纪虽轻，社会经历和社会知识已很丰富，也很老练。在这一方面，很多中国人评论说，18 岁的美国大学生比 58 岁的中国大学教授还要有能耐。在大学校园中，我也曾碰见过不少年轻的中国留学生，他们在国内时大多享受家庭的照顾，到美国后开始很不适应，但美国校园这个小社会把他们逼到了大社会中，饱受风霜雨雪和艰难困苦后，很快就学得了一身“闯江湖”的本领。有一位来自上海的留学生，开始在德州一个大学读书，只一年时间就打工赚了 2 万美元。他驾着自己买的小汽车长途跋涉来到路州大学。他对我说，有了 2 万元本钱，他可以自由选择自己喜欢的学校和专业了，如果以后觉得这里不合意，还想再换地方，反正不断打工，不断有钱，什么也不用怕。

美国大学校园是思想最活跃的场所。每个学校除了办一份校级综合性日报或周五报（每周出五天报纸）外，每个系及学校重点部门都有自己的专门报纸。这些报纸的名称斗妍争芳，十分吸引人，收集几十份这样的报纸摆在一起去欣赏、品味，十分惬意。校园报纸除了通过固定渠道寄赠外，还在校园内的多处固定地点设立报架，让人们随便取阅。校园报纸的规模大小不一，校报（综合性）通常每天出16版，有增刊时可多达32版，内容可说包罗万象，校园新闻、人文科技、政治经济、人物风情、广告商情乃至招聘和找Roommate（同住一屋者），无一不有。这些栏目办得比社会上发行的报纸还要生动活泼，切中时弊。有两件事给我留下了很深的印象。有一次校报第一版刊登了一幅很大的照片，是一个民间艺人正在弹电子琴演唱的镜头，图片说明中对该艺人长期坚持不懈地到校园演唱表示赞扬。我几乎每星期都会在校园“综合大楼”（所有服务、福利及娱乐设施在其内）前的草坪上见到他几次，也很爱听他自弹自唱的美国南方民间歌曲。有一次下午已较晚，他准备收摊回家，我来晚了没听到他的演唱，就要求他再唱一首或光弹一首曲子，他见我很真诚，就重新把扩音器线路接好，戴上一个像电话接线生戴的话筒一样的东西，专门为我弹唱了一首南方小调。当我在他的已装满钱币的琴盒里添上一美元时，他连声道谢，并强调说他的演唱除了生计之外，更重要的目的是沟通不同人之间的思想并给人们带来欢乐。他说，在部队里当兵时，他就想到民间音乐是一座很好的思想桥梁。音乐语言既容易被人接受，又容易使人精神爽快，烦恼消遁。我真想不到一个生活贫困的民间艺人竟口出珍言，有此等思想境界。在大学校园里，我还听过其他一些来自本州和外州的民间艺人的演唱，这些艺人与街头或地铁站台上卖唱的艺人有所区别，他们的艺术质量与思想境界远非后者所能比拟。校园民间艺人活跃了校园气氛，在一定程度上沟通了大学生、教授们与社会的思想交流。

大学所属院、所、系的报纸规模一般很小，有的两版，有的一版，有的甚至只有16开的版面，都是针对本单位学术及与学术有关的情况报道，出版期数也不等，有的是周报，有的是旬报，有的是半月报，也有月报。它们也是图文并茂。

在西方社会，经常会听到“自由论坛”这个名称。在美国大学校园中，“自由论坛”已成名正言顺之事。这个“自由论坛”很有点像国内的“英语角”，人们自由地来，自由地走，谁都可以站在石凳上发表一通高论，说到精彩处，听众鼓掌，挥手和吹哨，说到不中听处，则会有人站起来，另立异见，我经常去听一个固定在星期三下午4点至5点的校园“自由论坛”，那些年轻学生思想十分活跃，话题遍及社会生活的各个方面，一次换一个话题，有人主持，场面热烈而有秩序。由于话题跨度很大，加上年轻人超快的带有美国式幽默的英语，我可以说大部分内容听不懂，不过已经体会到了他们自由平等地、心平气和地讨论问题的态度和气氛。从“自由论坛”也可看出，美国大学生在关心自身利益的同时，也关心国家的各个方面。

在美国大学校园里，也活跃着中国学子的思想，这集中表现在中国大陆学者和留学生联谊会创办的刊物“留美通讯”中。数万名远离祖国的学子，刚刚脱离一个封闭了几千年的思想体系，来到了一个任凭你驰骋的开放思想体系中，一切都是那么新鲜和奇特，东西方思想体系的大撞击产生的火花引发出了这批富有思考力和分析力的莘莘学子的“反思潮”，他们耳闻目睹西方世界实况，借鉴了人家的某些经验，对自己国家的某些积弊进行了剖析和剥离，颇有说服力，比之国内某些报刊上发表的时髦思潮要实在得多。我在“留美通讯”上曾看到一篇生化专业博士生写的抨击国内教学方法和方式的文章，他认为在国内大学念生化课等于白念，老师和教科书误人子弟，他已感受到切肤之痛，希望这种状况不再继续下去，以免更多青年学生浪费青春。这种批评符合事实，也很中肯。

大学校园中的生活是丰富多彩的。如果你想增长知识，可以去图书馆和校园内的各种博物馆、艺术馆和展览馆；如果你想游艺，可以去游乐厅和各种俱乐部；如果你信仰不同宗教，可以去教堂或清真寺；如果你想锻炼自己的团队精神，可以去玩橄榄球；如果你想建立自己的才能权威，可以参加校园社团活动，等等。校园场馆五花八门，应有尽有，我就参观过地质博物馆，机械博物馆，玻璃博物馆，生物博物馆。大学教职员工和学生参观或参加校园内举行的活动均可得到免费或优待，如去体育场馆观看国际性或全国性高水平比赛，只要出示学生 I. D. 卡即可，职工可享受优惠票价；去游泳池游泳均免费；参观各种博物馆、展览馆和艺术馆多半不用掏腰包。不仅如此，当遇这些场馆新落成或换新内容时，总要举行公众庆祝聚会或招待会，人们可以在这些场合任意干美国和法国名酒之杯，品尝瑞士巧克力和美国蛋糕，公众既是客人又是主人；去书店买书，则多有折扣优待；电影院的票价比外面的便宜得多，时不时还组织免费专场。我在校园电影院里曾经连续 3 个晚上、累积 15 小时从头到尾看了一部二次大战期间希特勒活动的完全真实的纪录片。说真的，我真正认识希特勒这个历史罪人的战争狂热、个人迷信、暴君政治和独裁的面貌还是在看了这部纪录片之后，过去虽然也知道一些，但多偏重于书本并且都是些片断。另外，我还看过一个反映黑人历史沿革情况的系列影片，增长了不少民族知识。上述这些观摩影片都是校方有关部门特意安排的招待片，各种招待片每个月都有几部，人们可以根据电影预告选择自己喜欢看的片子。针对青年学生爱唱爱跳爱动的特点，大学校园经常举行不同规模的摇滚乐晚会，在灯火通明的操场上，在摇滚乐队震耳欲聋的乐声中，男女老少们一边喝着免费供应的饮料和啤酒，一边狂跳乱舞，热闹非凡。

每年新生入学时，校园会显得别有一番情趣。那些来自五湖四海的不同肤色、不同语言、不同装束、不同信仰、不同习惯的人，汇集到同一个校园里。在校园的各个角落都能听到同一种语言——美国英语的变奏调：卷舌头的阿拉伯英语与硬化的南美英语在对话；混沌不清的印度英语与转不过弯而只能一字一顿说出来的法国英语在手势帮助下进行交谈；口齿清楚但平铺直叙的中国英语在与不该那么糟糕的日本英语窃窃私语……有时还会见到更有趣的事情，那些西方国家的留学生在与西方国家留学生例行接吻拥抱礼仪之后，面对东方留学生却不知如何是好，他们没有办法向马来西亚和阿拉伯国家的蒙面女生施接吻礼，因为这些蒙面女除了两个黑眼珠之外，全部处于黑布包裹之中，连夏天也不例外。而当高鼻子学生对着中国或日本女学生张开双臂时，得到的却是一个握手礼和“Hello”礼。人们是和睦而友好的，但是毕竟东西方传统和文化差异太大了，了解了这一点之后，人们就会相互理解，彼此通融。在来自龙的故乡不同地区的中国留学生之间，更是情深意切。一位来自北京大学的小伙子曾非常动情地向我叙述了他亲历的一件小事。他入学后上第一堂课时，发现自己没有准备铅笔，这在全班是独一无二者，他自己并没意识到什么。坐在他旁边的是一位来自台湾的留学生，她发现了这一情况，下课后主动找他谈，告诉他美国人在什么样的场合一定要用铅笔书写而不能用其他笔书写，而且对所使用的铅笔的规格有严格规定，并当场赠送给他一支合格的铅笔。他感慨地说，一支铅笔本身值不了几个钱，但其中所包含的意义和情谊却是多么的深厚。

（原载于“健康报”1994年5月26日，“杨都”1991年第1、2期）

中 心 法 则

中心法则是指生物遗传信息传递的方向和途径的规律。

当生物体某些器官或组织需要表现某种生理功能时，必须由特定的蛋白质来完成。那么蛋白质又如何合成呢？现已清楚，遗传信息贮存在脱氧核糖核酸（DNA）分子中，当需要合成蛋白质时，DNA分子中负责该蛋白质合成的基因就进行转录，把基因中贮存的密码录成另一种遗传信息载体——信使核糖核酸（mRNA），mRNA分子中也贮存遗传密码。遗传密码是由三个核苷酸组合而成（叫三联体密码），一个密码相对应于一个氨基酸，合成蛋白质时，密码逐个被翻译成氨基酸，如同邮电局里把密电码翻译成文字一样。众多氨基酸串在一起就变成一条多肽链和蛋白质分子。生物医学中把遗传信息由DNA→mRNA→蛋白质的传递规律称为中心法则。由于中心法则的阐明，使人们对生命现象的本质和产生机理有了突飞猛进的认识。

1970年有两位科学家发现了逆向转录现象，即遗传信息由mRNA向DNA传递，进一步丰富了中心法则的内容。

中心法则是当前分子遗传学理论研究和高技术研究的基础，极其重要。

重访哈佛

20 多年前，我曾经以客座教授的身份在哈佛医学院学习、进修和工作过一段时间。后来，我又有机会随卫生部副部长彭玉以参观者的身份重访哈佛医学院，走马观花式地看了一些实验室，特别是中国大陆留美学者的实验室，会见了有关人士，商谈了某些合作意向。时间虽然短暂，但所见所闻，感触颇多，收益很大。

位于美国科学城波士顿市中心的哈佛医学院，是哈佛大学的重要组成部分，数百年来为美国乃至世界各国培养造就了无数顶尖医学家，成为举世公认的医学家摇篮和医学界执牛耳者。哈佛成功的奥秘集中体现在她的校训中，即“VERITAS”，翻译成中文为“探索真理”。为了实现探索科学真理这一目标，哈佛人演绎了一部数百年绚丽多彩的创业史，其中的闪光点和灵魂就是创新和求实精神，可以说，哈佛的教职员工为了以创新、求实的精神去探索真理，献出了自己的聪明才智，甚至贡献出了全身心。而为了保证科学家“探索真理”活动的正常运作和高效率，哈佛不断建立和完善了一整套科学的体制和管理系统。好的体制、管理系统和科学家创新、求实的创业精神相结合，使哈佛始终充满活力，充满极强的竞争力，充满极强的凝聚力，充满极强的创造力，充满极强的工作效率……

教授、实验室主任或特聘教授。他（她）们能在美国挤入学界上流社会，实属不易。就以在哈佛医学院的华籍年轻学者为例，足可举出一串佼佼者的名字和业绩来。比如袁钧瑛，她是1982年通过吴瑞（原协和医学院生化系创始者吴宪教授的儿子）分子生物学赴美留学考试选拔而留美的，现为哈佛副教授。她开始研究线虫中与细胞凋亡相关的基因，发现了CED-3和CED-4是促进凋亡的基因，CED-9是抗凋亡的基因。CED-3基因的编码蛋白与人白介素1β转化酶（ICE）相类似。后来她又在哺乳类细胞中发现存在一个ICE类家族，称为caspases。caspases以酶原形式存在，但可通过自身活化、互相活化或瀑布式活化的途径变为有活性的分子，以多种多样的机制参与和介导细胞凋亡过程和细胞信号传导过程。所以，caspases是介导上述细胞过程的关键性分子。袁钧瑛由于在国际上第一个发现了caspases而名声大振，不仅在哈佛，而且在国际上都具有很高的知名度。我们一行在参观她的实验室时，在她那间摆满书刊资料和显得狭小的办公室里请她介绍一下发现caspases的经过和体会。原来这是一段颇有启迪意义的科学发现故事。袁钧瑛开始在波士顿大学读博士学位（ph. D），她说她在读第二年的时候，对哺乳类细胞凋亡的机制发生了浓厚兴趣。因为当时对于细胞凋亡的研究还没有形成热点，研究的模型也只限于线虫之类的简单生物，而哺乳类细胞凋亡的机制肯定要复杂得多，但无人知晓。袁钧瑛决心探索哺乳类细胞凋亡过程中的关键分子基础。她把这一探索作为自己的目标，念念不忘。等到她博士毕业后，立即进入哈佛医学院做博士后，迎来了探索自己既定目标的机会。为了更好更快地实现目标，她向哈佛提出希望回到她原来“老板”实验室做实验的要求（因为那边工作基础较好），破例得到了哈佛的允许和支持。可以说，袁钧瑛是在多方支持下才发现caspases的。所以袁钧瑛在谈到个人体会时，着重指出两点：一是哈佛的豁达和合理的灵活性，当时她的编制在哈佛，而工作却在别处，一般会给在编单位“我的人替别人干活”的感觉，可哈佛从工作考虑，从不拘一格培养人才考虑，同意了袁钧瑛的要求，并最终使她获得了成功，故从言谈举止中袁钧瑛对哈佛表达出没齿难忘的感激。不论是谁，遇到这样的事，都会全心全意为哈佛工作的。所以，哈佛的良好的管理理念也是实现其强大的凝聚力的重要因素之一。二是特别强调创新思想。袁钧

重访哈佛

20多年前，我曾经以客座教授的身份在哈佛医学院学习、进修和工作过一段时间。后来，我又有机会随卫生部副部长彭玉以参观者的身份重访哈佛医学院，走马观花式地看了一些实验室，特别是中国大陆留美学者的实验室，会见了有关人士，商谈了某些合作意向。时间虽然短暂，但所见所闻，感触颇多，收益很大。

位于美国科学城波士顿市中心的哈佛医学院，是哈佛大学的重要组成部分，数百年来为美国乃至世界各国培养造就了无数顶尖医学家，成为举世公认的医学家摇篮和医学界执牛耳者。哈佛成功的奥秘集中体现在她的校训中，即“VERITAS”，翻译成中文为“探索真理”。为了实现探索科学真理这一目标，哈佛人演绎了一部数百年绚丽多彩的创业史，其中的闪光点和灵魂就是创新和求实精神，可以说，哈佛的教职员工为了以创新、求实的精神去探索真理，献出了自己的聪明才智，甚至贡献出了全身心。而为了保证科学家“探索真理”活动的正常运作和高效率，哈佛不断建立和完善了一整套科学的体制和管理系统。好的体制、管理系统和科学家创新、求实的创业精神相结合，使哈佛始终充满活力，充满极强的竞争力，充满极强的凝聚力，充满极强的创造力，充满极强的工作效率……

教授、实验室主任或特聘教授。他（她）们能在美国挤入学界上流社会，实属不易。就以在哈佛医学院的华籍年轻学者为例，足可举出一串佼佼者的名字和业绩来。比如袁钧瑛，她是1982年通过吴瑞（原协和医学院生化系创始者吴宪教授的儿子）分子生物学赴美留学考试选拔而留美的，现为哈佛副教授。她开始研究线虫中与细胞凋亡相关的基因，发现了CED-3和CED-4是促进凋亡的基因，CED-9是抗凋亡的基因。CED-3基因的编码蛋白与人白介素1β转化酶（ICE）相类似。后来她又在哺乳类细胞中发现存在一个ICE类家族，称为caspases。caspases以酶原形式存在，但可通过自身活化、互相活化或瀑布式活化的途径变为有活性的分子，以多种多样的机制参与和介导细胞凋亡过程和细胞信号传导过程。所以，caspases是介导上述细胞过程的关键性分子。袁钧瑛由于在国际上第一个发现了caspases而名声大振，不仅在哈佛，而且在国际上都具有很高的知名度。我们一行在参观她的实验室时，在她那间摆满书刊资料和显得狭小的办公室里请她介绍一下发现caspases的经过和体会。原来这是一段颇有启迪意义的科学发现故事。袁钧瑛开始在波士顿大学读博士学位（ph. D），她说她在读第二年的时候，对哺乳类细胞凋亡的机制发生了浓厚兴趣。因为当时对于细胞凋亡的研究还没有形成热点，研究的模型也只限于线虫之类的简单生物，而哺乳类细胞凋亡的机制肯定要复杂得多，但无人知晓。袁钧瑛决心探索哺乳类细胞凋亡过程中的关键分子基础。她把这一探索作为自己的目标，念念不忘。等到她博士毕业后，立即进入哈佛医学院做博士后，迎来了探索自己既定目标的机会。为了更好更快地实现目标，她向哈佛提出希望回到她原来“老板”实验室做实验的要求（因为那边工作基础较好），破例得到了哈佛的允许和支持。可以说，袁钧瑛是在多方支持下才发现caspases的。所以袁钧瑛在谈到个人体会时，着重指出两点：一是哈佛的豁达和合理的灵活性，当时她的编制在哈佛，而工作却在别处，一般会给在编单位“我的人替别人干活”的感觉，可哈佛从工作考虑，从不拘一格培养人才考虑，同意了袁钧瑛的要求，并最终使她获得了成功，故从言谈举止中袁钧瑛对哈佛表达出没齿难忘的感激。不论是谁，遇到这样的事，都会全心全意为哈佛工作的。所以，哈佛的良好的管理理念也是实现其强大的凝聚力的重要因素之一。二是特别强调创新思想。袁钧瑛说从学生时代就应多思考一些人家尚未解决的问题。敢于突发奇想，提出新的看法和观点，并坚持去探索、研究，这样持之以恒必有收获。她说在美国搞科学没有创新的思想和成绩，根本很难站住脚，其实全世界搞科学的都如此。我觉得袁钧瑛的成才之路，就教育和科技体制和管理而言，有很多具有启示性东西可供我们参考。

卢坤平，一个福建籍年轻学者，看上去学生模样，却已是哈佛医学院医学研究所的副教授。他从事肿瘤细胞分子生物学研究，连续发现和克隆了几个新基因及其新功能，这一显赫业绩使他一下子成为被哈佛看重的有实力的新生代。我们参观时看到，从“硬件”来看，他的实验室与别的实验室并无大的区别，实验室的空间和规模也并不是很大，而他的工作做得这么出色，到底是什么原因呢?据卢坤平向我们介绍说，工作成绩好不好的关键在于是否有创新思想，有好的思路才能出好成果，这是从工作者本身来说的。当然，毫无疑问，外部环境也很重要，好的环境能促进出人才、出成果，出效率。他说，哈佛的一整套体制和管理制度提供了好的外部环境的保证，我们还得知，卢坤平获得助教授位置才两年半时间，由于其业绩出众，哈佛医学院就为他办理了晋升副教授的事宜，这种在真正意义上按照真才实学破格提拔年轻人才的做法值得我们借鉴。

李恩，哈佛医学院基因敲除（gene knock out）中心主任。能担任哈佛的中心主任职务，足以说明他的能力和地位。“基因敲除”是现代生物医学研究中新发展起来的一种新技术，具有广泛的用途，其主要的技术要点是在胚胎干细胞（ES）水平上利用同源重组原理将感兴趣的基因敲除掉，使其功能活性完全丧失，然后将其培育成基因敲除小鼠，再研究基因敲除小鼠表型和生物学性质的改变，以此证明或推断被敲除的基因的功能和性质。李恩介绍说，在他们中心里，任何一个已知基因欲做成基因敲除小鼠，一般只需 8 ~ 12 个月时间。当我向他介绍到国内也很重视这一技术，但在建立基因敲除小鼠过程中一直卡在 ES 细胞这一关，因而进展缓慢时，他立即表示愿意与国内有关的具备一定条件的单位（包括医科院的有关所）合作，把这一新技术移植到国内来，应用于科研工作和商业服务。应当说，这种合作方式为国内引进生物医学研究新技术提供了新的思路。

在哈佛公共卫生学院，也有一批年轻有为的华籍学者。我们了长可能会受到警告甚至处罚。这也是社会保护儿童人身安全的一项措施。美国车辆多，交通繁忙，社会人员复杂，儿童单独行动易发生交通事故或被人拐骗。因此，每天下午4点钟之后，那些从幼儿园回家的孩子不是由父母接回去，就是由临时保姆接走。在街心公园里，每天都可以看到临时保姆带领数量不等的学龄前儿童进行活动的情景。这些临时保姆除了保证孩子们的安全外，还要教孩子们做游戏和讲解必要的知识。

产前聚会

我曾遇上一位怀孕的同事，她在分娩前一星期，周围不少同事和老板主动为她将出世的孩子举行了聚会。与其他聚会一样，先饱餐一顿，再聊天，所不同的是聊天的内容多半围绕婴儿的事情，如怎样喂养，怎样穿衣，怎样洗澡，怎样使用“尿不湿”尿布等等。我感到奇怪的是，参加聚会的人中几乎没有一个人有过生孩子或抚养孩子的经验，谈起抚养孩子的事却样样知晓，犹如教科书教出来的一样。实际上真是如此。为了参加这次聚会，不少同事都去过医院和妇幼机构索取有关围产期保健、孕期卫生、婴儿保健、喂养等各种知识性材料，准备好一份“理论礼物”送给孕妇。我发现大家说的“理论”和办法都是一致的，原来大家看的材料都是一样的。

在美国医院里，不同科室都有一个知识普及专袋订在墙壁上，袋里插着各种与本科专业有关的小册子或单篇材料，介绍、普及各种知识，如妇产科的专袋专门装有与妇产科相关的各种知识小册子，小儿科的专袋则专门装有小儿科相关的知识性小册子。我曾看过一本类似的小册子，写得很好。通常这些小册子包含两部分内容，一是道理上的解释，简明扼要，通俗易懂，不学医的人一看就明白是怎么回事；二是谈预防和发生了事怎么处理，这一部分写得相当详尽，而且达到了“程序化”。所谓“程序化”，就像计算机一样，工作起来要遵循一套预先编好的程序进行，以达到高效、高质量。比如婴儿出生后的第一天，根据婴儿的实际测量数据，有一套相应的最佳喂、养程序，如保持多少室温、穿多少衣服、隔多少时间喂一次什么食物，喂量多少，睡眠时间多少……相当详细，同理，第二天、第三天，第一周、第二周，都有相应的程序，产妇如何恢复体力和保持身心健康也有一套程序。这些“程序”看似简单，实则是现代化的产物。

除此之外，关于婴儿和产孕妇保健问题，还可通过咨询方式获得参考意见。咨询方式比较多样，你可去妇幼机构咨询，也可去医生那里咨询，还可用电话向专门的服务机构咨询，很是方便。

话再说回来。那次聚会的压轴戏是赠送婴儿礼品。参加聚会的人事先都为即将出生的婴儿准备了礼物。赠礼仪式颇为有意思：孕妇坐在沙发上，赠礼者依次把礼物交给孕妇，同时说了几句表达祝愿的幽默风趣的话，不时引起人们的欢笑，孕妇接过每个人的赠礼时，则满面春风，笑容可掬，连致谢意，并当众展示赠品。人们赠送的婴儿礼品是五花八门，什么都有：玩具、衣服、小被子、婴儿车、婴儿睡篮、小毛巾等等。

婴儿出生广告

在美国，婴儿出生时有张贴广告的习惯。在我所工作的美国科研机构和大学里，经常可见到婴儿出生广告张贴在电梯口或布告栏里，出生广告充满了欢愉的气氛，其内容包括谁生孩子了，婴儿的体重，身高，肤色，性别，出生月、日、时，广告纸面四周点缀一些符号或幽默风趣的词和字。

生育观念的变化

美国人喜欢孩子，有的美国妇女自己不想生孩子，便去领养一个孩子，这种事比较普遍。领养孩子的途径很多，如通过慈善机构、社会福利部门、涉外部门、服务部门或私人介绍等。被领养的孩子可以是国内的也可以是外国的，可以是白人也可以是黑人或其他有色人种。我的美国老板是一个30多岁的大学教授兼学院院长，他的太太是专门教外国留美学生英语的教师，他们能生育但不想生，决定去南美玻利维亚领养一个孩子。孩子领来后他们很喜欢，关怀备至，报纸记者特地为他们照了一张“全家福”登在报上，还附了一篇报导，介绍了领养的经过。1987年感恩节我在老板家里参加聚会时，曾问他为什么要领养孩子，他说他们夫妇俩都喜欢孩子，但不想生，就领养一个，他还强调说，自己生的与领养的都是一样的。

婴儿争夺战

为了要孩子而打官司者屡见不鲜。最有代表性的案例是“生物学母亲”和“代理母样”（或叫“母亲替身”）的婴儿争夺战。这是在美国发生的一桩很有名很特别的案件。这个案件涉及现代科学中的一个新领域——生殖工程。生殖工程可以使任何人的精子和卵子通过人工办法（手术和培养）在任何一个子宫（天然的或人造的）中培育成婴儿。这可解决那些因种种原因不能生育的夫妇想得到子女的问题。给出卵子和精子的就是将来出生婴儿的“生物学母亲和父亲”，如果仅仅使用自己的子宫去培育别人的受精卵进而产出婴儿者就是所谓的“母亲替身”。有一位“生物学母亲”与“母亲替身”曾订下合同，前者付给后者1万美元，到时候“母亲替身”生下婴儿后还给“生物学母亲”。10个月后当“母亲替身”产下一个又白又胖又漂亮的小宝贝后，喜爱之情不能抑制，她觉得生活中不能没有这个小宝贝，便毁约不还婴儿，愿意退还1万美金的生育费。官司打到法院，法院也一筹莫展，因为这种案子前所未有。在一定意义上说，案子涉及的伦理问题多于法律问题。而伦理问题不能用法律规范来解决，两者有关联，但不是一回事。这个案子拖了很长时间得不到了结，双方都提出理由说明孩子是属于自己的。生殖工程可以解决现实生活中的许多难题，但生殖工程带来的伦理学问题也很多。如精子库、卵子库的大量开放（特别是匿名精子卵子和无名精子、卵子的滥用），有可能培育出同父异母群和同母异父群，进而造成近亲配偶群。这些现象一旦发生，对国家乃至人类的遗传素质将带来不良的影响。试管婴儿的大量出生也可能会给家庭和社会引致心理、经济和法律上的麻烦。

少年儿童不许饮酒

美国规定16岁以下的人不许饮酒，原因是饮酒对少年儿童的身心健康有害。有一次，与我邻居的一位来自中国科大少年班（已毕业）的博士生去超级市场购买啤酒，由于市场人员误认为他不满16

岁而拒绝卖给他，在美国，许多美国人总认为中国人看上去比实际年龄要小得多，这与我们经常分不清外国人的年龄界限相类似，最后出示了I. D卡（相当于我国的身份证）才解决问题。

勤工俭学的孩子

一般来说，美国人很喜欢小孩，但不溺爱，这是很可取的风气。美国人养孩子的共识是培养孩子的独立能力（包括独立学习、独立生活和独立工作的能力）。美国孩子出生后就分床睡觉，稍大就分房间，孩子的一切事情都由孩子自己负责做，家长只作指导和帮助。如小学生集体外出游玩，家长绝对不会把饮料和点心装好挂在孩子肩上，而是由孩子自己决定带什么和怎样带法。由于社会环境和家庭环境的影响，从总体上说，美国的小孩一般都比较“老练”、有主见，善于“独立”。美国孩子大多从小就开始“勤工俭学”，那里的人们叫挣钱。勤工俭学的途径很多，都是打零工或短工之类的活儿，如星期日送早报，帮助人照顾爱犬等力所能及的事，以前者为多。我曾有一年的时间住在美国人家里，开始以为星期日的早报是邮递员送的（因美国人一起床就有看报纸的习惯，故早晨的报纸很早就送来放在门外报袋里，但看不到是谁送递的），过了一两个月，一位大约七八岁的小学生来收送报钱，才知道我所住的那条街所有居民的星期日早报都由他一人送。他说他的另一位同学包了另一条街道的星期日早报送报的活儿。这些美国孩子并不是因家庭经济困难而出来打工的，这是美国孩子观念上的探索和实习。一般而言，美国孩子认为靠父母、靠别人生活是可耻的，靠自己的劳动所得才是合情合理，所以很多孩子上中学后的生活费用基本上可以靠打工来维持，很多家庭背景很好或父母兄弟当大官的孩子也如此。观念上的目标和强健的体魄，使这些孩子有足够的精力和体力来实践“独立能力”。

尊重儿童人格与尊严

独立能力的培养只是“独立意识”的重要组成部分而不是全部。独立意识还应包括独立人格和尊严。在美国家庭中，孩子不仅仅是受优待，在人格和尊严上也受到尊重和平等对待。我参加过很多家庭聚会，几乎每次都目睹孩子与家长、孩子与来宾之间平等相待、互相尊重的事实。在普通家庭中，文明语言随时可听得见，不管大人小孩，“对不起”、“请原谅”、“真抱歉”和“谢谢你”等话语总是挂在嘴边。

（原载于“中国妇幼健康”1991 年 4、6 期，“中国卫生画刊”1992 年第 2、3 期）

蛋白质磷酸化

1992 年度诺贝尔医学奖授予了两位因首先发现生物调节机制中可逆的蛋白质磷酸化作用的科学家费歇尔和克瑞勃斯。

蛋白质磷酸化是如何起生物调节作用的呢？简单地说，负责使蛋白质磷酸化的蛋白激酶催化将腺苷三磷酸（ATP）分子中的磷酸转移至特定蛋白质分子上（此即叫磷酸化）。蛋白质一旦磷酸化，其形状和生理功能即发生改变，如细胞内蛋白质生物合成和核酸合成增强，生长速度加快，细胞移动能力增强等等。当这一切工作进行到一定限度后，另一种负责去（除）磷酸化作用的蛋白磷酸化酶将磷酸化蛋白上的磷酸移除，此时该蛋白恢复没有磷酸化以前的状态，参与另外一些生物调节过程，如细胞代谢、激素释放、神经信号传递、细胞表面受体的应答和肌肉收缩与松弛等等。通过上述蛋白质的磷酸化与去磷酸化作用过程，使细胞和机体保持正常的平衡和协调状态，如果失去这种平衡和协调，机体就会产生病态。

蛋白质磷酸化对肌肉的运动和工作是绝对必需的。费、克二氏发现，激活后的磷酸化酶催化糖原分解成葡萄糖，在这过程中产生供肌肉工作的能源——ATP。众所周知，没有能源，肌肉就无法工作。

目前有关蛋白质磷酸化的研究与很多系统的疾病都有联系，如肿瘤、心脑血管病、肌肉系统疾病等等。可见蛋白质磷酸化是一种重要的生物医学现象。有人甚至认为，磷是生命的中心问题。

（原载于“健康报”1993 年 9 月 26 日）

波士顿的两个研究所

波士顿是美国的科学城。这个只有四百多万人口的城市拥有200所大学和数以百计的研究机构和高技术公司。因此，波士顿的科学、技术和教育在美国起着举足轻重的作用。在美国教育界号称“四大金刚”的哈佛大学、麻省理工学院（简称MIT）、加州大学伯克莱分校和斯坦福大学中，就有两所在波士顿。在生化方面，可以挤入美国五强的大学，波士顿占了三所（哈佛、MIT和Brandeis大学）。在众多的研究所中，有两个生物医学方面的研究所出类拔萃。它们是MIT的Whitehead研究所和哈佛的Dana－Farber癌症研究所。在此，笔者仅就自己所了解的与学术研究有关的情况，将这两个研究所作一简要的介绍，以供国内生化界和生物医学界同行们参考。

Whitehead研究所成立时间不久，主要从事生物医学领域的研究。所长D. Baltimore，生化界的人对他都很熟悉，他因发现逆转录酶而于1975年获得诺贝尔奖。他的华人太太是哈佛的病毒学教授，也许有此因缘，巴氏夫妇对中国人很友好。该所规模不大，但却充分体现出短小精悍的特点。在教授会成员（faculty member）的配置上，聘请了一批国际知名的生物医学教授，有在癌基因研究方面颇有建树的Weinberg，在酵母生化研究上有丰富经验的Fink，在基因治疗的研究中独树一帜的 Mulligan 等等。研究面涉及到生物医学的一些最新领域，并已在致癌机制、癌基因、免疫球蛋白基因，基因治疗和发育生物学等研究中做出了突出的成绩，许多工作已引起国际注目。

Dana - Farber 癌症研究所是哈佛大学的一个研究所，同时承担哈佛大学医学院的有关教学任务。这个所以资格老、阵营强大著称，所长 B. Benacerraf 是 1980 年诺贝尔奖获得者。该所共有人员二千多，具有博士学位的研究人员约 500 人，其中约 10% 具有双博士学位（ph. D 和 M. D）。该所拥有多位美国国家科学院院士。

Dana - Farber 研究所最初以治疗儿童白血病起家，立即得到实业界、医学界和社会各界的支持，并成立基金会，在财力上予以保证。该所是国际上第一个用联合化疗治愈儿童白血病的成功者，故至今有关癌治疗的方法和机制的研究仍是重点课题。该所科学家最先发现人 T - 细胞受体和尝试单克隆抗体用于寻找特异类型癌细胞及杀灭它们，其研究成果很受瞩目。在艾滋病研究方面，该所是美国几个实力雄厚的单位之一。该所围绕癌症这一人类健康的大敌展开了“全方位”式的基础研究，其研究面遍及生物医学，特别是生化及分子生物学的所有主要领域和前沿阵地。从该所研究室的建制就可看得很清楚（表 6 - 1），由于研究课题数量很多，这里不拟详细列出。该所每年大约发表一千篇研究论文，在国内外具有不小的影响，在许多重要的学术会议上，该所科学家都占有一席之地。

上述两个研究所尽管在历史背景、组织形式及其他一些方面有较大差异，但都获得了成功，其原因何在呢？根据笔者的观察，主要有以下几方面：

1. 真正的科研责任制　在美国，教授会成员（包括助理教授、副教授和教授）具有单独建立实验室和领导研究小组的法定权力，有财权、人事权和自决权，经营着自己的科研课题。同时肩上也负有重担——责任。责任之一是必须申请到足够的科研经费，而要申请到经费，必须有新的科研设想，要做到这点又必须跟紧科技发展趋势，掌握新的知识。责任之二是必须向资助机构负责，按期完成科研任务。这些责任直接与他们的前途、利益（如升迁和工资）及名誉挂钩，因此他们必须全身心地投入到科研中去。

表 6－1 Dana－Farber 癌症研究所研究室建制一览表

生物统计及流行病学研究室	放射生物学研究室
癌控制研究室	癌遗传学研究室
恶性疾病机理实验室	分子遗传学实验室
儿科致癌学研究室	免疫遗传学研究室
外科致癌学研究室	肿瘤病毒遗传学实验室
妇科致癌学研究室	肿瘤病毒学研究室
感染性疾病实验室	真核细胞转录作用研究室
医学研究室	基因调节实验室
医学致癌学研究室	分子生物学实验室
分子致癌作用实验室	结构分子生物学实验室
细胞生长与调节研究室	分子免疫生物学实验室
癌药理学研究室	分子免疫学实验室
生化药理学研究室	膜免疫化学实验室
临床药理学实验室	免疫学实验室
癌诊断放射学与核医学研究室	免疫病理学实验室
	肿瘤免疫学研究室

2. 研究人员的最佳组合　当经费和设备得到保证后，研究小组的人员组合（构成）成为能否把老板的科研思想变为成果的决定因素。在美国，培养各类人才都有相应的标准，要把各类人员组成最佳的组合，才能多快好省地出成果。这两个研究所的实验室工作人员由 5 种人组成，他们是：访问学者、博士后工作者、技术员、研究生（博士候选人）和本科大学生。根据对上述两所 15 位卓有成果和著名教授所领导的研究小组的统计，上述 5 种人所占的比例为：10.1%、48.2%、19.4%、13.7% 和 8.6%。由这些数字可知，在科研工作中，最重要的力量是博士后工作者（或称博士后生），在研究组中约占一半。重点启用博士后生是合理的。一般来说，经过博士阶段的系统训练和培养后，才能算是入了门的科学工作者，不再受资历和经验的约束，而主要取决于他们的思考能力和努力去竞争。博士后生年轻力壮，富有思考力和想象力，善于学习新知识，新的成果最易由他们创造出来。此外，这两个所还接受一定数量在读研究生和本科生参加科研工作，这是加速科技入门的一项有效措施。

3. 学术自由　教授会成员可根据自己的兴趣和专长选择研究课题，研究所在决定聘任教授会成员时，是根据本所工作需要和专业设置来考虑的，符合要求的就聘任，不符合要求的就不聘任。资助机构更是根据学术上的要求而去选择资助对象。因此，一项科研课题的建立，即是研究人员的兴趣和专长所在，又是研究人与资助机构自由的学术结合和相互信任的反映，在这种情况之下，研究者总是保持着高度的责任感和积极性。

4. 频繁的学术交流　这两个研究所几乎每天都有不同类型的学术交流活动，如请所内外、国内外有关科学家进行学术报告，全所性或专业性讨论会，专业性论文墙报贴展示等。小组性的学术活动更是频繁。所外学术活动也很多，如出席国际和国内多种学术会议，被邀到外单位和国外去交流学术及讲学等。这些活动使科研工作者的思想天天在拓宽，新知识、新思想天天在积累，从而使研究人员的素质得到较快的提高。

（原载于“生命的化学”1988 年第 2 期）

科研导向：促进复杂性研究

中国科学院召开过一次促进复杂性研究学术讨论会及促进复杂性研究联络中心全体会议。这是一次在我国科学界进行的重要科研导向活动，旨在从认识论高度提出科学研究思维新模式，使科研活动更接近事物的本质和更好地阐明事物变化规律。

何谓复杂性？目前还没有一个大家都同意的科学定义。它的含义远远超过我们平常所指的相对于“简单”而言的“复杂性”。科学家们虽然意见不一，但达成了共识：现在不必在定义表述上花太多精力，重要的是把自然现象和社会现象作为复杂的、非均匀的和非线性的系统来研究，并揭示复杂性的共同特点。不少科学家认为，复杂性具有三个共同的特点：含有不同的层次；显现各种现象；在一定条件下具有马太效应。这些特点形成了复杂性的、斑斓多彩的景象。决定复杂性的关键是什么呢？是相互作用。没有相互作用就谈不上复杂性。另外，有的科学家认为复杂性就是“混沌”，“混沌”的英文名是Chaos，这个字在西方几乎人人都理解其含义，因为西方人对股票市场很熟悉，而股票市场风云变幻，人声嘈杂，谓之“混沌”，由此可知股票业务之复杂，所以，在西方，经常发生召开学术界开复杂性研讨会时股票市场的老板或企业老板赶去参加的事。

生命科学研究的对象是一个开放、动态的复杂巨系统，处处表现出复杂性。在本次会议上，分子生物学家们针对目前生物医学前沿研究中的现状，提出了很多令人深思的思考。一个美国生物学代表团访问中国科学技术大学时曾大胆地指出：至今的生化研究结果80%以上是错误的。主要理由是这些研究都是在一种孤立和静止的条件下进行的，而事实上任何一种生物体或生物分子都处于一定的系统之中，是动态的。有的动态研究（如酶作用）也只是千万个动态中的一个，故很难真正代表生物系统中的状态。目前有关药物分子设计的研究也存在类似问题。

在生物大分子结构与功能关系上，有人认为简单地提“结构与功能”是错误的，应当提“结构及其在活细胞系统中的功能”才为正确，因为离开一定的系统谈不上功能。迄今所有的研究都是以DNA 双螺旋结构为基础的，但是现在已有越来越多证据表明 DNA 具有多形性，其大分子整体结构与局部精细结构（构象变化）之间构成了某种关系，每种关系会出现新的不同生物学性质，因此，迄今为止的大分子结构与功能关系的概念需要重新考虑，在原来基础上有所发展。纳米技术有可能解决上述问题，因为纳米层次上的物质可能会出现新性质。纳米技术的得力工具 STM（扫描隧道电镜）既可以观察大分子局部精细结构，也能够拆卸和组装分子，因而有人预言，在将来某个时候，基因工程技术不一定有存在的必要。

遗传信息的贮存、表达和流向等问题迷雾重重。人类基因组中贮存着一部遗传信息的“天书”，破译它将是一项持久艰难的巨大系统工程。DNA 分子中不被转录的链起什么作用？为什么保留内含子？是否存在三维空间编码？遗传信息流有无可能像体内众多代谢循环那样也是循环系统？诸如此类问题皆为人瞩目。科学家们一致指出，现在拨开迷雾的法宝掌握在蛋白质手中，因此蛋白质研究高潮势必再度掀起。

以脑为中心的神经系统是人体最复杂的系统之一。脑不仅是信息处理系统，也是自主产生信息系统。由信息传递构成的网络将生命过程中的各种关系联络起来，一门新的学问“生命关系学”就是专门研究上述联络关系的复杂性的。

生命复杂性研究是否能健康发展，取决于正确的认识论和方法

论。专家们强调，生命科学研究必须注重整体和动态，其中最主要的工作点应放在层次之间过渡的研究上（即解决层次间的关系），因为层次间过渡会在质和量上产生非同寻常的变化和飞跃，人们也最难掌握它。此外，生命科学引进所有其他自然科学和社会科学的理论和方法，将是不可缺少和必然的发展趋势。现在的科研思路是把复杂问题简化，在简化的条件下研究复杂问题，但二者往往得不到很好吻合，这是一个矛盾，因此方法学的改进是重要的方面之一。

总之，复杂性研究向我们提示，现在该是检讨传统科研思维和方法利弊的时候了。

（原载于“中国医学科学院院报”1992年5月1日）

为何选择小线虫

美国《科学》杂志评选的1998年十大科技突破，其中“科学家完成了对一种小线虫以及一些微生物包括梅毒、肺结核和斑疹伤寒病毒的全部基因的测定”排在第五位。

为何选择小线虫呢？现在进行的基因研究最终目的都是配合人类基因组图谱分析。人类有大约3万个基因，30亿个碱基对，由于过于庞杂，科学家想出了一个替代方法——研究模拟生物，这些生物虽然比人类低级，但其许多基因的结构、功能与人类相似或相同，而且基因组比人类要小得多。小线虫便是一种模拟生物。但科学家似乎对小线虫情有独钟，因为与以往的酵母、河豚鱼等模拟生物不同，小线虫的生命周期只有2~3周，但也有神经、消化和生殖系统，特别是它的细胞恒定在2000个，每个细胞到一定时间自然死亡。科学家发现，这种细胞的程序性死亡是由基因控制的，并最早从小线虫身上发现了几个基因。之后，科学家发现，哺乳动物（包括人类）也存在这种基因。

基因浩杂，何从找起？基因定位显得十分重要。这好比我们要在某地找一个人，而且不知道长相，但如果确定了此人所在地的方位，找起来就方便多了。一种物种的基因排序是一定的，绘制基因图谱（线性排列），就是标志出基因存在的范围，范围的尺度越小，找起来就越准确。不同的是，前者是标志前后左右四个点，后者是前后两个点。科学家绘制的小线虫基因图谱是小尺度的，可以说是一个突破。

（原载于“中国科学报”1998年12月21日）

我看研究生

20世纪80年代初期以来，我几乎每年都承担研究生基础课或讲座的授课教学任务，也带过和正在带研究生做毕业论文，这期间还在国外带过外国研究生，因此，可以说对中外研究生的情况有所了解，不过只是一孔之见罢了。

我常常与管教育的同志和老教授们谈及研究生的培养问题，其中一个话题是：一个合格研究生的标准是什么？或者说研究生达到什么样的水平才算是我们所希望的。这当然是一个很难用简单的话说清楚的事情，况且所谓“标准”和“水平”也都是相对而言的。尽管如此，我认为基本的标准即研究生的“要素”还是可以确定的。在我国、教育方针的主线是培养学生成为德、智、体、美、劳全面发展的人才。这是非常正确的方针，是一项伟大的人类工程。如果把这个方针具体化，我个人理解最重要的有两点，一是有健全的灵魂，二是有强劲的能力。

灵魂可以说是一个人的世界观、道德观和行为模式的“精神基础”。对于研究生，这个“精神基础”中最重要的应是爱国主义。说实际的，现在的研究生面临着出国和不出国的选择，以及留学和“学留”（即定居不归）的选择。爱国主义在这里不再只是政治学习时的空谈之词，而变成了实实在在的尺子。出国不是坏事，而是好事，出国学习、进修和工作，为了增加知识，积累经验，提高本领，以便回来为自己的祖国更好地作贡献，何乐而不为？在这个意义上，不想出国或惧怕出国的研究生，并不是好研究生。当然，如果一心向往的只是西方物质文明和优厚待遇，忘记了江东父老兄弟姐妹的养育和培植之恩，不知报答，扬长而去，把青春和最能干的年华献给了外国，就要问问自己的爱国之心安在乎？钱学森同志曾把爱国主义作为衡量知识分子的一把重要尺子来看待，他说，年轻人不干事业或不好好干事业，即使不出国也不证明他是爱国的，而出国不归的也谈不上爱国主义。此话对我们大家都有参考和指导意义。有的研究生曾对我说，科学是无国界的，因此不论你在中国或任何别的地方服务，都是为全人类服务。这话是不错的，但忽略了一点，即没有爱国主义思想的人要成为国际主义者或人类福星是不可想象的，至少在逻辑上说不通。爱国主义像一条金玉之链，会把一切美好的事物串联起来，化腐朽为神奇，化干戈为玉帛，国家兴旺发达。国内有些人不了解西方资本主义国家里的人们，以为那些人都无爱国主义可言，其实不然，举两个最普通的例子，在美国的机关、学校里，每天早晚都有升降国旗、州旗仪式，在仪式的短短时间内，谁遇上都得自动肃立、脱帽，向国旗行注目礼，这就是无形的爱国主义教育。我接触过很多美国研究生，他（她）们对自己国家还是很热爱的，言必称美国如何如何，尽管他们对美国社会提出某些批评。有时他们对国家大事的关心程度出乎外国人的预料。另一个例子是日本留学生的团结精神。不少人说，如果论能力，一个中国留学生比一个日本留学生有过之无不及，但若按 3:3 对阵，则中国群体会输给日本群体，原因何在？答案只有一条：中国留学生缺乏团结精神，而日本留学生能抱成一团，拧成绳，团结一致对外。在美国时，我确实见到过这样的情形：中国留学生之间往往为了鸡毛蒜皮的事闹矛盾，个别也有为了夏天宿舍里开不开电扇或空调而干架的。尽管这些是少数情况，但令大多数中国人摇头叹息。如果大家都想一想“我是中国人”，就不会因蝇头小利而影响同胞之情。恕我直言，现在有个别研究生私心太重，私心太重容易做出有损国格和人格的事来。

在能力方面，我认为研究生与本科生的主要区别在“研究”二字上。“研究”是能力的综合表现，能力包括思考、分析和解决问题的能力，动手能力和表达能力等等。中国研究生念书念得是不错，也能考试，但实际工作能力的锻炼相对比较薄弱，比较缺乏进行创造性工作的指点和环境。所以李正道在20世纪80年代在纽约说过一句很诚恳又很尖锐的话，他说中国很多留学生是“高分低能”。国内有的报刊曾对20世纪二三十年代和八十年代中日两国派遣留学欧美的学生、学者对本国发展所起的迥然不同的作用作过比较和分析，认为日本留欧美学生、学者能较好较快地将所学知识付之实际应用，而中国留欧美学生、学者在学以致用上有些脱节，注意理论，忽视实际（当然在这些人中也有一批能人），这是战后中日两国经济发展相差悬殊的原因之一（可能不是主要原因）。说到底，这也是一个能力问题，你有很大的聪明才智，不用出来，能力等于零，你的能力只以潜力形式贮存在那里。研究生身强力壮，脑子好用，应当努力学会把巨大的潜力变为实际工作能力，多出成果为社会服务。从我个人来说，我当然喜欢思维敏捷、实际工作能力强的研究生，带这类研究生不光是好带，而且与自己还有互补作用，教学相长，说实话，我最不能容忍能力太差而又不努力的研究生。当然，不可否认，能力的培养与内外各种因素有关，需要全社会的配合。

我觉得，培养研究生的目的就是为国家培养高级人才——科技专家。具体到医学院校，就是培养医学科学家。真正的科学家必须具备多方面的基础条件。就业务能力而言，除了专业水平和能力外，凡是与提高专业能力和水平有关的培养也是必不可少的，此即通常所说的“红花还需绿叶托”，没有坚实的基础作烘托，专业上的单科挺进是不会有太强的后劲的。所以，研究生在学习阶段一定要把各方面的基础打好，为日后的发展做好准备。

我还觉得，不论你将来做科研工作抑或当医生，欲达到高水平和有所创新，其先决条件是必须有一套好的思路。须知，“新、奇、妙”的科学思路是科学工作的灵魂，是业务上成功的关键所在。没有区别于他人思路的脑袋不是科学家的脑袋。那么，科学的思路从哪里来？当然不是从天上掉下来。我想大概是从“三分聪明加七分勤奋”（也有人认为是“一分聪明加九分勤奋”）中来，这就是说，你需要一种“蜜蜂精神”，不停顿地去吸取一切有用的和上好的知识营养，充实自己，从而使自己变得十二分聪明起来。一旦你聪明到相当的程度，或许你在科学王国里可以得到真正的自由和创造的机会。

科学是一个综合体，知识则是多面手。科学家应当体现科学和知识所具有的固有特点。为此，科学家也应当成为知识的“杂食者”。在科学实践中，有时候一些看起来与某专业似乎无关的知识，实际上也很有用。我自己经历过这样一件难忘的事情：我在美国哈佛大学时，有一次在我的实验室里偶然看见一位在读博士生带着一本《毛泽东选集》，我很感到惊奇，便问其原由。他回答说，他并不信仰毛泽东主义，但据说毛泽东的哲学思想很丰富，具有某些启迪作用，故要看他的书。他还强调说，他看毛泽东的书与看其他科学家的书其心情是一样的，都是想从中得到新的知识和启发，只不过也许毛泽东的哲学思想对他的思维方式有更多的帮助。原来他是试图从多方面、多角度寻找打开思维之门和科学奥秘之门的钥匙！这个例子可以给我们的研究生提供一个参考。

我国的研究生是优秀知识青年中的佼佼者，国之骄子，科学队伍的生力军。他（她）们富有聪明才智。但是不可否认，由于我国教育体制存在一些弊端，加之教学方法和教学条件的局限，致使我国培养的研究生，特别是博士生，在总体上，比较欠缺独创性能力，“高分低能”者并非鲜见。因此，我认为，从国家方面讲，为研究生这一高层次人才培养提供更好的条件和环境是很有必要和紧迫的。

（原载于“中国医学科学院院报”1992年6月21日，“大学生”1992年）

欧洲见闻

中国留学生

1995年秋天在访问欧洲三国，考察医学分子生物学研究现状和趋势的过程中，至少接触到一二十位我国留欧学生，他们之中约一半为博士后，另一半中的多数为在读博士生，少数则为访问学者。当我们看到这些莘莘学子时，亲切之感油然而生，那种深深扎根于心底的民族之情很快就把大家连结在一起。在中国留学生比较多的地方，他们自动聚集在一起与我们座谈，彼此介绍学习、工作和生活情况，倾吐对祖国的热爱之情，交换对国内各方面建设和政策、特别是科教政策的看法，探讨开展各种国际合作与交流的可能性，等等，使我们收益良多。在那些留学生散在的单位和实验室，通过个别交谈和访问，也达到了彼此沟通和联络感情的效果。留学生们的坦诚给我们留下了深刻印象，他们的刻苦拼搏精神和优异的学习和工作业绩，令我们欣慰。我们深深感到，21世纪的新科技将由包括他们在内的科技精英所托起。

中国留欧学生不少，这与我们原先的估计大相径庭。原来，欧洲的科研机构和大学，其水平不亚于美国，另外，欧洲国家（特别是西、北欧）普遍社会安定，环境优美，待遇良好，是做学问的理想之地。但是，欧洲是资本主义竞争社会，优胜劣汰的社会法则随时在起作用。作为远渡重洋而至而又举目无助的中国留学生，要想在这块“新大陆”上站稳脚跟，惟一的选择就是四个字：刻苦拼搏。他们每个人都在拼命地学习和工作，不分白昼和黑夜，不分上班日和节假日，也不分老板在和不在。举一两个小小的例子可见一斑。我们抵达德国慕尼黑是在国际上最负盛名的慕尼黑啤酒节前夕的星期日中午，两位在马普研究所（位于慕尼黑近郊）作博士后的中国留学生到火车站接我们，并趁这个机会带我们到市中心的步行区（不准任何车辆行驶）浏览市容、名胜古迹，再去奥林匹克体育场身临其境地体会一下啤酒节的盛况，品尝一下巴伐利亚的各种啤酒。这样花去了半天时间。第二天吃午饭时，头天接我们的留学生买了一杯咖啡，问其原因，回答说昨晚做实验搞了一个通宵，上午上班接着干，有点睡意，用咖啡提提神。很显然，他是用加班加点来弥补昨天陪客耗去的时间。据其他留学生讲，中国留学生基本上放弃了节假日（除必需的购物外），即使这样，压力仍然很大，定期的汇报，论文的发表数量和水平，都是无形的高压因素，稍有松懈，有可能引致严重后果。我的一个学生正在英国剑桥大学分子生物学实验室读分子免疫学的博士学位，她出国前胖乎乎的，身体很结实。这次看到她令我大吃一惊，因她变得很消瘦，面色也不大好，问及原由，才知她经常通宵达旦地在实验室里工作，压力大，精神上比较紧张，体力消耗也比较大，总之一句话：辛苦。中国留学生的刻苦拼搏精神换来了丰硕的成果，获得了普遍的好评。我们每每问及留学生的表现时，他们的外国老板几乎毫无例外地都要大加称赞一番。实际上，我们看到有的留学生已经成为老板的代理人（有人也称“二老板”或很受器重的骨干。当然，中国留学生中也并非个个如意或心想事成。我们在德国海德堡遇到的一位留学生就属这种情况，他在德国拿到 M. D，想当医生，花了一年时间仍未如愿，心里虽很焦急，但仍充满信心，他说：留得青山在，不愁没柴烧。以笔者观察，这也是中国留欧学生的普遍心态。的确，在国外成事难，创业难，只有靠刻苦拼搏去慢慢实现个人的价值。

在某些方面，作为中国与外国之间的中介力量，中国留欧学生发挥了一定的“桥梁”作用。我们了解到，有的留学生为原单位与国外单位的科研协作积极牵线，取得了很好的效果。有的为国内访问团组的出访做了很多协助工作。有的帮助国内查找文献资料，提供信息。有的帮国内购买仪器设备和化学试剂，无偿索取某些实验用品，等等，不一而足。总之，他们根据自己的实际条件和环境，都在或多或少地为国内做贡献。有的留学生甚至在欧洲国家中进行串联并组织团组到国内进行学术交流和讲学活动，将国际上的新思想、新方法和新技术及时传播到国内。

在与中国留学生接触过程中自然会谈到归宿问题，即“留学”还是“学留”？看来，在这个问题上，不可一概而论。我们发现，大致上有3种情况：一种是表示愿意马上回国服务或拿到学位后立即回国，他们对到国内哪个单位工作都有明确的意向。这些人的一个共同的想法是觉得在国外总是替外国老板干，成绩再大也是人家的，而在国内可以发挥自己的才能，实现自己的价值目标。这些留学生在国外已站住脚并有自己的研究方向和能力，正是国内急需的人才。据悉，由于在具体事宜的落实上存在一些问题，这些人目前仍未实现回国服务的愿望，时间不等人，如果不抓紧落实，他们必将定居欧洲或转入美国，这对国内是很大的损失。第二种情况是表示不想回国的。这部分人的心态各异，理由也各不相同。但其中有一种理由使我感到震惊，这就是有10%左右的人是因为对国内申请科研基金过程中的不公平不满而出国不归的。甚至有人出国几年后仍耿耿于怀，愤愤不平。一位从上海到欧洲的博士后对我们说，几年前他在国内申请某项重大课题时被对手挤下来是不公正的，他认为自己课题比对手强得多，一气之下跑到国外做，现在取得很大进展，突破性成果在望。类似情况还有。第三种情况是原则上表示愿意回国，但具体到什么时候回则没有明确答案。不论何种情况，看来改善国内科技界的工作生活条件是至关重要的，否则是很难吸引人才回流的。

留学生，何时望君归？

（原载于“健康报”1997年7月10日）

所长的风采

在德国、法国和英国访问中，德国的保罗·欧里奇研究所所长

C. Kurth，法国医学科学院分子遗传与分子细胞生物学研究所所长 P. Chambon 和英国剑桥大学分子生物学实验室（中心）主任 A. Klug 亲自接待了我们。这三位所长不仅在欧洲，而且在全世界科学界都很有名气，A. Klug 还是诺贝尔奖获得者。

与这些科学泰斗们相会并进行面对面学术交流和促膝谈话，是我们始料未及的。这是因为：一、我们一行三人是中国医学科学院的普通教授，属小人物，而且所进行的访问为非官方性质，从未想过或指望某位所长亲自接待我们；二、此前我们对这些所长虽久仰大名，但从未有过任何交往或合作关系，实在是素昧平生。尽管如此，我们受到了极其热情、友好和周到的接待。在他们身上显示出科学精神的风彩，使我们终生难忘。这里介绍一二，以与同道们共享。

风采之一——所长亲自写综述

我们接触到的第一位所长是 C. Kurth。当讨论到外源基因插入靶细胞基因组 DNA 后可能引起何种生物效应时，他让秘书拿来几份单行本分发给我们。我一看原来是他个人署名专门谈这个问题的综述文章，它发表在一个国际著名的学术刊物上。这使我很惊讶。在我印象中，一个研究所的所长是很忙的，哪有时间写综述？他却回答说一个合格的所长首先要在学术上过硬，并带领全所在国际学术界占有一席之地。他们的秘书每天都把最新的文献收集起来给他阅读，他说他的一切工作都围绕科研，工作的中心除了科研还是科研。听了这番话，我对作为大忙人的所长仍能亲自写综述就一点也不感到奇怪了。后来在法国和英国接触到的另两位所长也有类似情况。在德国访问中我们还了解到某些国际知名的科学家除了备有行政事务秘书外，还备有英文秘书和德文秘书。英文秘书专门负责向英文刊物投稿的学术论文的文字修改、润色、规范工作；德文秘书则专门负责德文论文的文字修改、润色和规范工作。德国科学家写的德文论文聘请德文秘书进行加工处理，这种对科学的严谨和精益求精的精神着实令人钦佩之至。听欧洲同行说，他们那里不搞什么“成果鉴定”之类的事情（我们访问的领域是基础理论研究），研究成果的多少和大小就看你在国际一流杂志上发表论文的数量。欧洲同行一致认为，在综合性杂志中，顶尖者为《Nature》和《Science》，生命科学的顶尖杂志则为《Cell》。他们把每年能在这些杂志上发表一两篇论文的人看作最优秀的科学家。在我们访问各个实验室时，他们都以在上述杂志上发表论文而自豪，并几乎无例外地赠送单行本。有一个实验室的一位博士后告诉我们，他的老板（即研究组负责人，教授）就认准上述三个杂志投稿，最低要求是够达到在《J. B. C》（生物化学杂志）和《EMBO》（欧洲分子生物学杂志）上发表文章的水平，否则宁可不投。这位老板手下有60个博士和博士后，每年发表论文数量可观，据那位博士后说，老板抽屉里已压了五六十篇论文稿，这些论文稿都是被老板"枪毙"的。在慕尼黑，一位中国留学生（博士后）向我们抱怨说，他在老板手下干了三年连一篇论文都未发表，原因是他写的几篇论文稿都被老板"枪毙"了。

风采之二——老黄牛工作精神

不论出自何种动机，欧洲的所长们的工作精神实在可佳，用"老黄牛"精神来形容不为过。印象最深的是法国分子遗传与分子细胞生物学所所长 P. Chambon。Chambon 是 RNA 聚合酶Ⅱ的发现者，在国际生化界享有盛名，欧洲各国的同行一提起 Chambon 都肃然起敬，并异口同声赞扬他的"老黄牛"工作精神、开拓精神和高效率工作效果。他亲自领导的几个研究课题组在很大程度上主宰着该所的发展方向，并为法国赢得国际科学界的声誉作出了重要贡献。Chambon 接待我们的那天，他们办公楼层正遇内部修理，尽管如此，在脚手架和尼龙围带（保护带）之下，办公室内秘书们和工作人员照常工作。我们按约到达办公室时，只见 Chambon 正在几张办公桌间穿梭来往，与助手们交代布置或商讨什么事情，十分专注，连我们进去都没看见，后经工作人员在旁提示，才热情地把我们让到会客室。在办公室短短的时间里，我们亲眼见到了 Chambon 的工作方式和精神，他作为一个国际著名研究所的所长，布置或商讨工作不是打电话叫秘书和工作人员到他的办公室里，而是亲自到手下人的办公桌旁，进行"巡回办公"，既提高了办公效率，又没有什么"官架子"。这种工作精神真叫人敬佩。Chambon 亲自向我们介绍了全所的科研情况和他自己领导的科研课题的近期进展，并亲自安排了我们在该所一整天的参观访问时间表。访问结束后，他还要再次与我们座谈，回答我们的提问和咨询，并拟与我们共进晚餐。但是，当晚上 7 点整我们再次踏进他的工作人员办公室时，发现这里灯光齐明，秘书们和工作人员一个也没有离开，仍埋头做自己的事，一打听，才知道 Chambon 还在里面会议室主持会议，看样子一时半会儿完不了。秘书进行通报后，Chambon 匆匆地出来，歉疚地向我们表示他的会议还要延续一段时间，座谈和共进晚餐恐怕来不及，但他已安排另外二位教授陪同我们共进晚餐。那天晚上，我们畅饮了四种法国著名的葡萄酒。我们为 Chambon 的“老黄牛”工作精神而干杯，为这位老科学家的健康而干杯。

风采之三——老当益壮，宝刀不老

在剑桥大学分子生物学实验室访问过程中，自始至终都得到实验室（相当于研究所）主任 A. Klug 的关照。该实验室是世界上最负盛名的分子生物学实验室，自它成立以来已有 8 人荣获诺贝尔奖，包括 Klug 在内。Klug，满头白发，但精神矍铄，思路清晰，反应敏捷。最使我们难忘的是他对科研工作的一丝不苟和深远的洞察力。他在介绍自己的研究工作时，让助手坐在一旁与他一起向我们讲解，但往往助手未讲完他就打断其讲解，由自己亲自讲解，他送给我们一些论文单行本，并就其中重要的几篇文章逐篇逐图地作解释，连图中某个结果的细节他都介绍得仔细入微，这说明他对科研工作的指导不仅是方向性的、宏观的，而且也是具体的、细节的。一个年老的科学泰斗能做到这般出神入化的程度，真可谓老当益壮，宝刀不老。我们祝愿 Klug 教授永葆科学青春，为人类科学事业做出更大贡献！

（原载于“中国医学科学院院报”1995 年 12 月 1 日）

电视募捐办科研

笔者访问了德、法、英三国的一些有关科研机构，看到了许多新鲜事物，其中位于法国巴黎近郊的一个著名生物医学研究机构——基因松，给我们留下了深刻印象。

基因松的外文名称叫 genethon，如果把这个名称拆开来看，就是 gene（基因）+thon（松）。thon 是体育项目马拉松英文名称的后半部分。顾名思义，用 genethon 作为一个科研机构的名称，其含意大概有两层意思：一是表明这个机构是从事基因方面的研究，二是表明这种研究具有艰巨性和长期性，像体育马拉松那样，必须坚持到底才能取得成功。

当代生物医学研究已深入到基因水平。但是现在人们对基因的了解还很肤浅，主要表现在两个方面：一是人体细胞中3万个蛋白质基因在染色体上如何分配和排列还不清楚，二是许多重要疾病的基因缺陷尚不明了。如果这两方面搞清楚了，不仅为进一步研究遗传语言提供基础，这在理论上具有重要意义，另一方面也将有可能为疾病的基因诊断和基因治疗提供实际指导。基因松就是从事上述两方面研究的。

参观、访问基因松过程中，最令人感兴趣的除了它的研究内容和成果外，就是它的经费来源。可以说，基因松是靠电视募捐而生存和发展的科研机构、全民办科研的成功典范。

基因松共有研究人员和技术人员127名，每年经费收入为4亿法郎（合8000万美元），其中86%～95%来源于电视募捐（telethon）。电视募捐每年进行一次，每次为期1个月。在这期间，主要通过电视节目宣传有关基因的知识、疾病的知识，人类基因组计划的基本知识以及要研究人类基因和基因组的理由，等等。总而言之，是向普通老百姓灌输和普及与基因相关的科学知识。这种宣传几乎做到家喻户晓，老少皆知，效果很好，其结果是提高了公众的科学知识水平，培养了公众对基因问题的兴趣，引起了公众对基因研究成果转化为实际应用这一切身利益的关注。因此，社会公众纷纷慷慨解囊捐资帮助基因松。在国外，通常在许多场合为资助公益事业的个人和单位树碑立传或建立纪念标志，但我们注意到，在基因松的科研大楼内或院子里，都找不到这样的标志物，说明社会公众对基因松的捐助并非为一时的热情所驱动，而是发自内心的对科学事业赞助的自愿。对于社会公众的资助，基因松的人们是很珍惜的，除了严格的管理制度外，科研和应用研究成绩斐然。基因松的经费的一半用于科研，一半用于应用研究。我们亲眼看到，一个无与伦比的庞大的实验室装备着最先进的仪器设备，实现了科研工作自动化和“工业化”，实验结果像工厂流水线操作方式那样源源不断地产生，科研成果不断地涌现，显示了科学的强大威力，令人大开眼界。

在应用研究方面，基因松有一套独特的做法，就是将一些典型病例的患者集中起来，免费提供食宿、医疗和服务。当我们参观患者活动室时，看到的都是坐在轮椅上的各种遗传病患者，他们三五成群地在玩电视游戏，室内放着几十台大小不等的电视机、游戏机和其他娱乐器具，患者可任意玩。基因松的研究人员对患者及其家系进行系统的研究，包括对他们的基因组进行分析，治疗和心理咨询，定期召开病患者及其家属和公众座谈会，共同探讨某些疾病的人们关心的各种问题。

基因松在遗传病的基因诊断方面已积累了相当可观的资料，对上百种常见的疾病进行了成功的探索。现在他们已经获得 12000 份 DNA 样品（每人 1 份），其中许多是家系样品。更为难能可贵的是，相对应于每一份 DNA 样品都要建立一株永生化的细胞系（这种细胞系可永久传代），这 12000 株细胞被置于几个巨大的液氮罐中冻存，当需要时随时可取用。就目前所知，人类遗传病种类已达到 5600 种，医学科学家仅对其中少数种类有所认识，因此摆在我们面前的任务还很繁重，法国在欧洲虽可算大国，但它的国土和人口毕竟有限，不能满足基因松的研究需求。当我们谈及中法在这方面有广阔的协作前景时，基因松的同行一致表示愿意与中国合作，他们认为中国人口多，病种和病例都多，是合作研究的很好的资源。

通过电视募捐而使一个科研机构生存和发展并成为国际著名的科学殿堂，无疑是个奇迹，它表明了法国人对科学的热爱和理解。其实何止法国，在我们访问德国和英国过程中，也见到不少公众资助科研的事例。这是否也算作一种文明的表现？

访问基因松后，感触良深。我国科研水平由于受经费的限制，比起欧美国家有很大的差距，而且这个差距仍在扩大。如果社会公众能认识到这一点并有所行动，那该多好！

（原载于“中国科学报”1995 年 11 月 29 日）

1999年度诺贝尔生理学或医学奖

——蛋白质转运的细胞分子机制研究的启示

地址写错了，信就不会寄到；细胞内蛋白质上的“地址”若是出了差错，麻烦会更大。美国科学家甘特·布洛贝尔（BLobeL. G）就是因为发现了蛋白质内控制蛋白质在细胞内传输和定位的信号——“地址签”而获得了1999年的诺贝尔生理学或医学奖。布洛贝尔的科学贡献在哪里？其成果价值何在？他的获奖对中国科技工作有些什么启示？

一、BLobeL提出了什么重要的科学问题

人体由大约1×10^{14}个不同类型细胞所组成。细胞外表由膜包裹，是组成机体的基本单位。细胞间可通过各种管道和基质进行物质交换、通讯联络和相互作用。细胞内含有各种形态各异、功能不一的亚细胞结构和细胞器（如细胞核、内质网、线粒体……），这些细胞器也由各自的膜所包裹。细胞不同部位和细胞器具有不同的生物学作用和功能，体现这些作用和功能的分子是蛋白质。我们知道，细胞内进行蛋白质生物合成的场所主要在细胞质，以核糖体（ribosome）和信使核糖核酸（mRNA）等组成的复合物则是合成蛋白质的“工作母机”。线粒体也可合成十来种蛋白质，但它本身的许多蛋白质及合成

蛋白质所需的一些蛋白因子也是在细胞质中合成的。这就提出了一个有待解答的问题：不同类型蛋白质在细胞质合成后如何转运到应该去的部位（如细胞器内或细胞外）？BLobeL 根据这一科学命题，认为关键是阐明蛋白质穿越细胞或细胞器膜（专业上称为转运，transfer 或移位，translocation）的细胞分子机制。他以此为主攻方向，选择内质网为研究模型，经过长期不懈的努力，终于取得了成功。

二、BLobeL 的科学贡献

BLobeL 从分泌性蛋白质向内质网转运入手研究蛋白质转运的机制。人们观察到，高等动物的某些细胞如肝、胰脏细胞合成的分泌性蛋白质可通过内质网膜进入内质网内，然后通过管道系统被输送到高尔基体，形成成熟的小泡，这些小泡可与细胞质膜融合，形成出口，使蛋白质分泌出去。这些小泡也可与细胞器的膜融合，将分泌性蛋白质转运至细胞器内。在上述分泌性蛋白质穿膜转运现象中，作为被转运的蛋白质在其合成过程和结构上有何特点呢？BLobeL 从中发现了两条重要线索：①被转运蛋白质的初生肽（即其前身物）比成熟肽大。②被转运的分泌性蛋白质进入内质网的过程与其生物合成的过程是平行进行的。从这两条线索中 BLobeL 推断出初生肽长出的那段肽链可能是专门起引导作用的“信号肽”（signal peptide 或 signal seguence），只有存在信号肽，才可能穿越膜结构，否则不能实现跨膜转运。BLobeL 根据这一推断，经过研究，证明了信号肽的存在及与蛋白质跨膜转运的关系，并于 1971 年提出了蛋白质跨膜转运的“信号假说”（signal hypothesis）。该假说的要点是：当被转运的蛋白质肽链的合成在 mRNA 起始密码上启动后，首先合成一段含 15 ~ 30 个氨基酸的信号肽，它被内质网膜上的受体蛋白所识别并相互结合，此时受体蛋白可聚合而产生膜内通道，此外内质网膜上核糖体受体蛋白还可与核糖体结合形成延伸出去的通道，这样，当蛋白肽链合成继续进行的同时，信号肽率先经过通道进入内质网，随后信号肽被膜内侧的信号肽酶水解掉，蛋白质再变成成熟蛋白质。

信号肽的发现是 BLobeL 做出的第一个科学贡献。信号肽是小肽，其中部为长 12 ~ 14 个氨基酸残基（大多为疏水性）组成的片段，前部为带正电荷的碱性氨基酸残基，末端为富含丙氨酸的片段，也是信号肽酶的水解部位。

但是，在信号假说中还存在第 2 个关键问题：内质网膜是如何识别信号肽的？BLobeL为解决该问题做出了又一个重要的贡献，发现了细胞内一种叫做“信号识别蛋白”（signal recognition protein, SRP）的蛋白质因子在内质网膜识别信号肽中的重要作用。他们从狗胰脏细胞内质网小泡的盐抽提物中提取到一个沉降系数为11S的蛋白质核酸复合体（由分子量为72000、68000、54000、19000、14000和9000的6种多肽和一条单链的7SRNA组成），即SRP，采用放射性标记同位素示踪实验揭示了SRP具有以下重要性质：①它对初生肽穿越内质网膜是必需的。②它能直接与正在合成牛催乳激素（作为一种具有信号肽的分泌性蛋白质的实验对象）前身物的聚核糖体相互作用，而不与正在合成珠蛋白（作为一种不具有信号肽的非分泌性蛋白质的实验对象）的聚核糖体相互作用。③在体外蛋白质合成体系（如麦胚翻译体系）中，SRP与正在合成牛催乳激素的聚核糖体结合可抑制该激素的继续合成。④用巯基化试剂修饰SRP后，其与聚核糖体的结合作用大大减少，这种减少是通过催乳激素肽链的介导而不是mRNA介导的。⑤只有SRP存在时，合成催乳激素前身物的聚核糖体才有可能与内质网膜相结合，SRP的这种作用具有特异性，对于合成非分泌性蛋白质的聚核糖体无此结合作用。⑥在体外实验中证明了SRP能引起分泌性蛋白质肽链延伸的信号肽依赖性和位点特异性的阻断。实验结果表明，牛催乳激素前身物肽链是在信号肽上延伸而成的，这一延伸过程与肽段向内质网内的转运是平行进行的，一旦SRP由信号肽介导而结合于核糖体的阻断肽链延伸的特异性位点上，即可抑制被转运的分泌蛋白质合成过程中的肽链延伸，这一实验结果表明，SRP一方面可与内质膜上的受体结合以便形成通道让信号肽通过，另一方面也可离开膜进入细胞质与信号肽结合，二者达成动态平衡。因此可以说SRP是介导内质网膜识别信号肽的关键性因子。

根据以上的工作，实际上一幅关于蛋白质向内质网的跨膜转运原理图已清晰可见，BLobeL将其归纳成下面的图解形式，它就是BLobeL借以获奖的新的“信号假说”原理图（图1）。

信号假说普遍适用于真核细胞（包括动、植物和酵母细胞）。在此基础上，BLobeL还于1980年总结出如何分类鉴别对应于不同细胞区域的蛋白，提出每个蛋白都有指明其在细胞中正确位置的信息，氨基酸序列决定了一个蛋白质是否会穿过膜进入另一细胞器或

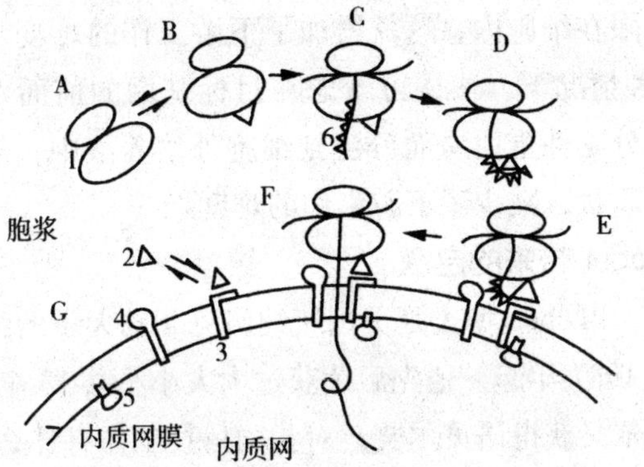

图 1 蛋白质向内质网跨膜转运的细胞分子生物学机制示意图

1. 核糖体，上下两部分分别代表小亚基和大亚基，若中间以线穿过则线代表 mRNA；

2. SRP；3. SRP 受体；4. 核糖体受体；5. 信号肽酶；6. 信号肽。

蛋白质向内质网跨膜转运的步骤简介如下：

A. 核糖体串联成聚核糖体，准备合成蛋白质

B. SRP 识别并结合在核糖体上

C. 在聚核糖体上，由 mRNA 开始合成信号肽

D. SRP 识别信号肽并与之结合，多肽链合成暂时停止

E. SRP－信号肽－聚核糖体复合物与内质网膜上 SRP 受体及核糖体受体结合

F. 暂时停止合成的多肽链恢复合成，新生肽随信号肽延伸，接着信号肽被膜内侧的信号肽酶水解，新生肽继续延伸，形成有高级结构的成熟蛋白质

G. 核糖体大小亚基分离，核糖体受体解离，内质网膜恢复完整的脂质双层结构

转运到细胞外，所有上述的发现是开创性的、史无前例的。

三、BLobeL 科学发现的意义和价值

卡洛琳斯卡医学院的评委们认为，BLobeL 的科学发现对现代细胞分子生物学的发展影响重大，非常有助于理解某些医学机制，尤其是一些遗传病。例如，由于信号出现错误，新合成的蛋白质会在细胞内错误的部位“安家”，从而产生异常的表型，如导致高草酸盐尿症，在较早年龄阶段引发肾结石。信号错误还可引发膀胱纤维化和其他一些疑难病症。这为解释某些疑难病症的发病原理以及制定防治策略、途径和措施提供了科学依据。BLobeL 的研究成果还可更好地利用细胞作为“蛋白工厂”来生产贵重药品，指导基因工程生产蛋白质防治药物时的设计。例如，欲在细胞培养中生产基因工

程产品，若目标蛋白质无信号肽，属非分泌性蛋白质，只能把基因表达产物局限在细胞内，这就增加了下游工作的难度（如分离纯化等），在这种情况下，往往可考虑在目标基因的前面设计一段信号肽，变成可分泌性蛋白质而分泌到细胞外培养液中，从而提高了产品的产率和质量，减少了下游工作的难度。

四、BLobeL 带来的启示

据报道，BLobeL 博士是美国纽约洛克菲勒大学的细胞与分子生物学家。从 1987 年起，他先后荣获过大大小小共 13 个国际科学奖。此次布洛贝尔又获得诺贝尔奖，对我国科技工作有什么启示呢？

在基础性研究中，最重要的是选题，选题应当尽量瞄准科学前沿，要多关注基础与应用等不同学科交叉的选题，选择大家关注的热点和尖端课题才容易取得重要突破。当选题确定以后，找准突破点又是最关键的。结合自己的特长选择突破点，一旦突破，就具有原始的创新性，而原始的创新性则是评价一项科研成果价值的最关键因素之一。

国内这么多年与诺贝尔奖无缘，我认为主要是突破点没有找好。基本上是跟着别人跑，人家已经搞得轰轰烈烈，我们才加进去，没有原创性，当然无法取得令人瞩目的成就。另外一个原因是我们的整个科技水平还不够高。有时选题很好，也找到了突破口，之所以最终仍没有获得成功，是因为创新工作本身还有一些规律性的东西，比如科技人员应当有一个宽松的工作环境，科技创新需要较高的投入等。在这些方面我国科研机构还有许多工作要做。

就我国生命科学研究而言，我国民族多、人口多，遗传资源比较丰富，具有生物多样性的特点。另外，几千年的相对封闭使得人群隔离度大，很多疾病谱都是研究人口与健康的最佳材料，这个优势是别国无法比的。尽管现在国际上从事基因组学研究的科研机构很多，但如果我国从事人口与健康研究的科学工作者选准“疾病基因组学”为突破口，应该是大有可为的。

（原载于“中国医学科学院院报”1999 年 11 月 1 日）

关于医学社会学的探讨

一、问题的提出

提起医学，通常人们总会把它与疾病联系在一起。“医学即治病”的概念普遍存在。在一定意义上说，这种概念并不错，只是很不全面而已。实际上，医学与生、老、病、死的直接关联仅仅是医学的第一层面，也是医学的前沿阵地。但是，随着医学科学的不断发展和深入，医学工作者越来越明显地感到，在很多情况下，人的生、老、病、死问题并不是仅仅用医学手段就能解决的。此类例子举不胜举。例如，当今医学难题之一的癌症，在其综合病因中，化学因素和遗传因素是很重要的因素。化学因素显然与工业化程度有关，而一个国家或地区工业化的进程不会依医学的意志而停滞。遗传因素则与社会上的婚配关系、传统习俗等有关，当然也不排除个体差异及突变因素，这些亦非医学所能轻易干预的。又如，目前最引起关注的艾滋病，除了有它的医学问题亟需解决外，看来也与20世纪60年代以来鼓吹的性解放运动密切相关。现在已有确凿的科学证据表明，性关系的混乱是引起美国艾滋病泛滥的重要社会根源。美国的大小报纸每天都有有关艾滋病的讨论，其中更多的是涉及社会学方面的讨论，看来这是一个复杂的问题。再如，在精神病的发病过程中，来自社会的因素占有很大比重，这使得迄今对这类疾病的单纯医学手段的治疗效果不甚满意。等等。我们究竟可从这些浅显的例子中得到些什么启示呢？为什么医学这一人类的福星在科学越来越发达的今天反而感到力不从心？答案是有的。看来问题不在医学本身，因为医学本身也在飞速前进。问题在于医学与社会学越来越密切的相互渗透、交融所引起的一种反应，笔者暂且称其为医学社会学综合征。当我们还不认识这种反应或综合征的时候，往往面对掺杂社会学问题的医学问题而束手无策，或者采取纯医学手段而收效甚微。应该说，医学社会学综合征已经在向人类挑战了，如果我们仍然忽视它的话，今后这种挑战的程度可能会逐步升级。非常清楚，作为医学与社会学相互渗透、交叉的边缘学科——医学社会学，是一门亟待开发、研究和应用的科学。对这门边缘学科的不断深入的研究将会更加丰富医学的内容，更加加强医学的应变能力和防卫力量，同时也将大大丰富社会学的研究领域。可以相信，利用医学与社会学横向联系中所产生的“杂交优势”，将可赋予人们一种新的思想和本领，即站在医学社会学的高度去观察、分析、综合某些交织着社会学问题的医学问题或交织着医学问题的社会学问题，最终找出最优化的对策；也可以站在医学社会学的高度从社会学角度预测可能出现的医学问题或从医学的角度预测可能出现的社会问题，从而制订出预防措施。这门学科如果能得到切实的开发、研究和应用，人类有理由期待从中得到更多更实际的直接利益。

二、医学社会学的三链套模式

在医学的第一层面，主要针对的是“生、老、病、死”。虽然主体对象是“人”，但实际上只是把这些人作为“生、老、病、死”的人，较少注意到这些人的社会属性。正是人的社会属性使我们能够通过“人”这个媒介进入医学的第二层面。这一层面包含什么内容呢？我们知道，人都处于一定历史阶段、一定社会环境之中，他们的哲学思想、人生观、道德观、伦理观、文化观、经济观乃至生活方式和习惯嗜好等不仅带有时代的痕迹，社会的痕迹，而且以各不相同的个人意志表现出来。这就必然会产生各种各样的思想和行为。而正是这些思想和行为，直接或间接、或多或少地介入医学，使自然现象与社会现象发生千丝万缕的联系，使医学问题社会化、多元化。因此，在医学的这一层面，重点就是研究与医学相关联的社会学问题。用一句通俗的话来讲，就是理顺医学的“社会关系”。由此推论，在这一层面上，有待研究的问题太多了。举个例子，性病不仅是个医学问题，同时也是一个社会问题，如果社会问题不解决，仅靠医学的防治，也是防不胜防，医不胜医，不可能根本解决问题。性病的社会学问题主要是社会制度和精神文明程度的问题，前者界限比较明确，后者则仍是一个比较模糊的概念，因此它本身就是一个有待研究的理论问题和实际问题。在某些场合下，不同的道德观对同一个医学问题会产生出截然不同的看法，比如对人工流产的看法即是。而国内外长期争论不休的“安乐死”问题，不仅涉及道德观，也涉及伦理观，这些纠缠不清的观念之争可能需要延续很长时间，在这期间，医学看来也只能举棋不定，不大可能做出前进性的决断。医学中某些尚未攻克的疾病，往往会影响人们的心理状态，产生各种恐怖症，经常听到“谈癌色变”、“谈艾滋病色变”、“谈麻风病色变”之说，这种社会恐惧心理又往往使某些人产生出“绝症”的概念；而某些已有充分办法预防和治愈的疾病又容易使人产生麻痹大意的思想。就以感冒而言，病虽小，但国内患者甚多，其积累损失决不比某些重大疾病小。酗酒、吸烟等情况就更严重了。这类问题均为医学社会心理学的研究内容。利用医学进行战争（如细菌战、生物战等）的问题，医学保护主义问题，医学在法律学中的地位问题，医学人才学、教育学、组织学问题，医学经济学问题，医学社会政策问题等等，则都直接与社会学问题密切相关。目前国内外在这一层面上的研究工作还十分缺乏，因此不仅应该在这一层面上开展工作，更应当开展开拓性的研究工作。

在此，笔者试图提出医学社会学的三链套模式（如图1所示），以期引起有志之士的关注和讨论。

这里涉及三条“链”的概念，即医学链、社会链和生态环境链。医学链，是指人类经过长期的实践所形成的与疾病相抗衡的一整套组织形式和工作程式。这一整套组织形式和工作程式使医学成为严密的科学，保护着人类的生存。因此可以说，人类是生活在医学链之中的，谁要是脱离医学链，肯定逃脱不了大自然的惩罚，甚至随时都可能遭到灭顶之灾。所谓社会链，是指人类的各种思想、行为和社会结构所构成的活动圈。人们不可能超脱这个活动圈，而且必然由社会链来制约和调节他们的思想和行为。医学链与社会链的交叉、联结是不可避免的。这种关联首先是人的本能、社会的本能和自然的本能所要求的。人的多向性驱使他们寻求多方面的保护，很自然，单一的医学链保护或社会链保护没有两条链交叉保护来得有效和保险。因此，自从有社会以来，医学链与社会链的交联就已形成。其次，从认识论上来看，交联往往可以产生优势。这似乎是自然规律和社会规律中最突出的特征。自然界几乎没有一样东西是单纯的，交联现象普遍存在。在社会现象中，交叉联结更是一种普遍的规律。由于上述原因，在人类社会中，尽管不同的人对宇宙、世界、社会、人生、疾病等方面的认识和看法千差万别，但在触及个人切身利益时，终将聚集到医学链和社会链的交叉保护伞之下。必须强调指出，医学链与社会链的交联就其内容来说是包罗万象的。原则上，人类社会有多少信息量，迟早都可能会参与这种交联，但就程度来说，有的交联很明显，有的则不明显。此外，还要认识到并非所有的交叉联结都是可取的。有些不必要的交叉，甚至错误的交叉是我们不希望发生的。医学社会学的重要工作面就是在这一交叉联结层面。它在这一层面工作的主要任务就是从定性和定量上搞清楚医学链与社会链各种交叉联结的具体内涵及其影响，并从中归纳、综合出其共性方面和个性方面的规律，从而提出协调、解决的方案，进而促进医学和社会学的新发展。

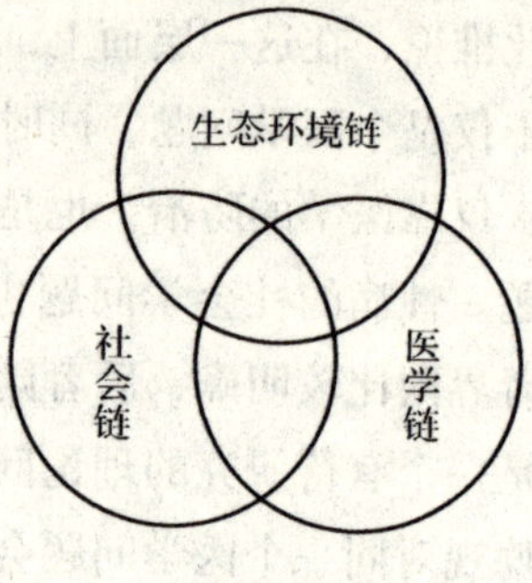

图 1　医学社会学的三链套模式

还须指出，医学链与社会链的交叉联结并不是医学社会学的全部内容。如果我们把医学链和社会链看作两个实体，它们相互间的作用、渗透和交叉不受任何制约和调节是不可想象的。无论在自然界还是社会界，调节者甚至比作用者更为重要。任何事物必须在某种调节机制控制下才能发挥正常的功能。那么，医学链和社会链的相互作用的调节者是什么呢？这就是生态环境链。勿庸赘言，生态环境与人类的关系最密切不过了。但是，以往人们在讨论生态环境系统对人类的影响时，主要集中在不利影响方面，而忽视了生态环境链作为自然－社会（人）－生态这个大系统中的调节者的重要作用。这个大系统包含了人类的一切活动。今天，我们不能仅仅把生态环境当作一个“系统”来看，它不仅仅与社会、人类、经济等发生关联。生态环境实际上是一条链条，把地球上的一切串连在一起，并制约和调节一切活动。生态环境链的主要调节机制是通过反馈自然信息、人类活动信息，并将反馈信息变为一系列有形或无形的信号告诉人们，什么地方发生了什么事，产生了什么影响，前景如何等等，以促使人们及时调整自己的活动，形成新的平衡。生态环境链对医学链、社会链及它们的相互交叉都有调节作用（这在模式图形中用双链交叉和三链交叉表示）。

三、医学社会学的研究内容

医学社会学的内容涉及医学、人文科学和社会科学的众多方面，它的触角也正在向一些新的领域延伸，它的内容总在不断增添、更新。就现时来说，至少应包括下列诸方面：

1. 医学哲学　人体是一个最为复杂的活的机体，这就决定了医学更富于哲学色彩。哲学的思辨必须以一定的物质基础和表现形式为依据，而一定的物质基础和表现形式往往会引出不同的哲学思辨。在看待人的疾病问题上，西医可以说是一种“解剖哲学”，它必须在某一器官或细胞上看到病变后才会下结论，它认为身体一定部位的病变引起一定的疾病。而中医则与西医有很大的不同，它认为机体是一个平衡体，任何平衡失调必将引起疾病。中、西医对疾病的不同哲学思辨理所当然地形成两种不同的诊治疾病的逻辑和方法，西医使用的是明确逻辑和方法，即用直接的检验手段确定疾病，然后用直接式针对性药物或其他直接手段治疗之；中医则是模糊逻辑，系统严密而术语含糊，应用多变，讲究辩证施治，所使用的药物多为混合物，强调调理。哲学的思辨是最高形式的思辨，它可以指导人们去实践。对西医来说，它的“解剖哲学”已很明确，肝是肝，肺是肺，它的发展就是继续解剖下去，继续发现。对于中医来讲，问题就不那么简单了，它属于“平衡哲学”或“模糊哲学”。它的发展路子该怎么走法，这是国内医学界一直在争论的问题，争论到今天非但没有解决根本问题，有不少人还提出挽救中医的呼吁。其实，以笔者之见，解决中医继续发展或现代化的问题，不能走明确化、定量化的道路，那样必然会走到西医的道路上去，使中医更加衰退。中医应当坚持走自己的“模糊”道路，因为这是中医最吸引人、最有发展前景和潜力、最关键的地方。所谓走“模糊”道路，就是要运用一切现代“模糊科学”的理论和方法（如模糊数学、模糊生物学、模糊化学和模糊物理学等等）去归纳中医理论和方法中的“模糊”概念，提高“模糊”的概括力和判析度，从而进一步提高中医的防病治病能力，突出中医的本色，并使学中医的人能够心领神会中医之精髓，使中医的真传后继有人。这是中医现代化的必由之路。当然，这里还有一个很重要的问题，就是对模糊哲学本身的研究。医学社会学研究者应当为医学界人士提供一个更全面、更丰富的认识疾病的“模糊哲学”体系。此外，近些年来国内对于中西医结合的提法很多，如“新医药学”、“新医学派”、“中西医结合体系”等等，概念上比较混乱。这也为医学哲学研究提出了一个不能回避的课题：到底中西医能否结合成为一个独立的医学体系？这个问题不仅是一个理论问题，也关系到实际工作，实在是一个重要的问题。

医学哲学的一个重要任务是为医学家提供进行创造性思维的指引。一切科学前进的直接推动力源于创造性思维。

2. 医学社会心理行为学　它研究与医学相关的人的心理状态的产生和变化规律及与其相应的行为发生的规律。特别应重视对以下四种不正常的心理状态的研究：①不寻常心理。这是在一定条件下形成的极端心理。例如，有的人在罹患某种疾病后，由于心理上承受的压力太大而产生不寻常心理，导致自杀行为的发生。②变态心理。有的人长期处于恶劣的生活的、社会的、工作的或家庭的环境之中，心理受到扭曲或创伤，逐渐演变为变态心理。变态心理者的结局大都可悲，其中有的成为犯罪者，有的成为精神病患者。对这类心理状态的研究极为迫切。③恐惧心理。人们对某些疾病由于担心而产生恐惧心理，这种心理对社会造成很大的负面影响。④侥幸心理。医学已证明某些特定的生活环境、习惯、嗜好会对人体造成危害，但总有人抱侥幸心理，以身试“病”。医学社会心理行为学的研究内容当然远不止上述几方面。这里我还想提出两点，一是应当建立一整套正常的医学社会心理行为模型。正常的心理状态的指标是什么？如何确定？如何描述？只有客观地把握正常的医学社会心理行为模型，才能有效地引导人们正常地生活。另一点是，心理治疗的概念和措施应当提到我国医学和社会学的议事日程上来了。

不正常心理用心理治疗的手段往往能够得到纠正。在西方，心理咨询和治疗已很普遍，国内在这方面还十分落后。医学社会心理行为学工作者不仅有大量基础性的理论问题需要探讨和研究，而且有大量实际工作可做，如开办心理治疗站或医院等。

3. 医学社会道德伦理学　这是一门从医学角度来研究社会道德和伦理的科学。人类的生老病死都涉及这一范畴。比如计划生育问题、社会对残疾人及病患者的关怀问题、安乐死问题、生物战争和核战争问题等等。特别值得提出的是，近年来随着遗传工程和细胞工程等现代科学的兴起和飞速发展，已经给医学注入了许多新的内容，如“试管婴儿”的诞生，基因治疗的尝试，用于人工受精的“精子银行”的建立等等。这些新鲜事物的产生，必然给道德伦理学的传统观念以直接的冲击，并可能引起旷日持久的争论。不过它也向人们暗示，道德伦理学研究多么需要现代自然科学和社会学的结合以向更高层次升华。

4. 医学发展史　它研究医学的产生和发展的历史，为医学的发展提供历史借鉴。医学史研究应遵循客观、全面的原则。不仅要研究医学古代史，也要研究医学近代史和现代史。对我国医学史研究者来说，我认为当前有三件事情应当优先考虑去做。这就是：①编写一部医学发展大事记。大事记实际上是医学各领域发展史的主要脉络。鉴于我国存在中、西医两大医学体系，而它们的理论基础、医疗方法及发展历史差异很大，应当分别撰写。一部详实、客观和全面的大事记会使我们从历史的角度来思索更深一层的问题。②开展比较医学史研究，主要比较研究中、西医发展史，包括理论体系的确立和医疗方法的使用及其效果，从中分析各自利弊优劣。对某些专题做比较史研究也值得大力提倡。如长寿的研究，中国古代人想通过炼仙丹，使人吃了长生不老，后来又改寻仙草，再后来人们通过修身养性并借助自然环境总结出长寿之道。而西医则直接应用近、现代科技新成果，开始从细胞分裂代数来确定人寿的高限，继而寻找损害细胞寿命的毒素物质，现在又集中寻找“衰老基因”，并已有端倪。如果“衰老基因”能够最终确立，将是人类延寿研究上的一大突破。这类专题研究很有启发性，很耐人寻味。③开展中国古、近代宫廷医学史研究。宫廷医学取之于民间医学的精华，但医学精华到了宫廷又可能被蒙上一层神秘色彩。宫廷医学史研究可以使我们看到各个时期中国医学发展的最高水平，同时自然会引起人们将宫廷医学与现代医学作一番比较的兴趣，从而揭开宫廷医学的神秘外衣。这对批判地继承我国医学遗产是十分有利的。

5. 医学社会组织学　主要是研究为全体公民提供最佳医学服务的社会组织体系。这个组织体系包括平时和紧急状态下医疗、预防和科研系统的形态，它最终应像一张网覆盖在整个国土上，任何地方的信息都能立即传递到各级医学机构，并立即得到反应，使事情得到及时解决。在我国，缺医少药的现象，医务质量不高的现象经常可见。采取什么样的医学体系才能实现最佳服务？这是值得大力研究的。再有，我国的医学基础研究仍比较薄弱，这与目前的科研体制有很大关系，这方面也有很多课题需要研究。

6. 医学人才学　研究医学人才的造就规律，重点研究医学人才应具备哪些素质，怎样选拔，该受什么样的教育，在什么岗位上工作才能发挥最大的作用等等。在医学科学领域中，历史上和现实中，在各个层次上，都出现过众多出类拔萃的人才，这是研究医学人才学最好的数据库和档案库，实在值得好好利用。在人才学研究中，我认为要重视“机会”的重要性。任何人的成功都是智慧和机会相结合的结果，因此研究如何解决人的素质与机会结合的问题应成为人才学研究的主要内容之一。

7. 医学经济学　医学经济学不仅要对医学机构本身的财政和经济状况进行研究和规划，更重要的是要研究它对整个国民经济的影响。医学对国民经济的影响具有直接经济效应和间接经济效应的特点，后者实际上是累积效应。如生养一个无生活、劳动能力的遗传病婴儿，社会和家庭所承受的直接经济损失可达数十万元之巨，间接经济损失就更大了。更明显的例子是，谁能计算出预防医学在保护人民健康上所达到的直接和间接经济效益呢？看来只有依靠医学经济学了。在实际工作中，医学经济学也可作为杠杆起作用。如对于易发生严重职业病的企业，应用医学经济学可预先进行测算，揭示该职业病将对企业造成的经济效应，以提示有关部门及时采取措施。医学经济学是医学中一个很有发展潜力的分支学科。

8. 医学政策、法律学　随着社会的进步和经济发展，人们开始把享受医学服务看成是一种权利，而不是恩赐。既然是一种权利，就必定与相应的义务、政策及法律发生关系。医学政策法律学就是要研究这些关系并为决策者提供制定各种政策和法律的依据，比如人口政策、药品管理法、食品管理法等等。在我国，由于人民生活的改善，旧时代严重危害人民生命和健康的流行病和传染病已不再成为主要威胁，而一些重大的疾病，如肿瘤、心血管疾病、遗传病等逐渐成为人民健康的大敌，特别是遗传病，已成为影响我国人口质量的重要因素之一，亟待加强政策和法律的研究。此外，现代遗传工程和细胞工程等新技术的应用，不仅给社会心理学和道德伦理学带来新的问题，更直接涉及法律学。在美国曾有一些白血病患者因自己的血细胞被研究人员培养成细胞株而向法院起诉，问题涉及到人体组织及遗传物质在法律上的地位。这就给法院出了一道难题，因为这是一个前所未遇的新问题。同样，上面已提及的人工授精，基因治疗和试管婴儿等也都涉及类似的法律问题。可以肯定，随着医学生物技术的发展，伴随而来的政策、法律学问题会越来越多，在这方面加强研究已是刻不容缓的。

9. 医学社会系统工程学　它的主要任务是研究医学－社会－生态环境这个大系统中参与作用和调节的各种因素的相互关系，给出一定的定性或定量的描述，然后综合出一定含义上的相关性或因果关系，为医学和社会学服务，为医学和社会的协调发展服务。这里试以下列动态平衡图式来概括医学社会系统工程学的研究内容（图2）：

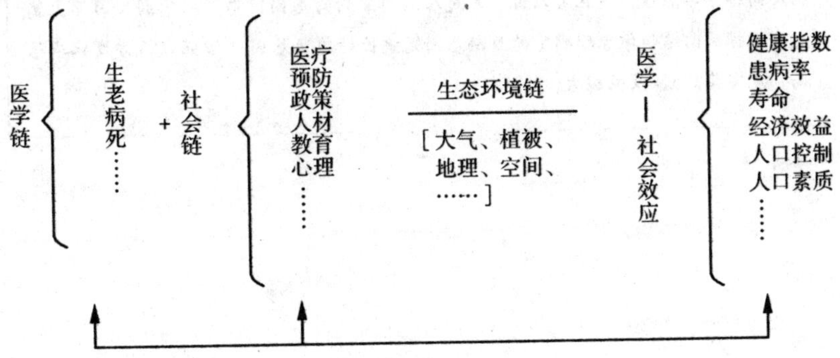

图2　动态平衡图式

由以上图式可见，参与这个动态平衡的因素很多，其中包括许多未知因素，这就决定了这项研究是极其复杂的，是一项综合性的研究，只有采用系统工程的原理和方法，才可能求解各种因素的基本内涵，理顺它们之间错综复杂的关系，揭示其综合效应，从而为解决医学社会学问题，促进医学和社会协调发展提供最优化的选择。

（原载于“科技导报”1988年第1期）

反向遗传学

按照经典遗传学规律，遗传信息的传递方向是DNA（基因）→RNA（核糖核酸）→蛋白质，所以如果要研究某一基因，必须从蛋白质入手，即先确定某一特定蛋白质，分析它的氨基酸顺序，然后根据遗传密码规则合成编码它的基因片段作为分子探针（如同钓饵），从基因文库中钓出特定基因，再研究该基因与疾病的关系。蛋白质属于基因表型范畴，是基因的产物。因此对于那些有明显表型改变的疾病，利用其表型改变寻找致病基因，按上述经典遗传学原理，应该是不难做到的。

但是实际上很多疾病并不能及时或至今仍不能发现表型改变，这样，按经典遗传学原理去寻找致病基因显然是不可能的。在这种形势下，80年代后半期提出了反向遗传学这一新的思想，开辟了无需知道表型改变而直接寻找致病基因的新途径。反向遗传学指出，只要手中具备足够的遗传标志（它们也是核酸片段），就可先通过遗传学上的连锁分析，找到与未知的致病基因相连锁的遗传标志，因为遗传标志是已知的片段，当未知的致病基因与之连锁就可判断其位置与该标志相邻近。知道这一点后再通过一种叫染色体步移或跳跃的技术逐渐缩小寻找范围，最终能够确定致病基因，一旦确定了致病基因，就可进而研究该基因产物——蛋白质的性质。根据反向遗传学原理，现在可以说，凡是人们想拿到的基因，都可以拿到。国际上第一个根据反向遗传学原理确定的致病基因是囊性纤维变基因（该病在西方发病率很高，危害甚广），反响极大。

社会生物学之争

社会生物学（Sociobiology）这一名词的诞生已有五十多年的历史。在这段不算短的时间里，社会生物学作为科学与社会生物学交汇、融合的边缘学科，已在不少人的心中逐渐形成；作为这门学科的创始人，美国哈佛大学动物学教授E. O. Wilson的鼻祖地位已经树立起来；作为国际上第一份报导社会生物学研究成果的刊物《社会生物学》已出版发行了数十卷。但是，不可否认，社会生物学毕竟还年轻，它的一些概念和定义仍受到争论，Wilson关于社会生物学的一些主要论点也一直受到严峻的挑战。本文将简要介绍关于社会生物学的一些主要的争论，并拟对其进行初步的分析和讨论。

一、社会生物学论争的回顾

Wilson最初根据对动物行为的生物学基础的研究，提出了动物的行为遗传性学说。该学说的实质就是：动物的一切行为都是由其基因所决定的。众所周知，动物之所以是动物，最重要的原因之一是它们不会用脑去思考问题，不会综合分析，从而不会主动地采取措施对环境作出安排。众多种属的动物在进化过程中虽然也延续下来，但它们的一切行为只是本能的表现而已，它们对环境（自然）是处于一种被动的、被选择甚至被淘汰的地位。动物界的这种被动地位主要由其遗传性质所决定，它们的基因质量决定了它们不可能超越现存的被动地位，并且千篇一律地遗传给自己的后代，因此它们的本能行为不可能转变为主观能动的行为。由此看来，Wilson 的动物行为的遗传性学说基本上是符合实际情况的，对此很少有人提出异议。

1975 年，Wilson 在他的新著《社会生物学：新的综合》（《Sociobiology：The New Synthesis》）一书中又把行为的遗传性学说推广到人类范畴，认为人的社会行为的指导信息被编排在基因之中，行为的发生与否由基因所决定。人的基因为什么也是决定其社会行为的遗传物质呢？Wilson 认为理由很简单，这就是因为人类是由灵长类动物进化而来。应当说，这种把对动物界的学说向人类范畴的推广是非常大胆的。随后，对此引起了很大的论争，直至今天。

然而，Wilson 并不退却。1978 年，他在一次电台举行的公开辩论中（其对手是美国哥伦比亚大学的一位人类学教授）进一步重申，社会生物学要研究所有种类生物的所有社会行为的遗传性。他表示，现代人的行为特征也由其基因所决定，并将继续不断地遗传下去。Wilson 又在其 1981 年出版的《基因、精神与文化》（《Genes，mind and culture》）一书中完善和系统阐述了自己的观点。概括起来，他认为应当在下列 4 个基本概念的基础上去认识社会生物学的含义。①人类的社会形态是通过作用于基因的进化过程而形成的。遗传影响行为，行为则作为一种生理特性成为自然选择的对象。②遗传发生的要素是“繁殖指令”（reproductive imperative）。所谓繁殖指令就是任何生物的最终目标是产生尽可能多的后代。在进化系统，各种种属都通过生存和繁殖力求避免被灭绝。③在进化过程中，个体是无意义的，因为涉及进化的是各种种属而不是各个个体，个体会产生和死亡，但其基因则可保留在下一代，基因的可遗传性包含着永恒性性质。因此基因是繁殖指令的原动力。④文化可被看作人类行为的一种特殊现象，文化是由“文化因素”（Culturgen）组合而成，文化因素很多，包括物质的和精神的，如特别的婚配习惯、宗教信仰和苦乐观、人生观等等，文化因素也处于自然选择的影响之下。由以上叙述可知，Wilson 始终把基因与行为看成因果关系，这种关系亦适用于人类。对此很多人持有不同看法。特别是一些环境学家持有截然相反的观点，他们认为人类具有极大的可塑性，只要我们确定一个大家都希望存在的社会类型，然后创造一个能够维持它的环境即可。换言之，环境决定行为，人类的社会行为不存在生物学基础——遗传机制。此外，也有人指出，很多属于文化修养范畴的东西亦可被环境条件所影响，而不会被定规在一个特别的现象之中，也就是说人都是在社会与改变他们的行为之间移动。这就完全摒弃了行为的遗传影响，直接与行为的遗传性学说相冲突。这些不同意见不仅涉及社会行为的形成机制，也涉及对社会生物学的定义。在原来的定义中，社会生物学应为研究社会行为的生物学基础，如果社会行为与生物学关系不复存在，社会生物学的存在也就成问题了。鉴于上述的分歧，有人还做过一次特别的调查研究，以了解有关学科（人类学、社会科学、心理学、动物学和自然科学等）的教授、专家对社会生物学及其有关问题的观点。在一份包含111道问题的答卷调查中，发现人们对社会生物学抱有浓厚的兴趣，给予了支持，但是在大部分具体问题上持谨慎态度。不少人对一些问题则未置可否。

二、社会行为：基因决定论和环境决定论

上面提到，对于社会行为主要存在基因决定论和环境决定论。基因决定论者把社会行为的生物学属性提到压倒一切的地位，环境决定论者则把环境影响因素摆在独一无二的位置上，否定生物学固有属性对行为的作用，二者几近水火不相容。我认为，二者虽然都各有充分的理由为之辩护，但也存在较大的片面性。我们知道，在理论上，根据生物学的基本原则，基因决定生物性状。基因作为遗传物质和信息贮存库，不但能够表现生理的和生化的性状，而且也能表现思维的、心理的和行为的性状，所有这些性状还可通过遗传的方式传至下一代。在地球这个大环境中，生存着千千万万个物种，他（它）们各自按自己的生活方式和行为轨迹去生活。在天然条件下，每个种的遗传机制具有高度的稳定性，不容许也不可能被其他因素所改变。这就是为什么动物只能是动物，动物的行为只能是动物的行为的主要原因。这也说明，与人类相比较，动物的“基因质量”永远不可能达到人类的水平。“基因质量”包括基因结构的质量和基因表现的质量。动物由于其基因质量的局限性造成其遗传机制的局限性，同时也造成其行为的局限性。在这个意义上，我们可以说种的遗传机制决定着自身的行为，社会行为的基因决定论是可

以接受的。

但是，也要看到事物的另一面。任何种的遗传机制并不是在真空中形成的，而是必然产生于一定的条件。这也就是说种的遗传机制的形成是自然选择的结果，是生物进化的结果。可以说，在过去的生物进化的漫长历史长河中，各种生物种类都在环境的压力之下生存，它们为了适应外部环境而不得不随时改善自己的遗传机制和行为，以免被淘汰。在这里，外因（环境）通过内因（基因）而起作用的规律是多么清楚！外部环境是什么？我认为最重要的是生态平衡体系这个大环境。生态平衡体系是造就物种个性和隔离性的天使。需要指出的是，时至今日，全球性的生态平衡体系已经建立起来，物种之间的平衡已经形成，人类在生态平衡体系中的主导地位已经确立，猿变人的进化再也不可能发生……。这一切都是大环境与遗传相互作用的结果。总之，在考虑生命体行为发生的基本原因时，既要重视遗传机制这个基础，也要看到外部环境（条件）的重要作用，环境与遗传密不可分。当然，在分析具体的行为发生的机制时，也必须注意，动物与人类的情形是不同的，这将在下面讨论。

三、社会生物学适用于人类吗

有关社会生物学的另一争论焦点是，社会生物学是否适用于人类？有的人类学家断然指出：“现在根本不存在人类的社会生物学。”原因是目前仍未有一套有关人的社会行为的科学实验系统。一些环境学家也认为人的社会行为是与环境相关而与遗传无关，故在研究动物的行为与遗传关系上建立起来的社会生物学并不适用于人类。我认为，这是个复杂的问题，不能用极端的眼光去看待。诚然，动物的行为是自然选择的结果，这里面包含了环境的影响因素，只是动物的行为是对环境的本能反应，是被动的，因此遗传因素在其行为发生中的决定性作用是显而易见的。人类的情形有很大的不同。人类对外部环境的反应处于积极状态，他们具有顺应环境、利用环境和改造环境的动机和行为，因为他们会思考、有理智、具有自我控制能力。人类在遗传机制上的主要优势之一是提供了思考、理智和自控能力。尽管人类在遗传上具有绝对的优势，但他（她）毕竟生活在社会之中、自然之中和生物圈之中，他们必须针对外界发生的情况及时调整自己的行为，以与外部环境（条件）相协调。显然，对人类而言，我们似乎应更多地重视环境因素对社会行为的影响。当然不应忘记，人的行为是由“思想”指导的，“思想”是人类遗传优势的主要体现方面，又源自被认识的外部环境，没有外部环境的感性刺激，“思想”就会变成无本之木、无源之水。“思想”可以说是人的遗传特性与环境作用的产物。

除此之外，在人类与动物中所发生的某些行为的性质及原因也不是轻易可以区分的。如在社会结构方面，人类和动物界都有区域（领土）占有、统治制度、等级制度和家庭单元等形式，我们很难说这些行为的表现是本能，还是出于对环境的应答，还是二者兼而有之。我们也很难判断这些行为的产生归因于遗传特性还是环境因素。还有，在人类和灵长类动物中，某些先天性的行为是很相似的，如性行为、自我保护行为和母爱行为等。现在还不能用实验来证明这些先天性行为在人类与灵长类动物之间具有共同性还是异质性。如果能弄清这一点，想必对于了解行为的发生原因会有更深刻的认识。再有，在人类与灵长类动物中，利他主义（altruism）的行为普遍存在着。在人类，也许利他主义作为一种价值观被接受。不过人的价值观多种多样，许多随时代改变而改变，唯有利他主义不会改变，不管你愿意不愿意，也不管你标榜它或反对它。因此要问：利他主义行为是人和灵长类的本性所致还是环境所使？同一行为在不同种属中包含着相同或不同的生物学意义和原因是什么？等等。由上可见，对于研究人类社会行为的生物学机制，社会生物学尚属一块有待开垦的处女地，不过可以期待，将来也许会成为稻粟满目的良田。

（原载于“医学与哲学”1988 年第 8 期）

生理学向何处去?

近些年来许多生理学家明显地感到了一种危机所带来的压力，这就是所谓的“生理学危机”，主要表观在分子生物学对生理学的全面渗透和“兼并”，特别是传统生理学遇到了不可抗拒的挑战，致使濒临“死亡”境地，国外一些著名的医学院校纷纷撤消或易名生理科系。

我认为这实际上提出了一个非常重大的论题——生理学向何处去？特别在现阶段，值得从宏观调控的高度和原则进行深入探讨。

一、学科的分化、兼并与融合

讨论生理学的发展战略，必须在自然科学的大背景下进行，必要时还需在社会和人文科学的历史“遮幅”下评述。

科学的大背景都发生了什么事？著名的生化、物理学家徐京华认为：学科的兼并是本世纪科学发展的特征。物理学作为认识物质变化规律的一门科学，以其强劲的理论和原理，几乎兼并了自然科学所有其他的学科。这是事实，惟一例外的是，尽管物理学也想兼并生命科学（当然包括生理学），并且作为这种兼并的尝试，一本出自赫赫有名的物理学大师薛定谔之手并以提出生命负熵概念著称的《什么是生命》世纪之书着实震惊过世界科坛，但这一兼并始终没有成功。这就使现代自然科学形成物理科学与生命科学两足并立的格局。当然，不可否认，《什么是生命》一书对近代生命科学也产生了重要的影响，促成了物理科学与生命科学的结合。

从这个大背景中引出了一系列重大的思考，并使人们省悟到，生命现象与物理现象有着根本的区别，生命现象太复杂太特别了，以致作为支撑物理学的牛顿力学和热力学第二定律在解释生命现象时变得无能为力。生命现象具有进化性和动态性，而物理学的结局是平衡和静止；生命运动具有目的性，即为某种结果所规定，而物理学的结果由初始条件所规定；生命活动是整体的综合，而物理学运动是各部分的叠加。这些构成了隔离生命科学与物理科学的三条鸿沟。

说上面这番话的目的是想说明两个意思：其一，科学发展的特征不仅仅表现在学科兼并，更表观在学科的分化。物理学之所以把化学问题变成了物理学问题和把天文学变成了物理学的一部分，是因为它分化出一个量子力学和一个相对论之故，它们包容了化学反应的本质和天文现象。所以可以说，学科兼并是学科分化的结果。生理学是生命科学的基础，是“母学科”。人类对自身和生物界的认识最初是从正常生理现象入手的，知识积累多了才从“母学科”分化出自己的“子学科”，如生物化学、营养学、细胞学、形态学、病理生理学等等，这些子学科又进一步发展，生出其子学科，如分子生物学、细胞生物学、发育生物学、脑科学、神经生物学等等。由此可见，生理学研究和探讨的范围是极其广泛的，所探讨的问题是极其重要的，它不可能“死亡”，除非把所有生命现象都阐明以完成自己的历史使命。另外，生理学的分化，在一定时期内会形成“分家”现象，但学科分家并不是本质，因为生命现象的综合是本质，任何单科挺进都不可能解决问题，因此必然是分家不分离。尽管分子生物学的突飞猛进已经和正在继续改变着生理学的面貌，传统生理学也仍然不会“死亡”，原因很简单：第一，它作为“经典”学科，已经在科学园里树起了里程碑，不可能一笔勾销；第二，它仍然是整体综合之必需部分；第三，它仍然有活力和有分化能力，因为传统生理学仍有很多“谜”未解开，仍有很多问题需研究，诸如电生理，光生理，磁生理，场生理，人体各系统、器官、组织、细胞生理及群体、群落生理，特殊条件下的生理等，不一而足。

其二，有人说，生命科学与物理科学及生命科学内部各学科之间的混合时代已经到来。学科交叉、渗透和混合的时代的确已经到来，但这还不是包括生理学在内的生命科学的发展趋势，科学发展的大趋势是学科融合而不仅仅是交叉、渗透和混合。在今后，学科的分化和融合将成为科学发展的主要特征，而学科兼并则处于次要地位。学科的融合是互相适应、互相促进的过程，是弥合鸿沟的粘合剂。例如，生命科学给物理科学出了难题，促进了新物理学理论框架的拼接，以复杂巨系统和非线性理论为框架的新物理学理论就是在这种历史"遮幅"下产生的，它使人们的思想豁然开朗，对生命和生理现象可能会看得更远一些。在这里不存在学科兼并问题，只发生学科分化和融合。

二、单科挺进与"两极"发展

生理学与其他学科一样，逐渐表现出"两极"发展的倾向，即向微观和宏观以及向最基本的和最复杂的两极发展。几乎所有的人都认为，生理学应当走分子水平与整体综合相结合的道路。这种看法当然不错，但主要问题是：①有的生理学家是带着害怕分子生物学兼并传统生理学的心理才说这样的话的。②所谓分子水平与整体综合相结合，提得过于笼统。

我以为，上述的"两极"只是极端的情况，两极之间由很多单科组成，分子水平也是一个单科，而宏观和最复杂一极则需整体综合，即是说，整体综合的必要前提之一是单科挺进和深入，亦即众多单科的发展。没有单科挺进的积累，认识和研究的层次就不会深入到今天的"分子生理学"这一极。认识的深入一般来说是循序渐进式的，像有人提出的"采掘模式"那样，挖掉一层"煤"再挖深一层"煤"。生理学现在已经挖到"分子生理学"这一层，这就是生理学的前沿所在。不了解这个前沿的情形，就等于不了解分子水平上的生理学事件，综合岂非成为空话？因此在现阶段，生理学的当务之急不是整体综合（因为现在还不到成熟的整体综合时期），而是如何向分子水平全面深入和铺开。分子生物学原本就是从生理学分化而来的，理属生理学，生理学家应当欢迎它并尽快掌握它、利用它。在我看来，尽管分子生物学还有一段相当长时间的鼎盛时期，但它终究会"熔化"在其他学科之中，到那时，也许分子生物学这个名词不复存在，因为学科的划分本来就是人为的，重要的是它的"灵魂"永存。

"采掘模式"只是相对而言。尽管生理学现正全面进入分子水平，但在生理学广泛领域内，仍有很多"单科"和方面并未得到采掘或采掘得不够，需要进行“回采”。这意味着我们不只要“分子生理学”，也要生理学的全面发展，百花齐放。可以肯定地说，生理学的深入层次不止于分子水平，当分子生理学日臻成熟之际，说不定“量子生理学”又会孕育而出。再者，生理学各层次的研究及与别的学科的融合过程中，会产生一些交叉点和新生长点，生理学的“边缘学科”会不断产生，生理学的“杂交优势”会逐步显露出来。这样看来，生理学要做的事情真是做不完。

我强调分子水平的研究，决不意味着整体综合不重要或可暂时放在一边，相反，我们应当在力所能及的范围内做综合工作。

三、未来生理学的主要挑战

生理学作为生命科学的“母学科”，长期以来已取得了巨大成就，由它分化而来的分子生物学、神经生物学和发育生物学等子学科已成为当今生命科学的前沿。我认为，生命科学的前沿也就是生理学的前沿。因此，未来生理学必然要参与迎接三大挑战：作为物质运动最高形式的人脑工作原理（包括思维和精神活动机制）的阐明；发育（图式形成和形态发生）原理的阐明；人类基因组“生理语言”（或称“遗传语言”）的破译。

必须指出，上述三大挑战就是三大难题，难就难在它们都是系统的整体的综合特征，而不是分子水平或任何其他单一层次单一方面的特征和活动，也不是它们的简单组合和叠加。这就是说，未来生理学更突出地面对整体综合这一关，要过这一关，至少在目前，遇到了难以克服的方法论困境。针对脑、发育和“生理语言”等极为复杂的系统，分子生物学和任何其他单科的分析方法和理论框架均显得力不从心，远远不够用了。因此，在解决这些难题时，生理学和其他单科一样，必须打破自己传统的分析式思维方式和狭窄的学科分界，更好地向生命学习，向新物理学理论（如非线性理论、浑沌理论、自组织现象、耗散结构、复杂巨系统理论、非平衡态理论等等）学习，向数学、逻辑学学习，向一切有用的新思维学习，惟有这样，对生命现象的整体式思维模式才能确立起来，理论上的大综合、大发展才有保证，未来生理学的曙光才能出现。

（原载于“生理科学进展”1992年第3期）

分子生物学的困境

几年前，有一次我从美国波士顿乘飞机去新奥尔良，巧遇邻座者系来自台湾的美籍华人生物学家S先生，他在美国基因公司任高级研究员，此行他是去新奥尔良参加一个全国性的艾滋病疫苗研讨会。我当时正在美国研究马传染性贫血病病毒表面抗原变异性问题，由于人艾滋病病毒（简写为HIV）也存在抗原性变异的问题，使我对艾滋病疫苗的研制动向十分留意。因此一路上我与S先生围绕艾滋病疫苗（也涉及肿瘤疫苗）问题展开了坦诚的讨论。讨论的重点有二：一是人艾滋病疫苗研制的前景如何；二是分子生物学如何看待和对付“变异”这个怪圈。

众所周知，许多病毒性传染病可采用减毒病毒、灭活病毒或动物来源的类似病毒作为疫苗进行预防或治疗。但因HIV太危险了，在伦理和人道上不允许这么做。故近年来着力研制基因工程疫苗和多肽疫苗。由于HIV基因组结构及各种结构蛋白均已搞清楚（图1），从理论和技术来讲，制备上述疫苗应无困难。从1986年起，表面抗原gp120的基因工程疫苗初获成功，HIV的ENV基因与牛痘病毒（作为载体）重组后取得重组病毒也可表达gp120，上述gp 120均可在动物体内产生抗体。但是很快就发现问题严峻：HIV基因组在不同毒株之间变异率很高，可达1%～10%，其限制酶图谱各异，其表面抗原 gp 120 的变异率亦很高。由 GAG 基因表达出来的核心结构蛋白及包含在 gp 120 中的跨膜蛋白 gp 41 虽然具有相对稳定性，也还是经常有变化。仅仅抗原性变异这一点就足以使迄今所有疫苗研制工作陷入困境。幸好，gp 41 相对稳定，不少人便从中人工合成出许多小肽（20 个氨基酸左右的长度），一方面用于确定抗原决定簇的氨基酸序列，一方面试验其抗原性。现已得到一些具有抗原性的合成肽，如包含在 gP 41 的 586～620 范围内的 SM 284（2 肽）、12 肽和 E 32/E 34（19 肽/22 肽）及 gp 120 的 735～752 片段（18 肽）等。不过这些合成肽对不同毒株反应性差异极为悬殊，说明通常被认为比较稳定的结构区域实际上并不稳定。核心蛋白也有类似情况。在目前，HIV 在致病过程中伴随着的抗原性变异成了研制疫苗的拦路虎。除此之外，还有别的一些不祥之兆，首先是缺乏动物模型，HIV 仅对人致病，对动物不敏感，至今惟一的易感动物是黑猩猩，但此种动物不发生免疫缺陷，使用疫苗将无意义。其次，近来的一些研究出人意料：抗 HIV 的抗体反而帮助了 HIV 对 T 淋巴细胞的感染性，使艾滋病病毒传染力得以提高，有人解释说，这叫做抗体依赖性促进作用，在这里抗体扮演了 HIV 的“导游”角色。如果这是普遍现象的话，将会给艾滋病疫苗研制工作雪上加霜。再有，据报道，gp 120 能在细胞培养中杀死大部分小鼠海马细胞，这意味着它可杀死神经元，如果在整体上亦有此种作用，将是严重的问题。

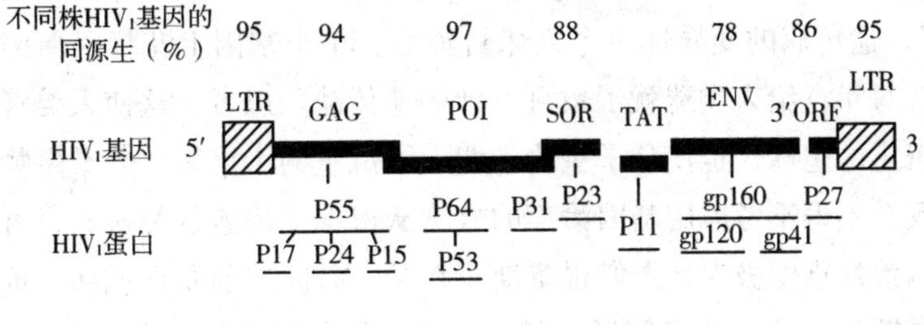

图1 HIV 基因的结构及其编码的蛋白质

那么，对于研制艾滋病疫苗，是否可以说“此路不通”了呢？不尽然。S 先生认为，在分子免疫学中还有很多未知数需要求解，还有很多规律未被发现和揭示。许多研究工作到了山穷水尽疑无路的时候，需要静下来再思考，改变一些探索方向，在探索中求机会，在机会中求进步。科学探索在什么时候都是有意义的。在艾滋病疫苗研制中有哪些方向值得探索呢？①应考虑调动体液免疫和细胞免疫同时并举。病毒表面抗原与前者有关，核心蛋白与后者有关，因而可将 gp 120 或 gp 41 与核心蛋白偶联或融合，探讨其综合免疫效应。②考虑增强肽疫苗的免疫原性。一方面采取现有方法增强某一肽疫苗的免疫原性，另一方面采取混合肽（包含各种预想的突变型）疫苗加强化法，以达到覆盖面广、强度大的免疫保护作用。③探讨广谱疫苗的可能性。晚近对某些病毒的研究显示，病毒非结构蛋白可诱导没有中和抗体的免疫力，这为研制病毒的广谱疫苗展示了可能性。④多功能疫苗。可考虑把表面抗原蛋白与 CD 4 受体（位于 T 淋巴细胞）分子做成混合疫苗或重组成融合蛋白。现已有人用基因工程方法制备 CD 4 受体，单独用于临床试验，试图阻止细胞 CD 4 受体与 HIV 病毒结合。若多功能疫苗可行的话，可针对不同的作用环节求得一箭双雕或一箭多雕。

由艾滋病病毒抗原变异性想开去，便可发现，生化与分子生物学中存在着大大小小的“变异”怪圈。这些怪圈已经并将继续扰乱生物界的秩序，给人类健康造成危害。恶性肿瘤的变异性是彻头彻尾的，从分子、细胞到组织，变化万端，使我们不可能利用任何单一的方法、指标和思路成功地阐明其病因和发病机制，进行彻底的治疗。而由于肿瘤变异因素多，欲对其进行“综合治理”，恐怕难度更大，要从一个多元方程解出一个生物医学的“解”，谈何容易！恶性肿瘤的变异性使人类与之浴血战斗一世纪而至今仍“谈虎色变”。遗传病的变异性也令人怵目惊心。小小基因上花样翻新的变异，每年竟给人类造就了数百万计的遗传缺陷患者，这使人类背上了沉重的包袱，也使分子生物学背上了沉重的十字架。分子生物学家现在不得不考虑用基因治疗的方法从根本上治愈这类疾病，可是基因治疗难度极大，人们很难期望在某一时间之前获得成功。抗药性是医学中的一个老问题，随着医疗范围的扩大，问题愈益突出，有人惊呼，在某个时候也许所有抗菌素都会对人类失去效用。现在已知，抗药性机制具有极大的“变异”性。在医学上，“变异”给人类带来麻烦的事例简直不胜枚举。五花八门的代谢病，有不少至今仍使我们莫明其妙；痛苦万状的变态反应疾病，有许多使医生束手无策；现代工业化进展使人类面临与生命息息相关的“环境变异”——环境污染日渐严重，环境－遗传－代谢三角关系中的变异因子猛增；“文明病”登上历史舞台。等等，等等。

“变异”是绝对的，在生物界需要某些变异以促进进化和保持生态平衡，但在特定条件下的某些变异却对人类有害，这也是不可避免的，有人曾下断言：当今世界即便没有艾滋病为害，也会有别的厉害的疾病肆虐的。不管怎么说，在目前，分子生物学家在变异怪圈面前的确还拿不出强有力的办法来，但是他们并不气馁，而是在困境中奋斗。不过，人们也许更关心的是，何时才能恭听佳音？

（原载于“生命的化学”1990年第2期）

反义技术

按照生物的中心法则，一个基因表达时先转录成mRNA，再合成蛋白质发挥生物功能。而有许多疾病是由于某一基因过度表达（即生成mRNA和蛋白质过多）所致。近几年来，有人设想，如果采用与mRNA相配对（专业上叫互补）的核酸分子与特定的致病基因的mRNA配对，则该mRNA被铆上了“铁钉”，不能再进行蛋白质合成，这样就可以取消致病基因的作用。这种与mRNA相配对而取消其生物功能的核酸分子叫反义核酸。反义核酸也可以是针对致病基因本身的，叫反义基因或反义DNA。利用反义核酸的作用达到防病治病目的的技术叫反义技术。

反义技术是一项生物医学的高新技术，现在已在实验室研究中获得成功，并已开始在人类癌症、艾滋病和其他一些严重疾病的基因治疗中试用。

反义技术发展很快，技术路线也推陈出新，可能会有较好的前景。

（原载于“健康报”1993年9月9日）

应当重视发育生物学的研究

前几年在美国工作期间，有机会接触到美国的一些科技新资料、新动态、科研机构和生物医学及生命科学方面的科学家。就学科发展而言，给我留下强烈的印象是：分子生物学捷足先登，走在了生物科学的前沿，并以其遗传工程的巨大进展达到了鼎盛发展阶段；神经生物学已从“大峡谷”中走出来，以其研究具有鲜明生物特点的、具有调节控制能力的小分子活性物质的丰硕成果使整个生物医学界刮目相看。现在已经可以这样说，神经生物学手中掌握着“秘密武器”，在生物学领域内形成了咄咄逼人的态势，必将对脑科学、神经科学及与之相关联的学科分支中久攻未克的难题发起冲击。因此，大多数美国有远见的生物学家预言，在不久的将来，神经生物学将大模大样地走到分子生物学的前面去。在国际上，特别在美国，神经生物学是最活跃的研究领域之一；发育生物学，这个在传统胚胎学、解剖学和形态学基础上发展起来的现代生物学分支学科，不仅保持着它的传统特点和优势，还融合其他现代生物学分支学科的最新研究成果，面貌焕然一新，大有异军突起之势。

在国内，分子生物学已受到高度的重视，在生物学界已成为热门学科。在国家自然科学基金及其他资助项目中，分子生物学方面的课题占压倒性优势（指生物学范围内）。这说明我们对国际上生物科学的发展趋势还是跟得比较紧的。神经生物学的迅猛发展也已引起我国生物医学界及决策层的重视。但是，发育生物学在我国却没有受到应有的重视，我认为如果现在不及时认识这个问题，将来会很被动。

首先，我认为应当认识到发育生物学的重要性及其广阔的发展前景。我在美国曾私下访问过一些生物医学方面的科学家及知名教授。有的分子遗传学家和分子生物学家告诉我，尽管分子生物学已经取得了巨大的成就，今后也还会有所作为，但现在似乎潜伏着“学科危机”，并已悄悄地逼近。这个“学科危机”是由学科本身的局限性引起的。分子生物学的主要工作有两个方面：一是大分子的结构与功能；二是基因表达及其调控。当20世纪50年代初期美国的沃森（Watson）和克里克（Crick）提出DNA双螺旋结构模型从而开了分子生物学先河之后，那些思想敏捷的分子科学家看到了生物科学中的“黄金海岸”，纷纷投身到这个学科中来。他们善于捕捉分子的结构和行踪，并乐于操纵“分子游戏”，在这一切活动中竟搞出了许多意想不到的惊人成就，包括DNA重组和基因工程技术等。但是现在当我们回过头来看一看分子生物学的发展历程，便会发现，尽管分子生物学已经成为生物科学中的佼佼者，它的步子迈得很快，已经超过其他兄弟学科不少距离，但它的重心偏向“分子”（确切一点说是“大分子”），对于生物学固有规律的认识尚存在先天不足。有些分子生物学家虽然有所认识，终究压抑不住急于拿到某些很有可能得到的具体成果的心理，对于如何去认识生物大分子在生命过程中的变化与生命体固有规律的协调、统一的问题忽略了。而这个问题又是至关重要的，因为不解决这个问题，大分子结构与功能的关系、基因的表达与调控就不大可能有大的突破。这就是上述“学科危机”的症结所在。那么，出路何在呢？不少人指出，从总体来说，分子生物学只有与其他生物学分支学科加强协作和交融，才会继续前进。而当务之急是必须先认识正常发育、生长、分化过程中生物分子的变化及调控规律，因为只有认识正常的规律，才有可能认识异常情形下的变化规律，进而采用各种可能的手段和办法去利用规律，获得我们想得到的结果。因此，发育生物学理所当然地成为分子生物学发展过程中的亲密伙伴，这也是目前美国和其他一些国家生物科学内部的横向联系或分子生物学横向联系中最突出的特点之一。

现代发育生物学的研究范畴是广泛的。在宏观上，它研究生物群与环境的关系中的发育生物学问题；在微观上，研究个体发生、器官发生、组织发生、细胞发生、细胞器发生，甚至大分子、分子和粒子发生的生物学规律。因此发育生物学不仅是生命科学中最使人感兴趣的领域之一，在某种意义上说，它也是一门综合性极强的学科，因为它必须“站”在其他生物学科的“肩膀”上，吸收兄弟学科的先进成果研究出自己的更先进的成果，所以它可能也应当成为一门“站得高、看得远”的学科。在美国，已经形成在不同层次、不同方面开展协作和研究的发育生物学分支的“研究系统树”(见图1)。按照这种“立体”研究格局进行工作，估计用不了很长时间即有可能取得成效。与上述研究格局相适应的是，不同层次的发育生物学方面的刊物相继问世，无论从发表论文的数量还是水平来看，在生物学领域中都已占有相当的地位。

发育与分化是密不可分的。欲研究发育问题必研究分化问题，而分化问题除个别情况外，基本上是调控问题。因此“发育－分化

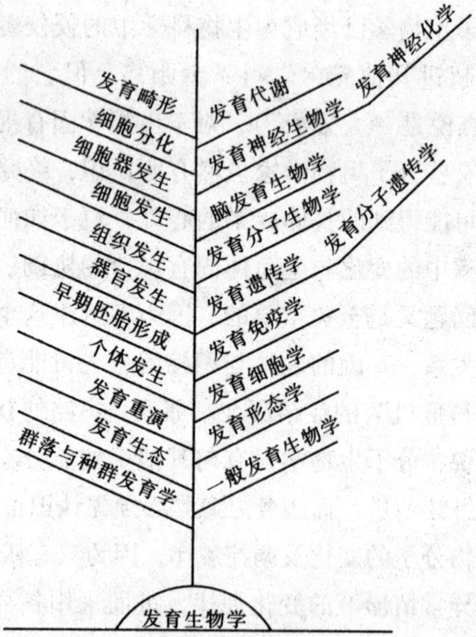

图1　美国的发育生物学研究系统树

－调控”是现代发育生物学研究的主旋律。迄今已在环境－机体水平、细胞水平、核－质关系水平、染色质水平、DNA 和基因水平上进行了深入的探讨，取得了很多有益的成果，近来特别在早期胚胎范型形成（pattern formation）过程中的分化－调控关系的研究方面更取得了新的进展。由于发育生物学涉及到很多学科和层次。它在每个涉及面上几乎都获得了不少研究成果，例子不胜枚举。

发育生物学在生物科学中具有极为重要的地位。许多自然界的生物学现象和生物学基本理论问题，是发育生物学研究的重要对象，如生物进化和生物重演，需要发育生物学提供理论上的依据；而作为生物界最重要的基本现象——分化，需要发育生物学阐明其机制和作出理论上的解释。一旦分化问题得到解决，将是一次意义很大的生物学革命。

发育生物学蕴含着极大的应用前景。在农业方面，培育高产量、高品质和抗逆性（如抗病虫害、抗盐碱、抗干旱、抗涝和抗冷冻等）的作物需要发育生物学的参与；在畜牧业方面，培育良种需要发育生物学的知识；在医学方面，迄今已知道许多严重的疾病（如癌症），细胞出现了反分化，或分化不良，或不分化（即细胞返祖现象），如果发育生物学能够阐明分化的机制，癌症等重大医学难题必将迎刃而解。总之，发育生物学在生物科学和某些国计民生部门中可以发挥诸多作用和经济效益、社会效益。

当然，强调发育生物学的作用和意义，是要说明它是生物科学发展过程中的一个趋势，而不是单向的片面强调，因为科学的向前发展绝不是由某一单一学科的发展所决定的，而是所有学科共同发展所造成的。生物科学的发展也不例外。不过搞科学的有识之士应当看到，生物科学的其他分支学科的发展和进步已经为发育生物学的发展奠定了基础。在现阶段，该是发育生物学大放异彩的时候了！

（原载于“科技导报”1989 年第 2 期）

PCR官司

PCR（polymerase chain reaction），中文名叫聚合酶链反应。PCR作为一种技术自1985年诞生以来，风靡全球，成为分子生物学、医学和生物学等学科领域的极其有用的研究、应用工具和手段。该技术的基本原理是应用一对特异性的引物把特异的基因片段扩增10^6倍。因此，它能把某一特定基因从浩瀚的基因（DNA）库中检测出来或扩增出来，这对于感染性疾病、癌症、遗传病等诊断及考古学研究和法医学中的罪犯鉴定等均有特殊的应用价值，发展前景十分广阔。从经济效益来说，由于PCR技术已成为分子生物学研究的基本的和常规的技术，故拥有广阔的技术市场。

一般认为PCR技术是由美国旧金山塞特斯公司的科学家谬利斯发明的，因为他于1985年首先发表论文将PCR技术公开并推动了实用化。随后，塞特斯公司将该技术申请了专利，于1987年在美国专利局正式注册获得专利权，1990年通过美国商标局复核。

可能由于PCR技术市场的巨大吸引力，美国一些公司对这个市场的争夺日渐激烈。但由于塞特斯公司专利权在握，其他公司大受扼制。为了摆脱这一状况，其中一个实力十分雄厚的杜邦公司首先向塞特斯公司发难，向法院起诉，认为PCR技术的原始发明人应当是麻省理工学院教授、诺贝尔奖获得者 Khorana－HG，因为他与同事早在 1971 年就在《分子生物学杂志》上发表了 PCR 技术的工作原理。杜邦公司向法院提供了物证和人证。物证是 Khorana 的两篇论文和一份科研基金申请书，人证是斯坦福大学教授、诺贝尔奖得主 Kornberg A 及 Khorana20 世纪 70 年代的一些博士后的证词。美国旧金山地方法院受理了这一案件，听取了塞特斯公司的辩护申诉，提取了三位诺贝尔奖获得者的证词，检查了 PCR 技术的渊源。塞特斯公司与杜邦公司持完全相反的立场，它认为一直到 1985 年谬利斯将 PCR 技术推向实用之时，世界上还没有一个人发明和使用这一技术，谬利斯理所当然是 PCR 技术的发明人。为了证明这一立场的正确性，塞特斯公司也提供了两位诺贝尔奖获得者 Smith－H 和 Klug－SA 的证词。由上可见，两家公司都推出诺贝尔奖获得者这样的学术权威作为打官司的重武器，真可谓针尖对麦芒。杜邦公司如此推举 Khorana，可能是由于彼此间存在某种关系或默契，不过 Khorana 对此官司抱谨慎态度，从不到法庭作证。

局外人通常对同一个问题的看法比较客观。尽管对那些原理由一个科学家提出，而据此原理设计和创立的技术由另一个科学家完成的科技成果应归属于谁仍有不同看法，但具体到 PCR 技术，公众倾向于支持谬利斯者为多。

因此，经数月的审理，美国旧金山地方法院于 1991 年 3 月初判决杜邦公司败诉。塞特斯公司打官司获胜后，立即向法院提出反诉，告杜邦公司侵犯塞特斯公司的专利权，因为杜邦公司也出售与 PCR 技术有关的产品和资料。这使杜邦公司陷于被动局面。

这场官司的结局使舆论界感到兴趣，英美有的报刊发表评论说，这是小公司为保护自身利益击败大公司的一个范例。塞特斯公司与杜邦公司相比只是小公司，由于紧紧抓住 PCR 技术，每年都有巨额经济收入，官司打赢以后生意更是兴旺发达，它与珀金－埃尔默公司结盟专门出售 PCR 仪器和试剂，仅这一项每年就有数千万美元收入。

PCR 官司给我们的一个启示是，保护知识产权是重要的现实问题，中国科技界应当及时补好这一课。

（原载于“中国教育报”1992 年 5 月，“中国医学科学院院报”1992 年 4 月 11 日）

谁是艾滋病病毒的真正发现者?

——轰动世界的盖洛事件

在历史上，美国科学界发生过不少造假舞弊事件。在医学生物学（或称生命科学）领域，情况似乎更严重，从20世纪40年代至90年代，每个年代都发生过震动世界科坛的舞弊丑闻。80年代中期，短短6年中，就有闻名世界的诺贝尔医学奖获得者巴尔的摩事件和病毒学权威盖洛事件。

盖洛（Gallo-RC）是当代国际著名的病毒学家，在病毒学研究的广泛领域内（如诊断学、疫苗研制和基础理论研究等）获得了举世公认的斐然成就。他是白细胞介素-2的发现者，而白细胞介素-2已成为当今免疫学、细胞生物学、肿瘤学和临床医学中最引人瞩目的生物活性因子之一。世人皆知的人类艾滋病病毒，原先也被认为他是第一发现者。

一、盖洛事件的发端

1983年，法国巴黎的国际闻名的巴斯德研究所研究员蒙太尼（Montagnier-L）发表了有关人艾滋病病毒生物学性质的论文，这是他们自己由病人血样中分离出的艾滋病病毒，实际上也是国际上的第一份。随后，蒙太尼将这份病毒样品寄送给了盖洛。盖洛实验室当时虽然也正致力于分离和培养人艾滋病病毒，但并未成功。收到蒙太尼寄来的样品后，他们立即着手分离和培养艾滋病病毒的工作，并取得了成功，遂于1984年5月份和10月份在《科学》杂志上连续发表了数篇论文，对人艾滋病病毒的生物学性质进行了仔细的描述。盖洛把分离到的病毒命名为HTLV-ⅢB。由于盖洛名气大，加之科学界对权威人物的倾向心理，“人类艾滋病病毒的发现者”桂冠戴在了盖洛的头上。

盖洛事件最初的引爆人当然是蒙太尼。虽然蒙太尼与盖洛相比可以说是无名之辈，但他在美国最优秀的实验室进修过，拿过博士学位，因此他对本领域的研究状况和动向有全面的了解，学术上的造诣较深。盖洛论文一发表，蒙太尼就发现，盖洛论文中称之谓HTLV-ⅢB的人艾滋病病毒完全是来源于他们所寄送的艾滋病病人的血样。因为其基本生物学性质同他们已发表的称之谓LAV-BRU的人艾滋病病毒相同。蒙太尼怀疑，盖洛故意将LAV-BRU改名为HTLV-ⅢB，用了“换包计”。因此，蒙太尼等通过法国和美国有关途径上诉，一场旷日持久的国际科学官司从此正式开打。

二、盖洛事件惊动白宫和爱丽舍宫

1985年12月，美国法院受理了此案，并出面调查“谁是真正的人艾滋病病毒的发现者”。但拖延了16个月之久而无结果。1987年中期，盖洛事件惊动了美法两国最高领导层，当时的美国总统里根和法国总理希拉克不得不亲自出马进行调停。两国首脑经过谈判协商，达成了谅解，取得了一致的意见，即两国共享人艾滋病病毒发现者荣誉和成果。事情就这样暂时被平息和搁置下来。

但是，政治和行政首脑的调停干预并不能解决科学上的谁是谁非问题。特别是美国新闻媒介和科学界部分人士，对此更是耿耿于怀，愤愤不平。一些新闻记者暗中继续进行调查。经过近3年的明察暗访，美国《芝加哥论坛报》于1989年11月19日率先发表长篇调查文章，揭露盖洛偷窃艾滋病病毒的事实真相，从而使盖洛事件烽烟再起。

《芝加哥论坛报》调查文章的核心内容是指控盖洛发现的人艾滋病病毒其实是偷自法国巴斯德研究所。文章毫不客气地用了“偷窃”二字来抨击盖洛的所谓“发现”，列举的例子不少，有人证也有物证。譬如，记者曾采访过担任盖洛1984年那些论文中电子显微镜图片照相工作的摄影师，据说摄影师在当年就曾给盖洛写过信，明确指出盖洛的病毒不是自己发现的，而是来源于巴斯德研究所蒙太尼的样品。当然，该报也提供了盖洛在艾滋病病毒的有关研究工作和论文中弄虚作假、违背科学诚实的行为的线索。所有这些材料立即引起轰动效应，并促成了科学界人士作为陪审员参与调查。

三、马拉松式的调查

盖洛事件的烽烟再起，不仅震动了美国，也震动了国际科学界。1990 年 1 月美国国立卫生研究院（NIH）委托美国国家科学院组成一个 10 人调查小组，对盖洛事件的真相进行调查。最初调查的主要问题是：盖洛到底偷窃了法国人的病毒没有？据《芝加哥论坛报》披露，盖洛最初（1984 年）报告发现人艾滋病病毒的论文是根据该实验室 1983 年底至 1984 年上半年的工作总结的，这样，只要搞清楚那段时间内该实验室拥有几种病毒分离株即可对上述问题作出回答，似乎事情并不复杂。因此调查小组查阅了盖洛实验室 60 本实验记录，与 12 名关键性成员谈了话。调查小组得到的信息是，在那段时期内，该实验室已拥有多株病毒分离株。这使调查小组中的一些成员认为，盖洛没有必要去偷窃别人的病毒。经过 10 个月的调查，NIH 为盖洛作出袒护，宣布盖洛是无罪的。

然而，盖洛的ⅢB 病毒与巴斯德研究所蒙太尼 LAV 病毒究竟是什么关系？它们来自同一病人还是不同病人？为此，NIH 检查了盖洛实验室存放的 1983～1984 年使用的感染了病毒的原始细胞样品。原始样品共有 10 个，都是以细胞库形式保存的。除第 10 号细胞库已被卖掉外，其余 9 个细胞库仍保存完好。NIH 的科学诚实办公室代理主任哈得利将这些原始样品分送到不同实验室进行“双盲试验”或“背靠背”试验，将它们的原始病毒基因组图谱和 DNA 序列资料与蒙太尼的病毒资料作比较，以确定ⅢB 病毒的来源。

事件发展一波三折。1990 年 10 月中下旬，当时的 NIH 代理院长劳勃宣布对盖洛事件将由一般性的调查转入全面审查阶段，除继续调查“偷窃病毒”真相外，还重审查盖洛等人发表在 1984 年《科学》杂志上的论文有无作假的问题。从后来公布的材料来看，盖洛的论文中有不少漏洞，审查小组提出了多达一二十条的疑问，并证实存在弄虚作假等违反科研道德的问题。

随后，NIH 解散了原来的审查小组，组建以斯坦福大学的伯恩斯为首的新的审查小组。新的审查小组成立后不再允许盖洛本人和他的发言人及辩护律师去旁听，形势对盖洛变得更加严峻。

但是，在追查ⅢB病毒来源过程中，发生了一件令人迷惑不解的事，即ⅢB基因组结构与蒙太尼的LAV-BRU不同。这说明ⅢB不是LAB-BRU。为此，蒙太尼又重新检查了他们的一些病毒株，发现ⅢB的基因组结构与他们的另一个艾滋病病毒LAI相同。后来查明，在蒙太尼把LAV-BRU寄给盖洛时，不慎污染了少量的LAI，由于LAI在培养基中的生长速度远远超过LAI-BRU，故当盖洛实验室将LAV-BRU进行培养时，LAI的生长势头占了主要地位。

四、真相大白

经过不同实验室的“背靠背”试验结果表明，盖洛的HTLV-ⅢB是来源于法国巴斯德研究所蒙太尼的样品。后来，据报道，盖洛承认了人类艾滋病病毒的第一发现者应当属于法国人，他对事情弄到这个地步，只埋怨自己的运气太差。美国官方也认为法国人是艾滋病病毒的发现者，宣布美国放弃作为该病毒发现者的地位。

就艾滋病病毒来源来说，虽然已经清楚，但对于是否据此可以给盖洛定下“偷窃”名义，科学界人士仍有异议。不管使用不使用“偷窃”字眼，盖洛理亏，其行为违背了科研道德。有不少人认为，在科学研究实践中，应当如实地写明所用的材料来源、药品试剂和方法来源，任何隐瞒和据他人之所有为己有的行为皆为科学道德所不容。

其实，盖洛事件还有另一个很重要的原因——经济利益。盖洛根据1984年论文的内容，已得到了关于人艾滋病病毒检测的专利权，他们从中获得了可观的经济利益，但蒙太尼则分文未得。而欲解决专利权问题，最根本的是解决谁先发明或谁先发现的问题。美国专利法规定，申请人若故意避开主要完成者和参加者获取专利权，可以上诉，推翻已申请到的专利。

（原载于“科技日报”1992年2月12日）

小势所趋　必成大势

——谈 cDNA 专利

1991 年秋天美国专利事务处拒绝了美国 NIH 对 2000 多个人类基因的 cDNA 的专利申请。虽然，NIH 打算上诉，而美国国会也计划修正相应的法律，使得有关问题的处理有章可循以促进研究工作，不过，在短时期内，这一争论可以告一段落了。

关于 cDNA 专利，在美国酝酿数年后，于 20 世纪 90 年代初公开化，引起不小的震动（《Science》，1991），但褒贬不一。我国报刊于 1992 年上半年转载了几个国际科学组织有关 cDNA 专利的声明，此后便“销声匿迹”。

“cDNA 专利”是在复杂的历史和现实背景下产生的议题，其内涵已经远远超出纯自然科学，至少还包含社会的、经济的、法律的和伦理的问题。因此很难用“赞成”或“反对”这样简单化的方法来表明态度。

现代自然科学发展的特点和趋势除了自身向广度和深度进军外，最突出的是与社会、经济、法律和伦理的结合、交融。这使得本身并无社会性的科学被人为地涂上了厚厚一层社会性色彩，每个社会都把科学作为创造文明、财富和国力的法宝。故而综合国力的竞争变成了科学技术的竞争。当今科学存在三个“世界”：比较不发达的第二世界、不发达的第三世界和发达的第一世界。由于种种原因，西方发达国家在科技上处于领先地位，其对科技的投入、产出均大，其中以美国最为突出。第一世界从科学那里获得了极大好处，通过有关法律保护自己的利益在所必然，他们占据优势，自然不愿将其辛辛苦苦取得的科研成果拿出来与别人共享，虽则这与“科学属于全人类”精神相悖。这也是为什么 cDNA 专利首先发生在美国的原因。另一方面，尽管目前申请的 cDNA 专利尚未显示实用价值，但不一定没有潜在的应用价值，而只要有潜在应用价值就意味着具有潜在的经济效益和社会效益。现在的科学家和管理者越来越具有经济头脑，并随时可介入市场经济大潮。可以说，社会经济效益支配科学研究行为的时代洪流已经滚滚而来，谁也无法阻挡。您看看外面世界，再看看中国，不都是如此吗?

从纯科学角度来审视，不少人认为 cDNA 专利会影响科学事业发展的进程，因而是不可取的。笔者则认为不尽然。从目前的实际情况看，第二、三世界在科学上基本上采取“拿来主义”，cDNA 探针或基因探针向人家要，好的仪器、试剂向人家买，大思路向人家学，在日新月异的科学发展中疲于跟踪。殊不知，由于“马太效应”使然，“跟一步，落后两步”现象日趋明显，差距不是越来越小，而是越来越大。如果我们转换一下视角来看这个事情，就会觉得 cDNA 专利为改变上述状况提供了机遇。它提醒大家，在科学上靠人家是靠不住的，需靠自己奋发图强。你有专利，我也要有专利，大家都有专利，就会促进研究工作的深入发展，创造平等对话的机会。尽管在近期内会感到不便和不适应，甚至使某一领域的研究工作暂时受一些影响，但从长远计，对整个科学事业利将大于弊，何况，凡专利都不是无限期的，迟早会变为人类的“公共财产”。

总之，对待 cDNA 专利，以抱面对现实和务实的态度为佳。我们无须指责 cDNA 专利，倒可以多想想自己如何去获取更多的 cDNA 专利。目前我国正在深化改革，科学研究特别是生物医学研究的体制和策略应作何重大调整，使之更有活力，更有创新，更有后劲呢?

（原载于“生命的化学”1993 年第 2 期）

分子生物学与临床

一、分子生物学的理论和技术方法引入临床医学的必然性和必要性

概括起来说，生命科学包括三方面内容：①宏观论证（形而上学科），主要特点是从宏观角度描述生命的终极表现，即进化过程。②研究问题（主题学科），主要特点是研究各种生命现象的发生机制，包括现代生命科学所有学科和交叉、边缘领域。③技术手段（方法学科），主要特点是为研究问题而提供技术手段。上述三方面经过长期的发展过程，逐步向纵深掘进，呈现出如下的发展规律：主题学科依次沿分类学－胚胎学－遗传学的方向发展；方法学科则沿解剖学－细胞学－分子学的方向发展。由于主题学科和方法学科的发展，采用分子学技术手段去研究、解决生命科学各学科的问题，不仅成为可能，而且成为一种共同语言。这种共同语言是在分子水平上进行表达的，它就是分子生物学。这就是为什么在目前分子水平代表认识生命科学中的一个新层次和分子生物学成为带头学科的原因所在。因此，分子生物学的理论和技术方法引入临床医学是必然的，也是非常必要的。

分子生物学的理论是什么？归纳起来，主要包括以下几方面的

理论：结构与功能关系的理论、表型（现象）与基因型（本质）之关系的理论、效应与信号传导之关系的理论。这些理论构成分子生物学永恒的主题。

结构与功能的关系是分子生物学早已知晓但远未阐明的问题。小分子生物活性物质的结构比较简单，并非重点研究结构与功能关系的对象，只待积累资料就行了。重点研究对象是生物大分子的结构与功能，因为两者的关系比较复杂或者非常复杂，其复杂性在于不仅其功能与一级结构相关，还与二级、三级和四级结构相关；不仅其功能与整体结构相关，还与分子中的区域性结构或者位点结构相关。为了研究结构、功能及其关系，技术方法的精细化、专一化和准确化是必需的，没有相应的技术方法的改进和发展，研究问题只是一句空话。正因如此，一系列为研究生物大分子的结构、功能及其关系的技术方法应运而生，主要包括两大类：一类是基于生物学原理、化学原理、光电原理及其他原理而设计的实验方法，如各种结构测定方法和功能检测方法等。结构分子生物学就是专门研究生物大分子结构和功能及其相互关系的新的分支学科。另一类是根据结构和功能而建立的各种数据库，进而进行各种生物信息的加工处理，从而在现有信息的基础上对未知结构与功能及其关系作出某种预测和提示。现在已经在这方面形成专门的分支学科，如生物信息学和计算机生物学等。实验方法与生物信息学或计算机生物学方法都很重要，两者相辅相成，相得益彰。

表型和基因型关系的研究在生命科学中具有普遍性意义。任何一种蛋白质（包括酶）或 RNA 的结构、表达或功能的异常，在原因上皆可追溯至相应的基因改变。基因改变包括基因结构（一级结构或空间结构）的改变和基因表达调控的改变。

基因结构改变通常引起遗传信息传递过程的改变，从而引起表达产物的数量或性质的改变。基因也存在量效效应关系，表达量过高或过低，都会产生相应的效应，如大家熟知的原癌基因，一旦表达过度，会引起很严重的结果。细胞中有一类叫“管家基因”（housekeeping gene），需要持续进行通常是低水平的表达，方可维持细胞的日常正常工作。疾病也是一种表型。按照分子生物学和分子遗传学理论，既然疾病也是一种表型，必然有其基因型作为其发病的基础。任何疾病从根本上说，都与特定基因有关联。因此在目前，生物医学研究者最感兴趣的事情之一便是想知道哪种疾病与哪种基因相关？这就是寻找疾病相关基因的工作。这是一个很重要和很大的领域，国际竞争相当激烈，形成了“基因大战”态势。“基因大战”的现实意义在于：谁发现了新的致病基因或疾病易感基因，谁就拥有知识产权，随之而来的是不可估量的科学意义、经济效益和社会效益。人类基因组计划是以研究人类基因组结构为主要内容的科学工程，称为基因组学（genomics），其目标是绘制4张图：遗传图、物理图、序列图、转录图，以便为下一步的基因定位及基因识别和功能研究奠定基础，这下一步工作内容属于所谓的“后基因组学”（post－genomics）或功能基因组学（functional genomics）范畴。

基因表达的调控是一个非常复杂的过程，包括基因本身、转录、转录后、翻译及翻译后等环节。一个基因的表达受顺式调控元件、负调控元件、反式作用因子、细胞内外信号及其他因素的调控，在很多情况下其调控是多因素、多级和网络式的模式。如果基因结构正常而表达异常，则需研究其调控失常的机制。正常生理过程本身就是正常的基因表达调控过程的模型，这种调控使基因在时空上达到有序的表达，形成特定的基因表达谱，如在特定的细胞生长阶段、特定的细胞分化阶段和特定的组织细胞类型中，都具有自己的基因表达谱。搞清正常生理过程的基因表达谱，就可以用于比较非生理过程的基因表达谱，进而了解和研究病理状态下或特定条件下的基因表达谱。

效应与信号传导关系的理论是近年来在生命科学中逐步确立的理论体系。这一理论体系试图说明细胞内外信号通过何种分子途径，与何种靶分子相互作用从而产生何种生物学效应（如基因的开启和关闭，酶的激活和失活，细胞膜通透性改变等）。细胞内外信号涉及细胞因子、神经递质、激素、物理因素刺激、药物及其他化学物质作用等，因而几乎各个学科领域都对这个命题倍加关注。

信号传导通常经过受体作用、信号放大和效应器作用3个阶段。有的细胞外信号没有相应的受体，可直接通过细胞膜进入细胞快速发挥效应（如一氧化氮）。信号通过细胞膜受体的传导称为跨膜信号传导，跨膜信号传导与其细胞内信号传导相偶联。目前在真核细胞中已知道存在5种重要的信号传导系统：它们与离子通道、第二信使、蛋白激酶、核内受体（转录因子）等密切相关。20世纪90

年代以来，信号传导研究的重点逐步趋向于信息的相互串联（crosstalk），即信号分子的相互作用。信号分子的相互作用包括细胞内信号的相互作用、胞浆和胞核信号的相互作用以及核内信号的相互作用等。这样就把信号传导与生物学效应关系的研究推向立体交叉网络层次，它在信号传导和生物学效应之间搭起了一座“立交桥”。这样看来，今天仅仅用简单的信号传导知识来解释某种生物学效应已经显得不够了。因此，应用分子生物学（包括分子生理学、分子药理学、分子病理学等）理论和方法去研究深层次的信号传导与生物学效应的关系，势在必行。

二、临床医学如何引进分子生物学的理论和技术方法

首先应当明确，任何一种技术方法都是为解决某种问题而建立起来和被应用的。技术方法是“工具”、“手段”，而不是“目的”，“目的”是“解决问题”。所以，“问题”的提出至关重要。

这里想讨论的是，假设一个待研究的临床“问题”已经被提出来，怎样采用分子生物学理论和技术方法去研究、去解决呢？欲研究和解决这样的“问题”，可以分两步走：第一步叫初步结合，第二步叫深入结合。所谓初步结合，就是采用现代分子生物学的技术方法和技术路线这些“工具”，获得一定的实验结果，去回答特定的和有限的问题，即回答“问题”中的局部问题。如假设“问题”中涉及基因的结构和功能两部分工作，结构部分的工作又涉及“是否发生一级结构的改变”和“如果发生结构改变，其改变的位点和类型如何”。针对这些具体问题，可分别采用聚合酶链反应-单链构象多态性分析（polymerase chain reaction/single strand conformation polymorphism analysis，PCR/SSCP）法和序列测定等常规技术手段予以解决。在临床医学研究中，类似情况比比皆是。因此，分子生物学技术方法在临床医学中的应用是大有可为的，如果分子生物学与临床问题结合得好，可突破原来的学科界限，解决单独学科解决不了的问题，从而使研究水平得到提高。分子生物学现有技术方法有很强的针对性，可用来解决各种问题。兹将一些主要的技术方法及其可以解决的问题归纳于下，供参考。特别要说明的是，随着学科的发展，技术方法也在不断发展，新技术、新方法的不断涌现是分子生物学发展特点之一。

1．其因克隆和分离　基因文库的构建——采用分子克隆技术

［采用质粒、噬菌体、粘粒或人工酵母染色体（简称 YAC 载体）］。基因分离策略——功能性克隆：根据蛋白质氨基酶序列合成探针筛选法、免疫筛选法、PCR 筛选法；定位克隆：采用限制酶片段长度多态性分析法（简称 RFLP 法）、遗传连锁分析法、染色体跳跃或步移法、基因组扫描、突变检测体系；表型克隆：采用差异显示法，差减杂交法。

2. 基因结构测定　基因序列测定采用化学法、Sanger 法、自动测序仪、物理学方法、芯片技术；基因组织测定采用限制酶酶谱法、测序法。

3. 基因表达及其调控　①染色质结构和功能，采用活性染色质的分离、体外转录体系、DNAseI 超敏感位点的检测和 DNA 甲基化作用检测。②转录水平调控信使 RNA（mRNA）分离、纯化和鉴定要用 mRNA 量测定、Northern 印迹杂交、DNA 结合蛋白的检测、电泳迁移率滞后法、DnaseI 足迹法、Southwestern 印迹法、DNA 蛋白质复合物紫外交联法、滤膜结合法基因转录活性的检测、转录起始位点的测定、体外转录、报告基因活性检测、mRNA 定量测定反式作用因子相互作用的检测、双杂交体转录体系、共转染体系细胞特异性基因表达研究方法、递减杂交文库、mRNA 差异显示法。③翻译水平的调控采用体外翻译体系、翻译后修饰（磷酸化、乙酰化等）、产物检测、Westhernblot、免疫荧光法、放射免疫法等。④基因水平研究采用 RFLP 分析、Southern 印迹杂交、PCR 法、斑点杂交、原位杂交、顺式调控元件鉴定。⑤转基因技术与基因剔除（gene knock out）研究，采用转基因技术、显微注射法、反转录病毒法、胚胎干细胞法、基因打靶技术、反义核酶技术、核酶技术等。

4. 基因诊断　策略、途径和应用研究——基因突变的检测：采用基因探针技术（印迹杂交、点杂交、原位杂交、寡核苷酶探针技术）、PCR 技术、变性梯度胶法、SSCP 法、DNA 链置换法、连接酶介导法等。基因探查：RFLP 分析；连锁分析。mRNA 检测；印迹杂交；斑点杂交；反转录 PCR（RT-PCR）法。

5. 基因治疗　策略、途径和应用的研究——采用基因替代、基因打靶、增强免疫功能、新型载体的使用、新的基因转移技术的应用、外源基因表达及其调控。

6. 基因工程　产品开发的研究，采用原核表达体系、下游工作、生物活性测定、真核表达体系。

分子生物学技术方法与临床医学研究的初步结合并不困难，任何一个实验室只要具备最基本的条件，就可开展起来。在我国临床医学界，分子生物学技术方法的引进已经比较普遍了，有的还做得相当好。但是，在一些研究生论文和专业刊物的投稿中，也发现对分子生物学技术方法使用不当的情形。一种情形是技术操作不当，如重复性不佳和缺乏必须的对照等。例如：有的论文中在作 Northern 印迹杂交时不做内对照，严格来讲，这样的结果是不应被接受发表的。又如，有的论文中斑点杂交图谱出现明显的操作误差，按倍数稀释的斑点，高稀释度的杂交斑点比低稀释度的杂交斑点反而呈现更强的杂交信号，这样的结果是不能用的。另一种情况是技术方法使用不当，有的文章不管是否必要，都要做分子杂交，实际上对于要说明的问题并无用处，这说明有些人对分子生物学技术方法的应用尚缺乏足够的了解。

所谓深入结合，是指在说明“问题”这一层次上的结合，做到这一点难度较大，需要探索和一定的积累。如何将分子生物学理论和技术方法与临床医学理论和技术方法结合去解决临床“问题”达到深入结合，目前还很难归纳出一个模式来，有待大家去努力摸索。深入结合做得好不好，应当由科学实践来证明，如果有创新性成果，说明结合得好。

三、分子生物学研究新的理论和技术体系的建立

尽管分子生物学从 20 世纪 50 年代创立以来，60 年间取得了辉煌成果，成为生命科学的领头学科，但就其思维模式来讲，仍属“线性思维”，即把某一表型（疾病）与某一种或某几种基因相对应。事实上任何生命现象（包括健康状态和疾病状态）都涉及一系列基因的变化（结构或表达的变化）。因此，必须变线性思维为整体综合思维，在基因组水平上鸟瞰相关基因的变化谱，这样才能全面而正确地阐明特定生命现象发生的机制，更好地为医学目的服务。这就是由医学科学家首先建议而后启动的 20 世纪最伟大的科学工程“人类基因组计划”之所以能够取得国际共识和成功的原因所在。如果说在过去所进行的实验室作坊式的研究仅仅局限于单个基因遗传信息表达的检测，到了 90 年代则转变为对整个基因组所包含的所有基因的考察，这就形成了一门新的分支学科——基因组学（图 1）。

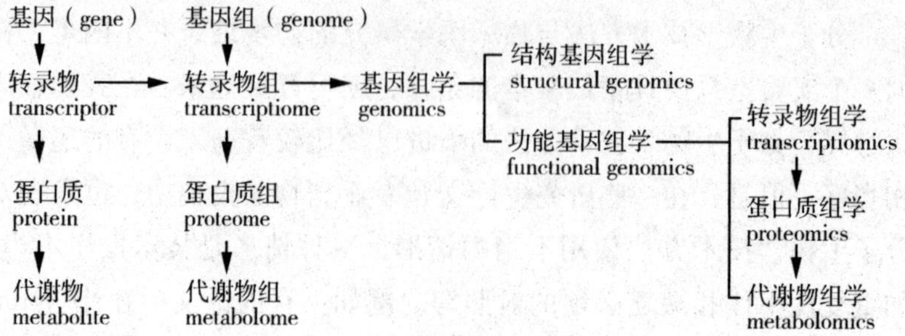

图1　基因组学体系

基因组学包括结构基因组学和功能基因组学，结构基因组学的主要目标是绘制 4 张图：遗传连锁图、物理图、序列图和转录图，总的来说是侧重于结构分析。基因组序列结构是一部“天书”，它的真实生物学含义由“功能”来体现。故功能基因组学的主要目标是识别、鉴定和克隆包含于基因组中的全部基因，并研究其功能及其相互作用的综合结果。功能基因组学包含转录物组学、蛋白质组学、代谢物组学，这些“组学”是研究基因组表达不同层次发生的分子事件及其相互作用和相互关系。而且，由于基因组信息传递过程中的修饰和放大，从基因组到代谢物组，每个层次其信息量和相互作用量大大地被扩增，因此产出的数据含量极大，运用手工操作远远不能胜任。因此，必须发展以高通量、大规模、自动化为技术特点的基因组研究新技术。现已研究出的符合这一技术特点的新技术有微阵列（microarray）和基因芯片（gene chip）技术，新的质谱技术，无凝胶电泳技术，单细胞基因组扩增技术等。由此可见，在功能基因组学研究中，有两个重点，一是“功能”，一是新技术体系的建立，有了这两方面的基础，新的理论体系就有可能构筑起来。临床医师从医疗实践中提出科学问题，并与基础学科的科学家共同合作研究，从基因组、基因原理入手，继而阐明基因后的生理和病理发生过程，有可能最终搞清疾病发生病理发生发展的机制，为解决诊断、治疗和预防提供有力的科学依据。可以说，临床与基础相结合是取得成功的一条必由之路。

（原载于“中华耳鼻咽喉科杂志”2000 年 35 卷 6 期）

新世纪医学分子生物学的历史使命

什么叫医学分子生物学？简单地说，它是研究医学问题的分子生物学。那么，什么叫分子生物学呢？这就有争议了，出现了正、反两种意见。早在20世纪70年代，当分子生物学开始腾飞的时候，国外就有人提出“分子生物学早已死亡”的结论，国内直到最近几年还有不少人不赞成分子生物学作为一门分支学科而存在。提出反对意见的主要理由有三：一是所谓分子生物学，只是分子水平的分析方法和技术的集合，充其量只能作为其他经典学科的研究“工具”和“手段”而已；二是分子水平的研究把复杂的生命现象简单化为分子事件的分析，缺乏整体（综合）式观念和整合型研究方法；三是研究内容与其他学科有重叠，难以界定。实际上，正反两方面的意见，都是分子生物学这个科学共同体的组成部分。反对的意见提醒了分子生物学家，帮助分子生物学克服自身所存在的局限性，从而使分子生物学走上了健康发展之路，取得了丰硕成果。在最近三四十年中逐渐确立了其在生命科学中的领头学科地位，并且将继续发挥重要作用，这一事实大家有目共睹。

一般认为，分子生物学时代起始于DNA双螺旋结构被阐明的1953年。DNA双螺旋结构的阐明之所以成为生命科学中最辉煌的里程碑，不仅仅是因为它开辟了分子生物学这门新的分支学科，更重要的是赋予了分子生物学的科学含义——探讨生命的遗传本质和表现真谛。围绕这一科学命题，半个世纪以来，在解读遗传密码和遗传信息流向、基因的克隆、重组、表达和调控、大分子结构与功能、信号传递、疾病和重要生命现象发生的分子机制等方面的研究中，取得了很大的进展，仅获诺贝尔奖的项目就有数十项。这是了不起的成就，反映了新兴学科旺盛的生命力和创造力。

在新的世纪里，医学分子生物学将继续围绕它的主要目标进行深入研究，并以更新的观念和更贴近社会的需求去发展本学科的内涵。

毫无疑问，由于生命大分子（核酸、蛋白质、糖等）在决定遗传本质和生命表现方面起关键性作用，因而其结构、功能及两者之间的关系的研究成为永恒的主题。核酸结构的研究已经遥遥领先，所涉及的内容包括组成研究、一级结构、结构单元、结构域和基序(motif)、基因结构和克隆、基因突变、重组和合成等。可以说，对核酸结构的分析和操纵已经达到了相当精细的程度，以致于庞大的人类基因组全序列的测定工作完成，一部结构“天书”呈现在人类面前，这是新世纪献给人类的一份最大的科学礼物。但是，就结构研究而言，仍然存在许多“盲区”，如基因和基因组结构比较学(包括种属间和种属内)，基因的高级结构，核酸局部结构与整体结构的关系，核酸大分子中编码序列和非编码序列的信息学和进化学等。对于蛋白质和糖类等生物大分的结构（特别是高级结构）研究，则落后于核酸结构的研究。但近年来情况已开始改善。例如，平均每5个小时即报道一个新的蛋白质空间结构，其速度明显加快。对糖类结构的解析工作则明显滞后。因此，结构分子生物学仍然任重而道远。

生物大分子的结构是体现其功能的基础。半个世纪以来，从最初知道基因点突变（一级结构改变）引起疾病而提出“分子病”概念以后，“分子病”概念一再被新发现的科学事实所扩展，现已知道，不仅生物大分子的一级结构变异可引起疾病，二级结构和高级结构的改变也可引起疾病，诸如“血红蛋白病”、“构象病”、“离子通道病”、“受体病”、“细胞骨架病”、“分子伴侣病”、“信号传导病”等，不一而足。这些“结构病”实则为“功能病”，因而结构与功能的关系成为分子生物学所致力探讨的主题之一。在细胞中，执行和体现生物学功能的大分子是蛋白质和糖类，而它们源于相应基因的遗传信息的传递、表达和调控。同一个基因板块（包含一组或几组基因家族）或同一个基因模板，经过转录和翻译等一系列环节的操作、加工和修饰，如基因结构的变化、转录后的选择性剪接、RNA 编辑、蛋白质的加工修饰和剪接等，都可使遗传信息产生扩增，使功能产生多样化，以适应不同条件下的需要。所以，今天我们所谈论的“功能”，是以“结构”为基础的一种综合性质的表现，包含决定功能表现的遗传学背景、遗传信息的传递过程、分子间的相互作用和调控等内容。因此，用“综合”的眼光去研究“功能”是应提倡的正确认识论。在分子生物学发展的早期，曾经走过“两点一线”式研究的路，即所谓“线性思维”模式之路，差点误入陷阱。

在早期，“线性思维”模式随处可见，例如，对复杂性状疾病的分子机制研究，多半试图从几个候选基因中进行联系和寻找发病原因与机制，并企盼从中找到诊断、治疗和预防的办法。事实上，这些研究虽然也能得到一些结果，但总的来看，收效甚微。这种状况促使医学分子生物学家在认识论上作出调整，改变“零敲碎打”式（即线性思维）的研究模式，采用整体式（整合式或综合式）思维模式。从两个方向上努力使分析式思维与整体式思维相结合，从而形成了自己的研究特色：其一为人类基因组研究，其二为分子－细胞－整体－群体研究。

相对于单个基因而言，基因组就是“整体”。任何一种表型和疾病（特别是复杂性状疾病）都牵涉相应的“基因组型”和基因表达谱，它们又涉及在时空上的调控和分子间相互作用等复杂过程，这就是说，无论从结构还是功能角度讲，任何一种表型和疾病的发生发展不仅仅是某个或某几个基因事件的加和，因此必须从基因组这个“整体”上去考虑问题之所在。这是分子生物学研究观念上的一种飞跃和升华。目前这种飞跃和升华尚未完成，21 世纪将会成为分子生物学完成这种飞跃和升华的关键世纪和黄金世纪，也是分子生物学继续成为最有魅力的学科的原因所在。

人类基因组研究的第一阶段的主要任务是所谓“结构基因组学”研究。这个阶段的任务已经完成，第二阶段的主要任务——功能基因组学研究——正在启动。功能基因组学的主要任务是在基因组这个“整体”水平上研究其功能表现。具体地说，它的中心任务是破译基因组结构这部“天书”的遗传语言。如何完成破译？涉及到的方面很多，从大的方面讲，数、理、化、天、地、生，无所不包；从小的方面讲，首当其冲者为生物信息学。生物信息学集信息学、逻辑学、生物学和计算机科学之大成，将在破译人类基因组遗传语言过程中起至关重要的作用。此外，尚需相关的研究，如基因的识别、克隆和鉴定，模式生物的比较基因组学研究，突变检测，基因调控，涉及基因表达的染色质和染色体结构的研究，涉及适于高通量、大规模、高精度要求的基因组研究技术的研究等。因此，功能基因组学研究将是21世纪分子生物学最重要的历史使命。

功能基因组学研究也将成为21世纪生物医学的盛事。由于人类基因组研究发端于对复杂性状疾病研究的反思，功能基因组学的研究成果必将反哺生物医学，为解释和阐明疾病，特别是为重大疾病的发生发展机制提供科学依据，并将直接为疾病的防治和诊断（特别是早期诊断和预测）服务。届时，由基因组学研究而派生出来的药物基因组学、环境基因组学、个体基因组学等，将会成为朝阳产业，产生巨大的社会效益和经济效益。

功能基因组学在解释和阐明重要生命过程的机制方面将起重要作用，如人的大脑的工作原理、发育的机制、生殖健康的原理、衰老的机制等。在这些方面的任何进展，都将有助于保障人类的健康，提高生命的质量，增强防病治病的能力。

正如前述，蛋白质是基因功能的具体执行者和体现者。同样，功能基因组学研究的重要方面之一是蛋白质组的研究。蛋白质组研究就是从“整体”水平上研究细胞在一定发育时期正常或异常功能状态的全部蛋白质组成及其活动规律，从而揭示蛋白质之间复杂的相互作用的网络关系，进而为了解生命现象及疾病发生机制提供理论依据。因此，作为功能基因组学研究的充实和延伸，蛋白质组学研究势在必行。

分子生物学研究的另一特色是将分子水平和细胞水平、整体水平甚至群体水平结合起来。有人说过“一切生物学关键问题必须在细胞中找寻”。细胞是生命的基本单位。大脑细胞为什么会控制人的学习、记忆、认知、情感和行为？一个受精卵如何发育成为结构和功能复杂的个体？细胞如何构建和组装以及如何生长、增殖、分化和衰老、死亡？这些在整体和细胞水平上表现出来的现象，在背后都涉及基因控制的分子机制这条主线。现在的任务是如何根据不同的情况把这条主线具体化，这是摆在分子生物学面前的一个非常艰巨的任务。现在已经采用了一些新的研究方法，比如用基因芯片和生物芯片检测整体或细胞生命活动过程中的基因或生物分子的结构及功能变化的动态谱；在细胞或整体水平上将靶基因定向和定位地删除掉（knock out）或引进（knock in），以研究靶基因表达与在细胞或整体上所表现的功能之间的关系等。通过不同层次研究问题的整合，不同研究技术方法的整合以及不同研究结果的整合，可望比较客观地说明一定生命现象的发生机制。同时将不同学科（经典的和新兴的，宏观的和微观的）有机地联系在一起。

在生物医学研究中，不仅需要整体式思维，也需要分析式思维或还原式思维，这一点对医学分子生物学同样重要，而且很可能会首先在这一学科领域中获得突破。例如，利用基因和基因组的多样性与生物性状的相关性（如耐药性、对疾病的易感性、体质、寿命等）性质，可将基因和基因组的“个性”转换成个体的特征，这种研究无论是对地球上不同地域人群的起源、进化和迁徙的探明，还是对不同个体生物学特性的描述及医学上的疾病个体化防治，都具有极大的潜力和吸引力。

在1999年7月召开的中美生物医学发展战略研讨会上，时任美国NIH院长的Varmus H在谈到21世纪初NIH重点研究领域和方向时，提出如下4个重点支持方向：功能基因组学研究、生物信息学研究、重大疾病发生发展机制和防治研究、生物医学中的伦理学研究。这些方向基本符合生物医学研究的现状和发展趋势。医学分子生物学在这些研究领域中将不断发挥自己的优势，做出更大的贡献。

（原载于“中国医学科学院学报”2000年第22卷第4期）

21世纪的医学

人类对生老病死等生命现象的认识历程几乎与人类历史共久远，不过在远古，这些认识处于分散、模糊和混沌状态，不能形成“医学”。真正把生老病死理论化和实用化的是生活在华夏大地上的先祖们，他们以“天人合一”的视角去揭示生老病死的内因和外因，总结出一整套防病治病、保障健康和延年益寿的理论体系和实际应用操作方法，形成了独具特色的中国医学体系，即中医学。随后，西方文明的萌芽促进了以“解剖”为基础的西方医学体系即西医学的诞生。西医学的基本框架在19世纪奠定，20世纪进入大发展阶段。中西医学汇聚了人类的智慧，互相补充，相得益彰，在过去的一个世纪里取得了辉煌成就，概括起来主要表现在：①人体各种重要的生理和病理现象相继被发现和阐明。②人类与疾病的斗争——从治疗到预防，从肉体到精神，从个体到群体，从人到自然，无论在观念、战略、战术上，都有了长足进步。一般认为，最能体现医学进步的指标有三个，即人的平均寿命延长、新生儿和产妇的死亡率下降，这些指标在我国和世界上许多国家都已达到。但是，与人类社会发展和人们日益增长的需求相比，医学仍处于滞后状态。那么，在即将来临的新世纪里，医学需要解决的主要问题和任务是什么呢?

一、重大疾病发病机制和防治研究

20世纪上半叶，危害人类健康最甚的疾病为传染病，如鼠疫、天花、霍乱等，随着医学科学的进步，本世纪后半叶这些疾病逐渐受到控制，有的已被消灭。就世界范围而言，人类疾病谱已发生了较大的变化（尽管发达国家与发展中国家疾病谱仍有差别），总的来说，心脑血管病、恶性肿瘤、感染性疾病、老年性疾病、精神神经性疾病和外伤等六大类疾病构成了目前人类最危险的疾病，全球每年死于这些疾病的人数高达数千万，发病率和死亡率居高不下。深入认识这些疾病的发生机制，掌握有效的防治手段，大幅度降低发病率和死亡率，是未来医学面临的最大挑战。

据统计，在我国和西方国家，每10个死亡者中就有5个是死于心脑血管病和恶性肿瘤。这两种疾病都是遗传因素与环境因素相互作用所致的多因素疾病，是细胞分化、增殖、生长、凋亡失控和调节障碍所致的细胞表型异常的疾病，是长期基因结构和表达改变累积所致的进化性疾病。因此，搞清内外环境因素（化学的、生物的和物理的因素）、膳食因素（如高盐、高脂、特殊物质含量过高或过少等）及精神因素对这两类疾病的诱发性及遗传易感性，提出流行病学的研究和分析证据，并在细胞和分子水平上寻找相应的标志性变化状态，有可能更好地推进现有可行人群的干预试验，制订预防性膳食指导方案，研究一级和二级预防策略，寻找新的诊断和治疗方法，如全新的物理诊断、基因诊断、免疫诊断、导向治疗、生物治疗、基因治疗、中医药治疗和个体化治疗等，从而在综合水平上提高对心脑血管病和恶性肿瘤的控制和防治能力。

感染性疾病的现实危害和潜在危害不亚于本世纪初传染病对人类的致命危害。病毒性肝炎是一种严重泛滥的传染病，目前全世界发病人数高达数亿，乙型肝炎表面抗原携带者人数则更多，成人甲型肝炎抗体阳性率在有的国家高达70%。这些情况在我国也甚为严重。在过去20多年中，世界上还发现了30多种新的病原微生物，包括曾震惊全球的疯牛病病毒、埃博拉出血热病毒、O139霍乱弧菌和O157：H7大肠杆菌等，这些病原微生物在我国亦已分离到。艾滋病作为“超级癌症”，肆无忌惮地在世界各地迅速蔓延。肺结核病大有死灰复燃、卷土重来之势。所有这一切都预示：世界正面临着新一轮传染病危机，这种危机由于抗生素耐药性的日趋增长而变得更加严重。在生态系统中，小小病原微生物往往采取高度的变异性对付治疗药物，故新的病原微生物的不断产生是必然的。即使艾滋病病毒被制服，也可能会出现别的更加厉害的病原微生物，因此人类与感染性疾病作斗争是长期的任务，任何一个国家都不能幸免其威胁，并且无法承担因对其忽视所造成的后果。

现代人的种种客观压力、竞争意识和快节奏的工作方式，导致身心经常处于高度应激状态、疲劳状态和精神紧张状态，物质文明和生活方式的改变伴随而来的“文明病”、精神空虚，各种健康危险因素（如吸烟、吸毒、酗酒、家庭瓦解等）发生频率的增加，使身心疾患与日俱增，所有这一切使得精神神经性疾病、糖尿病、高血压、免疫功能低下症、衰弱症和外伤等成为棘手的医学问题。

工业化和人口城市化进程的加速，以及环境污染的日趋加剧，更加速了各种与环境相关的疾病的发生和传播。随着太空、海洋、极地和高原的开发利用，太空病、海洋病、极地病和高原病等特殊环境条件下发生的疾病的防治工作将提到日程上来。

二、医学模式的改变

在20世纪中叶前，人们对疾病和健康的认识只局限于“生物医学”模式，即只从生物因素研究医学问题。随着医学与其他自然科学和社会科学的学科交叉和融汇不断加深，人们对疾病和健康的认识大为扩展，人的健康、寿命和疾病状况归根结底是由遗传因素、机体的功能状况和环境因素决定的。遗传因素指基因组所蕴含的生物信息的表达状况，机体的功能状况指免疫、神经、内分泌三大调节系统与代谢系统的协调状况，环境因素包括自然环境和社会环境。这就是说，医学的模式已发生了转变，除了生物内涵外，还包含心理的和社会的内涵，所以新的医学模式为“生物－心理－社会”模式。这一模式代表了一种先进的医学观，更加符合医学发展的客观规律和正确方向。医学是一门综合科学，在当今，人们不再以要求医学仅仅提供诊治疾病为满足了，还要求与高质量的生活相适应的服务，包括生理的、心理的和社会的服务。

三、人口数量和质量的控制

20世纪50年代后，全球性的“人口爆炸”给人类生存和发展带来了沉重负担。在人口持续增长的同时，人口质量也不容乐观：

遗传性疾病在各国，特别在不发达国家发生率很高，先天愚型和先天缺陷患儿出生人数持续增长，严重影响着人口质量，为了更好地解决这个问题，必须强调“生殖健康”这一概念。生殖健康包含两层意思：其一是让健康的夫妇生出健康的孩子，让健康的孩子茁壮成长并获得健康的生殖能力，再生出健康的后代，如此连绵不息，人类的健康水平和人口质量不断得到改善和提高；其二是保障安全、健康和有计划的生育。显而易见，“生殖健康”科学地强化了人口质量控制意识和计划生育意识。“生殖健康”的基础和核心是生殖细胞（卵子和精子）的健康，因此研究生殖细胞的发生、发育、成熟、结合和受精后新生命启动和发育的机制将成为重中之重。只有在这个根本问题上实现突破，才有可能在更广泛的范围内有机会创造有效的控制生育的途径和方法，如体外受精、胚胎移植、基因诊断和治疗、免疫抗生育等。在这些方面，医学任重而道远。

四、老年医学：未来的重要议题

随着社会进步和经济、生活状况的不断改善，世界性的人口老龄化趋势日渐明显，许多发达国家已进入老年型社会。随着人口老龄化的日益加剧，与人口老化相关疾病的发生将大量增加，如在60岁以上的人群中，老年性痴呆症发病率超过4.2%，帕金森病超过1%，骨质疏松症超过70%，糖尿病超过10%，此外，白内障、急性肾功能衰竭和老年性耳聋等发病率也相当高。这些老年性疾病引起的智力减退、行动障碍和精神神经系统损害严重影响了人们的生活质量，成为一大医学和社会难题，除非寿命的延长与老年人健康状况的改善同步，否则社会的、经济的和道德伦理的医疗保健支持体系将不堪重负。据统计资料表明，老年性疾病给社会带来的经济负担远远超过其他任何疾病。因此，在不同层次上阐明老年人生理衰退和病理发生的原因、特点和机制，进而提出防治策略和措施，已成为迫切的任务。

五、建立以预防为主的医疗卫生保健体系

医学家围绕“病”忙碌了千百年，迄今仍不如人意。因此，人们设想能不能把事情做在生病之前，使人不生病？这就引出“健康”的概念来。世界卫生组织在其《组织法》中对“健康”作了如下定义：“健康不仅是没有疾病和衰弱，还是躯体、心理与社会之完满状态。”这一概念改变了以往人们以躯体有无病痛作为判断

“健康”与否的传统观念，促进了医学模式的转变。

人们理所当然赞成健康，渴求健康。问题是医学如何才能给予人们健康？现在看来，欲做到这一点，必须建立起“健康医学”这样一种概念。“健康医学”的实质就是将基础医学、临床医学、预防医学、康复医学、心理学、行为学、社会学、技术科学以及与经济、法律相关的医学统统汇集在一起，形成全方位的健康保障体系，这个保障体系的一个重要任务是建立以预防为主的医疗卫生保健体系。为了实现这一任务，应当建立起牢固的“保健体系”和“预防体系”。支撑“保健体系”的两个支点是“自我保健”和“医疗保健”。应当告诫人们，自己的健康单靠医生和药物是不能得到保证的，必须努力创造良好的自然、社会和家庭环境，采纳科学的饮食结构，保持乐观的精神状态，进行适当的运动和锻炼，这些对于健康是不可或缺的因素。“自我保健”的最根本一点是要认识到医学的不完善和医生能力的有限，要靠自己驾驭自己的命运，努力适应外部环境。不少学者认为，保证健康在于“适应”二字，即适应外部，驾驭自己，做到这两点，健康的风帆就扬起来了。“医疗保健”的关键是初级卫生保健，其内容至少应包括以下各方面：与当前的卫生问题及预防和控制有关的卫生教育、适当的营养、饮用水安全、环境卫生、妇幼卫生保健、计划生育、针对主要传染病的免疫规划、地方病的预防及控制、常见病伤的治疗、基本药物的提供。

“预防体系”则以疾病和衰弱为对象，运用医学最新成就，采取生物技术和生物医学工程技术，组织健全的卫生保健网络，开展身心健康教育，提高环境保护意识和职业性疾病防护意识，研究和开发人体防病、强壮功能的辅助系统，防患于未然。

在今后一段历史时期内，“健康医学”能否植根于社会和民众之中，决定了以预防为主的医疗卫生保健体系能否顺利建立，关系到“人人享有卫生保健”和“人人享有健康”的崇高目标能否早日变为现实。

六、高新技术的创造和应用

当今已经掀起的新技术革命的浪潮正冲击着医学阵地。这种冲击最鲜明的特点是大量新技术、新材料和新方法被引入医学研究和医疗保健之中，如全新的医学成像技术、遗传工程技术、微电子技术、人工器官、计算机技术、生物芯片技术、纳米技术、生物传感技术、分子设计和模拟技术、转基因技术及克隆技术等，对传统的临床思维方式和工作方式提出了强烈的挑战，呼唤更新和嬗变。

由基因工程、酶工程、细胞工程和发酵工程集合而成的生物技术所生产的产品（蛋白质、酶、单克隆抗体、药物、生物材料等）将使诊断、治疗、保健、预防、康复的面貌焕然一新。基因工程疫苗将在传染病和一系列重大疾病的防治中发挥重要作用，第二代基因工程——蛋白质工程的曙光已经显露，它们都将成为人类健康的保护神和投向病魔的利刃。

生物医学工程则从工程角度研究人体结构与功能的关系，为防病治病及开发人体功能辅助装置、系统服务。这一技术致力于研究生物传感器，利用生物体磁、电、声、色、光等性质收集、提取、浓缩、贮存和使用信息，用于无创伤诊断、治疗、监护和保健；在未来可预计的时间里，努力获得集成度高、运行速度快、能耗低的生物芯片和生物计算机，以及具有自组织和自修复能力的与生物体同质的人工器官。这些工程技术的成果将在很大程度上提高创伤医学、康复医学和疑难杂症的诊治水平，从而有助于提高人们的生活质量。

七、发展中医药学

中医药学是中华民族的优秀文化遗产，千百年来为人类文明及健康做出了巨大的贡献。中医药学以其独特的理论和诊治手段，在世界医学中占有重要地位。有些领域（如传统药物作用、经络、针灸和气功等）是中医药学的创造发明，内涵十分丰富。中医药学如何汲取现代科学之精华，熔中、西医学于一炉，扬己之长，避己之短，是我们必须承担的历史使命，只有做到这一点，中医药学才能再创辉煌，对人类做出更大的贡献。

（原载于“科技导报”1992 年第 1 期，“百科知识”1999 年第 2 期）

塑造21世纪的科学和技术

——美国科技发展战略概览

科学与技术是两个不同的概念，又相互联系，不可分割。通常所称科学，即包含科学与技术。现在几乎所有人都承认，科技是一个国家综合国力中最重要的因素。可以说，21世纪国际之间的竞争实质上就是科技力量的竞争。从科技实力来说，美国被公认为世界领先。因此，了解一下美国政府对科技的看法及21世纪美国科技发展战略的思路和具体部署，可能是一件令人感兴趣和有参考价值的事情。

科技发展是一项全球性的、全民参与的事业，政府作为参与者之一，扮演了重要的角色。政府的发展战略思路，制定的计划、政策和所发挥的协调、组织作用，直接影响着一个国家的科技发展方向和成效。正因如此，美国的法律规定，总统每两年必须向国会提交科技发展报告，对已取得的科技成就和未来的发展战略和部署进行阐述。为了做好这项工作，美国政府专门设立了美国国家科学技术委员会，进行科技发展调研、发展战略和科技政策的制定，为总统起草向国会提交的科技发展报告。所以，该委员会是总统的科技智囊团。该委员会由总统任主席，成员包括副总统、总统科技助理、承担重大科技职责的内阁部长和机构首脑。该委员会的首要任务是为联邦政府进行调查研究，制定研究开发政策，并经联邦机构协调后形成一揽子投资计划，以完成多种国家目标。

1997年克林顿总统向国会提交的科技发展报告的题目是“塑造21世纪的科学与技术”，洋洋大观15万余字，是美国政府对美国在21世纪如何发展科技的系统、全面的看法，也可看作是一种战略部署。现让我们作一概览。

报告在引言中首先对科技的作用进行了概括，指出：随着21世纪的临近，社会和制度正在快速地发生变化，科技则是这种变化的基本决定因素之一和前进的动因。所以，毫不奇怪，加入研究和创新的前列，对于国家获取科技进步的利益的能力来说，已经是并将继续是必需的。过去的半个世纪，美国经济生产率的一半来自技术创新和支撑这种技术创新的科学（即基础研究）的贡献。21世纪以知识为基础的社会只会增加研究、创新和人力资源的重要性。科技必须服务于国家目标。美国科技发展的国家目标是什么呢？总起来看，有三个大目标：第一，在基础性科学研究领域继续保持世界领先地位。这是根据美国目前在科学研究领域所处的领先地位这一实际情况而提出来的，既然现在已经领先，当然希望继续保持领先。第二，技术创新。技术创新是为了促进经济增长，改善环境和农业，改进商业环境，保障国家安全，而这一切的终极目标都是为了使人们身体健康，生活质量提高。所以，在对这一目标的阐述中，有关生物医学和生物技术的内容占据极其重要的份量。第三，人力资源的培育。人是科技发展的最重要因素，对人的素质教育和技能培训，是社会可持续发展战略的关键内容之一。

一、科学研究

科学研究指基础性研究。它有什么用处呢？请看报告中这段精彩的论述：

“从古到今，人类一直在思考着宇宙的性质和驾驭它的规律，渴望了解我们的世界和我们在宇宙中的位置。好奇和渴求体现在所有人的成长和学习中。我们在童年就开始问这样的问题：‘这是什么？’‘它是怎样工作的？’‘如果……会怎样？’基础研究试图回答所有科学领域内这样或那样的问题。基础研究通常不会想到具体的实际利益，它帮助我们了解事物本身，产生新的想法，对未知提出问题。它告诉我们物质宇宙的演变、生命的演变和其他各种各样的问题。

然而，基础研究的结果不可避免地成了最终改善我们生活的许多进步的先决条件。没有人会预测到：

- DNA 分子的早期研究会导致产出新型高效药物、高产作物和营养丰富的食品的基因工程；
- 为验证物理规律的超精确原子钟会成为全球定位系统（现在是一个几十亿美元的产业，可用于导航、紧急救援、追踪商业汽车，而且很快会被用于空中交通管制）的心脏；
- 关于液体是如何流过洞的基础研究会导致改进汽车的燃料喷射系统、喷墨打印机和人工心脏瓣膜；
- 在过去几十年内对成千上万军人的态度和行为的基础研究会为今天高效的商业管理奠定基石；
- 关于微机械系统的工程试验会创立一个为汽车气囊和许多其他产品提供加速感应器的数十亿美元的产业；
- 关于磁性的基础研究会改变我们的社会，通过录音机、录像机和其他可以记录存储信息的东西使我们进入信息时代；
- 几十年的基础物理和化学研究为分子生物学、基因图谱排序和推进医疗诊断和治疗提供了先进的工具。

尽管实际上无法具体地预测今天的基础研究最终会如何改善我们的生活质量，或想象将会出现哪些新产业和市场。但这些改进和新产业会出现是毫无疑问的。美国科学家和工程师正在大学、企业实验室、研究所和国家实验室做着重要的研究工作。他们的研究结果将改变我们在21世纪的生活，恰似我们现在从以往的发现中得到收获。我们的子孙后代会像我们今天这样惊叹前沿基础研究对社会进步起了多么大的推动作用。”

在这段论述中，既不讲高深的理论，也见不到说教式文字，只用通俗易懂的语言就把在一般人心目中高深莫测的科学研究的目的、意义阐释得明明白白，清清楚楚。它把科学编织成了一块充满人类好奇和创新、知识、想法、发明和问题的巨大而色彩斑斓的织物，令人神往。

基础性研究是超国界的，它的研究成果全世界共享。因此，有些美国人提出，既然成果共享，美国何必投巨资支持基础研究，为他人做嫁衣呢？对此，克林顿在报告中专门作了解释和分析，指出为了美国和人类的利益，必须继续高度重视基础研究，保证投资力度。

任何一个国家的科学研究都应当有自己的国家目标。美国政府所确定的国家目标一共是5句话，这就是：

- 保持在前沿科学知识的领先地位；
- 加强基础研究与广泛的国家目标之间的联系；
- 促进基础科学和工程投资，有效利用人力、物力和财力资源的合作关系；
- 为21世纪培养最好的科学家和工程师；
- 提高全体美国人的科学技术素质。

为了实现上述的国家目标，首先须确定主攻领域（优先、重点领域）。任何一个国家不可能在所有领域平均发展，总得有所为，有所不为。美国政府在确定国家科学主攻领域时所遵循的原则是：所选择的主攻领域能够表达科学的变化性、震撼性、积极性和当今知识前沿学科交叉的特点，以使在满足好奇心的同时，将我们引至新技术，为国家重点目标服务。按此原则，美国政府提出下面5个领域作为国家科学研究的主攻领域：

- 宇宙、太阳系和生命的起源；
- 了解地球系统；
- 材料研究；
- 通过基因图谱研究推进医疗；
- 人类求知及其潜力。

政府对这些重点基础研究领域的经费支持主要通过国家科学基金会和国立卫生研究院（NIH）等部门给予。每年来自美国大学、研究机构、企业实验室和国家实验室的申请课题有7万项，获得资助1～2万项。

报告对上述5个主攻领域分别作了全面、系统而高度概括的介绍。例如，在介绍第4个主攻领域“通过基因图谱研究推进医疗”时，是这样说的：

“人类基因图谱是在大部分细胞核中发现的一整套基因指令，它由23对DNA长链形成的染色体组成。每个基因是核糖核酸的一个部分，它携带具体分子（通常是一个蛋白）的蓝图。当含一个具体蛋白的构成核糖核酸密码的化学基顺序发生错误时，那一蛋白就会被改变、遗失或在带错的家族中变得无效。确定这些致病基因的方法包括建立起具体的图谱，以确定该基因在一条染色体上可能的位置，在该基因所在的地方找出DNA的排列，并将发生病变的基因排列与无病变的基因排列进行比较。对于一个新挑出的基因，研究人员可以迅速从联机数据库中调出已确定的特性、功能和蛋白产品。

多年来，因某个基因的缺损而引起人类疾病的清单已增加到约4000个。在这些情况中，有许多是罕见的，仅影响到很小一部分人。镰状细胞病则是一个例外，影响到美国的5万多人。然而，也很明显的是，许多复杂病症，如心血管疾病、糖尿病、痴呆病、某些癌症和其他疾病，与基因高度相关。通过研制和推广确定基因位置并迅速排序的方法，人类基因图谱工程——一项雄心勃勃的国际研究计划正在加速分子医学的进程。

由美国国立卫生研究院、能源部和数家国际合作机构共同赞助的人类基因图谱工程正帮助科学家从基因角度了解疾病、健康过程（如生长和发育）以及免疫系统是如何辨别外来入侵者的。一旦发现了一种疾病的基因基础，科学家就有可能将其击败。那些继承了第二和第三条染色体的某些变异的人有70%～80%的机会染上某种结肠癌。他们应该食用高纤维、低脂肪食品，并从30岁（这一年龄较普通人为早）开始每年定期进地结肠检查。

另外一种可通过验血发现的疾病就是胆囊性纤维变性，它是高加索人群中最常见的致命遗传疾病。在联邦政府批准的临床试验中，第一例人类基因疗法试验正在进行。对胆囊性纤维变性最基础情况的了解已经导致生产出一种可以大大减轻这种疾病的严重程度，并改进病人的生活质量的药（已获批准）。”

随着对人类基因图谱科学探索的发展，以及鼓励公众最大限度地参与，相关的道德、法律和社会问题正引起人们的关注。此外，克林顿总统建立了国家生物道德咨询委员会，并责成其将考虑合理利用和管好基因信息作为其重点工作之一。我们的政策法规需要与给防病治病带来极大希望的知识相匹配。

在介绍第5个主攻领域“人类的求知及其潜力”时，则概括如下：

“目前的信息和通讯技术革命产生了对新的学习技能和交互模式的需求。仅能读、写和计算再也不够了。每个人需要能掌握信息提取和综合，并将其用于复杂的决策和解决问题的过程。

联邦政府支持了相当多的有关学习、信息处理和利用信息解决问题的研究。近几十年，在理解人是怎样学习的方面（从神经化学和大脑结构到整个人）取得了很大的进展。神经科学家、工程师和计算机科学家开发的新工具，使得人们对人的记忆是如何组织信息的有了深刻的认识。心理学家和语言学家更全面地描述了认识现象和大脑过程的特征。人工智能研究人员复制了有广泛用途的学习和决策机制。教育研究人员开发了认识方法，通过以研究为基础的教育大大提高了学生的思考技能。工程师和计算机科学家所研制的智能系统能够在自身环境中学习并安全可靠地操作复杂的系统。所有这些进步成果被分别应用于教育改革、医药、心理治疗和管理。

国家科学基金会现在强调需要进行协调的跨学科的研究，即将人和机器学习、创造性、通讯、实时反馈和决策的知识进行集成。随着学校引进教育技术，当务之急是为教育战略和教育学奠定扎实的研究基础，并学会用这些现代工具去提高所有学生的学习水平。

本届政府一系列的新建议将有助于孩子从儿提到成人的发展，因为这一时期对给予每个人一个最好的起点是极为重要的。这一知识前沿的主要研究包括：学习、智力和创造性之间的关系是什么？如何利用技术最大限度地提高每个儿童的学习和创造能力？营养在提高儿童学习能力方面起到什么样的作用？认识域的最佳发育和最佳境界状态需要什么样的营养？这些问题将通过国立卫生研究院、教育部、农业部、国家科学基金会和环保局发起的研究来回答。理解这些问题将有助于我们使儿童的学习、营养和健康在21世纪达到最佳状态。”

这些介绍犹如娓娓道来的科普故事，通俗、易懂、生动。

为了保证科学研究发展战略的成功实施，除了把握正确的方向和主攻领域外，支撑条件也是不可或缺的。美国政府在考虑这个问题时提出2个保障、支撑体系，一个是建立完善的现代科学设施和仪器支撑体系，另一个是建立良好的合作体系。报告对此也有形象的论述，例如，在谈到现代化科学设施和仪器支撑体系时说，如同优秀的运动员需要最好的设备和训练规程去赢得赛事的胜利那样，科学家、工程师和他们的学生们也需要最现代的研究仪器和最佳能力、最远距离和最好准确性和分辨率的设施。当我们超越现有知识的前沿时，必须发展科研设施、仪器和服务于社会科学的宏大数据库，以支持更复杂的研究。这些主体设施和实验室工具需要不断更新。

科研中的合作是为了使有限的资源（包括人力资源）集中使用，从而提高效率，同时，利于更好地作长期规划并保持长期的创新性。科研合作包括：政府、大学、企业、研究院所、非赢利组织间的彼此合作，以及国际间的合作。

政府对基础性科学研究的组织、协调和投资是义不容辞的。对此，美国联邦政府对支持基础性研究作出了公开的承诺。承诺的全文如下：

“本届政府制定了保护联邦政府在所有主要基础科学研究领域投资的政策。这些投资对我们为实现我国的主题目标而制定的战略是至关重要的。现在无法预测哪些科学和工程领域会产生奠基性发现，这些发现中哪些会或如何会影响其他学科，以及最终影响我们的日常生活。谁又能预言为保持我国的安全，强有力的经济，清洁的环境，培养更健康、更有教养的公民需要些什么？通过持续投资于基础研究，我们相信，美国将会保持其在科学前沿的领先地位，增强我们把握和改进世界未来的能力”。

二、技术

技术是经济增长和繁荣的基础。技术上的领先地位对一个国家的利益而言非常重要。所以，克林顿说，投资于技术就是投资于美国的未来，从而带来经济增长及更多高技能和高工资的就业岗位；更加清洁的环境、高效能、高效益、低污染；更强大、更有竞争力的私营企业、保持美国在严酷的国际市场中的领先地位；新的教育体系，每一个学生都将面临挑战；富有创造力的科技界，不仅着重解决国家安全问题，而且保证我们的生活质量。

随着21世纪的到来，新的技术问题也随之出现，其中对各国最具挑战性和机遇性的技术就是信息技术。因此，美国政府认为，未来将进入信息时代。对此，他们作了如下的描述：迅速兴起的数字化技术浪潮对世界的影响超过了其他任何一项技术。制造业和服务业，运输部门、医疗部门、教育部门、政府部门等国民经济的各行各业都感受到信息技术的强烈冲击所带来的变化，信息技术可以创造新产品和服务，并带来新的通讯手段，最终导致生产力和知识共享的巨大进步。信息时代的到来给政府的政策制定带来了很大影响。重要的问题有：竞争规则、知识产权保护、电子贸易中的业务安全、个人的隐私权、法律实施情况调查、劳动者技能的更新，以及如何把集成化信息技术应用于教育系统和提供于政府服务之中等。

所以，信息技术成为美国在制定21世纪技术发展战略中举足轻重的技术领域。

毫无疑问，与人的健康有关的研究开发永远是重点发展的技术领域。

为了保证美国在21世纪的全球技术领先地位，联邦政府提供以下制定技术政策的原则：

- 我们必须保持一个长期的共识，甚至在当前预算紧张的时期，也要保证对研究、教育、创新的投入；
- 联邦政府在技术政策中的首要作用就是创造一个繁荣私营企业创新和竞争活动的商业环境；
- 联邦政府必须鼓励民用技术的开发、商业化和应用；
- 联邦政府必须帮助建立一个具有21世纪世界水平的支持美国产业和推动贸易活动的基础设施；
- 美国必须训练一支世界水平的劳动大军，融入不断变化的、以知识为基础的经济之中。

在上述技术政策指导下，美国对技术领域的投资方法大致如下：四分之一以上的经费用于与人的健康有关的研究开发技术活动，其余部分用于物理、能源、数学、空间、电子、计算机、通讯、材料、软件、仿真与模型以及农业等等。

如同基础性研究需要基础设施那样，技术领域的基础设施也必不可少。美国政府提出在技术领域需要建立的重点基础设施如下：

1. 国家信息基础设施/全球信息基础设施　其目标是建立一个由通讯网络、计算机、数据库和把巨量信息带给用户的消费类电子产品组成的紧密联系的网络。

2. 智能化运输倡议计划　该计划的目标是采用先进技术建立改善未来人民生活和流动所需要的运输基础设施。

3. 全球宣传系统　该系统可用于军事、航空、交通、工农业和旅游业等方面。

4. 标准与计量计划　该计划是工业基础和贸易不可缺少的。

5. 国立卫生研究院（NIH）产品许可证制度。

在技术领域，美国根据自己已有的基础，提出了在21世纪需要重点投资和保持领先地位的新的技术领域，它们是：

- 燃料电池：由氢产生的清洁、安全的动力；
- 个人雷达：利用光的速度；
- 新一代因特网；
- 新磁性材料；
- ACE网(天使资本电子网络)：把小企业和投资者联系在一起；
- 每秒运算1万亿次计算机；
- 植物疾病的基因治疗。

三、人力资源

美国政府把人力资源的培育看作美国在21世纪的科技领先地位及劳动生产力水平的头等大事。克林顿说，200多年来，教育一直处于美国社会进程中的中心地位。今天，科学、数学、工程和技术的影响遍及教室、家庭、董事会的会议室、制造业、服务业，乃至娱乐世界。惊人的科技进步所孕育出的信息革命在全世界范围内引发了深刻的社会和经济变革，导致了一个高度竞争的全球化市场，在这个市场中，一个日愈显著的倾向是，主要的工作机会仅仅面向那些具有技术技能和复杂思维能力的人。因此，我们的国家在21世纪的繁荣程度将取决于我们如何培养年轻人的科技才能，如何为一个已经受过良好教育的劳动者提供持续其一生的再学习机会以使其适应技术迅速进步的步伐，以及我们如何提高全民的科技文化水平。

政府在人力资源开发方面的核心职责是加强美国的从小学到大学的教育体系。在以知识为基础的经济中，我们的教育机构——小学、中学、二年制学院、四年制学院和大学——发挥着核心作用。我们必须创造条件，使所有有能力、有愿望进入这些机构去学习的人都能够如愿以偿。所有的孩子，不论其社会经济背景如何，都应在身体、认知能力、社会知识和情感方面得到应有的发展，以构成其尔后进行有效学习的前提条件。教育的质量和受教育的公平机会是决定我们的政治前途和造就美国保持其在下世纪的领导地位所必须的劳动力的中心问题。

基于对人力资源重要性的认识，美国在人力资源培育方面的目标有5个：

1. 造就世界级的科学家和工程师；

2．持续不断的劳动力培训；

3．提高全民的科学技术素质；

4．改进 12 年义务教育；

5．关于学习和儿童发育的研究。

在这里，特别要指出一点，美国对学习和儿童发育的研究非常重视。正如报告中所言：为美国儿童的生理、认知能力、社交能力和情感等方面的发育和发展所做的投资是我们为人力资源开发所做的最重要的投资。儿童的身上寄托着我们对未来的希望，让他们为 21 世纪做准备是国家任务的重中之重。我们对教育的投资只有通过基于帮助我们孩子的认识能力方面的其他投资才能得到最大的回报。关于这一方面，美国政府确定了以下重点研究方向：

1．家庭和社区对儿童成长发育的影响　应研究的重点问题包括：社会如何帮助一个少年顺利地过渡进入成人社会；各级政府的主要的创新政策对家庭、社区及儿童有何影响。

2．健康与行为　目的是进一步认识行为对健康的影响，研究内容是：采取什么办法来帮助儿童采取有益健康的行为。

3．儿童与环境威胁　鉴于儿童面临着有害其健康的多方面的环境威胁，我们必须研究如何以最有效的方式发现和应对这些威胁。

4．学习与智力开发系统　关于大脑学习过程的新知识使我们有机会对下列问题进行研究：学习、智力、创造性间的关系；如何采用技术手段来提高儿童的学习能力；影响学习能力的营养因素。

5．政策研究　这是一个新兴起的研究领域，研究内容是：社会政策变化对儿童正常成长、监测这些变化所需的服务及数据来源的综合影响。

6．纵向研究　1998 年的预算案提出，为“儿童早期成长纵向研究项目”提供额外经费，希望通过这项研究，提供一套综合、可靠的数据系统来描述和进一步认识：儿童入校前的准备、他们受教育的经历中的主要转折点、他们在幼儿园和低年级的经历、他们的经历与其在学校中成功的可能性间的关系。这项研究将对数百名初生儿和幼儿园中的孩子进行研究。

对儿童进行长期的跟踪研究可以提供最好的方式来分析正常条件下儿童发育与不利条件下发育间的关系，如何针对成人病症在儿童时期出现的征兆最有效地在儿童和少年时期采取措施，防止或推延在其成人后这些问题的发生。

科学研究必须与政策关联起来。政府将与国内政策委员会、国家科技委员会合作，成立一个多部门参与的工作班子，协调有关机构，确定我们的联邦研究项目应该为美国儿童的健康、教育和成长做哪些工作，从而为政策制定提供系统的成果作为参考，并对政策的效果进行评价。为了孩子、为了家庭、为了国家，我们必须对这些内容进行深入的研究，为国家的利益服务。

"塑造21世纪的科学和技术"是一份全方位阐述美国21世纪科技发展战略的报告，整个报告除引言外，共有6章，为了更好地了解报告内容，将其目录摘录如下：

目　录

通过科学和技术确保国家安全
保持强大的军事力量
反对大规模杀伤武器的扩散
为全球安全和繁荣推动科学和技术的流动
未来演变中的挑战

第四章　环境

评价：服务于公众利益的科学
预测：促进预报的研究
预防：应用科学技术创造可持续发展的工艺和产品
展望：为了可持续未来的环境科学和技术

第五章　健康

政府对生物学和医学研究的支持
了解疾病过程的新进展
疾病和残疾的新预防策略
遗传医学
脑疾病的生物学
学院健康中心和医疗保健环境的改变
食物与人类健康
可持续性食品和纤维生产
全球市场与贸易
动物健康
植物健康与害虫综合防治
遗传资源
在农业研究工作方面进行平衡投资

第六章　人力资源

造就世界级的科学家和工程师
持续不断的劳动力培训
提高技术素养
改进 K－12 教育
投资于未来——关于学习和儿童发育的研究
附录　美国国家科学技术委员会概况

（原载于“中国医学科学院院报”2000 年 9 月 21 日）